国家卫生健康委员会"十四五"规划教材

全国高等学校教材

供本科护理学类专业用

急危重症护理学

第 **5** 版

主　编　桂　莉　金静芬

副主编　李文涛　黄素芳　成守珍

编　者　(以姓氏笔画为序)

王　飒（浙江大学医学院附属第二医院）　　　李文涛（大连大学护理学院）

王毅欣（海军军医大学）(兼秘书)　　　　　李晓波（中国医科大学附属第一医院）

尹　磊（青岛大学附属医院）　　　　　　　张　华（海南医学院）

甘秀妮（重庆医科大学附属第二医院）　　　金静芬（浙江大学医学院附属第二医院）

田永明（四川大学华西医院）　　　　　　　周　敏（山东大学齐鲁医院）

邢唯杰（复旦大学护理学院）　　　　　　　胡化刚（苏州大学护理学院）

成守珍（中山大学附属第一医院）　　　　　桂　莉（海军军医大学）

刘雪松（哈尔滨医科大学附属第二医院）　　黄素芳（华中科技大学同济医学院附属同济医院）

孙　莉（大连医科大学附属第一医院）　　　樊　落（兰州大学第一医院）

李　丽（中南大学湘雅医院）

人民卫生出版社

·北 京·

图书在版编目（CIP）数据

急危重症护理学 / 桂莉, 金静芬主编 . —5 版 . —
北京：人民卫生出版社, 2022.6（2024.11重印）
ISBN 978-7-117-33198-2

Ⅰ. ①急…　Ⅱ. ①桂…②金…　Ⅲ. ①急性病–护理
学②险症–护理学　Ⅳ. ①R472.2

中国版本图书馆 CIP 数据核字（2022）第 102151 号

| 人卫智网 | www.ipmph.com | 医学教育、学术、考试、健康，购书智慧智能综合服务平台 |
| 人卫官网 | www.pmph.com | 人卫官方资讯发布平台 |

急危重症护理学
Jiweizhongzheng Hulixue
第 5 版

主　　编：桂　莉　金静芬
出版发行：人民卫生出版社（中继线 010-59780011）
地　　址：北京市朝阳区潘家园南里 19 号
邮　　编：100021
E - mail：pmph @ pmph.com
购书热线：010-59787592　010-59787584　010-65264830
印　　刷：人卫印务（北京）有限公司
经　　销：新华书店
开　　本：850×1168　1/16　印张：24　插页：2
字　　数：710 千字
版　　次：2001 年 3 月第 1 版　2022 年 6 月第 5 版
印　　次：2024 年 11 月第 7 次印刷
标准书号：ISBN 978-7-117-33198-2
定　　价：72.00 元

打击盗版举报电话：010-59787491　E-mail：WQ @ pmph.com
质量问题联系电话：010-59787234　E-mail：zhiliang @ pmph.com
数字融合服务电话：4001118166　E-mail：zengzhi @ pmph.com

第七轮修订说明

2020年9月国务院办公厅印发《关于加快医学教育创新发展的指导意见》(国办发〔2020〕34号),提出以新理念谋划医学发展、以新定位推进医学教育发展、以新内涵强化医学生培养、以新医科统领医学教育创新,并明确提出"加强护理专业人才培养,构建理论、实践教学与临床护理实际有效衔接的课程体系,加快建设高水平'双师型'护理教师队伍,提升学生的评判性思维和临床实践能力。"为更好地适应新时期医学教育改革发展要求,培养能够满足人民健康需求的高素质护理人才,在"十四五"期间做好护理学类专业教材的顶层设计和规划出版工作,人民卫生出版社成立了第五届全国高等学校护理学类专业教材评审委员会。人民卫生出版社在国家卫生健康委员会、教育部等的领导下,在教育部高等学校护理学类专业教学指导委员会的指导和参与下,在第六轮规划教材建设的基础上,经过深入调研和充分论证,全面启动第七轮规划教材的修订工作,并明确了在对原有教材品种优化的基础上,新增《护理临床综合思维训练》《护理信息学》《护理学专业创新创业与就业指导》等教材,在新医科背景下,更好地服务于护理教育事业和护理专业人才培养。

根据教育部《关于加快建设高水平本科教育 全面提高人才培养能力的意见》等文件要求以及人民卫生出版社对本轮教材的规划,第五届全国高等学校护理学类专业教材评审委员会确定本轮教材修订的指导思想为:立足立德树人,渗透课程思政理念;紧扣培养目标,建设护理"干细胞"教材;突出新时代护理教育理念,服务护理人才培养;深化融合理念,打造新时代融合教材。

本轮教材的编写原则如下:

1. **坚持"三基五性"** 教材编写坚持"三基五性"的原则。"三基":基本知识、基本理论、基本技能;"五性":思想性、科学性、先进性、启发性、适用性。

2. **体现专业特色** 护理学类专业特色体现在专业思想、专业知识、专业工作方法和技能上。教材编写体现对"人"的整体护理观,体现"以病人为中心"的优质护理指导思想,并在教材中加强对学生人文素质的培养,引领学生将预防疾病、解除病痛和维护群众健康作为自己的职业责任。

3. **把握传承与创新** 修订教材在对原有教材的体系、编写体裁及优点进行继承的同时,结合上一轮教材调研的反馈意见,进一步修订和完善,并紧随学科发展,及时更新已有定论的新知识及实践发展成果,使教材更加贴近实际教学需求。同时,对于新增教材,能体现教育教学改革的先进理念,满足新时代护理人才培养在知识结构更新和综合能力提升等方面的需求。

4. **强调整体优化** 教材的编写在保证单本教材的系统和全面的同时,更强调全套教材的体系性和整体性。各教材之间有序衔接、有机联系,注重多学科内容的融合,避免遗漏和不必要的重复。

5. 结合理论与实践　针对护理学科实践性强的特点,教材在强调理论知识的同时注重对实践应用的思考,通过引入案例与问题的编写形式,强化理论知识与护理实践的联系,利于培养学生应用知识、分析问题、解决问题的综合能力。

6. 推进融合创新　全套教材均为融合教材,通过扫描二维码形式,获取丰富的数字内容,增强教材的纸数融合性,增强线上与线下学习的联动性,增强教材育人育才的效果,打造具有新时代特色的本科护理学类专业融合教材。

全套教材共 59 种,均为国家卫生健康委员会"十四五"规划教材。

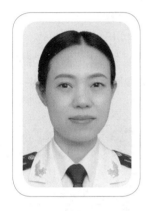

桂莉，教授，博士研究生导师，海军军医大学护理学院急救护理学教研室主任。兼任教育部高等学校护理学类专业教学指导委员会委员、第五届全国高等学校护理学类专业教材评审委员会副主任委员，BLS、ACLS等多项国际课程的导师或主任导师。

主要研究方向：急危重症护理、成批伤应急救护。主持急救护理方向国家自然科学基金、上海市自然科学基金、上海市教育委员会科研创新重点项目等多项，牵头学科建设和训练条件建设项目若干，总经费达数千万元。在核心期刊和SCI收录杂志发表论文数十篇，其中以第一作者或通讯作者发表SCI论文18篇。主编、副主编包括国家级规划教材在内的教材、专著10余本，主持省部级立项课程3门，多次获得国家教学成果奖二等奖，军队教学成果奖一、二等奖，上海市教育科研成果奖二等奖、军队科技进步奖三等奖等。入选上海市浦江人才计划、原总后勤部三星人才计划，获军队院校育才银奖、上海市育才奖等荣誉。

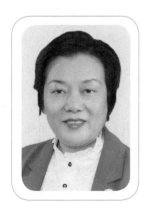

金静芬，教授，主任护师，博士研究生导师，浙江大学医学院附属第二医院院长助理、长兴院区执行院长。任中华护理学会第27届理事会急诊护理专业委员会主任委员、中华医学会急诊医学分会护理学组组长、《中华急危重症护理杂志》主编。

在急诊护理一线岗位26年，护理管理岗位25年，长期致力于急诊护理、护理管理、专科护理等工作，形成了具有特色和影响力的研究成果。主持和参与国家自然科学基金、国家行业基金以及省部级和厅级研究项目近20项，发表论文100余篇，获浙江省科技进步奖二等奖，中华护理学会科技奖二、三等奖等10项荣誉。主编或参编专著、教材10余本。获2015年"全国先进工作者"、第四届全国优秀科技工作者等称号。

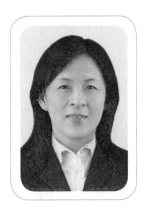

李文涛,教授,硕士研究生导师,大连大学护理学院副院长,省级教学名师。曾任吉林大学护理学院副院长,从事临床护理与护理管理工作11年、护理教育工作29年,省级一流课程"急危重症护理学"负责人,累计培养硕士研究生37名。

主要研究方向:急危重症护理、社区与老年护理。兼任中国老年保健协会老年护理与智能化分会副会长,中国老年保健医学研究会老年健康服务人才培养研究分会副会长。主持国家社会科学基金项目2项,获省级教学成果一等奖1项、二等奖3项。

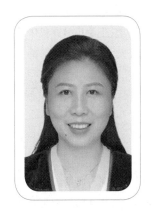

黄素芳,主任护师,博士研究生导师,华中科技大学同济医学院附属同济医院急诊科/重症医学科总护士长。兼任中华护理学会第27届理事会急诊护理专业委员会副主任委员、亚洲急危重症联盟(ASECCM)第一届急危重症护理专业委员会委员。

长期致力于急危重症院前就诊延迟、院内风险早期识别与救治、患者出院后社区卫生服务需求等领域的研究。获国家自然科学基金面上项目、中华护理学会科研项目、湖北省自然科学基金等项目资助。

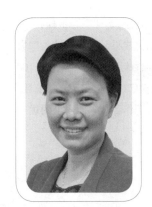

成守珍,主任护师,博士研究生导师,中山大学附属第一医院护理部主任,第48届南丁格尔奖章获得者。兼任国家卫生健康标准委员会护理标准专业委员会委员、全国专业学位研究生教育指导委员会委员、中华护理学会呼吸护理专业委员会主任委员;广东省护理学会理事长、呼吸与危重症护理专业委员会主任委员、广东省护理质控中心主任;《中华护理杂志》《中国护理管理》副主编,《现代临床护理》主编。

主要研究方向:呼吸与危重症护理、护理教育与管理。主编国家级规划教材、专著近20部,主持省部级及以上研究项目多项,获首届中华护理科技奖等多项荣誉。

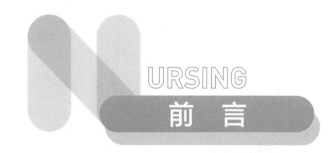

　　急危重症护理学是一门兼具理论性与实践性的临床护理学科,随着近年来各类急危重症以及突发公共卫生事件等的频发,急危重症护理学更加强调实践能力。在此背景下,我们对《急危重症护理学(第4版)》进行了修订。在继续保持原版教材编写风格的同时,《急危重症护理学(第5版)》的编写力求优化教材结构和章节编排,精选急危重症护理特色性内容,更新国内外最新理论与技术进展,充分体现其科学性、先进性和实用性;在夯实基本概念和基础理论的基础上,继续设置知识拓展、学科前沿等,拓展急危重症护理学的知识体系和实践范围;沿用学习目标和导入案例,提高学生自主学习和理论联系实际解决临床问题的能力;增加急危重症急救流程图,便于学生掌握救护的关键要点与优先次序。

　　本教材共分四篇十三章。第一篇基础知识,包括急危重症护理学概述、院前急救、医院急诊科救护、重症监护,突出急危重症护理的特色。第二篇常见急危重症救护,包括心搏骤停与心肺脑复苏、急性中毒、常见内外科急症;增加了发热急症救护的内容,根据最新指南重新梳理与更新各急症救护内容并制作了急救流程图。第三篇灾害和损伤急救护理,包括灾害护理、严重创伤、环境及理化因素损伤;着重修订了灾害护理章节内容,强化了灾害医学救援准备与组织管理的关键要点;增加了复合伤、冷损伤、烧伤、动物咬伤等损伤救护内容。第四篇危重症患者护理,根据监测、评估、干预的处置顺序,着重调整编排体例,先编写危重症患者功能监测与评估,再编写危重症患者功能支持,最后对急性呼吸窘迫综合征、脓毒症与多器官功能障碍综合征进行讲述。常用救护技术按照其所属急危重症救护范畴,分别编入相应章节,确保学习的连贯性和系统性。

　　本教材主要供全国高等学校护理学类专业本科生使用,也可供在职急危重症护理工作者参考。

　　本教材的编写得到了各参编单位领导和专家的大力支持,在此深表谢意!但由于编者水平有限,难免有疏漏和不妥之处,恳请广大读者勿吝赐教。

桂　莉　金静芬

2022年3月

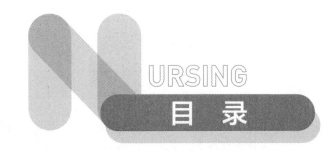

目 录

第三篇 灾害和损伤急救护理

第四篇　危重症患者护理

第一篇

基 础 知 识

NURSING

第一章

急危重症护理学概述

01章 数字内容

学 习 目 标

知识目标:

1. 掌握急危重症护理工作特点、急救医疗服务体系的概念。

2. 熟悉国内外对急危重症护士培训的主要要求。

3. 了解某些国家在急危重症护士资格认证的具体条件、国内外急危重症护理学的起源与发展。

能力目标:

1. 能简述急危重症护理学发展过程中的代表性事件。

2. 能结合具体城市,分析我国急救医疗服务体系的主要组成。

素质目标:

具有为未来从事急危重症护理工作提升个人能力的意识。

急危重症护理学（emergency and critical care nursing）是以挽救患者生命、提高抢救成功率、促进患者康复、降低伤残率、提高生命质量为目的，以现代医学科学、护理学专业理论为基础，研究急危重症患者抢救、护理和科学管理的一门综合性应用学科。随着社会的发展、医疗水平的不断提升及专科培训工作的日益受重视，急危重症护理工作的重要性越来越凸显出来。

第一节　急危重症护理学的发展历史

急危重症护理学是与急诊医学及危重病医学同步建立和成长起来的，在我国它经历了急诊护理学、急救护理学、急危重症护理学等名称上的不断演变，含义也得到了极大拓展，目前主要研究包括急诊和危重症护理领域的理论、知识及技术，已成为护理学科的一个重要专业。

一、国际急危重症护理学的起源与发展

现代急危重症护理学可追溯到19世纪南丁格尔时代的急救护理实践。在1854—1856年的克里米亚战争期间，前线的英国伤病员死亡率高达42%以上，南丁格尔率领38名护士前往战地救护，使死亡率下降到2%，这充分说明了护理工作在抢救危重症伤病员中的重要作用。在救护伤员的过程中，南丁格尔还首次阐述了在医院手术室旁设立术后患者恢复病房的优点。

此后，随着急诊和危重病医学实践日益受到重视，急救护理得到了进一步发展，并出现了危重症护理的雏形。1923年，美国约翰·霍普金斯医院建立了神经外科术后病房。1927年，第一个早产婴儿监护中心在芝加哥建立。第二次世界大战期间，还建立了休克病房，以救护在战争中受伤或接受了手术治疗的战士。第二次世界大战以后，护士的短缺迫使人们将术后患者集中在术后恢复病房救治。明显的救治效果使得到1960年几乎每所美国医院都建立了术后恢复病房。

危重症护理真正得到发展始于20世纪50年代初期。当时北欧发生了脊髓灰质炎大流行，许多患者因呼吸肌麻痹不能自主呼吸，而将其集中辅以"铁肺"治疗，配合相应的特殊护理技术，效果良好，堪称是世界上最早的用于监护呼吸衰竭患者的"监护病房"。此后，各大医院开始建立类似的监护室。美国巴尔的摩医院麻醉科医生Peter Safar也建立了一个专业性的监护单位，并正式命名为重症监护室（intensive care unit，ICU）。到20世纪60年代末，大部分美国医院至少有一个ICU。

此时，随着电子仪器设备的发展，急救护理也进入了有抢救设备配合的新阶段。心电监护、电除颤器、人工呼吸机、血液透析机的应用，使急救护理学的理论与技术得到相应发展。70年代中期，在国际红十字会的参与下，在德国召开了医疗会议，提出了急救事业国际化、国际互助和标准化的方针，要求急救车装备必要的仪器，国际间统一紧急呼救电话号码及交流急救经验等。

可以说，急危重症护理起源于19世纪中期，但作为一门独立的学科，急危重症护理学是随着急诊医学和危重病医学的建立，在近30多年才真正发展起来的。1970年，美国危重病医学会组建；1972年，美国医学会正式承认急诊医学为一门独立的学科；1979年，国际上正式承认急诊医学为医学科学中的第23个专业学科；1983年，危重病医学成为美国医学界一门最新的学科。到20世纪90年代，急救医疗服务体系得到了迅速发展，研究拓展至院前急救、院内急诊、危重病救治、灾害医学等多项内容。这些都预示着急诊医学和危重病医学作为边缘或跨学科专业的强大生命力。与之相呼应，急危重症护理学也表现出较好的发展势头，美国急诊护士、危重病护士学会相继成立，在培训急诊护士（emergency nurse，EN）和危重症护士（critical care nurse，CCN）方面起着重要的作用。目前这些护士活跃在医院内外包括急诊科、各类重症监护室、心导管室、术后恢复室，甚至是社区、门诊手术中心等岗位。

二、我国急危重症护理学的建立与发展

我国急危重症护理实践早期，并没有专门的急诊、急救和危重症护理学概念，急诊只是医院门诊

Note：

的一个部门。直到 1980—1984 年,卫生部先后颁发了《关于加强城市急救工作的意见》《关于发布医院急诊科(室)建设方案(试行)的通知》后,北京、上海等地才相继成立了急诊室、急诊科和急救中心,促进了急诊医学与急诊护理学的发展,开始了我国急危重症护理学发展的初级阶段。同期,我国危重症护理也只是将危重患者集中在靠近护士站的病房或急救室,以便于护士密切观察与护理;将外科手术后患者先送到术后复苏室,清醒后再转入病房。直到 20 世纪 80 年代,各地才相继成立专科或综合监护病房。北京协和医院在 1982 年设立了第一张 ICU 病床,1984 年正式成立了作为独立专科的综合性 ICU。

1989 年,卫生部将医院建立急诊科和 ICU 作为医院等级评定的条件之一,明确了急诊和危重症医学在医院建设中的重要地位,我国急危重症护理学随之进入了快速发展阶段。目前,各级医院已普遍设立了急诊科或急救科,坚持"以患者为中心",开通"绿色生命通道",以急救中心及急救站为主体的院前急救网络也已建立,试图以较短的反应时间,提供优质的院前急救服务。一些城市还积极探索海、陆、空立体救援新模式,全国整体急救医疗网络在不断完善中。此外,危重患者救护水平得到较大发展,ICU 的规模、精密的监护治疗仪器的配置质量、医护人员的专业救护水平及临床实践能力,成为一个国家、一所医院急救医疗水平的主要标准。

严重急性呼吸综合征和新型冠状病毒肺炎(COVID-19)发生后,国家从人力、物力、资金乃至政策等多个方面加大投入,建立和健全突发公共卫生事件紧急医疗救治体系,急诊医学与急危重症护理学在应对大型灾害中的地位得到进一步提升,加强灾害医学和灾害护理学建设的重要性也日益凸显。

与国外相比,我国急危重症医学及护理学成为独立学科较晚,但在院前急救、院内急诊、危重病救护乃至灾害救援等方面发挥着越来越重要的作用。1983 年,急诊医学被卫生部和教育部正式承认为独立学科。1985 年,国家学位评定委员会正式批准设置急诊医学研究生点。此后中华医学会急诊医学、重症医学及灾难医学分会相继成立,中华护理学会也分别成立了急诊护理和危重症护理专业委员会。1988 年,第二军医大学(现海军军医大学)开设了国内第一门"急救护理学"课程。此后,教育部将"急救护理学"确定为护理学科的必修课程,中华护理学会及护理教育中心设立了多个培训基地并多次举办了急危重症护理学习班,培训了大量急危重症护士。特别是急危重症护理理论不单纯局限于人的生理要求,而是着眼于人的整体生理、心理、社会、精神要求,将现代急危重症护理观、急危重症护理技术由医院内延伸到现场、扩展到社会,更是一大进步。

(桂　莉)

第二节　急危重症护理工作特点及能力要求

急危重症护理工作是临床护理工作的重要组成部分,其工作视角独特,工作思维也不同于其他专科,包含院前急救、院内急诊救护、危重监护甚至灾害救援等诸多任务。因此,作为未来可能承担急危重症护理工作这一特殊职责的群体,护理本科生应熟悉急危重症护理工作特点,了解相应的能力要求。

一、急危重症护理工作特点

与其他专科护理工作不同,急危重症护理工作具有突出救命性、强调时间窗、跨专业综合救护以及对救护措施要求的简捷性等特点,把握好这些特点对于救护伤病员具有较强的优势。

(一)突出救命性

急危重症护理工作强调"救人治病",即将救护生命作为第一目标。"治病"意味着首先要明确疾病的医疗诊断,再根据诊断采取相应的治疗和护理措施。但在急危重症护理工作中,伤病员的病情可表现为十分危重且复杂多变,有些无法在短时间内收集到明确诊断所需的病史,病情也常不容许进行充分的检查,因而一时很难明确临床诊断。此时的重点应放在立即抢救生命、稳定伤病员的生命体征尤其是其气道、呼吸、循环功能上。只有在管理制度和抢救流程上遵循救命优先而非把大量时间用于繁杂的检查和诊断的原则,保证伤病员生命体征的稳定,才能为他们赢得明确诊断和针对病因治疗的时机。

(二) 注重时效性

由于急危重症伤病情发展变化快,短时间内易发生脏器功能损害,甚至并发多器官功能障碍,严重威胁伤病员生命,因此急危重症抢救具有很强的时限性。应强调"时间窗"的概念、谨记"黄金时间",从致伤、发病起计时,尽可能减少由于院前和院内医护人员反应迟滞而导致救护措施的延误,缩短救治时间窗。在时间窗内尽可能早地采取救护措施有利于阻止伤病情的恶化,从而获得更好的救护效果,提升抢救成功率,减少功能伤残。这一点比延误后的补救治疗和护理措施代价低,且患者预后更好。

(三) 关注整体性

急危重症患者涉及的临床症状复杂多样,且急性、多器官损害及功能障碍变化规律有别于单一器官的病理生理变化。抢救患者时,看似不直接关联的症状、体征,可能在复杂的病理生理机制中存在密切的相关性,所以需要将急危重症患者的生命以及机体的功能作为一个整体来看待,以跨多专科的理论知识对其进行综合分析判断,寻找导致生命体征不稳定的根本原因,并采取有针对性的救护措施,从而避免由于过度强调专科化容易造成的只顾局部、忽视整体治疗和护理的做法,降低抢救失败率。

(四) 强调简捷性

在对急危重症患者进行处置时,要求及时、有效地采取救护措施。对众多临床急危重症,特别是可能迅速引起生命危险的急症,应该尽可能依照循证医学和循证护理学的原则,制订相对固定的临床救护路径或简明好记的流程图,作为急危重症护理工作中可遵循的最基本标准,以便护士快速选择最为恰当的救护措施。救护措施的简捷性使得其简单易记、实施方便,故有利于现场急救和早期救护的规范展开。

二、急危重症护理能力要求

由于急危重症护理工作有着不同于其他专科护理工作的特点,因此它对护士开展急危重症护理工作时的能力要求也具有特殊性。国内外均围绕急危重症护理核心能力标准开展了大量研究,构建了包含多个维度和具体条目的核心能力标准,认为具备急危重症核心能力的护士不仅需要有良好的职业道德、合格的身体和心理素质等基本素质,还要有扎实的专业理论知识、娴熟的急危重症护理操作技术以及较强的管理协调能力等核心能力。

(一) 扎实的专业理论知识

护士在从事急危重症护理工作时,应具有扎实的基础医学理论和临床专业知识,尤其是急危重症医学和护理学相关知识。必须牢记的是,在处理和解决临床急危重症时,首先要学会思考如何去面对临床急危重症救护问题,应遵循急救流程。①评估:评估患者 A、B、C(气道、呼吸、循环)功能,据此判断患者有无生命危险;一旦存在生命危险,需要立即实施抢救。②判断:无论是否能够立即做出患者病因的确切诊断,都要首先评估患者伤病情的严重程度。③救护:根据患者伤病情判断结果,采取相应的救护措施。④再评估:救护过程中要持续观察患者伤病情变化、不断对救护效果进行重复性评估,通过再评估发现存在生命危险的患者并及时采取救护措施。

(二) 娴熟的急危重症护理操作技术

在开展急危重症护理工作的过程中,护士要独立或配合医生实施诸多急救和危重症监护技术。因此,护士必须通过单一或综合的训练手段,娴熟掌握各种监护和抢救仪器设备的连接和使用等操作方法,正确分析、判断常用的监护数据,以保证对患者生命的抢救措施得以顺利实施。在很多情况下,护士还需要在医生未到达之前独立做出患者伤病情的评估和严重程度的判断,并给予基本乃至进一步的救命性处置措施。因此,伤病情评估技术、监护技术、基础与高级生命支持技术等均为护士应掌握的急危重症护理操作技术。

(三) 较强的管理协调能力

大多数情况下,护士更多地承担了与医生、患者及患者家属之间的联络、协调职责,还需要经常与其他临床科室乃至院前急救机构、公安、交通部门进行联系。因此,应具备良好的沟通和协调能力,以保证患者得到及时有效的救护。在危重症患者的抢救工作中,护士还需要具备良好的团队合作精神,通过与其他同事、科室或有关部门的专业而高效的协作,最大程度上取得满意的救护效果。

(桂　莉)

第三节　急危重症护士培训及资质认证

学科是基础,人才是关键。急危重症护理学要深入发展,就要做好人才培训及资质认证工作,这也是发展急危重症护理事业的一个重要方面。

一、国内外急危重症护士培训

发达国家较早就重视急危重症护士的培训工作。近年来,我国对急危重症护士培训工作也日益重视,分层次开展急危重症护士培训工作探索。

(一) 国外急危重症护士培训

发达国家认为急危重症护士除了需要正规教育外,还要经过若干年实践磨炼和一定时间的继续教育,才能逐渐成熟并充当技术骨干力量。为此,美国急诊护士和危重症护士学会开设了大量的急诊及危重症护理继续教育项目,可供在职护士选择。急危重症专科护士的培训始于20世纪30~40年代。专科护士培训工作开始后,部分医院通过对护士进行短期培训,使之成为急危重症护理领域的专家。此外,许多大学还专门开设了急危重症专科护士研究生项目。加拿大、英国等国家在20世纪60年代也开始实施专科护士培养制度,兼有专科证书课程和研究生学位课程两种形式。日本急救医学会护理分会则在1981年制定了急救护理专家的教育课程和实践技能标准,急救护理专家的教育主要在日本护理学会的研修学校中实施。

各国培训内容也不尽相同,如美国急诊专科护士证书课程一般包括急诊突发事件的评估及确定优先事项、对医疗和心理紧急情况的快速反应及救生干预、创伤护理核心课程、高级心脏生命支持术、儿科急诊护理课程、急诊护理程序等。日本急救护理专家教育主要是进行能力的培养,包括抢救技术能力、准确地进行病情分类、调整治疗的顺序、把握患者及家属需求并给予援助。教育课程包括理论和专业技术课程,专业技术课程有抢救、分诊和应急沟通技能。

(二) 我国急危重症护士培训

我国急危重症护士培训工作起步较晚,但近年来逐步受到重视。目前,"急救护理学"已是各高校护理专业必修课程,适合于在职护士的各类继续教育项目也较为丰富。随着我国护理学科的飞速发展,专科护士培训又成为一种更高层次的培训形式。《中国护理事业发展规划纲要(2011—2015 年)》指出:"十一五""十二五"期间,各省(自治区、直辖市)按照国家要求,大力开展重症监护、急诊急救等领域的专科护士规范化培训,护士队伍专业技术水平不断提高。各地开展了不同层次急危重症护士的培训探索,形成了岗前培训、规范化护士培训和专科胜任能力培训等模式,并将其用于急危重症初级、中级、高级护士培训,培训内容逐步加深,能力水平也不断上升。

国内对急危重症专科护士的培训主要以在职教育为主,安排急诊和危重症抢救临床经验较为丰富的教师授课,培训内容包括理论教学与临床实践。理论教学内容涉及急诊或急救、危重症监护的所有内容、学科发展与专科护士发展趋势、循证护理、护理科研、护理教育以及突发事件的应对等。专科理论包括急诊分诊、创伤、中毒、内环境紊乱等各类急危重症急救、灾难救护等最新进展。采取理论讲座、病例分析、操作示范、临床实践等多种形式授课。在具体培训中,也十分重视和突出对急救能力的培养。近年来,随着专业型研究生在我国的设立和发展,研究生教育形式也成为急危重症专科护士培训的另一种重要形式。

二、国内外急危重症护士资质认证

(一) 国外急危重症护士资质认证

很多发达国家对急诊和危重症护士已实行资质认证(certification)制度,要求注册护士在经过专门培训获得证书后方可成为专科护士。例如,在美国成为急诊护士的条件包括:①具有护理学士学位。②取得注册护士资格。③有急诊护理工作经历。④参加急诊护士学会举办的急救护理核心课程学习并通过急诊护士资格认证考试。日本在 1995 年正式开始进行急救护理专家的资质认证。英国、瑞典、奥地利、丹麦等国家对急救和危重症护士的资质认证也有各自的要求,待遇也优于普通护士。

为了保证护理工作质量,这些国家还对证书的有效期做了具体规定。例如,美国急诊和危重症护士执照有效期通常为 5 年,期间必须要争取继续教育学分来保持执照的有效性,否则执照会被取消或被迫重新参加资格考试。日本护理学会及临床护理专家、专科护士鉴定部门规定:临床护理专家、专科护士每 5 年必须重新进行一次资格审查。审查条件包括实践(工作)时间、科研成绩、专科新知识学习情况。这种非终身制的资格审查机制导致了高级护士的危机感,促进其自身知识的进一步更新完善,推动临床急危重症护理工作向更高方向发展。

(二) 我国急危重症护士资质认证

虽然我国的急危重症专科护士尚没有统一的资格认定标准,但各地开展了诸多的资质认证探索。2002 年,中华护理学会与香港危重病学护士协会联合举办了第一届全国性的"危重症护理学文凭课程班",为期 3 个月,成绩合格的护士颁发"危重症护理学业文凭证书",这是全国范围内对危重症护士认证工作的初步尝试。2006 年,在上海市护理学会牵头下,上海市开始进行急诊及危重症适任护士认证工作,对上海各级医院在急诊科或 ICU 工作 2 年以上的注册护士,分期分批进行包括最新专科理论学习、医院实训基地临床实践在内的培训,考核合格发放适任证书。安徽省立医院也在 2006 年建立了第一个急诊急救专科护士培训基地,培养了大量急救专科护士。目前,在全国范围内各省市广泛开展了急诊急救和危重症专科护士的培训和认证工作,成效日益显著。

(桂　莉)

第四节　急救医疗服务体系

随着社会的快速发展,城市人口相对集中,交通高度发达,人口老龄化加速,自然或人为灾害事故频繁出现,社会对急救医疗服务需求增加,要求医院能接收更多的急危重症患者,并提高医疗服务质量。于是,建立一个完整的急救医疗服务体系,适应社会经济发展要求的新型社会化急诊概念得到发展,急救医疗服务体系的出现,正是这种新概念的体现。

一、急救医疗服务体系的概念

急救医疗服务体系(emergency medical services system,EMSS)是集院前急救、院内急诊诊治、重症监护和各专科的"生命绿色通道"为一体的急救网络,即院前急救负责现场急救和途中救护,医院急诊科和 ICU 负责院内救护。它们既有各自独立的工作职责和任务,又相互紧密联系,构成一个科学、高效、严密的组织和统一指挥的急救网络。一个完整的 EMSS 应包括完善的通信指挥系统、现场急救组织、有监护和急救装置的运输工具、高水平的医院内急救服务机构和重症监护室。

EMSS 在概念上强调急诊的即刻性、连续性、层次性和系统性,既适合于日常急诊医疗工作,又适

Note:

合于大型灾害或意外事故的急救；主要应对地震、水灾、火灾、重大交通事故、楼房倒塌、爆炸等灾难事故造成的群体伤员的紧急医疗救治。首先，在事故现场或发病之初对伤病员进行初步急救，即人群自救互救；随后，由携带抢救设备的急救人员和救护组来到现场参加救护，即现场急救；然后，用配备监护和急救装置的运输工具快速安全地将患者转运至医院急诊科，使其接受进一步抢救和诊断，即医院急救；待其生命体征稳定后再转运至重症或专科监护室，接受进一步支持治疗。

二、急救医疗服务体系的概况

近年来，EMSS 在国内外迅速发展，受到各级卫生机构和患者的关注。EMSS 的主要目标是建立一个组织结构严密、行动迅速并能实施有效救治的医疗组织来提供快速、合理、及时的处理，将患者安全地转送到医院，使其在医院内进一步得到更有效的救治。各国政府机构也逐渐认识到发展 EMSS 的迫切性和重要性，发达国家尤其重视发展和完善 EMSS 体系。法国是最早组建 EMSS 的国家，美国、日本、德国等国家都先后完善了 EMSS 体系。1968 年美国麻省理工学院提议建立"急症医疗系"，1970 年日本规定急救车标准，1973 年美国总统颁布了急诊医疗服务体系（EMSS）法案，1980 年德国运用直升机运送伤病员等。目前，急救医疗服务已向国际化、全球化发展。国际 SOS 救援中心现已在多个国家和地区设有办事机构和急救中心，其专业的工作方式、应对突发事件的快速反应能力、全球网络化的密切配合等优势对 EMSS 发挥了重要的支持作用。全球性的医疗服务网络已经形成。

我国 EMSS 起源于抗日战争和解放战争时对伤员的战地初级救护和快速转运。20 世纪 50 年代，我国部分大、中城市成立了院前急救的专业机构，即"救护站"，其功能只是简单的初级救护和单纯转运患者。1980 年 10 月，卫生部颁发了中华人民共和国成立后第一个关于急救的文件《关于加强城市急救工作的意见》。随后，我国的 EMSS 进入快速发展阶段，逐渐建立了日益完善的城乡急救组织。它是院前急救中心（站）、医院急诊科、重症或专科监护室三部分有机联系起来的一个完整的现代化医疗机构。目前，我国二级以上的医院设有急诊科，地市级城市设有急救中心或急救站，综合性大医院都建立了 ICU，并配备一定的专业医护队伍。1995 年 4 月，卫生部发布了《灾难事故医疗救援工作管理办法》，有力促进了我国 EMSS 的发展。

（桂 莉）

思 考 题

1. 简述我国急危重症护理学的起源及发展。
2. 请结合对急危重症护理工作特点的分析，简述急危重症护理能力要求。
3. 请结合我国国情，分析在我国开展急危重症护士资质认证的趋势。
4. 请在分析急救医疗服务体系概念的基础上，简述它的具体组成。

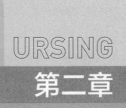

第二章

院 前 急 救

02章 数字内容

───────── 学习目标 ─────────

知识目标:

1. 掌握院前急救的概念、特点、任务、原则、工作程序和质量标准,气道/呼吸管理技术和循环支持技术的适应证、禁忌证、操作方法及注意事项。
2. 熟悉我国院前急救模式和院前急救质量管理要素。
3. 了解提高院前急救质量的措施。

能力目标:

1. 能运用院前急救工作程序开展急救工作。
2. 能根据院前急救质量标准开展院前急救质量控制工作。
3. 能应用急救护理技术为患者实施急救。

素质目标:

具备从事院前急救护理工作所需的应急应变与团队协作的职业素质。

院前急救是急救医疗服务体系的首要环节，是成功救治急危重症患者的基础，是体现"时间就是生命"的关键一环。作为医疗卫生事业和公共卫生应急保障体系的重要组成部分，院前急救在医疗急救、重大活动保障、突发公共卫生事件紧急救援等方面发挥了重要作用。

第一节 概　述

与院内医疗工作相比，院前急救具有不同的特点，所执行的任务和应遵循的原则也有所不同。

一、院前急救概念与特点

（一）概念

院前急救（prehospital emergency care），也称院外急救（out-of-hospital emergency care），指在医院之外的环境中对各种危及生命的急症、创伤、中毒、灾害事故等伤病者进行现场急救、转运和途中救护的统称，即从患者发病或受伤开始到医院就医之前这一阶段的救护。院前急救有广义和狭义之分，主要区别在于是否有公众参与。它对于维持患者生命、防止再损伤、减轻患者痛苦、提高抢救成功率及降低伤残率和死亡率有极其重要的意义，同时也是衡量一个地区急救工作能力与水平的标志。

（二）特点

1. **时间要求紧**　不管是危重还是急症患者，几乎都是急性或慢性病急性发作，要求急救人员迅速到达现场，紧急处理、不容迟缓。对于急性心肌梗死、脑卒中、严重创伤等病情变化快的患者，挽救其生命的时机可能就在数分钟之内，因此院前急救更应充分体现"时间就是生命"，快速评估后立即行止血、建立静脉通路、给药等急救措施，随后根据病情立即转送至医院或就地监护治疗。

2. **随机性明显**　院前急救的随机性主要表现在呼救对象是谁、患者何时呼救都无法提前预知，重大事故、灾难何时发生以及患者何时突发各种急症或发生病情变化，往往也是个未知数。因此，院前急救人员需要具备随时准备出发去处理各类患者的能力。

3. **机动范围广**　院前急救流动性很大，平时救护车一般在划定的区域内活动，而急救地点可以分散在该区域内每个角落。患者的流向一般也不固定，它可以是区域内每一个综合性医院。遇有特殊需要，如突发灾害事故时，可能会跨越行政区域到邻近省、市、区、县等地帮助救援。

4. **急救条件受限**　院前急救的工作环境大多较差，急救人员需要根据现场情况灵活开展急救，如救援现场场地狭窄、光线暗淡，使部分操作难以展开；在街头急救时围观人群拥挤、嘈杂，容易干扰现场急救；有时由于急救现场的险情未排除，可能造成进一步的人员损伤；转运患者的途中，运输工具的震动和马达声常使听诊难以进行，触诊和问诊也受影响。

5. **存在安全风险**　院前急救时，急救人员可能面临各类安全隐患，如有些患者所患疾病具有传染性，有些患者涉及打架、斗殴、吸毒等事件。急救人员既要处理伤病问题，还要做好自身防护、协助处理相关法律事务，因此需要提高自我保护意识，具备较强的人际沟通能力和应变能力。

6. **能力要求高**　院前急救时人力有限，急救人员常常同时承担多个角色。例如，进行心肺复苏时，现场有限的急救人员既要实施胸外按压、人工呼吸，还要进行心电监护、建立静脉通路给药；重大、特大灾害性事故救援时，要随时向有关上级报告情况，并跟其他在现场参与救援的部门和人员进行协调配合。这些都要求其具备较强的独立工作能力和团结协作精神。

7. **以对症急救为主**　院前急救的患者病种多样、病情复杂多变，急救人员的主要任务是对症急救，尤其是对无法维持心、肺功能的患者进行复苏，以及对外伤患者采取止血、包扎、固定和搬运等急救措施，初步稳定其生命体征，为进一步治疗赢得时间。

二、院前急救任务与原则

(一) 院前急救的任务

院前急救作为 EMSS 的重要组成部分,提供基本医疗服务和公共卫生服务,其主要任务如下:

1. 为院外呼救患者提供院前急救 这是院前急救的主要和经常性任务。呼救患者一般分为三种类型:①短时间内有生命危险的患者,如急性心肌梗死、严重创伤、大面积烧伤、休克、主动脉夹层等患者。对此类患者必须实施现场急救,目的在于挽救生命或维持其生命体征。②病情紧急但短时间内尚无生命危险的患者,如骨折、急腹症、重症哮喘等患者,对此类患者也需要进行现场紧急处理,目的在于稳定病情、减轻患者在转运过程中的痛苦以及避免并发症的发生。③慢性病患者,对此类患者无需现场急救,只需提供救护车转运服务。

2. 灾害性事故发生时的紧急救护 当发生自然灾害、事故灾难和社会安全事件等人为灾害时,由于伤病患者多、伤情重、情况复杂,除了做好现场医疗急救外,还需要与现场其他救灾队伍如消防、交通、公安等部门密切配合,并做好自身安全防护。如遇突发公共卫生事件,如重大传染病疫情,应结合实际情况执行有关抢救预案。

3. 执行特殊任务时的救护 特殊任务指当地的大型集会、重要会议、国际赛事、国外元首来访等救护值班。执行此项任务要加强责任意识,严禁擅离职守,随时应对可能出现的各种意外事件。若遇有意外伤病患者,可按上述 1、2 两条处理。

4. 普及急救知识和技能 为了实现非专业医护人员和专业医护人员救护的紧密衔接,应大力开展基本急救知识和技能的普及工作,使在现场的第一目击者(first responder)能第一时间给伤病员进行必要的初步急救。一方面可通过电视、新媒体、广播等对公众进行心肺复苏等急救知识技术科普,开展有关现场救护的全民教育;另一方面可针对特殊人群,如红十字会成员、司机、警察、导游、志愿者等,进行专项培训。

(二) 院前急救的原则

院前急救的主要目标是缓解痛苦、减缓病情进展、预防进一步的病症和损伤,故急救时应遵循以下原则:

1. 急救与呼救并重 现场的第一目击者在抢救患者时,应与其他目击者做好分工合作,急救与呼救同时进行,以尽快争取到急救外援。如遇多名人员受伤,现场目击人员也应合理分工,边急救边呼叫援助;如只有一人在场,应先立即呼叫援助,再判断患者病情并进行急救处理。

2. 先排险再救护 急救人员到达现场时应迅速评估环境,确认安全后再实施现场救护,如地震、火灾、毒气泄漏事件或刑事案件的现场,急救人员应与多部门协作采取防护措施,确保自身安全,同时在伤病患者安全脱离危险环境后再行救护。

3. 先救命再治病 如对于发生心搏骤停的患者,应先进行心肺复苏,再采取寻找病因、对因治疗等措施;创伤患者如有大出血,首先应立即止血,再对伤口包扎处理,并注意观察止血效果。

4. 先重症再轻症 如现场同时有轻症和危重症患者,应优先抢救危重者,后抢救轻症患者。如有大批量患者,在有限的时间、人力、物力情况下,在遵循"先重后轻"原则的前提下,重点抢救有可能存活的患者。

5. 先救护再转运 急救人员在现场应先对患者实施紧急救治,待病情许可后再转运,如急性心肌梗死合并恶性心律失常或急性左心衰竭,应先救治危象再转运。在转运途中,急救人员应持续监测患者生命体征并实施抢救,严密观察病情变化,确保将患者平安送达医院。

(甘秀妮)

第二节 我国院前急救医疗服务体系

院前急救模式是建立与发展 EMSS 的基础,院前急救机构可以独立存在,即建立专门的急救中心,或依托在一家条件较好的综合医院内。由于各地在经济实力、城市规模、急救意识、服务区域以及传统观念等方面存在较大差异,我国在借鉴国外经验的基础上,对国外两类主要的院前急救模式,即将患者运往医院治疗的美英模式和将医院带到患者身边的欧陆模式(也称"法德模式")进行了改进和创新,形成了具有我国特色的院前急救模式。

一、我国院前急救模式

我国院前急救模式总体上位于美英模式和欧陆模式之间,急救人员是具有执业资格的医护人员,但现场救治深度又不及欧陆模式,因此各地区在原有医疗体系的基础上,形成了各具特色的院前急救模式,可归纳为独立型、依托型、附属消防型、指挥型、院前型等模式(表 2-1)。

表 2-1　我国主要的院前急救模式(按调度中心依托形式分类)

类型	组织形式	特点	城市和地区	代表城市
独立型	具备院前急救部、门急诊及病房,可对患者实施院前和院内治疗	有独立的急救中心,实行院前 - 急诊科 -ICU 急救"一条龙"的急救医疗服务	中心大城市	沈阳
依托型	依托于一家综合医院完成急救任务	各急救中心主要附属于一家综合医院,并拥有现代化的急救仪器设备和救护车,经院前处理后可送到附近医院或收入自己的附属医院	大部分中小城市和绝大多数市县级城市	重庆、海口
附属消防型	附属于消防机构,共同使用一个报警电话号码,总部下设有多个救护站。急救人员训练有素,设备精良,反应迅速	香港地区的院前急救采用与消防、司警统一的通信网络,报警电话为"999",消防署从就近的救护站派出急救人员赶赴现场,将患者送往医管局所管辖的医院或患者指定的医院	香港地区	香港
指挥型	由急救指挥中心负责全市急救工作的总调度,以若干医院急诊科为区域,按医院专科性质分科负责急救的模式	急救中心为单独的医疗机构,既有院前急救总调度权,又有患者资源分配权	广东省为主的南方城市	广州、深圳、珠海、汕头、成都
院前型	不设病房,专门从事院前急救,设有急救分站	急救中心是院前急救总调度,分设多个急救站点,分区域负责,统一指挥	中心大城市和部分经济较好的中等城市	北京、上海、天津、杭州

二、我国院前急救工作程序

院前急救的工作程序是一个环环相扣、无缝对接、高效运行的闭环式生命急救绿色通道,包括急救准备、呼救受理、快速出诊、现场评估与处置、安全转运、病情交接、返站待命等环节(图 2-1)。

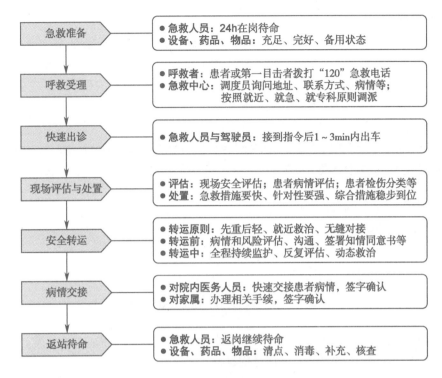

图 2-1 **院前急救流程**

（一）急救准备

急救人员提前到岗,按照相关流程和工作制度做好检查,保证急救设备、药品、物品等处于充足、完好、备用状态,并随时待命。急救通信绿色通道及应急机制运行保持通畅,各种应急预案齐全,做好调度、出车、出诊前一切准备工作和交接班。

（二）呼救受理

当发生意外或急症时,患者或第一目击者拨打急救电话,急救人员迅速接通电话,快速了解患者病情、事发地址等情况,下达出诊指令。如遇重大、突发事件应及时向上级汇报,立即启动相关预案。

（三）快速出诊

急救单元接到出诊指令后,迅速响应,根据情况携带必要的抢救药品和医疗设备快速出诊,尽快安全到达急救现场。

（四）现场评估与处置

急救人员到达现场后快速完成环境安全评估及病情评估,做到处置措施的快、准、稳。

1. 快速识别、处置致命性疾病　对有心、肺、脑等重要器官功能障碍的患者果断实施器官功能支持,去除病因或诱因。对心搏骤停的患者,实施人工循环和呼吸支持,如胸外按压、人工通气等;对神经系统急症患者,如出血性脑卒中导致颅内压增高者,控制血压,并使用降颅压药物;对外伤疑有大血管破裂出血患者,立即予以针对性止血措施,同时静脉补充血容量;对休克患者,立即实施液体复苏,并配以血管活性药等针对性措施。

2. 稳步实施综合处置措施　第一时间实施氧疗,保持呼吸道通畅;建立静脉通道,保证循环系统稳定;密切监测生命体征,发现异常并查找原因,采取对因处理;加强与患者及家属的沟通,争取获得其理解并配合诊治;及时记录患者病情变化及处置措施,书写医疗文书;进一步询问病史、开展从头到脚的体格检查,有条件时开展一些有针对性的床边检测,如肌钙蛋白、随机血糖、血气分析等;对于可能涉案者,如投毒、杀人、抢劫、交通事故及“三无人员”等,要及时报警留痕,并注意保护现场,保留证物和标本。

Note:

（五）安全转运

转运是现场处置的延续，可按照"先重后轻、就近救治、无缝对接"的原则，将患者安全转运到有条件的医院接受进一步救治。转运前急救人员要进行病情和风险评估、沟通、签署知情同意书；根据患者的病情采取正确的搬运方式和体位，预防次生损伤及并发症；转运过程中要实行全程持续监护、反复评估及动态救治，并落实好与接收医院的无缝对接。

（六）病情交接

到达医院后与院内医护人员进行病情交接并做到"一快二确认"，即尽快将患者交接给院内医护人员，包括病情、诊断、处置情况等，双方签字确认。同时与患者家属办理有关手续，并签字确认。

（七）返站待命

院前急救任务结束后，所有人员、设备、药品、物品等尽快归位，并及时进行清点、消毒、补充、核查，确保下次能快速出诊。

（甘秀妮）

第三节　院前急救质量管理

院前急救质量管理指按照有关法律法规，运用科学的管理方法，对院前急救要素、过程和结果进行管理与控制，以实现院前急救质量持续改进的过程。

一、院前急救质量管理要素

院前急救质量管理贯穿急救准备、呼救受理、快速出诊、现场评估与处置、安全转运、病情交接、返站待命全过程，涉及的质量管理要素包括通信、运输、医疗队伍、急救网络、急救装备等，其中，通信、运输和医疗队伍是院前急救的三大核心要素。

（一）通信指挥系统

通信指挥系统是急救中心受理院前急危重症患者呼救、应对灾害事件的重要工具，是 EMSS 实现统一指挥、调度、协调功能以及提高应急反应能力的基础。随着"互联网＋"、大数据、移动通信技术等的快速发展，通信指挥系统具备了救护车定位追踪、呼叫号码和位置显示、计算机辅助指挥、移动数据传输等诸多信息化、智慧化功能，使院前急救更加快捷、高效、精准。例如，当报警求救电话呼入时，系统可实时定位呼救电话的地理位置，该功能既缩短了呼救通话中无效沟通时间，又便于急救工作人员精准开展救援工作。

完备的通信网络指挥系统的关键，一般由三方面组成：①居民与急救中心的联络。②急救中心与救护车、医院的联络，即 EMSS 内部的联络。③急救中心与上级领导、卫生行政部门和其他救灾系统的联络。院前急救的通信网络在整个急救过程中起着承上启下、沟通信息的枢纽作用，通畅、快捷的通信网络能随时将现场患者的信息快速传递到指挥调度中心，指挥调度中心迅速指挥或调动急救网络医院的急救人员到达现场急救，再将患者迅速转运到就近或适合患者病情救治的医院。

（二）运输工具

随着我国汽车、火车、轮船、飞机等交通工具的数量、种类、性能逐步提升，我国的院前急救已由单一的陆地急救模式逐步向水陆空三位一体、转运兼救治一体的立体化模式转变。实施院前急救的运输工具分为陆地、航空及水上救护工具三类。

1. **陆地救护工具**　主要有救护车和火车。救护车（ambulance）是目前我国最为常用的院前急救专用运输工具，包括驾驶室、医疗舱、多向无线通信装置，以及必要的基本抢救、抢险、防疫或转运设备。根据运载患者的类型，救护车可分为普通型（为处理、观察和转运轻症患者而设计和装备的救护车）、抢救监护型（为救治、监护和转运急危重症患者而设计的装备救护车）、防护监护型（即负压救护车，为救治、监护和转运传染病患者装备的救护车）和特殊用途型（为特殊医疗用途设计和装备的专用

Note:

车辆,如急救指挥车、移动手术车、医疗物资保障车等)。现有的救护车已从简单的运输工具转变为以流动医疗为基本模式的运输工具,它具有调度便捷、高效、经济,受气候条件影响小等优点,但在转运途中可能因颠簸、患者晕车等,增加途中救护的难度。同时城市交通拥堵、极端天气、洪涝、地震灾害等情况也可能会制约救护车实施转运。相比之下,火车克服了救护车的以上缺点,但不适用于常规的院前急救,常用于成批伤救援。

2. 航空救护工具 指使用配有医疗设备且符合医疗救护条件的直升机、固定翼飞机等航空器的总称。能够对患者开展专业化、常态化、大众化的医学救援,包括使用航空器将急救人员送至患者处、运送患者至医疗机构并在途中提供生命支持、运送药品、医疗设备、活体器官、血液制品等。目前航空救护工具以救护直升机为主,专用于紧急医疗服务以及突发公共卫生事件的医疗救援。救护直升机具有灵活快捷、垂直起降、可悬停作业等明显优势,尤其适合复杂、交通不便等急救现场的救护,同时能在灾害事故等发生后的第一时间,将急救人员和设备带到现场,实施专业的院前急救。

3. 水上救护工具 常使用救援舰船,其种类较多,包括巡逻船、破冰船、训练帆船、航标船、工程船、潜水艇等。具有运送平稳,活动水域广、搜救设备多,持续搜救能力及承载能力强、适合群体性救助等优点,但航速较慢,且受水况等客观条件限制,难以在第一时间内到达。

(三)急救医疗队伍

急救医疗队伍是实施院前急救措施、提升院前急救质量的关键力量,我国的院前急救人员主要包括医生、护士、担架员、驾驶员等。根据院前急救模式和救护工具的不同,各地院前急救医疗队伍的组成具有一定的差异。例如,上海市医疗急救中心每辆救护车由急救执业医师及经过初级急救培训的驾驶员、急救员3人形成整体团队,共同开展院前急救医疗服务。由于院前急救患者具有病情复杂、情况紧急、意外情况多发等特点,因此要求急救人员熟练掌握基本急救技术,在执行急救任务时,能凭借过硬的急救业务能力,迅速投入到紧急救援状态,对患者实施及时有效的救治。

二、院前急救质量标准

一个有效的院前急救组织应具备以下标准:①以最短的时间快速到达患者身边,根据具体病情转运到合适医院。②给患者最大可能的院前医疗救护。③平时能满足该地区院前急救需求,灾害事件发生时应急能力强。④合理配备和有效使用急救资源,获取最佳的社会、经济效益。相关质量标准主要涉及院前医疗急救网络管理、调度指挥管理、救护车管理、急救医疗管理等内容。

(一)院前医疗急救网络管理

院前医疗急救网络由急救中心、急救网络医院及下设的急救医疗机构组成,设置规划要依据各地区人口分布、城乡功能布局、交通、服务需求、卫生资源等情况,旨在缩短急救半径,提高应急反应速度和能力。院前医疗急救网络依托"120"指挥调度平台,通过各网点医疗机构实施院前急救与院内救治,形成统一指挥,合理分流、就近派车、快速反应、快速救治的急救网络。目前合理的服务或出诊半径城市不超过5km,农村服务半径为10~20km。院前医疗急救网络的运行还应满足以下要求:

1. 急救中心设置合法 全国各医疗机构急救中心、急救网络医院由当地卫生行政部门按照《医疗机构管理条例》设置、审批、登记,未经批准,任何医疗机构不得使用急救中心的名称开展院前急救工作。

2. 组织管理架构完善 急救中心及急救网络医院应有健全的组织管理架构,各岗位人员职责明确,围绕指挥调度、院前急救、急救培训等开展工作。

3. 院前急救制度健全 急救中心及急救网络医院需建立符合国家法律、法规及行业内标准的院前急救核心制度,如调度制度、救护制度、救护车仪器设备管理制度、交接班制度、院前急救首诊负责制度等。

4. 急救医疗质量管理到位 急救中心及急救网络医院应建立负责医疗质量控制和相关培训的

质量控制部门,将院前医疗急救质量管理落实到位。

5. 突发事件应对有策 各急救中心应有健全的突发事件紧急医疗救援应急预案,预案包括汇报制度、评估分级、响应、人员职责等。同时应定期开展紧急医疗救援演练。

6. 急救特服号码唯一 院前医疗急救服务设特服号码。

7. 其他 开展院前急救学科建设;急救服装及急救标识应统一等。

(二)调度指挥管理

1. 通信系统功能 急救中心通信系统应具备系统集成、救护车定位追踪、呼叫号码和位置显示、计算机辅助指挥、移动数据传输、无线集群语音通信等功能,并定期检测、维护,确保急救信息的畅通。

2. 调度值班与交班 调度员需实行 24h 值班制。交班内容包括已发指令尚未完成的急救任务、待命急救单元、突发事件处置与投诉等。获得重大突发性事件、灾害信息与呼救时,应立即向中心领导汇报,并按重大事件等级制度做好登记。

3. 调度职责与规范 调度员工作时应使用标准化的问询程序,明确关键信息,尤其是地址、联系方式、病情三要素要准确无误,同时态度要亲切,语言要简练,病情要判断,等级要清楚,应对要有指导性。调派时,原则上按照就近、就急、就专科原则,根据求救地点安排就近网点医院派车。

4. 医疗急救人员要求 急诊人员在接到调度中心指令后,应穿工作服、戴工作帽,佩戴胸牌,在规定时间 1~3min 内出车。

5. 调度常用相关质量指标

(1)摘机时间:指呼救电话触发报警信号到调度员接通来电的时间。通常控制在 10s 内,以来电铃号不超过三声为准。

(2)调度时间:行业快速反应最高标准为"调度 1min",在调度受理过程中,将受理时间分为摘机时间、问询时间和调派时间。

(3)呼达时间:由调派时间、出车时间和驶达时间组成,其中,调派时间主要取决于调度员,出车时间取决于所有出诊人员,尤其是最后就位的人员,驶达时间取决于驾驶员,要求在遵守交通规则的基础上,熟悉地理环境和道路状况,"安全、快速、平稳"到达急救现场。

(4)其他:派车合格率、就近派车率、空跑率等。

学科前沿

医疗优先分级调派系统

美国国际急救调派研究院(IAED)研制了一套以应用软件为主要使用形式的院前急救调派系统——医疗优先分级调派系统(medical priority dispatch system,MPDS),致力于在急救受理和调度中实现标准化、医疗化和分级处置。MPDS 将急救病种划分为 33 个主诉预案,分别有不同的标准化询问流程。调度员严格按照 MPDS 的结构化程序与呼救者对话,将患者划入其中某一特定类型,进行病情评估、急救指导和分级调派。MPDS 的主要功能体现在电话受理时按既定问询流程与呼救者沟通,通过 MPDS 的知识体系实现患者病情评估;派车时,按照病情轻、中、重、危等级分级调度急救资源;救护车到达之前,调度员指导现场人员采取自救和互救措施。MPDS 目前拥有 18 个语言版本,被全球 3 000 多个急救中心使用,在我国已有包括北京、上海等在内的 20 多个城市开通使用。

(三)救护车管理

1. 驾驶员 急救中心和急救网络医院驾驶员从事院前医疗急救活动,必须符合国家相关法律法规,以及院前急救规章制度与规范。驾驶员除了取得相应车辆驾驶执照以外,还需符合各地卫生行政部门关于救护车驾驶员资质相关文件要求。

2. 救护车配置 救护车内应配备基本数量的仪器设备、急救器械和急救药品,且能够适用所有年龄组的急救患者。所有用物应定数量品种、定点放置、定专人保管、定期消毒灭菌和定期检查维修,保证完好率达到100%,随时处于备用状态。同时,仪器设备需建立医疗设备档案,档案记录包括购入时间、配置急救站单元、维护检修、报废时间等。

(四)急救医疗管理

1. 医疗急救人员 院前急救医疗人员以急救医生和急救护士为主,应具备以下资质:按照国家相关法律法规取得执业资格证书;医师应具备至少3年以上的临床经验;护士应具备至少2年以上的临床经验;经急诊专业培训考核合格后上岗。急救人员参与院前医疗急救执业,除了需要符合国家法律法规、医疗核心制度要求外,还需执行本专业相关标准及规范,掌握院前急救基本知识和技能。在保证急救中心24h运行的前提下,急救人员应有计划参加进修和继续再教育培训。此外,还应积极开展医疗新业务、新技术、科学研究,组织学术研讨会,促进同行间交流。

2. 医疗文书 院前急救医疗文书包括院前急救病历、院前告知书、院前院内交接记录单等。

(1)院前急救病历:指急救人员在院前医疗过程中形成的文字、符号、图表等资料的记录。包括患者一般项目、病案表格、病历记录、知情同意书等内容,是规范急救工作的手段,也为患者后续的治疗提供参考和指导。院前急救病历书写应及时,因抢救未能及时书写者,应在抢救结束后6h内补记,内容和资料应客观、真实、准确、规范且重点突出。院前急救病历书写范围包括:①凡到达现场见到患者本人,一律要求填写院前急救病历,包括拒绝救治、死亡、转院等患者。②如为联动待命的院前急救,被救者已被"110"或"119"成功解救,该次出诊任务中止,可不填写院前急救病历。③中途联系不上患者或到达现场未见到患者本人,退车后可不填写院前急救病历。

(2)院前院内交接记录单:是急救人员在院前急救过程中,对患者救治经过、处理措施、治疗反应、需注意事项等的文字记录。交接记录单的内容包括院前急救机构名称、患者一般信息和诊疗信息。其中,一般信息包括患者姓名、性别、年龄、发病地点、转送医院、送达时间、救护车号。书写要求:①交接单应至少一式三份,患者、院前急救机构、接收医院三方各执一份,可以应用复写纸。②交接单的书写应使用蓝色、黑色钢笔或圆珠笔。③交接单中的各种记录应使用中文简体或通用的外文缩写,无正式中文译名的症状、体征、疾病名称等可以使用外文原文。④各种记录书写应规范,使用医学术语,文字工整,字迹清晰,表述准确,语句通顺,标点正确。⑤交接单书写过程中出现错字时,应用双横线划在错字上,保留原记录清楚、可辨。修改人在修改处签名,并注明修改日期及具体时间(精确到分),不应采用刮、粘、涂等方法掩盖或去除原来的字迹。⑥上级急救人员有审查和修改下级急救人员书写的交接单的责任,但不应涂改已书写的交接单内容。交接单应由出诊急救医师、护士签名。⑦打印的交接单应统一纸张、字体、字号及排版格式。打印字迹应清楚易认,发现录入错误,按要求进行修改,完成录入打印应手写签名,签名后的交接单不得涂改。

三、提高院前急救质量的措施

随着院前医疗急救服务范围和功能的不断扩展,对院前医疗急救服务的质量提出了更高的要求。

(一)加强院前医疗急救网络建设

随着城市化和城乡一体化进程的加快,院前医疗急救网络逐步向农村地区延伸,医疗联合体建设迅速发展,以急救中心为主体和核心的院前医疗急救网络建设迅速发展,城市地区应不断完善以急救中心为主体,二级以上医院为支撑的城市院前医疗急救网络,有条件的大型城市可以在急救中心下设急救分中心或急救站,农村地区建立"县级急救中心—中心乡镇卫生院—乡镇卫生院"三级急救网络,以充分满足群众院前医疗急救服务需求。

(二)加强急救运载工具与装备配置

目前,国内救护车主要存在数量不足、医疗设备装备不齐全、医疗舱布局不规范、使用与管理无序

Note:

等问题。一方面,要结合各地经济、人口数量等情况,按照每5万~10万人配备1辆原则,适当增加救护车数量。偏远地区可根据实际情况增加配置数量,部分地区可根据医疗、经济等条件,购置或采取签订服务协议的方式配备水上、空中急救运载工具。另一方面,车辆、担架等运载工具及装载的医疗、通信设备在符合国家、行业标准和有关规定的基础上,进一步提高装备智能化、信息化水平,最大限度满足院前医疗急救服务需求。此外,还应注重保障救护车权利,救护车在执行急救任务时,在确保安全的前提下,不受行驶路线、行驶方向、行驶速度和信号灯的限制,如为救护车免费安装ETC(电子不停车收费系统)车载装置,保障其不停车快捷通过高速公路收费站。

(三) 健全院前急救质量管理组织机构

各地急救网络医院需积极组建院前急救质量管理部门,针对通信指挥调度、院前医疗急救、运输工具、急救仪器设备、急救药品等重点环节进行全方位管理,完善相应院前急救质量管理制度、控制标准和指引,拟定院前急救控制程序和计划,负责对院前急救质量进行监督、考核、反馈,并采用科学的管理方法进行持续质量改进,同时有针对性地抓住薄弱环节组织相关内容再培训。

(四) 加强院前急救队伍建设

1. 建立院前急救人才培训体系　我国院前急救培训尚缺乏统一的标准和规范,需建立完善的院前急救人才培训体系,培训内容和学时应根据急救人员不同的急救任务而有层级划分。在部分发达国家,急救人员的培训采用的是等级培训模式,相比之下,我国院前医疗急救人员系统培训学时相对不足,需进一步优化培训系统。此外,在培训内容上,除了院前急救业务能力,还应加强急救人员法律、沟通、职业发展等培训,全面提高其综合素质,培训合格获得资格认证后,方可上岗。调度员、驾驶员、担架员等的业务培训与考核管理也应纳入培训体系中。

2. 拓展人才发展平台　我国急救人员流动性较大,为避免人才流失,更好调动急救人员的积极性,应为其搭建长期发展的平台,建立健全适应院前医疗急救行业特点的绩效评估指标体系,将考核结果与岗位聘用、职称晋升、绩效分配等挂钩。

(五) 加强院前医疗急救信息化建设

理想的院前急救是能够第一时间快速识别患者位置、状态,指派就近救护车赶往现场;第一时间建立患者、急救中心、救护车和医院之间的信息互联共享,快速做出专业的急救处置。一方面,可将急救调度信息与电信、公安、交通、消防、应急管理等部门的信息共享与联动,通过定位系统准确定位患者、救护车位置,智能规划交通路线,调控道路交通信号灯,缩短救护车路途时间,使患者能够快速转入医院。另一方面可借助5G网络、大数据、云计算等,探索居民健康档案与调度平台的有效对接,使指挥调度系统在接到"120"急救电话时便可即刻获取患者的健康档案及其亲属的相关信息,以便急救人员准确评估、及时诊治。此外,还可结合车载电子病历系统实现患者病情实时共享至医院,同时将患者信息和救护车内音、视频资料发送给医院,让医院有针对性地做好接诊准备工作,必要时院内专家还能实行远程多方会诊,指导急救人员实施现场救治。

(六) 提升公众急救技能

院前急救患者在发病几分钟、十几分钟内是抢救最关键的时刻,若第一目击者能及时准确施救,患者成功救治率将大幅提升。第一目击者大多为非专业人士,缺乏基本急救知识和技能,极有必要对公众进行普及。应建立公众急救培训管理体系,制订培训计划,统一培训内容,整合急救中心、红十字会、公立医院及社会化培训机构等多方力量,开展针对社会公众的心肺复苏、止血包扎、解除气道梗阻等基本急救知识和技能的培训。利用全媒体,广泛宣传普及急诊急救知识,提高公众自救互救意识和能力。

(甘秀妮)

第四节 院前急救护理技术

一、气道/呼吸管理技术

(一)基础气道管理技术

1. 徒手开放气道 指在没有辅助装置的情况下,经徒手的方法保持气道通畅,其目的是缓解由舌后坠或上呼吸道肌肉松弛引起的气道梗阻,以保持呼吸道通畅。

常用的徒手开放气道方法包括:①仰头抬颏法(head tilt-chin lift),适用于没有头和颈部损伤的患者。患者取仰卧位,施救者站在患者一侧,将一手掌小鱼际侧置于患者前额用力使头后仰,另一只手示指和中指置于下颌骨向上抬颏,使下颌角、耳垂连线与地面垂直(图2-2)。②托颌法(jaw thrust),适用于疑似头、颈部损伤患者。患者平卧,施救者位于患者头侧,两手拇指置于患者口角旁,其余四指托住患者下颌部位,在保证头部和颈部固定的前提下,用力将患者下颌向上抬起,使下齿高于上齿(图2-3)。

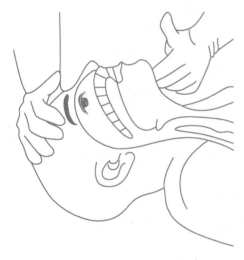 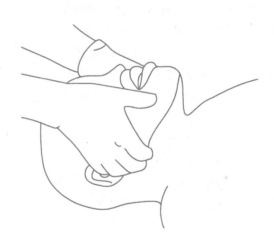

图2-2 仰头抬颏法   图2-3 托颌法

2. 口咽通气管置入术(oropharyngeal airway insertion) 指将口咽通气管(oropharyngeal airway,OPA)插入到口咽部,使其维持气道通畅的技术。口咽通气管是一种由弹性橡胶或塑料制成的硬质J形、中空的人工气道(图2-4),其弯曲度与舌及软腭相似。主体包括翼缘、牙垫、咽弯曲三部分,随着口咽通气管型号的不同,其形状和长度亦做相应变化,以适应不同年龄、不同体型的患者。

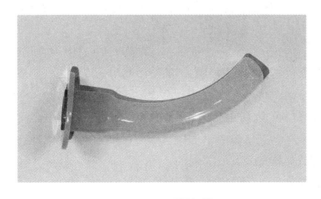

图2-4 口咽通气管

【适应证】

(1) 有自主呼吸的昏迷患者。

(2) 舌后坠致呼吸道梗阻、气道分泌物多需吸引、抽搐时防舌咬伤。

(3) 同时有气管插管时,取代牙垫作用。

【禁忌证】

绝对禁忌证为有意识或半清醒的患者,因其刺激可引起恶心、呕吐、呛咳、喉痉挛和支气管痉挛等反射。相对禁忌证包括:①口腔及上、下颌骨创伤。②咽部气道占位性病变。③喉头水肿、气管内异物、哮喘、咽反射亢进。④门齿有折断或脱落危险。⑤呕吐频繁。

【操作方法】

(1) 物品准备:选择合适的口咽通气管,长度为口角至耳垂或下颌角的距离。选择的原则是宁长勿短、宁大勿小,口咽通气管太短不能越过舌根,无法达到开放气道的目的。

(2) 患者准备:放平床头,协助患者取平卧位,头后仰,使口、咽、喉三轴线尽量重叠。清除口腔及咽部分泌物、血液及呕吐物等,保持呼吸道通畅。

(3) 操作步骤:置管方法分为三种。①反向插入法:把口咽通气管的咽弯曲部分凹面朝向腭部插入口腔,当其内口接近口咽后壁时,旋转180°,顺势向下推送,弯曲部分凹面下面压住舌根,上面抵住口咽后壁。②横向插入法:将口咽通气管咽弯曲部分凹面朝向一侧的脸颊内部插入,然后在插入过程中朝着咽后壁旋转90°向下翻转口咽通气管,使口咽通气管咽弯曲部分凹面向下压住舌根进入。③直接插入法:一手使用压舌板或拉舌钳协助固定舌头,另一手将口咽通气管咽弯曲部分凹面沿舌面顺势快速送至上咽部,使舌根与咽后壁分开。合适的口咽通气管位置应使其末端位于患者的上咽部,其翼缘置于患者口唇,将舌根与口咽后壁分开,使下咽部到声门的气道通畅。

(4) 检测人工气道是否通畅:将手掌放于口咽通气管外口,感觉有无气流,或以少许棉絮放于外口,观察有无随患者呼吸的运动。还应观察胸壁运动幅度和听诊双肺呼吸音。检查口腔,防止舌或唇夹置于牙和口咽通气管之间。

【注意事项】

(1) 保持管道通畅:及时清理呼吸道分泌物,防止误吸,甚至窒息。注意密切观察有无导管脱出而致气道阻塞的现象。

(2) 加强呼吸道湿化:口咽通气管外口可盖一层生理盐水纱布,既湿化气道又防止吸入异物和灰尘。

(3) 监测生命体征:严密观察病情变化,随时记录,并备好各种抢救物品和器械,必要时配合医生行气管内插管术。

3. 鼻咽通气管置入术(nasopharyngeal airway insertion) 指将鼻咽通气管(nasopharyngeal airway,NPA)插入鼻咽部,使其维持气道通畅的技术。鼻咽通气管是由硅胶制成的柔软管道(图2-5),适用于舌后坠所致的上呼吸道梗阻的患者。由于其对咽喉部的刺激性较口咽通气管小,清醒或浅麻醉患者更易耐受。

【适应证】

(1) 各种原因引起的不完全呼吸道梗阻,不能使用或耐受口咽通气管或使用口咽通气管效果不佳者。

(2) 牙关紧闭,不能经口吸痰,防止反复经鼻腔吸引引起鼻腔黏膜损伤者。

【禁忌证】

(1) 颅底骨折、脑脊液耳鼻漏。

(2) 鼻腔各种疾患,如鼻息肉、鼻腔畸形、鼻外伤、鼻腔炎症等。

(3) 鼻腔出血或有出血倾向。

Note:

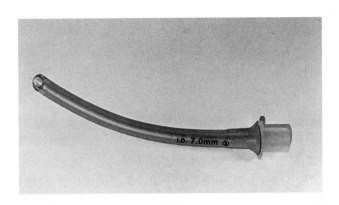

图 2-5　**鼻咽通气管**

【操作方法】

(1) 物品准备:选择合适的鼻咽通气管。比较通气管的外径和患者鼻孔的内腔,使用尽可能大又易于通过鼻腔的导管,长度为鼻尖到耳垂的距离。

(2) 患者准备:患者取仰卧位,观察其神志、鼻腔、呼吸及血氧饱和度的情况。

(3) 操作步骤:选择通畅的一侧鼻孔插入。插入前可在鼻腔内滴入适量血管收缩药物,如麻黄碱等,以减少鼻腔出血的风险。使用水溶性润滑剂或麻醉胶润滑鼻咽通气管。将鼻咽通气管弯度向下、弧度朝上、内缘口向下,垂直患者面部缓缓插入鼻腔,直至通气管的尾部抵住鼻腔外口,插入深度 13~15cm。插入动作应轻柔、缓慢,遇有阻力避免强行插入,可回撤 1cm 左右,稍稍旋转导管直至无阻力感再继续插入(图 2-6)。

(4) 再次评估气道是否通畅:以舌后坠解除、鼾声消失、呼吸通畅为标准。

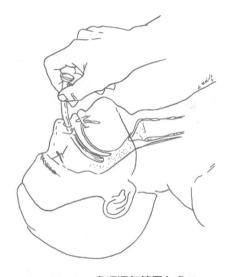

图 2-6　**鼻咽通气管置入术**

【注意事项】

(1) 保持鼻咽通气管通畅:做好鼻腔护理。鼻孔与鼻咽通气管间涂润滑剂,及时清除鼻腔分泌物。

(2) 做好气道湿化:防止鼻黏膜干燥出血。

4. **球囊面罩通气术**　球囊面罩(bag valve mask)又称简易呼吸器,由球囊、面罩、储氧袋、氧气连接管及阀门(单向阀、压力安全阀、呼气阀、进气阀、储气阀、储氧安全阀)组成,在球囊后面空气入口处有单向阀门,以确保球囊舒张时空气能单向流入,其侧方有氧气入口,连接氧气后,使用储氧袋,可以提高给氧浓度。球囊面罩通气具有供氧浓度高、操作简便等特点;在有无氧气源的情况下均可使用,可在高级气道未建立前为患者提供手动正压通气支持。球囊面罩不建议在单人心肺复苏时使用。

【适应证】

(1) 各种原因所致的自主通气不足或呼吸骤停的急救。

(2) 机械通气患者的转运。

(3) 临时替代呼吸机进行人工通气,如呼吸机故障、停电等情况。

【禁忌证】

(1) 中等以上活动性咯血。

(2) 颌面部外伤或严重骨折。

（3）大量胸腔积液。

【操作方法】

（1）物品准备：选择大小合适的面罩，以便得到最佳使用效果。如外接氧气，应调节氧流量至储氧袋充满（氧流量至少 10~12L/min）。

（2）患者准备：仰卧位，去枕、头后仰。

（3）操作步骤：球囊面罩通气术分为单人操作法和双人操作法，双人操作法通气效果优于单人操作法。球囊面罩通气必须在呼吸道畅通的前提下使用，使用前开放气道，取出口腔中活动性义齿，清除咽喉部任何可见的异物及口鼻腔内分泌物，松解患者衣领。

1）单人操作法（EC 手法）（图 2-7）：操作者位于患者头部的正后方，使患者头部后仰，开放气道，并托牢下颌使其朝上，保持气道通畅。将面罩扣在患者口鼻处，用一手拇指和示指呈 C 形按压面罩，中指和无名指放在下颌下缘，小指放在下颌角后面，呈 E 形，保持面罩的适度密封，用另外一只手均匀地挤压球囊，送气时间为 1s，待球囊重新膨胀后再开始下一次挤压，保持适宜的吸气 / 呼气时间。若气管插管或气管切开患者使用简易呼吸器，应先将气道内分泌物吸净后再应用。

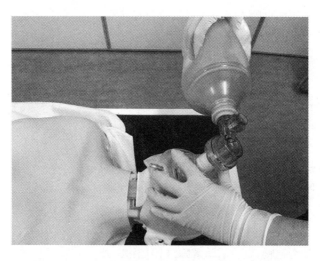

图 2-7　球囊面罩通气术单人操作手法

2）双人操作法：一人固定或按压面罩，方法是操作者分别用双手的拇指和示指放在面罩的主体，中指和无名指放在下颌下缘，小指放在下颌角后面，将患者下颌向前拉，伸展头部，畅通气道，保持面罩的适度密封（双 EC 手法）；另一个人挤压球囊。注意避免过度用力按压面罩，否则可能会压低患者下颌，阻塞气道（图 2-8）。

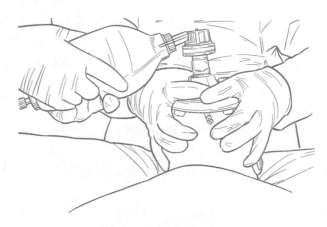

图 2-8　球囊面罩通气术双人操作手法

【注意事项】

(1) 选择适宜通气量:挤压球囊时应根据气囊容量、患者病情、年龄、体重等决定,通气量以见到胸廓起伏即可,400~600ml,挤压 1L 球囊的 1/2~2/3 或挤压 2L 球囊的 1/3 可获此通气量。

(2) 选择适当呼吸频率:美国心脏协会建议,如果成人患者有脉搏,每 6s 给予一次通气(10 次 /min);如果没有脉搏,使用 30 : 2 的比例进行按压 - 通气;如果建立了高级呼吸道,医护人员可以每 6s 进行一次人工呼吸(即每分钟 10 次呼吸)。如婴儿和儿童患者有脉搏或已经建立高级气道,建议将辅助通气频率增至每 2~3s 通气 1 次(每分钟通气 20~30 次)。如果患者尚有微弱呼吸,应注意挤压球囊的频次和患者呼吸的协调,尽量在患者吸气时挤压球囊。

(3) 使用时间不宜过长:受人为因素的影响,如果长时间使用,易使通气量不足,必须及时行气管插管。

(4) 监测病情变化:使用简易呼吸器辅助通气时,应密切观察患者通气效果、胸腹起伏、皮肤颜色、听诊呼吸音、生命体征和血氧饱和度等参数。

5. 气道异物清除术　是一种简单有效的抢救食物、异物卡喉所致窒息的急救方法。

【适应证】

气道异物梗阻。

【禁忌证】

无绝对禁忌证。

【操作方法】

(1) 气道异物梗阻的判断:①气道部分梗阻者,能用力咳嗽,但咳嗽停止时出现喘息声。②气道完全梗阻者,无法咳嗽,面色、口唇青紫,不能说话或呼吸,出现痛苦表情,并用手掐住自己的颈部,这也是国际通用的气道异物梗阻 V 形手势(Heimlich 征象)。③亲眼目睹异物被吸入。④昏迷患者在开放气道后,仍无法进行有效通气。一旦患者发生了以上情况中的任何一种,且无法通过用力咳嗽等办法自行排出异物,应立即施救。

(2) 成人或儿童气道异物梗阻的处理

1) 腹部冲击法:亦称 Heimlich 手法,可用于神志清楚的 1 岁以上患者。通过给膈肌下软组织以突然向上的压力,驱使肺内残留的空气形成气流快速进入气管,去除堵在气管内的食物或异物。具体操作方法:①当发现疑似气道异物梗阻患者时,立即询问"你卡着了吗?",如患者点头表示肯定,即可确定发生了气道异物梗阻,告知患者你将提供帮助。②施救者站于或跪在患者身后,用双臂环绕其腰部。③一手握拳,将握拳的拇指侧紧抵患者腹部,放于脐与剑突间的腹中线上,另一手紧握该拳,用力快速向内、向上冲击腹部,反复冲击直至异物排出或患者失去反应(图 2-9)。

2) 胸部冲击法:当患者处于妊娠末期或过度肥胖时,施救者无法用双臂环抱患者腰部,可使用胸部冲击法代替 Heimlich 手法。施救者站于患者身后,双臂经患者腋下,将患者胸部环抱。一只拳的拇指侧放于胸骨中下部,避开剑突和胸骨下缘,另一只手握住拳头,向后冲击,直至异物排出或患者失去反应(图 2-10)。

3) 自行腹部冲击法:此为患者的自救方法。患者一手握拳,用拳头拇指侧顶住腹部,部位同上,另一手紧握该拳,快速、用力向内、向上冲击腹部。如未成功,患者应迅速将上腹部抵住拳头倾压于椅背、桌沿、护栏或其他硬物上,然后用力冲击腹部,重复动作,直至将异物排出。

(3) 1 岁以内婴儿气道异物梗阻的处理:对于有反应的婴儿推荐使用拍背 / 冲胸法(图 2-11)。具体操作方法:施救者坐下或单膝跪下,前臂放于大腿上,将婴儿俯卧于施救者的前臂上,一只手的手指张开托住婴儿下颌并固定头部,保持头低位;用另一只手的掌根部在婴儿背部肩胛区用力叩击 5 次。再用手掌托住婴儿的头部和颈部,小心将婴儿翻转过来,使其仰卧于另一只手的前臂上,前臂置于大腿上,仍维持头低位,实施 5 次胸部按压,位置与胸外按压相同。重复上述动作,直至异物排出或婴儿失去反应。每次翻转时,应查看婴儿口中有无可见的异物,如有则小心将其移除。

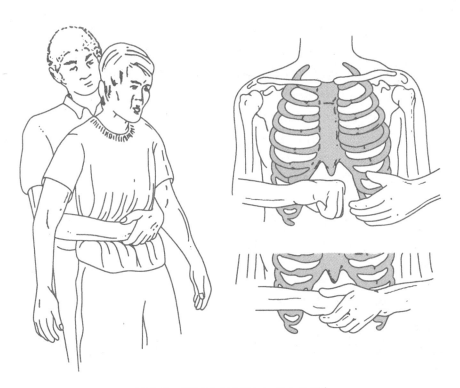

图 2-9　腹部冲击法（Heimlich 手法）

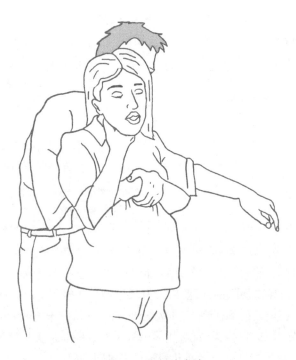

图 2-10　胸部冲击法

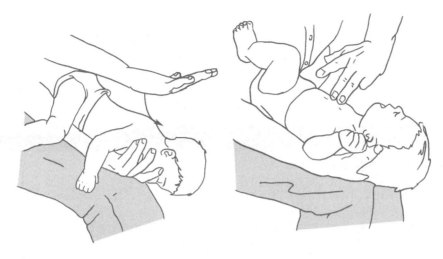

图 2-11　拍背/冲胸法

【注意事项】

(1) 意识丧失者的施救方法:如观察到患者失去知觉,施救者不应实施气道异物清除术,而应立即开始包括胸外按压和人工通气的 CPR。如通气时患者胸部无起伏,应重新摆放头部位置,注意开放气道,再次尝试通气。每次打开气道进行通气时,观察喉咙后面是否有堵塞物存在,如果发现易于移除的异物,应小心移除;如异物清除困难,通气仍未见胸廓起伏,应考虑采取进一步的抢救措施(如 Kelly 钳、Magilla 镊、环甲膜穿刺/切开术)开通气道。

(2) 禁忌盲目清除异物:对于无法看到的异物,切勿盲目地用手指去抠除,因为这样不仅无法清除异物,反而可能将异物推入气道,从而造成进一步的梗阻或损伤。

（二）高级气道/呼吸管理技术

1. 喉罩置入术（laryngeal mask airway insertion）　指将喉罩(laryngeal mask airway,LMA)经口插入,使其勺状套囊口覆盖于喉的入口,可以行短时机械通气的技术。喉罩是一种可通过盲插法操作的声门上气道,是介于面罩和气管插管之间的一种维持呼吸道通畅的新型装置。喉罩由通气导管和通气罩两部分组成,通气导管类似气管导管,由硅胶制成;通气罩呈椭圆形隆起,周边围绕气囊,近端与注气管相连,可经注气管向内注入气体使之膨胀(图 2-12)。由于喉罩便于操作,既可选择性地用于麻醉,也可用于急症困难气道。

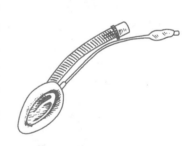

图 2-12　喉罩

【适应证】

(1) 短时的外科手术。

(2) 难以行气管插管的困难气道。

(3) 颈椎活动度差等原因引起气道异常,不宜使用喉镜建立人工气道。

(4) 紧急情况下人工气道的建立和维持。

【禁忌证】

(1) 张口困难,张口度 <2.5~3.0cm。

(2) 咽部病变,如血管瘤、组织损伤、扁桃体重度肥大等。

(3) 喉部或喉以下气道梗阻。

(4) 肺顺应性下降或气道阻力增高。

(5) 存在增加胃内容物反流和呼吸道误吸危险,如未禁食、饱胃、肥胖、怀孕超过 14 周、严重创伤、急性胸腹部外伤、禁食前使用过阿片类药物、肠梗阻、食管裂孔疝等。

【操作方法】

(1) 物品准备:根据年龄和体型选择合适的喉罩(表2-2),行漏气检查,在喉罩勺状套囊的背面用水溶性润滑剂做适度润滑备用,将气囊完全放空。另备注射器、固定用胶带或固定装置、吸引装置等。

表2-2 喉罩型号

患者类型	LMA 型号	套囊容量 /ml
新生儿 / 婴儿 <5kg	1	4
婴儿 5~10kg	1.5	7
婴儿 / 儿童 10~20kg	2.0	10
儿童 20~30kg	2.5	14
儿童 30kg 及体型较小的成人	3.0	20
一般成人	4.0	30
体型肥胖成人	5.0	40

(2) 患者准备:操作前患者禁食;插管前使用球囊面罩为患者进行通气;必要时给予患者镇静;清除口腔、气道分泌物,保持气道通畅。

(3) 操作步骤:①患者取仰卧位。②左手从后方推患者枕部,使患者颈伸展,头后仰(怀疑颈椎损伤者除外)。推患者下颌或下唇使其张口,右手示指和拇指握住喉罩,罩口朝向患者下颌方向,沿舌正中线贴咽后壁向下置入。③用示指保持对喉罩头侧的压力,送入喉罩至下咽基底部直至感到有明显阻力(图2-13)。④用另一手固定导管外端,退出示指,充气使喉罩自行密闭,可见导管自行向外退出约1.5cm。⑤评估喉罩位置:会厌位于喉罩的勺状凹陷内,罩内的通气口正对声门为喉罩的最佳位置。通过连接简易呼吸器行正压通气进行初步判断,如胸廓起伏良好,听诊咽喉部无明显的漏气,多提示喉罩位置良好。⑥用胶带或装置固定喉罩。

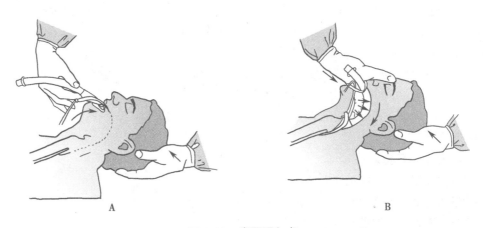

A   B

图 2-13 喉罩置入术

【注意事项】
(1) 使用喉罩前禁食。
(2) 喉罩不能防止误吸,使用过程中应及时清除口腔、气道内分泌物。
(3) 喉罩不适用于长期机械通气者。
(4) 注意观察喉罩使用后患者呼吸改善情况,听诊双肺呼吸音。
(5) 拔出喉罩前尽量避免咽喉部刺激。

2. 喉管置入术 喉管(laryngeal tube,LT)是一种新型的声门上通气设备,喉管与口咽弯曲度相同,由一个通气导管和两个气囊(咽部气囊、食管气囊)组成,由硅胶材料制成,食管气囊用于封闭食管,咽部气囊用于封闭口腔,通气口在咽部气囊和食管气囊之间,通气导管远端有一黑色标志线,用来指示插入深度(图2-14)。

【适应证】

喉管具有插入简单,插入后患者耐受性好、血流动力学平稳、并发症少等优点,可用于一般麻醉、心肺复苏患者,还可以用于处理困难气道;而且在气管插管的过程中也可以起到很好的辅助作用。

【禁忌证】

禁用于喉头水肿、肺水肿、饱胃患者和孕妇;慎用于耳鼻喉科、口腔科手术及张口度小于2cm的患者。

【操作方法】

(1)物品准备:根据患者身高选择合适的喉管型号,水溶性润滑剂,注射器,胶布或固定器,吸引设备。

(2)患者准备:患者取仰卧位。

(3)操作步骤

1)患者取仰卧位,头部轻度后仰。

2)套囊前端涂抹水溶性润滑剂。

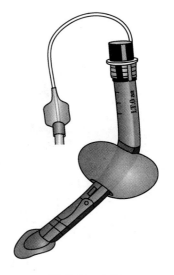

图2-14 喉管

3)一只手持笔式握住喉管,同时用另一只手将患者口腔打开,将喉管背面紧贴硬腭正中位插入,由于其近似S形设计,前端稍向后弯曲,大部分情况下会进入食管,只有少数情况下会滑入声门,插入的深度为标志线平对门齿。

4)向套囊充入气体,气囊内压达到60cmH$_2$O。

5)插入后如果通气效果不佳时,可以通过垂直向上提起下颌骨、重新纠正患者头部体位,然后轻柔地插入喉管来调整。

6)观察双侧胸廓起伏、双肺听诊呼吸音是否对称,观察呼气末二氧化碳分压波形是否正常。

7)胶布或固定器固定。

【注意事项】

插入喉管后应随时评估通气效果,如果通气效果不佳时,可通过适当调整位置保证良好通气。

3. 食管-气管联合导管置入术 食管-气管联合导管(esophageal-tracheal combitube,ETC)简称联合导管,是一种双腔、双囊导管,即食管腔和气管腔(图2-15)。食管腔近端较气管腔稍长,远端呈圆形盲端,气体不能通过,在食管腔的咽腔水平部位设有数个侧孔,气体可由此通过。其远端开口,类似气管导管前端形状,气体可由此进出,两管腔互不相通。导管远端套囊体积小,可充气10~15ml,用于密闭食管或气管与气管壁;近端套囊体积较大,为蓝色,可充气100ml左右,从下咽部封闭口、鼻呼吸道并有助于固定导管。因ETC无论插入气管或食管都可以进行有效通气,具有安全、有效、易置的特点,作为气道处理的后备装置,尤其适用于急救困难插管的患者。

【适应证】

主要适用于院前急救、心肺复苏、困难气道插管者。

【禁忌证】

儿童、食管上段病变、吞食腐蚀性食物或药物、上呼吸道肿瘤尤其是阻塞性肿瘤、喉部以及气管狭窄、需频繁气管内吸痰者。

【操作方法】

(1)物品准备:根据患者身高选择合适型号的导管,水溶性润滑剂,注射器,胶布或固定器,吸引设备等。

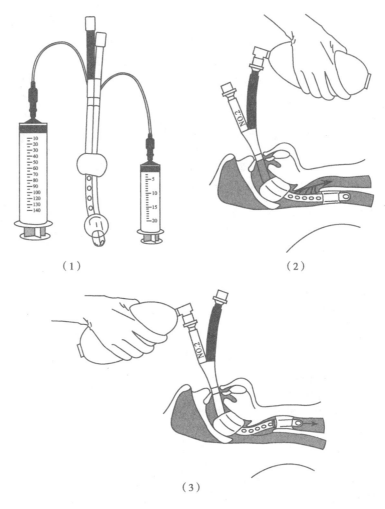

图 2-15 食管 - 气管联合导管

（2）患者准备:患者取去枕仰卧位。

（3）操作步骤

1）患者取去枕仰卧位,头后仰,去除口腔内异物及分泌物。

2）导管前端涂抹水溶性润滑剂。

3）操作者站在患者头端,左手提起下颌,右手握持联合导管的中段,将联合导管沿咽腔自然弯曲度向下推送,直至环状标志线位于门齿之间。当插管有困难时,可在喉镜帮助下置入导管。

4）分别向两个套囊充入气体,先向近端气囊即蓝色气囊充入约 100ml 气体,再向远端气囊即白色气囊充入 10~15ml 气体。

5）先将简易呼吸器与食管腔相接,听双肺呼吸音,若呼吸音正常且无胃扩张,说明导管插入食管且位置正确;若双肺无呼吸音且无胃扩张,说明插入食管过深,调整退出 2~3cm;若双肺无呼吸音且胃扩张,连接呼吸囊于气管腔,听诊双肺呼吸音正常,此时等同于标准的气管导管。

6）胶布或固定器固定导管。

【注意事项】

（1）咽部气囊压力较大,易导致咽喉水肿,留置时间不宜过长,以不超过 24h 为宜。

（2）喉痉挛、喉部或气管内异物会影响置入食管内导管的通气效果,应注意观察呼吸困难缓解状况。

4. **气管内插管术**（endotracheal intubation,ETI） 指将一特制的导管经口或经鼻通过声门直接插入气管内的技术。目的是清除呼吸道分泌物或异物,解除上呼吸道阻塞,防止分泌物反流引起误吸,进行有效人工呼吸,增加肺泡有效通气量,减少气道阻力及死腔,为气道雾化或湿化提供条件。

根据插管时是否用喉镜显露声门,分为明视插管和盲探插管。临床急救中最常用的是经口明视插管术。近年来,可视化技术大量应用于气道管理,可视喉镜通过镜片远端的视频系统,将声门部的结构传递给操作者,以利于操作者准确施行气管插管,尤其适用于复杂气道的患者。

【适应证】

(1) 心搏骤停行心肺脑复苏者。

(2) 呼吸衰竭需有创机械通气者。

(3) 呼吸道分泌物不能自行咳出。

(4) 误吸患者行插管吸引,必要时行肺泡冲洗术。

【禁忌证】

气管插管没有绝对的禁忌证,当患者有下列情况时操作应慎重:①喉头水肿或黏膜下血肿、急性喉炎、插管创伤引起的严重出血等。②颈椎骨折或脱位。③肿瘤压迫或侵犯气管壁,插管可导致肿瘤破裂。④面部骨折。⑤会厌炎。

【操作方法】

经口明视插管术的操作方法如下:

(1) 物品准备:喉镜、气管导管及管芯、牙垫、注射器、吸痰管、吸引器、呼吸面罩及简易呼吸器、气管导管固定装置或固定用胶带等。喉镜有成人、儿童、幼儿三种规格;镜片有直、弯两种类型,常用为弯形片,因其在暴露声门时不必挑起会厌,可减少对迷走神经的刺激。

(2) 患者准备:取出口腔内活动性义齿,患者取仰卧位,垫薄枕将头部抬高10cm,头后仰,使口、咽、喉三轴重叠(图2-16)。对自主通气不足或呼吸停止患者,插管前使用简易呼吸器给予患者100%的氧气进行充分通气,以免因插管费时而加重缺氧。

(3) 操作步骤

1) 检查用物:插管前检查所需物品齐全、性能良好,如喉镜光源、导管气囊等。

2) 选择导管:气管导管多采用带气囊的导管。导管内径(ID)标号从2.5~11.0mm,每一号相差0.5mm,应根据患者的性别、体重、身高等因素选择导管,紧急情况下成人可选用7.5mm。小儿气管导管内径的选择,可利用公式做出初步估计,导管内径(mm ID)= 患儿年龄(岁)÷4 + 4.0。

3) 置入管芯:确保管芯不超出导管的尖端,通常管芯前端置于离气管导管前端开口1cm处。

4) 置入喉镜:操作者右手提颏以开放患者口腔,左手持喉镜,轻柔地从右嘴角斜形置入。镜片抵咽喉部后转至正中位,将舌体推向左侧,此时可见到悬雍垂,此为声门暴露的第一个标志;然后顺舌背将喉镜片稍作深入至舌根,稍稍上提喉镜,即可看到会厌的边缘(图2-17),此为声门暴露的第二个标志。看到会厌边缘后,如用弯形喉镜片,可继续稍作深入,使喉镜片前端置于会厌与舌根交界处,然后上提喉镜即可看到声门(注意以左手腕为支撑点,禁忌以上门齿作为支撑点)。

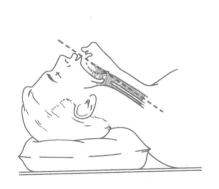

图2-16　调整患者体位使上气道呈直线

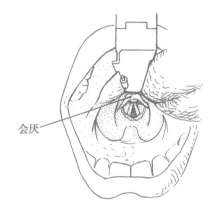

图2-17　暴露会厌和声门

会厌

5）暴露视野：充分吸引视野处分泌物。

6）置入导管：右手以握笔式持气管导管，沿患者的右口角置入，在明视声门的情况下将导管插入声门后，迅速拔除管芯，继续置管，直到气管导管的套囊进入声门下 3~4cm 的位置。

7）气囊充气：置牙垫于磨牙间，退出喉镜。采用最小闭合容积法或最小漏气技术对气囊进行充气，直至通气时气囊周围无漏气。通常成人患者一般需注入 10~15ml 气体，气囊压力为 25~30cmH$_2$O（儿童和婴儿通常 <20~25cmH$_2$O）。

8）确认导管位置：连接简易呼吸器通气，观察胸廓有无起伏，同时听诊两肺呼吸音是否对称。有条件可将气管导管与 CO$_2$ 探测器或呼气末 CO$_2$ 监测仪相连，出现正常的 PetCO$_2$ 波形是气管导管位于气管内的可靠指标。

9）固定：用长胶布或固定装置妥善固定导管和牙垫，气囊充气后连接人工通气装置。

【注意事项】

（1）根据患者的情况选择大小合适的喉镜片，喉镜片过长或过短都可能引起声门暴露不充分。

（2）插管时，尽量使喉部充分暴露，视野清楚，动作轻柔、准确，以免造成损伤。

（3）动作迅速，避免因缺氧时间过长而致心搏骤停。

（4）操作者熟练插管技术，尽量减少胃扩张引起的误吸，30s 内插管未成功应先给予 100% 氧气吸入后再重新尝试。

（5）导管插入深度合适，太浅易脱出，太深易插入右主支气管，造成单侧肺通气，影响通气效果。置管的深度，自门齿起计算，男性 22~24cm，女性 20~22cm。气管导管顶端距气管隆嵴大约 2cm。小儿可参照公式计算：插管深度（cm）= 年龄 ÷ 2 + 12。应妥善固定导管，每班记录导管置入长度。

（6）使用金属管芯时，其尖部不可超过导管末端，以防造成组织损伤。

（7）为便于经口吸痰和口腔护理，固定胶布或固定带不应完全封住口腔。固定方法确切，尽可能减小对皮肤的压力，避免因长期使用引起并发症。

（8）评估患者是否存在非计划性拔管的危险因素，如插入深度、导管的固定情况、气囊压力、吸痰管的选择、气道湿化、呼吸机管路支架的固定、患者躁动、心理状况等，及时制订防范计划，并做好交接班。

知 识 拓 展

喉镜暴露分级

喉镜暴露分级以 Cormach-Lehane 分级最常用。该分级描述了在喉镜暴露下所能见到的喉部结构并将其分为 4 级：Ⅰ级能完全显露声门；Ⅱ级能看到杓状软骨（声门入口的后壁）和后半部分的声门；Ⅲ级仅能看到会厌；Ⅳ级看不到会厌。Ⅰ、Ⅱ级插管容易；Ⅲ级插管难度明显增加，需有经验者进行操作；Ⅳ级插管困难。

5. 环甲膜切开术（cricothyroidotomy） 指一种将导管通过环甲膜切口置入气管内从而建立通气气道的方法。环甲膜位于甲状软骨下缘与环状软骨弓上缘之间，由于环甲膜位置浅、解剖标志清晰，无重要的血管、神经及特殊的组织结构，因此环甲膜切开术可作为紧急抢救喉阻塞、不具备气管插管和气管切开术患者的暂时性急救方法。

【适应证】

（1）急性上呼吸道梗阻，无法施行气管内插管者。

（2）喉源性呼吸困难（如喉头水肿等）。

（3）头面部严重外伤。

Note:

（4）口腔或声门部大量出血。

（5）气管插管失败、气管插管有禁忌而病情紧急需快速建立人工气道。

【禁忌证】

成人急诊环甲膜切开术没有绝对的禁忌证，相对禁忌证包括喉或环状软骨的严重外伤、未尝试经口或经鼻气管插管。对于 12 岁以下的小儿，由于术后声门下狭窄的发生率较高，故被列为禁忌。

【操作方法】

（1）物品准备：手术刀、止血钳、气管套管、无菌手套、手术衣、防护面屏、2% 利多卡因、皮肤消毒剂、注射器、弯止血钳、气管扩张钳、气管拉钩、缝线、纱布、固定带或固定器。

（2）患者准备：仰卧位，肩下垫薄枕或棉垫使患者头后仰。根据情况，可在局部浸润麻醉或无麻醉状态下进行。

（3）操作步骤

1）患者取仰卧位，肩下垫薄枕或棉垫使患者头后仰，充分暴露颈部。

2）快速定位固定喉部。喉部是由舌骨、甲状软骨和环状软骨所构成的锥形骨性支架，操作者站于患者侧面，左手（优势为右手时）拇指及中指合诊定位环甲间隙，并迅速固定甲状软骨左右两侧甲状软骨板，示指触摸到环甲膜。

3）于颈正中甲状软骨和环状软骨间隙，做一长 3~4cm 的横形皮肤切口（图 2-18），并分离颈前肌层，迅速横行切开环甲膜处，长约 1cm，直至与喉腔完全相通，用止血钳撑开，插入气管套管。

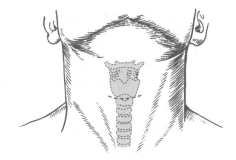

图 2-18　环甲膜切开术切口

4）妥善固定导管。

【注意事项】

（1）操作时应避免切伤环状软骨，以免术后引起喉狭窄。

（2）环甲膜切开术后的插管时间以不超过 48h 为宜，并避免选用金属套管，以防磨损环状软骨导致喉狭窄。

（3）紧急情况时，可就地取材，如水果刀，经环甲膜直接刺入喉腔，暂时缓解呼吸困难，随后可行气管插管或转做常规气管切开术。

6. 环甲膜穿刺术（thyrocricocentesis）　是在确切的气道建立之前，迅速提供临时路径进行有效气体交换的一项急救技术。施救者通过用穿刺针或其他任何锐器，从环甲膜处刺入，快速解除气道阻塞和 / 或窒息。在确切的气道建立之前，它可提供临时路径进行有效的气体交换，当插管不成功、面罩通气不充分时，环甲膜穿刺可提供有效的通气支持。

【适应证】

（1）急性上呼吸道完全或不完全阻塞，尤其是声门区阻塞，严重呼吸困难不能及时气管切开建立人工气道。

（2）牙关紧闭经鼻插管失败，为喉、气管内其他操作准备。

（3）气管内给药。

【禁忌证】

有出血倾向患者；呼吸道梗阻在喉及环甲膜水平以下者。

【操作方法】

（1）物品准备：环甲膜穿刺针、16 号（直径 1.6mm）粗针头或环甲膜套管针，皮肤消毒剂。

（2）患者准备：取平卧或斜坡卧位，头部保持正中位，尽可能使颈部后仰，无需局部浸润麻醉。

（3）操作步骤：常规消毒环甲膜区的皮肤。确定穿刺位置，用左手示指在环状软骨与甲状软骨之间正中可触及一凹陷，此即环甲膜。左手示指和拇指固定此处皮肤，右手持穿刺针或粗针头在环甲膜

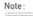

上方垂直刺下,通过皮肤、筋膜及环甲膜(图 2-19),有落空感时,挤压双侧胸部,自针头处有气体逸出或用空针抽吸易抽出气体,患者出现咳嗽,即穿刺成功,固定针头于垂直位。可根据穿刺目的进行其他操作,如注入药物等。

如果应用环甲膜套管针进行穿刺,方法同前,注射器连接套管针,右手持注射器,将套管针向头侧倾斜 45°,朝胸部方向刺入环甲膜,有落空感时,回抽注射器有大量气泡,即穿刺成功,将外套管推入气管内,抽出内套管,妥善固定外套管。

【注意事项】

(1) 环甲膜穿刺仅仅是呼吸复苏的一项急救措施,不能作为确定性处理。因此,在初期复苏成功、呼吸困难缓解、危急情况好转后,应改做气管切开或立即做消除病因的处理(如清除异物等)。

(2) 进针不宜过深,避免损伤气管后壁黏膜。

(3) 穿刺部位若有明显出血应及时止血,以免血液流入气管内。

(4) 作为一项应急措施,穿刺针留置时间不宜超过 24h。

(5) 如遇血凝块或分泌物阻塞穿刺针,可用注射器注入空气,或用少许生理盐水冲洗,以保证通畅。

(6) 紧急情况可就地取材,如锐器等,经环甲膜直接刺入喉腔,暂时缓解呼吸困难。

7. 胸膜腔穿刺减压术(needle decompression) 指对发生张力性气胸的患者,为了达到解除压力的目的,通过胸膜腔穿刺排除积气的一种技术。

【适应证】

张力性气胸,需排除积气,以缓解肺组织压迫症状者。

【禁忌证】

胸膜腔穿刺减压术为救命性技术,没有绝对的禁忌证。相对禁忌证包括:有严重出血倾向;穿刺部位或附近有感染。

【操作方法】

(1) 物品准备:胸腔穿刺针[一般情况下应选择较大口径的穿刺针,10~16G(直径 10~16mm)],且针的长度至少应有 8cm,或 20ml 或其他型号粗注射针头(紧急情况下可选用),皮肤消毒剂,胶布等。

(2) 患者准备:根据患者一般情况,协助其取平卧位、半卧位或坐位,充分暴露胸部。

(3) 操作步骤

1) 知情同意:胸膜腔穿刺减压术是一种有创性操作,术前应确认患者已知情同意。若患者已出现意识丧失,可获取患者家属的同意。紧急情况下,也可暂不获取知情同意书。

2) 定位穿刺点:穿刺点通常为锁骨中线第二或第三肋间(图 2-20),或腋前线第四或第五肋间。

3) 如果患者病情及条件允许对要穿刺的区域进行消毒。

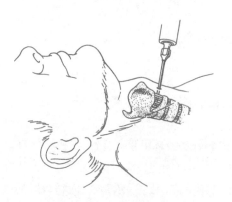

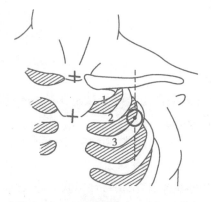

图 2-19　环甲膜穿刺术　　　　图 2-20　胸膜腔穿刺减压术定位点

4）穿刺：沿所选穿刺肋间隙下一肋骨上缘垂直胸廓平面进针（90°），确保穿刺点不在乳头内侧，穿刺针不朝向心脏。当针进入胸腔时可有突破感，或者有空气溢出。

5）穿刺成功后固定导管或穿刺针并取出针芯。

6）用胶布将导管或穿刺针固定牢固。

7）患者体位：穿刺减压结束后，清醒患者可取坐位或侧卧位，昏迷患者呈恢复体位，伤侧均在下。

8）密切观察患者病情，如发现其呼吸困难加重或胸膜腔张力增加的其他迹象，应及时评估，必要时再次穿刺。

【注意事项】

（1）当减压过快时，患者出现胸闷、咳嗽，原有呼吸困难无缓解或缓解后加重，严重者甚至可能出现大量白色泡沫痰或泡沫血痰。考虑患者出现复张后肺水肿，应马上停止穿刺减压，取半卧位，吸氧、利尿。

（2）胸膜腔穿刺减压术后，穿刺针极易被血液或反流物堵塞，必须对患者密切进行监测，发现张力性气胸复发，需再次进行穿刺。

（3）对于明确或疑似胸背部伤的患者，如出现进行性呼吸困难，应按张力性气胸处理，立即进行胸膜腔穿刺减压术。

（4）创伤后发生心搏骤停的患者，如果怀疑有张力性气胸，应先行双侧胸膜腔穿刺减压再进行心肺复苏。

（5）张力性气胸患者合并其他创伤时，必须及时处置，防止危及患者生命。

二、循环支持技术

1. 骨内输液术（intraosseous infusion，IOI）　是一种在紧急情况下利用骨髓腔永不塌陷的特点，通过骨髓腔中的丰富血管将药物和液体输入血液循环的紧急输液给药方法，具有安全性高、输液速度快的特点。

【原理】

人体骨髓腔由网状的海绵静脉窦状隙组成，在骨髓腔中有很多高度分化的非塌陷的静脉网，包括垂直的（Haversian 管）和水平的（Volksmann 管）血流，与血液循环相通。当发生休克或因创伤而大量失血的情况下，患者的外周静脉通常会发生塌陷，此时处于骨骼保护之中的骨髓腔内静脉网因其特殊的骨质结构仍然能够保持非塌陷状态且同体循环保持连接。在骨髓腔内的这些非塌陷性的微小静脉网络可以像海绵一样快速吸收灌注到其周围的液体，通过骨内静脉窦将其快速转运到体循环并加以吸收利用。

【适应证】

任何疾病急需经血管通路补液治疗或药物治疗，但无法建立常规静脉通路者，均可采用骨内输液技术进行治疗，包括心搏骤停、休克、创伤、大面积烧伤、严重脱水等。

【禁忌证】

绝对禁忌证包括穿刺部位骨折、穿刺部位感染，相对禁忌证包括成骨不全、严重骨质疏松、缺少足够解剖标志、穿刺点 48h 之内接受过骨髓腔输液等。

【操作方法】

（1）物品准备：①骨内输液设备，有传统的骨髓穿刺针和专业的骨髓腔输液装置。专业的骨髓腔输液装置操作更为简便、快捷，根据驱动原理分为手动式、电动式及弹射式。应依据患者年龄、体重及皮下脂肪的厚度选取合适型号的穿刺针。②注射器、输液器、皮肤表面消毒剂、无菌手套、输注的药物等。

（2）穿刺部位：穿刺部位的选择应该充分考虑到患者的年龄、身体状况、穿刺装置和操作者的经验等因素，还应该以简单可行、不影响心肺复苏等抢救措施为原则。理想的输液部位要具备以下特点：

骨皮质较薄,容易穿透;有较容易辨别的骨性标志;表面覆盖组织少;容易在恶劣的环境下完成。通常情况下,小儿患者选在胫骨的近端或远端、股骨的远端。成年患者多选择在胫骨、肱骨或胸骨柄。此外,桡骨、尺骨、骨盆、锁骨、跟骨等部位也可用于穿刺。胫骨近端因有较容易辨别的骨性标志,容易定位,且表面平坦、覆盖组织少,距离患者胸部较远,不影响心肺复苏的实施,常作为首选穿刺部位。

(3) 操作步骤:以胫骨近端为例。①定位:伸直下肢,穿刺点位于髌骨下约 3cm(2 指宽)、内侧约 2cm(1 指宽)的胫骨平台处(文末彩图 2-21)。②消毒:戴无菌手套,以穿刺点为中心,直径 15cm,由内向外对皮肤进行消毒,铺洞巾。③穿刺:左手拇指与示指固定穿刺部位,右手持传统的骨髓穿刺针或专业的骨髓腔输液设备,穿刺针与骨面垂直进针,到达骨髓腔,穿刺针在骨质内固定。④回抽:拔除穿刺针针芯,外接注射器回抽到骨髓即可确定位置正确。⑤固定:将穿刺针与皮肤固定,防止松动或移位。⑥冲管:用 5~10ml 生理盐水冲洗骨髓腔穿刺导管,以便输液顺畅。⑦输液:连接输液器进行输液。⑧拔除:骨髓腔内通路建议留置时间不超过 24h。拔除骨髓穿刺针,无菌敷料覆盖并按压穿刺点,用胶布固定。

【并发症的处理】

(1) 液体外渗:是骨髓腔内输液技术中最常见的并发症,多因穿刺过浅、过深、留置时间过长、导管脱出、在同一骨骼处进行多次骨髓腔内置管等引起。一旦发现有液体外渗应立即停止输液,拔出穿刺针。

(2) 感染:骨内通路置入后可能引发蜂窝织炎、局部脓肿、骨髓炎等感染。其中骨髓炎是较为严重的感染性并发症,穿刺针的移位或留置时间过长、穿刺处污染、患有脓毒症等都可能是骨髓炎发生的危险因素。越早拔除骨髓腔内穿刺装置,则感染风险发生率越低。一旦发生感染,应拔出穿刺针,给予充分抗感染治疗,必要时进行引流。

2. 气管内给药(intratracheal administration) 指将药物通过气管插管或其他连接气道与外界空气的通道注入,使药物直接作用于气管的给药方法。气管内给药的最大特点是迅速和简便易行。

【适应证】

适用于无法建立静脉或骨髓通路,而需立即给药的急救患者。常用药物有肾上腺素、阿托品、利多卡因、纳洛酮、血管升压素等。

【禁忌证】

气管内给药的禁忌药物包括碳酸氢钠(腐蚀气道黏膜)、去甲肾上腺素(强力收缩气道黏膜血管,易导致其缺血坏死并影响其他药物的吸收)、氯化钾与氯化钙(均为强烈刺激剂)、甘露醇(高渗液可致肺水肿、窒息)和葡萄糖(黏度高、阻碍纤毛运动)。

【操作方法】

(1) 物品准备:急救药品、注射器、生理盐水或注射用水、注射用导管等。

(2) 患者准备:患者完成气管插管或经环甲膜穿刺置管。

(3) 操作步骤:先吸出患者气道内分泌物;将注射用导管插入气管内;药物溶于 5~10ml 生理盐水或用注射用水稀释后,经导管直接注入气道即可。气管内滴注后做 5 次有力的肺部过度充气确保药物在整个呼吸道分布以增加吸收。

【注意事项】

(1) 气管内给药的常用剂量应为静脉给药的 2~2.5 倍。一般用药次数不宜太多,婴幼儿应酌情减量。

(2) 使用注射用水稀释肾上腺素和利多卡因比应用生理盐水稀释更好吸收。

(3) 溶液量不超过 10ml,否则会影响通气量,甚至导致窒息。

(4) 尽管某些药物可经气管内给药,但应尽量选择经静脉或骨髓通路给药,以保证药物效果。如肾上腺素,其较低的浓度可产生短暂性的 β- 肾上腺素能效应(血管舒张作用),降低心搏骤停患者自主循环恢复的可能性。

(李晓波)

思 考 题

1. 目前我国院前急救模式主要有哪些?
2. 院前医疗急救人员应具备哪些能力素质? 如何提升他们的急救能力?
3. 院前急救的工作程序有哪些? 每个环节应重点关注哪些要点?
4. 做好院前急救质量管理可以从哪些重点环节入手?
5. 简述成人与婴儿异物梗阻清除术的区别。
6. 简述各种高级气道 / 呼吸管理技术的异同。

Note:

NURSING

第三章

医院急诊科救护

03章 数字内容

学习目标

知识目标：
1. 掌握医院急诊科、急救绿色通道、急诊护理预案、急诊预检分诊的概念，急诊预检分诊标准内容、影响急诊护患沟通的主要因素和有效的沟通方式。
2. 熟悉医院急诊科的任务、布局与设置、运行模式和病种范围、急诊护理工作流程要点、急救绿色通道救治范围以及预检分诊常用标准。
3. 了解急诊预检分诊质量评价工具；急诊护患矛盾防范措施。

能力目标：
1. 能运用急诊护理工作程序开展工作。
2. 能在急危重症护理实践中理解和运用护理应急预案。
3. 能运用急诊预检分诊标准及流程进行预检分诊。

素质目标：
具有急诊护理人员应具备的应变能力和心理素质。

第一节 概 述

医院急诊科（hospital emergency department）是医疗机构提供急诊医疗服务的场所，是急救医疗服务体系（EMSS）的重要组成部分，也是突发公共卫生事件医疗救援的核心。急诊科不仅承接院前急救任务，还是院内急救的重要环节，24h 不间断地对来院的各类急危重症患者实施救治。其医疗护理过程中充分体现"时间就是生命"，目的是迅速稳定患者的生命体征，为患者及时获得后续的专科诊疗服务提供支持和保障。

一、急诊科的任务

（一）急救医疗

对生命受到威胁以及急救中心、基层医院等转送来的急、危、重症患者或伤员，立即组织人力、物力进行及时、有效的抢救。部分城市的急诊科同时还承担急救中心的任务，根据所在区域特点承担院前急救。

（二）急诊医疗

对暂不影响生命，但病情紧急或遭受痛苦的患者及时诊治和处理，这也是急诊科的主要任务。

（三）教学培训

建立健全各级各类急诊人员的岗位职责、规章制度和技术操作规范。培训急诊医学专业医师和专科护理人员，加速急诊人才的成长。承担医院全体员工（包括行政后勤、物业服务人员等）的急救技能培训，以及本行政区域内公众的急救培训任务。

（四）科研

开展有关急诊病因、病程、机制、诊断与治疗、急危重症护理研究工作，研究重点以生命器官救治为主，包括心搏骤停、多器官功能障碍、严重休克、多发伤 / 复合伤、意外灾害疾病（中毒、淹溺、中暑、电击伤等）、急性心脑血管疾病等。

（五）灾害事故的紧急医疗救护

在自然灾害、事故灾难或突发公共卫生事件、社会安全事件等重大灾害事件救援中，急诊医护人员应遵从上级领导安排，前往第一现场参加有组织的救治活动。

二、急诊科的布局与设置

（一）医院急诊科的布局

医院急诊科的服务能力与质量是医院管理水平、医护人员基本素质和急救技术水平的综合体现，急诊科的建设情况直接影响救治效果。因此，急诊科应合理设置就诊区域，配备完善的急诊硬件，建立科学的管理制度，不断提高急诊工作效率和抢救成功率。

1. **总体布局** 急诊科的布局要从应急出发，急诊区域面积应达到医院总面积的 3% 及以上，保证急诊急救工作及时有效开展。国家和地方政府指定承担突发公共事件救援任务的三级医院和作为区域医疗中心的二级综合性医院急诊科，还应有足够的应急扩展空间。合理布局有利于最大限度利用急诊医疗资源，方便急诊患者就诊，缩短急诊就诊时间。

（1）急诊科的标志：急诊科要设置白天和夜间都醒目的标志，且各功能部门的标识醒目。在通往抢救室的方向，可采用方向指示，如沿墙或地面涂上色标、悬挂醒目指示牌、建立急救绿色通道等。在急诊大厅设有急诊科各楼层的平面图，相关的重要部门，如 CT 室、手术室、住院部等应设立明显指示标识。

（2）急诊科的平面布局：急诊科应设在医院内便于患者迅速到达的区域，并邻近大型影像检查等急诊医疗依赖较强的部门。急诊科设有独立的出、入通道，方便轮椅、平车出入。急诊科的各功能部门的布局应以减少交叉穿行、减少院内感染和节省时间为原则,选择最佳方案。医院急诊科应设有预检分诊台、候诊室、各专科急诊诊室、抢救室、急诊重症监护病房(emergency intensive care unit, EICU)、创伤处置室、检验室、X线检查室、心电图室、药房以及挂号收费室等,以一楼平面展开为宜;在规模较大的急诊科,可将输液室、留观室、隔离室、急诊病房、EICU、手术室以及功能检查等其他部门设置在最邻近的楼层。与预检分诊台、抢救室同层应设有宽敞的急诊大厅,方便患者与家属等候。

2. 区域布局

(1) 医疗区:包括预检分诊台、抢救室、诊室、创伤处置室、急诊手术室、治疗室和处置室、留观室、隔离室、EICU、急诊病房等。

1) 预检分诊台:设在急诊科入口最醒目的位置,光线充足便于对患者评估分诊,有保护患者隐私的设施。预检分诊护士根据患者临床表现和病情轻重缓急进行分级、登记,引导分区救治和联系诊室医师,就诊记录可实行计算机信息化管理。分诊台应有足够的使用面积,备有电话、血压计、听诊器、手电筒、体温计、压舌板、就诊登记本和候诊椅等常备物品,有条件可配置对讲机、信号灯、呼叫器等;另外,为方便患者,还应放置平车、轮椅、饮水设施及公用电话等,并配备导医和/或导诊员。

2) 抢救室:急诊科抢救室应邻近急诊分诊台,房间宽敞明亮,门宜高大,至少1.5m宽,以便抢救患者转运。并根据需要设置相应数量的抢救床,最少不低于2张,每张床位使用面积≥15m²,安装隔离床帘,具有必要时行紧急外科处置的功能。抢救室内的设置需遵循以下原则:①应有足够的空间。②配有基本的急救和检查器械,如呼吸机、心电图机、除颤器、输液泵、洗胃机、气管插管和气管切开用物等。③各种抢救药品、物品要实行"六定",即定点放置、定人保管、定时保养和维修、定时检查、定量供应、定期消毒,处于备用状态。④有足够的照明设施,采用旋转式无影灯,可调方向、高度和亮度。⑤有足够的电源,避免抢救设备电源反复拔插,避免电线交错及多次连接。⑥设置抢救床,床旁设有中心吸氧装置(每床至少有两个氧源端口)、负压吸引系统、血压心电监护仪和轨道式输液架。⑦抢救室墙壁上有心肺复苏、休克、创伤、中毒等重点病种的抢救流程。

3) 诊室:一般综合性医院急诊科应设立内科、外科、小儿科、妇产科等分科急诊诊室,外科诊室应设在所有诊察室中最靠近大门处,以减少血迹污染;眼科、耳鼻喉科、口腔科应设置有特殊设备的诊室。小儿科有独立急诊接诊区。传染病和肠道急诊均应有隔离区。有条件的医院还可增设神经内科、创伤骨科、脑外科等专科诊室。全部患者由急诊医师首诊,先给予必要的诊治处理,然后分流。部分疑难、危重患者采用专科会诊或多学科诊疗模式(multi-disciplinary team, MDT)。

4) 创伤处置室:应紧靠外科诊室或与诊室成套间,配备开展外伤清创缝合及急诊小手术的器械及物品。

5) 急诊手术室:是为保证快速处置外伤患者,降低伤残率而设置的部门,急诊手术室应紧靠外科诊室,与抢救室之间有快速转运通道。其规模应视急诊科与医院手术室的距离、手术室人员编制等因素而定。室内应设置手术床,配备完善的洗手设施和相应的手术包、手术器械及必要的麻醉、消毒、抢救设备,能适应急诊应急的各种手术或清创。

6) 治疗室和处置室:急诊科应有独立的治疗室和处置室。治疗室应设在各诊室中央,便于患者治疗,应备无菌物品柜、配液台、治疗桌及消毒用品,用于各项治疗前以及输液前的准备。处置室是用于存放和中转病区污染物品的主要场所,承担灾害救援的医疗机构急诊科,还应设立化学或其他毒物污染患者的处置间。

7) 留观室:急诊科应根据急诊患者流量和专业特点设置观察床,收住需要在急诊临时观察的患者,根据医院承担的医疗任务和急诊量确定观察床数量。观察床单元配备物品齐全,配备中心供氧及负压吸引装置、轨道式输液架、呼叫系统等设施。

8) EICU:为严重创伤、中毒、各种休克、心力衰竭、急性呼吸衰竭等各种急危重症提供监护和强化治疗。室内配备监护仪、除颤起搏器、呼吸机、心电图机、供氧装置和负压吸引装置等设备,随时掌握

Note:

患者的生命体征变化。

9）急诊病房：根据医院情况及急诊科规模设立急诊病房，以缓解急诊患者入院难的矛盾，弥补医院某些专科设置的缺失，促进急诊患者分流。急诊病房设施配备按住院病房的标准，并纳入医院编制床位数。急诊病房住院的患者疾病谱广泛，涉及多专科，尽量将不同系统疾病的患者分别安置，防止院内交叉感染，加强病房管理。

（2）支持区：包括急诊医技部门、辅助及支持部门等，候诊区面积≥40m²，可设立或邻近公共卫生间。

1）急诊医技部门：急诊医技部门应设置药房、检验室、X 线检查室、心电图室、超声室等，有条件的医院可设置心肺功能检查室、胃镜检查室等部门。

2）辅助支持部门：包括挂号处、收费处及保安、后勤等部门。目前，已有部分医院对急诊后勤实行了社会化管理，卫生工作、患者的运送以及物品的传递等杂务，由经过培训的非医务工作者来完成。

（二）医院急诊科的设置

急诊科应当具备与医院级别、功能和任务相适应的场所、设施、设备、药品和技术力量，以保证急诊工作及时有效开展。

1. 急诊科的人员编制

（1）急诊科人员资质：急诊科医护人员应接受专业训练，掌握医学基本理论、基础知识和基本技能，具备独立工作能力。急诊医师应当具备独立处理常见急症的基本能力，熟练掌握心肺复苏、气管插管、深静脉穿刺、动脉穿刺、心电复律、呼吸机、血液净化及创伤急救等基本技能。急诊护理人员应经规范化培训合格，掌握急诊危重症患者的急救护理技术、常见急救操作技术的配合及急诊护理工作内涵与流程。

（2）急诊科人员编制：医师、护理人员的编制一般根据医院急诊科规模、急诊量、观察床位数、日平均抢救人数以及急诊科教学功能等，按一定比例配备。急诊科应有固定的急诊医师，且不少于在岗急诊医师的 75%（包括在急诊住院医师培训基地的急诊住院医师），医师梯队结构合理，具有硕士及以上学历的比例应达到 30% 及以上，以保证一定的医疗质量。急诊科的护理人员要有固定的、单独的编制，且不少于在岗急诊护理人员的 80%，护理人员梯队结构合理，有 3 年以上临床护理工作经验，具有本科及以上学历的比例应达到 30% 及以上，且经规范化培训合格。

2. 通信及信息设备　急诊科应设有急诊通信装置（电话、传呼、对讲机），能够快速实现信息对接。此外，急诊科应有完善的急诊临床信息系统，优先实现与行政主管部门和院前急救信息系统的对接，包括院前急救、预检分诊、急诊电子病历、急诊护理、急诊会诊、交接班、危重疑难病历讨论记录、重点病种流程管理、急诊质控管理、统计指标、突发公共卫生事件上报、急诊质控数据上报等功能。急诊临床信息系统能够与院内、院外各级诊疗中心数据对接、上报、分析，实现病历记录诊疗全程共享，且有法律认可的可靠电子签名和时间戳，保证急诊工作的高效、安全。

3. 急诊科仪器设备及药品

（1）仪器设备：心电图机、心脏起搏／除颤器、心肺复苏机、简易呼吸器、呼吸机、心电监护仪、负压吸引器（或中心吸引）、给氧设备、洗胃机。三级综合医院还应配备便携式超声仪和床旁 X 线机。根据医院需要还可配备血液净化、体外膜肺氧合（extracorporeal membrane oxygenation，ECMO）和快速床边检测（point-of-care testing，POCT）设备。

（2）急救器械：一般急救搬动、转运器械，各种基本手术器械。

（3）抢救室急救药品：心肺复苏药物、呼吸兴奋药、血管活性药物、利尿及脱水药物；抗心律失常药物；镇痛、镇静药；解热药；止血药；常见中毒的解毒药、平喘药，纠正水电解质、酸碱失衡药，各种静脉补液液体、局部麻醉药、激素类药物等。各种急救药物的安瓿、输液空瓶、输血空袋用完后应暂行保留，以便抢救结束后统计与查对，避免医疗差错。

（黄素芳）

第二节　急诊科的管理

一、急诊科运行模式

(一) 一体化模式

该模式下的急诊科医护人员完全固定,所有医师为急诊科专科医师,负责诊治全部急诊患者,同时还管理 EICU 和急诊病房。该模式将院前急救、院内急救、重症监护治疗集于一体,有利于急诊患者的管理。

(二) 联合模式

该模式下的急诊科有部分固定医师,急诊专科医师主要负责危重症患者的抢救,并管理 EICU 和专科患者,其他医师定期轮转,主要负责急诊普通患者的接诊救治。该模式急诊专科医师较少,限制了急诊专科业务的拓展。

(三) 轮转模式

轮转模式下的急诊科无固定医师,各种急诊患者均由各科派出在急诊科轮转的医师接诊,再交由各专科病房医师诊治。随着我国医疗服务体系的逐渐发展,该模式趋于淘汰,但仍有少部分存在。

以上三种运行模式是以急诊专科医师是否固定为划分标准,随着急诊科的不断发展,以急诊科为主导的多学科会诊模式(MDT)日益形成,但所有模式下急诊护理人员均是固定的,且急诊护理人员能够在医师到达之前酌情处置患者,保证了急诊急救工作开展。

二、急诊护理工作程序

急诊科护理工作是急诊科高效运行的重要保障,主要分为接诊、分诊、处理、记录 4 个环节,这些环节紧密衔接,构成了急诊护理工作的基本流程。护理程序贯穿整个流程,包括评估、诊断、计划、实施和评价五个方面。科学、高效的急诊护理工作流程,可以使患者尽快获得确定性的专科治疗,系统的护理程序可以保证抢救的计划性、连续性和前瞻性,能够最大限度地降低患者伤残率、病死率。

(一) 急诊护理工作流程

1. **接诊**　接诊指医护人员以最短的时限、最熟练的医学技巧,对到达医院急诊科的患者的病情有一个较明确的判断。预检分诊护理人员对到达急诊科的患者要热情接待,将患者快速接诊到位。当危重症患者就诊时,分诊护士需要到门口或救护车前接诊。一般急诊患者可以坐着候诊,对危重症患者应根据病情合理安置体位。

2. **分诊**　分诊指患者达到急诊科后,由分诊护理人员快速、准确地评估其病情严重程度,判别分诊级别,根据不同等级安排就诊先后顺序及就诊区域,科学合理地分配急诊医疗资源的过程。分诊程序应该及时、简洁,自患者进入急诊科即启动分诊程序,一般要求在 2~5min 之内完成。如我国认可度较高的急诊标准依据危急征象指标、单项指标、综合指标(MEWS 评分)将患者的病情严重程度分为四级(1 级、2 级、3 级、4 级)(详见第三章第三节"急诊预检分诊")。1 级为濒危患者,该级别患者的响应时间为即刻。2 级为危重患者,该级别患者的响应时间为 <10min。3 级为急症患者,该级别患者的响应时间为 <30min。4 级为非急症患者,该级别患者的响应时间为 <240min。

3. **急诊处理**　患者分诊后由分诊护理人员根据其病种和分诊级别引导至相应科室就诊,病情复杂难以确定科室时按首诊负责制处理。急诊处理过程中每 10~15min 评估一次,根据患者病情变化调整分级分区、就诊顺序及转出等。

(1) 一般患者处理:先由专科急诊处理,根据病情收治不同的专科病房、急诊留观室或带药离院。离院患者要做好患者及家属的宣教工作,重点为用药注意事项和不适随诊。

(2) 危重症患者处理:由分诊护士送至抢救室,根据情况启动急救绿色通道。在医师未到达之前,护理人员根据患者的病情采取适当的抢救措施,如吸氧、建立静脉通路、心肺复苏、吸痰、止血等。抢救过程中严格执行口头医嘱管理制度,动态评估患者的病情变化并调整相应的护理计划。

(3) 传染患者处理:对于传染性、疑似传染性疾病患者安置于隔离区,未确诊前按照标准预防隔离及处理,确诊后及时转入相应病区或科室,严格执行传染病报告制度并做好消毒隔离措施,患者转出后的病区严格终末消毒处理。

(4) 成批伤(病)员处理:对于成批伤(病)员,护理人员积极参加抢救并组织协调各部门配合,启动相应的应急预案,及时报告上级部门。及时对患者进行检伤分类分区,病情危急患者安置于 A 区抢救手术室(红区);病情较重者安置于 B 区(黄色);病情稳定者安置于 C 区(绿色);死亡患者安置于黑区。所有患者要动态评价分诊级别,病情变化及时调整,避免遗漏病情危重患者。

(5) 涉及法律问题患者处理:对于涉及法律问题的患者,在分诊时即要通知急诊科主任、护士长、医务处及保卫科,无论患者涉及何种法律问题,均应以人道主义精神积极抢救,保护好其他患者并做好自我保护,提高警惕。服毒患者需要及时做毒物鉴定;昏迷患者需清点患者财物,并在第三者见证下如数交还患者家属,无家属患者由值班护士代为保管,并附有双人签字的财物核对清单。

(6) 患者转运:需要检查、急诊住院、急诊手术的患者,需由医护人员陪同监护。转运前需要根据患者的病情判断转运级别,提前制订转运计划,规划最佳的转运路线,必要时在转运前提前联系需要使用的交通工具或使电梯处于备用状态。转运团队中至少有 1 名护士,具有相应资质及转运经验。转运护士全程密切监测患者一般情况、生命体征、神志等,有管道的患者做好转运途中的管道护理;当遇到突发事件时能够快速启动相应的护理应急预案,并调整转运计划。

(7) 清洁、消毒:按规定要求做好用物、场地、空间清洁消毒以及排泄物的处理。

4. 记录 所有的患者均有分诊记录,分诊记录要求清晰简单,能够凸显患者病情严重程度,内容包括:患者到达急诊的日期和时间、分诊时间、患者年龄和性别、主诉、生命体征、病情严重程度分级等(传染病疫情期间,需记录患者流行病史)。凡是抢救的患者都应该有详细的病历和抢救记录,包括患者进入抢救室的时间、抢救开始时间、抢救结束时间、患者生命体征、用药等处理以及抢救病情评估。

(二) 护理应急预案

急诊护理应急预案是为迅速、有序地对急危重症患者、成批伤(病)员,开展及时有效救治而预先制定的实施方案。基本原则:简明扼要,明确具体;责任明确,分级负责;培训演练,快速反应。

1. 类型

(1) 常见急症的应急预案:内容包括常见急症的病情评估、急救处理措施以及处理流程,如心搏骤停、过敏性休克、急性中毒、严重创伤的应急预案等。

(2) 突发事件的应急预案:内容包括请示报告、患者安全处理措施、评价与反馈等,如停水、停电、患者跌倒等。

(3) 成批伤(病)员的应急预案:内容包括急救组织体系、人员物资增援方案、检伤分流、急救绿色通道实施、各级各类人员的职责,以及应急预案的启动、运行、总结、反馈等。

2. 应急准备

(1) 人员准备:根据应急预案的不同类型,合理调配人力资源。尽可能做好团队协作,特别是批量伤(病)员的应急人员准备,根据伤(病)员人数及病情成立数个抢救小组,每组均由医师、护士、工人组成,保证应急措施的时效性。

(2) 物资准备:除急诊科正常使用的抢救物品、药品、器材外,另增备有隔离衣、手术衣、无菌手套、消毒剂等,定期检查使其处于备用状态。大量使用抢救药品、器材时,由医院突发公共卫生事件指挥小组调配。

(3) 区域准备:区域的有效保障及合理划分是应急预案顺利实施的保证。个体区域的准备,有利于重症患者监测及急救措施及时应用。整体区域的准备,可将伤(病)员进行轻重缓急分区安置,让相对有限的医疗资源最大化地有效应用,使应急工作有序、有效进行,保障患者的安全。

3. **启动与运行**　由院领导及各职能部门负责人、急诊科主任、科护士长、护士长以及各相关临床专科的专家等，共同组成急救应急组织体系。各部门统一指挥、统筹安排、各司其职，密切协作，确保急救工作有序进行。

三、急救绿色通道

急救绿色通道指医院为急危重症患者提供快捷高效的服务系统，包括在分诊、诊疗、检查、治疗、手术及住院等环节上，实施快速、有序、安全、有效的急救服务。急救绿色通道的建立是救治危重症患者最有效的机制，能有效缩短救治时间，降低伤残率和病死率，提高生命的救治成功率和生存质量。

1. **急救绿色通道的范围**　包括各种急危重症需紧急处理的患者，但不仅限于以下急诊患者：①各种急危重症患者，休克、昏迷、心搏骤停、严重心律失常、急性严重器官功能衰竭的生命垂危者。②批量患者，如外伤、中毒等。

2. **急救绿色通道的管理**

（1）标识醒目、抢救优先：急诊科各部门都应有醒目的标志，收费处、化验室、药房等部门设急救绿色通道患者专用窗口，其他急救绿色通道部门旁张贴急救患者优先的告示。医院条件允许时，应在信息化支持下，实现"急救绿色通道"标记，自动识别优先处置。

（2）合理配置、规范培训：合理配置急诊人力资源，各环节需要 24h 有值班人员，且有 3~4 名护理人员协助。开展急救技术操作规程的全员培训，实行合格上岗制度。配置急救设备和药品，满足急救工作的需要。

（3）正确分诊、有效分流：加强急诊分诊，及时救治急危重症患者，有效分流非急危重症患者。

（4）首诊负责、无缝衔接：首诊负责制包括医院、科室、医师三级。首诊负责制指第一位接诊医师（首诊医师）对其接诊患者，特别是急危重患者的检查、诊断、治疗、会诊、转诊、转科、转院等工作负责到底的制度，如需院内会诊，被邀科室有会诊资质的值班医师应于 10min 内到达会诊科室。同时，建立院前急救、院内急诊与住院或转诊的连贯性医疗服务流程，并定期进行评价和持续改进。

（5）分区救治、优化流程：急诊分区救治、建立住院和手术的"急救绿色通道"，以及创伤、急性心肌梗死、脑卒中、急性呼吸衰竭等重点病种的急诊服务流程与规范，需紧急抢救的危重患者可先抢救后付费，保障患者获得连贯医疗服务。

（6）定期评价、持续改进：定期评价急诊体系对紧急事件处理的反应性，急诊高危患者在"急救绿色通道"平均停留时间，定期评价和持续质量改进。

（7）规范运行、有效救治：急救绿色通道的运作程序包括：①接诊医师根据患者的病情或符合急救绿色通道范围的患者，决定启动急救绿色通道服务。②可在其处方、检查申请单、治疗单、手术通知单、入院通知单等医学文件的右上角标明"急救绿色通道"，有条件可实行信息化识别，执行先抢救后付费的原则。③急诊服务流程体系中每一个责任部门（包括急诊科、各专业科室、各医技检查部门、药剂科，以及挂号与收费等）各司其职，确保患者能够获得连贯、及时、有效的救治。

四、急诊护理工作质量标准

1. **分诊**　分诊人员一般要求有 3 年急诊工作经验或接受过专业培训，且有丰富临床知识、良好服务意识的护理人员，使用标准的服务用语。分诊时间为 2~5min，分诊符合率保证在 90% 以上，能够预见性发现问题，及时发现危及生命的指征，落实危重患者优先处理措施，保证抢救分诊符合率为 100%。合理安排就诊顺序（按病情分级分区），对各类患者的安置措施得当。同时，能够组织协调各部门，保证大型抢救顺利进行。及时化解、处理护理纠纷，并按要求上报。

2. **感染预防及控制**　护理人员掌握科室的环境分区，熟悉科室各类仪器设备的清洁消毒方式，有清洁 / 污染分区意识，能够指导清洁人员做好清洁消毒工作。掌握科室物品和药品的有效期，能够妥善处理近效期、过期的物品和药品。知晓一、二、三级防护标准,特殊情况下能够根据诊疗危险程度,熟练掌握个人防护用品的使用,所有护理操作均严格执行手卫生,认真执行消毒隔离、安全注射制度。对患者、家属及陪同人员做好感染预防和控制的宣教,能够根据国家及医院相关规定,对医院感染事件(包括医源性感染和特殊病原体的医院感染)进行上报处理,职业暴露后及时正确处理。

3. 急救　抢救室护理人员必须坚守岗位,执行交接班制度,口头医嘱复述制度、查对制度、物品药品清点制度、仪器设备检查使用保管制度。护理人员能够执行创伤、急性心肌梗死、心力衰竭、脑卒中、中毒等常规抢救流程,在急诊医师未到达前,可根据患者病情需要,按照抢救程序及时、正确地抢救患者,提高危重症患者抢救成功率。在抢救过程中对患者要注意保暖、保持舒适体位、及时穿脱衣服、擦净血迹、呕吐物、大小便,保持皮肤清洁、干燥,注意各种导管、引流管的护理,对昏迷患者要注意勤翻身、叩背,保持呼吸道通畅。熟练掌握急救仪器、药品的使用及注意事项,落实首诊负责制等核心制度,动态观察患者病情并分级护理,加强急诊留观患者的管理与分流,急诊患者留观时间原则上不宜超过 72h。

4. 技能操作　严格掌握开放气道、心肺脑复苏术、电复律除颤术、机械通气术、洗胃术、胸腔闭式引流、无创 / 有创血流动力学监测等急诊专科技术,能熟练操作气道开放、心电监护、给氧、简易呼吸器等护理技术,同时能够配合医师行气管插管、气管切开、急诊手术等操作。对具有卒中中心、胸痛中心、创伤中心等的急诊科,护理人员还需掌握溶栓术及做好相关手术、处理的准备及病情观察。同时能够为患者提供晨间护理、测体温、口腔护理、各种导管和引流管护理的基础护理操作。掌握急诊科常见的危急值及临床意义,严格执行危急值上报处理流程。

5. 物品管理　急救仪器、药品严格执行"六定",班班交接。设备、药品完好率100%,在有效期内,保证足够电量,用后立即补充用物,进行清洁整理。每周检查仪器设备功能及保养清洁,并记录在册。有清晰明确的操作流程标示牌,科室提供原始操作方法的依据(如说明书)。急诊医护人员能够熟练掌握,正确使用各种抢救设备及药品,掌握其使用的注意事项,严格遵守操作规程。原则上急救仪器、药品不得轻易外借。抢救车应定点放置,标识清楚,专人负责;车内物品、药品定位放置,符合医院要求,标识清楚,包装完整,均在有效期内;喉镜、简易呼吸器、血压计、听诊器、瞳孔笔、手电筒等特殊用物完好备用。非抢救时,抢救车保持完好备用状态。

6. 文书记录　护理文件书写时要求字迹清楚、整齐、无刮痕、记录及时、完整、准确、无漏项,使用医学术语、注意客观描述,记录观察到的阳性体征、护理措施和效果,护理记录要与医嘱、病程记录相吻合。抢救患者需要详细记录就诊时间、抢救时间、每次用药时间、药物名称、用药剂量、患者病情变化情况。未能及时记录的,有关医务人员应当在抢救结束后 6h 内据实补记,医护记录互补统一。病历需妥善保管,切勿遗失或涂毁。

7. 护患沟通　采用文字、口头等不同方式告知患者病情,但病情告知内容必须保持医护的一致性,注意保护患者的隐私权。患者转出或离院时应做好患者及家属的宣教工作,包括患者用药、换药以及复查等注意事项。

(黄素芳)

第三节　急诊预检分诊

导入案例与思考

　　患者,男,45 岁。半小时前无诱因出现抽搐,双眼上翻,口吐白沫,持续数分钟,家属提供发作时视频。由"120"送至急诊科,目前无抽搐,但意识不清。生命体征:T 37.7℃,HR 122 次 /min,R 19 次 /min,BP 138/68mmHg,SPO$_2$ 94%。

请思考：

1. 急诊分诊护士接诊后，该如何问诊及评估？

2. 该患者预检分诊级别是几级，为什么？

3. 根据分级，预检护士应该如何安置该患者？

4. 在患者家属登记过程中，该患者突然全身大抽搐，意识丧失。当前该患者分诊为几级，该给予哪些措施？

急诊患者由于发病急、病情重，对医疗服务的时限性和有效性要求迫切。而随着急诊科拥挤现象日益突出，十分有必要开展有效的预检分诊。发达国家预检分诊标准化建设已相对成熟，国内也在积极吸取国外的先进经验，建立符合我国国情的、科学、简便、高效的急诊患者病情分级标准，使得急诊患者可依据病情分级就诊，从而确保危重患者的优先救治，最大限度地利用有限的急诊医疗资源。

一、急诊预检分诊概述

(一) 基本概念

急诊预检分诊是急诊患者到达急诊科后，由预检护士快速、准确地评估其病情严重程度，判别分诊级别，根据不同等级安排就诊先后秩序及就诊区域，科学合理地分配急诊医疗资源的过程。从临床狭义的角度上看，急诊分诊是急诊护士根据患者的主诉及主要症状与体征，对疾病的轻重缓急及隶属专科进行初步判断，安排救治顺序与分配专科就诊的一项技术。从广义上说，急诊分诊是在综合各种因素的基础之上，最大限度地合理利用医疗资源，使最大数量的患者获得及时有效救治的决策过程。

(二) 起源与发展

分诊，英文"triage"，源自法语动词"trier"，是"分类(sort)或挑选(choose)"的意思。分诊最早起源于战争中。第一次世界大战时，检伤分类是分诊最早的雏形。第二次世界大战时，分诊用以分辨哪些伤员可以重返战地，哪些需要送到战地医院。在战场上使用分诊的主要目的是尽可能让更多的士兵重新投入战斗。因此，最先救治的可能是那些需要简单处理伤势的伤员。随着医学的发展，分诊理念在急诊医学中得到延伸。在 20 世纪 50 年代后期和 20 世纪 60 年代早期，美国最先将分诊理念引入急诊医学界，主要用以区分需立即救治和可以等待的患者并保持急诊良好的就诊秩序。20 世纪 80 年代起，急诊分诊成为医院质量认证必须具备的服务内容。时至今日，包括美国、加拿大、英国、法国在内的世界各地急诊医疗机构已普遍实行急诊分诊。

二、国内外常用急诊预检分诊标准

目前国际上常用的分诊标准多为 5 级分诊标准(表 3-1)，部分国家还针对特殊人群另设标准。

表 3-1　国际常见分诊标准

分诊系统	国家	分诊级别	响应时间
澳大利亚分诊标准(ATS)	澳大利亚新西兰	5级	0min/10min/30min/60min/120min
英国曼彻斯特分诊标准(MTS)	英国	5级	0min/10min/60min/120min/240min
加拿大预检分诊标准(CTAS)	加拿大	5级	0min/15min/30min/60min/120min
法国分诊指南	法国	5级	0min/20min/60min/120min/240min
美国急诊严重度指数(ESI)	美国	5级	—
新加坡分诊标准	新加坡	4级	0min/60min/120min/ ≥3~4h

（一）国外常用急诊预检分诊标准

1. **澳大利亚分诊标准** 澳大利亚分诊标准（Australasian triage scale，ATS），由澳大利亚急诊医学学院 1994 年制定，当时命名为国家分诊标准（national triage scale，NTS），后更名为 ATS。ATS 根据患者存在的最紧急的临床特征将患者分为 5 个等级。

2. **加拿大预检分诊标准** 1995 年，Beveridge 等在加拿大急诊医师协会（Canadian Association of Emergency Physicians，CAEP）的建议下，在澳大利亚分诊标准的基础上初步制定了加拿大 5 级预检分诊标准。后期经过反复修订，最终形成了加拿大预检分诊标准（Canadian triage and acuity scale，CTAS）。CTAS 指南中详细介绍了如何针对患者具体的主诉进行评估分级，列出了每一级别对应的分诊指标，包括患者存在的高危病史、主诉或症状（发热、咳嗽、腹痛等）、体征（喘鸣、无脉性肢冷等）及生理参数（如血压、体温、血糖等），使护士在分诊时能够对患者病情进行量化的评估，确定危重等级，保证了该项标准的可操作性。

3. **英国曼彻斯特分诊标准** 英国曼彻斯特分诊标准（Manchester triage scale，MTS）由曼彻斯特市多个医院急诊科共同制定，分别于 2005 年、2013 年进行了 2 次修订，目前已发展至第三版。MTS 由 52 组固定的流程图表组成，每一个流程表为一个分诊模块，包括存在威胁患者生命的情况（如无自主循环、无自主呼吸、无有效气道等）、活动性出血、疼痛程度、意识水平、体温及发病的剧烈程度 6 个鉴别点。分诊护士根据患者的主诉、症状等表现选择并套用相应的图表进行分级。

4. **美国急诊严重度指数** 美国急诊严重度指数（emergency severity index，ESI）是 20 世纪 90 年代后期美国急救医学中心制定的 5 级分诊模式。ESI 根据病情的严重程度和所需的医疗资源进行评估、分级。ESI 分诊评估主要根据 4 个决定点依次进行评估分级。

A：患者是否会死亡？

B：患者是否可以等待？

C：医疗资源评估。

D：生命体征评估。

（二）国内急诊分诊标准与指南

1. **我国不包括香港、澳门、台湾地区的急诊分诊标准与指南** 经验分诊是我国大陆地区传统的急诊分诊模式，即安排有经验的护士进行分诊。经验分诊主观性较强，而且除绿色通道的患者外，其他患者均按照"先到先看"的顺序排队就诊，会存在患者候诊期间病情突然恶化或猝死的情况发生。2013 年，我国首部《医院急诊科规范化流程》（WS/T 390-2012）（以下简称《流程》）正式实施，《流程》根据患者病情严重程度以及患者占用的医疗资源数目将患者分为 4 级。作为首部急诊科行业规范，该流程规定了预检分诊的相关内容，但是没有发布配套的实施细则。鉴于在对应病情严重程度和所需医疗资源的认识上可能会因人而异，同时不同认知水平和判断能力的差异、科室基础设施及人力资源配置也是影响医疗资源判断的重要因素，《流程》在实施和推广上存在难度。近年来，国内部分医院参照国外急诊分诊标准，结合自身特色，出版了北京协和医院 4 级分诊标准、苏州医学会苏州地区 3 级急诊预检标准等标准，也有相应的急诊预检分诊专家共识发布。

目前我国认可度较高的预检分诊标准，依据危急征象指标、单项指标、综合指标（MEWS 评分）将患者的病情严重程度分为四级（1 级、2 级、3 级、4 级）。1 级为濒危患者，如无呼吸/无脉搏患者、气管插管患者、急性意识障碍患者，以及其他需要采取挽救生命等干预措施的患者，该级别患者的响应时间为即刻。2 级为危重患者，且病情有可能在短时间内进展至 1 级，或可能导致严重致残者，该级别患者的响应时间为 <10min。3 级为急症患者，有急性症状和急诊问题，但目前明确没有危及生命或致残危险，应在一定的时间段内安排患者就诊，以处理并缓解患者的不适症状，该级别患者的响应时间为 <30min。4 级为非急症患者，目前无急性发病症状，无或有很少的不适主诉，该级别患者的响应时间为 <240min。具体见表 3-2。

表 3-2　预检分诊各级别及响应时间

预检分诊级别	患者病情的严重程度	响应时间
1 级	濒危患者	即刻
2 级	危重患者	<10min
3 级	急症患者	<30min
4 级	非急症患者	<240min

2. 香港地区的急诊分诊标准与指南　香港医院管理局参照 ATS 制定了《香港医院管理局急诊分诊指南》,将患者病情分为 5 个等级,并且对分诊目标、分诊各级别定义、分诊评估方法、就诊区域安排等多方面做了详细的叙述,并量化了各项客观指标。

3. 台湾地区的急诊分诊标准与指南　2006 年,台湾急诊医学协会和台湾危重症护理协会在征得加拿大 CTAS 工作小组的同意后,结合台湾本土现状及需求,制定了 5 级台湾检伤和急迫度标准(Taiwan triage and acuity scale,TTAS)。TTAS 与 CTAS 类似,均以患者主诉为基础,结合生命体征、既往史等其他指标进行评估分级。TTAS 将患者主诉分为创伤和非创伤两大类,其中创伤性主诉分为 15 类共计 47 条,非创伤性主诉 15 类共计 132 条。

知 识 拓 展

改良早期预警评分

改良早期预警评分(modified early warning score,MEWS)用于 14 岁以上患者病情潜在风险的早期预警,包括体温、脉搏、收缩压、呼吸频率和意识状态 5 项指标,总计 14 分,评分越高风险级别越高。在与标准早期预警评分和国家早期预警评分相比较的过程中,表现出更好的灵敏度和特异度。详见表 3-3。

表 3-3　改良早期预警评分

分值	3	2	1	0	1	2	3
呼吸 /(次·min⁻¹)	–	<9	–	9~14	15~20	21~29	>29
体温 /℃	–	<35	–	35~38.4	–	>38.4	–
收缩压 /mmHg	<70	71~80	81~100	101~199	–	>199	–
心率 /(次·min⁻¹)	–	<40	41~50	51~100	101~110	111~129	>129
AVPU 反应	–	–	–	A	V	P	U

注:AVPU 中 A 表示"清醒",V 表示"对声音刺激有反应",P 表示"对疼痛刺激有反应",U 表示"对任何刺激无反应"。

三、急诊预检分诊程序

预检分诊是急诊患者就诊的第一道关口,分诊程序应及时而简洁,通过科学的方法对患者进行分类,迅速识别急、危、重患者,充分利用急诊资源,维持急诊患者就诊秩序,确保急诊患者安全。

(一) 急诊预检分诊流程

当患者至急诊就诊,分诊护士立即启动分诊程序,一般要求在 3~5min 内完成。如果是"120"或其他交通工具送来的患者,需要急诊预检护士到门口协助转入。在传染病或特殊疾病流行期间,还应先做必要的筛查,如患者须先测体温,再做急诊分诊,根据部门具体规定,安排疑似或传染病患者到隔离区域候诊或转诊,减少传染的机会。完整的急诊预检分诊的流程包括接诊问诊、分诊评估、分级分区与分流和分诊记录。

1. 接诊问诊　问诊的重点应简短且有针对性,"主诉"是患者到急诊就诊的主要原因。要围绕主诉系统地询问患者相关问题,以免漏掉有意义的资料。意识不清的患者可由患者的家属、朋友、警察、救护人员或协助转送人员提供有关资料,以便做出正确的判断。常见的问诊方法有:

(1) OLDCART:为英文单词首字母组成的单词,用于评估各种不适症状。其中,O(onset)是发病时间,即"何时感到不适 / 何时发病";L(location)为部位,即"哪儿感到不适 / 不舒服";D(duration)为持续时间,即"不适 / 不舒服多长时间了";C(characteristic)为不适特点,即"怎样不适 / 不舒服";A(aggravating factor)为加重因素,即"是什么引起不适";R(relieving factor)为缓解因素,即"有什么可舒缓不适";T(treatment prior)指来诊前治疗,即"有没有服过药 / 接受过治疗"。

(2) AMPLE:为英文单词首字母组成的缩写,主要用于创伤患者创伤机制评估。其中,A(allergies)指过敏史;M(medications currently used)为当前所服用的药物;P(past illness/pregnancy)指既往病史,女性患者需关注妊娠史;L(last meal)是最后一次进餐时间;E(event/environment related to the injury)指与创伤当时的相关事件或环境。

(3) PQRST:是五个英文单词首字母组成的缩写,主要用于疼痛评估。其中,P(provoke)指诱因,即疼痛发生的诱因及加重与缓解的因素;Q(quality)指性质,即疼痛的性质,如绞痛、钝痛、针刺样痛、刀割样痛、烧灼样痛等;R(radiation)指放射,有无放射,放射部位;S(severity)指程度,疼痛的程度如何,可应用疼痛评估工具(如 0~10 数字评分法)进行评估;T(time)指时间,疼痛开始、持续、终止的时间。急诊分诊护士亦可运用眼、耳、鼻、手等感官配合快速收集患者的客观资料。

2. 分诊评估　通常与问诊同步进行,包括观察患者的神态、表情、精神、步态行为、语言、皮肤的颜色及温度、面色、口唇颜色、有无创伤、肢体活动外表,如是否有面色苍白、坐立不安、皱眉等。接触患者身体时是否有不适发生。同时测量生命体征,包括血压、脉搏、体温、呼吸、血氧饱和度、意识程度等,作为就诊的基本资料。常用的疼痛评估法包括数字评分法(numeric rating scales,NRS)、面部表情疼痛评估量表(faces pain scale,FPS)等。

3. 分级分区与分流　根据患者救治过程中,所需使用的设备资源的分布情况,结合国际分类标准以及我国大中城市综合医院急诊医学科现状,将急诊科从功能结构上分为"三区",即红区、黄区、绿区。根据患者的主观和客观的信息,进行分诊分级和分科。按照分诊分科结果,安排患者到相关区域和专科就诊。

(1) 红区:配备完善的紧急抢救资源,包括各类急救设施设备、人力资源、信息资源等。该区域安置危及生命的濒危及危重患者,此类患者应立即被接诊,并及时进行病情评估,其危及生命的情况应在最短时间内得到诊治和处理,以稳定生命体征,保证患者的安全。

(2) 黄区:配备常规的生命体征检查以及基本诊疗器械设备。该区域安置暂无明确的危及生命体征的情况,但不能排除病情随时变化可能的患者。负责该区域的医务人员需要定时巡视,以便随时发现患者的病情变化,并及时给予诊治和处理。

(3) 绿区:为普通诊疗区,即快速处置区。安置非急症的患者。

急诊复苏室和抢救室为红区,1、2 级患者进入该区域;优先诊疗区为黄区,3 级患者进入该区域;普通诊疗区为绿区,4 级患者进入该区域。为保证诊疗安全,各级别的患者应在相应的响应时间内,给予接诊照护。急诊预检分诊流程见图 3-1。

4. 分诊记录　随着信息化的不断发展,目前国内大部分急诊预检分诊都是用智能化预检分诊系统进行电子登记并保存记录。分诊记录的基本要求是清晰而简单。基本记录内容包括:患者到达急诊的日期与时间、患者年龄与性别、主诉 / 症状、生命体征、病情严重程度分级、过敏史、分诊科室、入院方式、急诊分诊护士签名等。

Note:

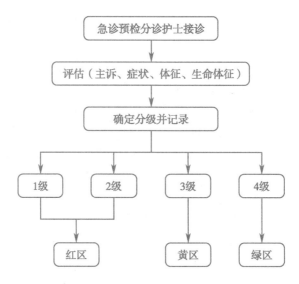

图 3-1　急诊预检分诊流程图

（二）区域转换

病情复杂多变,情况迥异是急诊就诊患者的重要特点之一,故在诊疗过程以及候诊过程中,由于诊疗检查的完善,相应疾病的诊断明确后,或者在诊疗期间发生病情变化,患者的照护级别可能会随之改变,分诊的区域之间就需要进行切换。

四、急诊预检分诊质量评价与改进

预检分诊是急诊患者就诊的首个环节,其准确、及时与否,不仅涉及患者能否得到快速、有效的诊治,也直接反映了急诊预检护士的业务能力和医院服务质量。因此,应加强急诊预检分诊质量评价与持续质量改进。

（一）分诊质量评价方法

针对日常的预检分诊工作,完善的分诊质量评价体系是前提。常用的评价指标如下:

1. 分诊不足率 $= \dfrac{\text{护士 A 分诊级别低于专家 E 分诊级别的患者数}}{\text{同期急诊科就诊患者总数}} \times 100\%$

2. 分诊过度率 $= \dfrac{\text{护士 A 分诊级别高于专家 E 分诊级别的患者数}}{\text{同期急诊科就诊患者总数}} \times 100\%$

3. 分诊级别符合率 $= \dfrac{\text{各级别符合患者数之和}}{\text{各级就诊患者总数}} \times 100\%$

4. 目标响应时间符合率 $= \dfrac{\text{各级目标响应时间内接诊患者数}}{\text{各级就诊患者总数}} \times 100\%$

（二）分诊持续质量改进

为促进急诊预检分诊质量,应针对急诊预检分诊重点监测内容,如级别监测、响应时间、分诊符合率等指标,基于 FOCUS-PDCA(持续质量改进)方法进行持续质量改进,并做到以下几点:

1. 避免分诊不足与过度　提高分诊符合率,定期评价急诊分诊系统,合理利用急诊科资源。分诊过度,特别是分诊为 2、3 级时,可能增加急诊医生与护士在单位时间内的急诊工作量,而导致急诊资源的浪费;分诊不足,可能使重症患者因等待过久而延误治疗。因此,定期评价急诊分诊系统和对急诊分诊护士进行考核与培训非常重要。

2. 首诊负责制　在我国多数急诊科,不仅需要分级还需要分科,如有分科异议,应按首诊负责制处理,即首诊医生先看再转诊或会诊,急诊分诊护士应做好会诊、转科协调工作。

Note:

3. 隐私保护　分诊评估过程中,应注意保护患者的隐私。诊疗候诊区域应设有特定的分诊查体区,该区域应配备床帘、生命体征测量仪以及移动分诊装置,提供更为隐蔽的查体评估环境。

4. 突发公共事件应急预案　遇成批伤员时,应立即报告上级及有关部门,同时按所在医疗单位规定,启动应急预案,进行快速检伤、分类、分流处理。多发伤员涉及两个专科以上的,如果需要专科救治,应该安排最重的专科会诊。

5. 发热患者筛查　预检分诊遇到体温≥37.3℃且伴有或不伴有呼吸道等症状患者时,需做好登记并佩戴口罩由工作人员引导至发热门诊首先就诊。

6. 院感防控　当遇到甲类传染病或乙类同甲类处理的疾病患者时,如鼠疫、霍乱、严重急性呼吸综合征(severe acute respiratory syndrome,SARS)等,应按规定将其安排到隔离诊间或负压室诊治。急诊室除常规通道外,需预留此类特殊情况下三区两通道路线,即患者通道和医护人员通道;符合清洁区、半污染区(即缓冲区)和污染区的设置规定。

7. 遇身份不明的患者　应先予以分诊处理,同时按所在医疗单位规定进行登记、报告,并做好保护工作。神志不清者,应由两名以上工作人员清点其随身所带的钱物,签名后上交负责部门保存,待患者清醒或家属到来后归还。

8. 精神疾患　普通诊疗区应设置专用的防暴间,提供此类患者相对独立、安静、舒适的分诊及诊疗空间。分诊过程可在该诊间完成,尽可能减少对患者的刺激。诊间应设有软质墙面,房间尽可能减少棱角设计,精简物品摆放,防止患者自伤或伤害他人。

9. 制度保障　为保证分诊工作规范化或标准化,急诊科应具有分诊相关制度,并及时进行修订,使所有医护人员都能遵循分诊制度和分诊标准,既方便外界(包括患者)查询,又有利于急诊科进行分诊工作的评价和培训。

10. 特殊人群就诊　外籍人员、聋哑人群,应提供特殊语言支持。医院应提供专门的语言服务保障团队,以应对临床诊疗中特殊语种或手语等的沟通交流,确保分诊信息采集及时、完整、有效。

(金静芬)

第四节　急诊护患沟通

导入案例与思考

　　患者,男,29岁。半小时前无诱因突发剧烈头痛伴呕吐,呕吐物为胃内容物。既往体健。患者由家属送至急诊室,头颅 CT 平扫显示蛛网膜下腔出血,考虑动脉瘤破裂。目前,患者意识清,主诉头痛剧烈,疼痛评分7分,医生拟行 CTA(CT 血管造影)检查血管情况(需禁食)。因疫情防控需求,急诊抢救室实行无陪护管理,且因患者在送医途中曾少量饮水进食,需再等候2h方可外送检查,现家属情绪较为激动,因等候及后续治疗与急诊医生和护士发生分歧。

　　请思考:

　　1. 如果你是该患者的主管护士,该如何与家属进行下一步沟通?

　　2. 若此时家属执意要进入抢救室探视患者,该如何解释沟通?

　　3. 若患者等待过程中发生病情变化、意识丧失,该如何与家属沟通?

　　澳大利亚 Joanna Briggs Institute(JBI)循证卫生保健研究中心的循证实践指南报告认为,通过医护患开放性的沟通行为,可以促进患者参与自身医疗安全活动,避免医疗纠纷及不良事件的发生。急诊就医环境的特殊性、急诊患者特殊的心理状态,使得患者参与医护工作的意愿增高。因此,合理妥善处理好急诊护患关系,明确关注焦点,有效沟通,预防并缓解护患矛盾,提升急诊患者及其家属救治配合是急诊护理工作的重点组成部分。

Note:

一、影响急诊护患沟通的主要因素

沟通(communication),指人与人之间交流思想、观点或感情需求互相作用、互相影响的方式和过程。从沟通模式可见,沟通是一个双方的、积极的、持续的、互相作用的方式和过程。良好的沟通有助于提高医护人员工作满意度,降低护患之间的矛盾冲突,提高护患之间的相互尊重程度,减轻双方的心理压力。但在急诊日常工作中,往往由于不够充分的沟通甚至无效的沟通导致护患之间产生矛盾甚至纠纷,归结原因可分为以下几种:

(一) 专业知识和认知水平的差异

医护人员要经过多年的正规医学理论教育、实践操作、成功与失败的体验,从而形成一种对疾病的认识。具有特殊专业知识技能的医护人员,处于一种知情者的优势地位,相比之下,我国医学知识的普及教育相对较为薄弱,这种专业知识不对等是造成沟通不畅甚至护患关系矛盾的基础。

(二) 急诊患者及家属心理特点

由于疾病突发、病情加重甚至危及生命,急诊患者或其家属在短时间内往往难以接受现实,情感遭受打击,容易表现出焦虑、怀疑、恐惧等状态,影响有效沟通。

1. 患病时的反应

(1) 焦虑:因病痛而身心健康欠佳的患者,出现急性发病症状时,表现出烦躁不安、失眠、颤抖、呼吸急促等急性焦虑反应,常认为自己患有严重疾患,随之而来的过度焦虑可能使上述症状加重,形成恶性循环,情绪表现尤为突出。

(2) 怀疑:急性发病时,患者容易以怀疑的态度面对疾病,并不是否认诊断的正确性,而只是希望找些理由让自己暂时不要去面对此冲击。

(3) 害怕和恐惧:害怕的常见表现有对急诊环境的害怕、害怕疼痛、害怕失去身体的某些部分或残废、害怕被忽略或遗弃、害怕孤独、害怕某些检查和治疗的危险性、害怕造成家人的负担、害怕死亡。当人们产生恐惧感时,交感神经兴奋,动员全身进入逃避伤害刺激的准备状态。

(4) 忧虑甚至抑郁:突发疾病或发生意外伤害让患者及其家属对家庭未来产生忧虑。当医护人员告知病情时,也会使患者对病情发展、预后甚至生命担心,可能控制不住自己情绪,甚至部分发生抑郁反应。

(5) 孤独感和依赖:突发疾病时,患者常会有强烈的孤独感,此时极需要家人和医护人员的关心,同时也会出现一些退行性和依赖的行为。

(6) 矛盾反应:急诊患者救护过程中,由于疾病的突发和不确定性,导致患者或家属对下一阶段的病情发展、预后等的迫切了解需求、对疾病无奈等多种矛盾心理并存,既想更多了解患者病情相关信息又无法接受既定病情事实,在沟通过程中容易情绪波动导致矛盾激化。

2. 突发疾病的适应过程

急诊患者和家属在最初的反应中,可能会有焦虑、害羞、罪恶感或否认,在不得已的情况下才会去就医。患者在接受检查过程中,也可能因为内心冲突而拒绝检查。患者易出现对于部分检查或诊断结果抱有疑问,对于突发状况事件还无法完全接受的情况。因此在沟通过程中患者也容易产生疑问甚至否认。

(三) 特殊化的服务消费关系

设想,如果把医患关系比喻成一种服务消费关系,具体说来,医护人员在提供富含知识、经验、技术的劳动,患者是在购买一种劳动产品——健康。在此关系中,双方对服务消费心理的不对等表现出来的就是患者一方过高的期望值,一旦出现期望值以外的结果就难以接受,易造成纠纷。根据患者急危重症情况,急诊患者尤其危重症患者通常采取"先救治后付费"的急救流程。对于医务人员来说,首要任务是挽救患者生命,而由于社会角色的不同、侧重点不同,患者及其家属有时会更注重经济与效果层面,容易造成认知差距。

（四）急诊环境及就医需求

急诊科作为医院的窗口单位，承担着各种"急难险重"的救治任务，事发突然、病情多变，从性质上就决定了急诊科的护患关系常常处于复杂多变的状态。急诊患者病情紧急且危重，医护关注重点仍旧是在患者安全和救治质量上，而由于患者家属及医护人员间知识、认知水平等的不平衡，再加上目前大型综合性医院就医患者多，供需矛盾明显，一旦延迟收治，急诊较嘈杂的环境也容易使家属急躁、难以相互理解。如果患者突然出现病情变化，甚至会导致医患纠纷的产生。

二、急诊护患矛盾防范措施

任何一种医疗护理活动，既要符合自然科学的规律和原则，又要符合人文科学的规律和原则。现代的医学模式是"生物-心理-社会"模式，现代的护患关系已经逐步发展为"共同参与型"。因此，护理人员还必须具有识别不同病情、与不同层次的患者沟通的能力，建立良好的护患关系，才能减少护患的矛盾和纠纷。同时，护理人员还应有预见突发事件的能力，利用各种条件，预防不良事件的发生，以确保医疗护理安全及护理活动的正常进行。在急诊科护患关系较为复杂的领域，急诊护理人员更应预见护患认知差异所带来的心理影响，有效沟通，避免或预防潜在的矛盾，采取相应的对策进行干预，以降低矛盾双方的分歧与冲突。

（一）执行专业的护理行为

急救工作中，急诊护士通过沉着、有序、娴熟的操作，冷静果断地处置以及多学科团队的默契配合这些综合素养的体现，很大程度上能让患者及其家属在短时间内增强信任；针对患者突发病情、救治措施及后续发展，急诊护士及时准确地告知患者和家属，可以缓解其焦虑、紧张和恐惧情绪，增进配合；通过主动积极与患者及家属沟通，急诊护士在救治结束告知家属下一阶段计划及流程，让其全面、及时、动态、客观了解病情，是降低矛盾产生的有效方式。此外，急救患者的治疗、用药、疾病观察、检查、护理等环节在紧急实施和衔接的过程中存在众多易导致患者安全隐患的环节，可以通过第三方协同帮助，如利用 SBAR 沟通模式（S，situation，现状；B，background，背景；A，assessment，评估；R，recommendation，建议）进行病情交接，核查及重点内容持续追踪，可在一定程度上弥补医护人员在紧急情况下的疏忽而造成的不良事件，对于急诊患者的安全具有更为重要的意义。

（二）采取有效的沟通方式

急诊急救护理中，患者病情突发，医护人员与患者及家属沟通时间有限，且时常需要家属立刻做出抉择，此过程中，急诊护士应善于应用各种沟通技巧，加强与患者及其家属的沟通。可采取 CICARE（C，connect，接触；I，introduce，介绍；C，communicate，沟通；A，ask，询问；R，respond，回复；E，exit，离开）沟通模式，将护理工作沟通所有的环节进行规范化、流程化处理，使护士便于操作、量化考核，养成良好沟通习惯，形成护理沟通文化。有效沟通需要做到以下几点：

1. 全神贯注 在交流时要把全部注意力放在对方，让对方感到信任，同时要注意对方的环境、体位，并注意观察对方的反应。

2. 谈话要适度 避免一次同时提出几项问题，在交谈中要有间隙，不宜过急，让对方有时间思索及理解。

3. 注意倾听 交谈时必须听清对方在谈什么，如对方对某问题有顾虑或不愿再谈，则可中止或转移话题。

4. 注意收集反馈 无论是语言的或非语言的信息均要注意收集，一般非语言信息更为真实，在沟通过程中也要用语言信息如"是"或非语言信息如点头以表示接受。

5. 体现同理心 要能感受对方的痛苦与需要，交谈时词句要清楚，内容简明扼要，让对方容易接受，并愿把心中的话讲出来。

（三）营造良好的环境氛围

良好的医疗环境能给患者和家属带来安全感，使家属在患者接受救治时保持良好的心理状态，积

Note：

极参与救治与护理。急诊环境相对比较嘈杂,人员流动快,可在大厅设置相对独立的家属等候区,优化就医流程,增强疏散与引导,缓解焦躁情绪。必要时可根据条件提供休息的场所,缓解家属疲劳,给予更多的人文关怀。

(四) 消除患者及家属不良心理反应,满足合理要求

紧急抢救时,医护人员往往会忽视患者意愿及感受,加重患者的不安及恐惧。因此,医护人员可"邀请"患者阶段性、选择性地加入急救过程,不仅可增加患者的信任感,解除不良情绪,还能增加患者配合度,提高其自我效能及参与医疗护理安全的积极性。

家属是患者社会支持的最重要来源,家属的配合可以直接影响急诊患者的心理,甚至影响其抢救和后续康复治疗。急诊患者家属具有更为复杂多样的需求,及时了解和准确把握其需求,有针对性、预见性地进行护理干预,将有助于帮助患者家属提供更好的社会支持。急诊护士应在进行每项护理操作时充分告知,使患者及家属认识到应承担的相应义务,尊重医护人员,双方进行友善、协调的充分信任与合作,提高患者及家属参与自身医疗安全意愿度。

(金静芬)

思 考 题

1. 急救绿色通道的概念是什么?
2. 医院急诊科的主要任务是什么? 常用仪器、药物有哪些?
3. 急诊预检分诊各级标准分别由哪些维度构成? MEWS 包括哪些指标?
4. 急诊患者及家属的心理特点是什么? 如何做好急诊护患的有效沟通?
5. 举例说明临床急诊护理中能增进有效沟通的模式与方法。

NURSING

第四章

重症监护

04章 数字内容

学 习 目 标

知识目标:

1. 掌握ICU概念、分类、收治范围,呼吸机相关性肺炎、导管相关血流感染、导管相关泌尿系感染、多重耐药菌感染的概念。

2. 熟悉ICU设置、组织领导、管理制度、分级监护和质量指标管理。

3. 了解ICU患者转运和危重症患者感染的原因。

能力目标:

1. 能配合其他医务人员实施危重患者转运。

2. 能正确应用呼吸机相关性肺炎、导管相关血流感染、导管相关泌尿系感染、多重耐药菌感染的预防与护理措施。

素质目标:

1. 具有危重症患者感染防护意识,体现以患者为中心的服务意识。

2. 具有从事重症监护护士所需具备的基本职业素质。

重症监护是急救医疗服务体系的重要组成部分,目的是通过对危重症患者集中、系统的评估、监测、治疗、抢救和护理,维持、改善或逆转患者器官功能,提高救治成功率,降低致残率和死亡率。

第一节 概 述

一、重症监护室的概念

重症监护室(intensive care unit,ICU)是重症医生和护士等专业医护人员对因各种原因导致一个或多个器官与系统功能障碍、危及生命或具有潜在高危因素的患者,及时应用系统、连续、高质量的医学监护和诊疗技术进行综合救治的场所。它是重症医学和重症护理学的临床实践基地,是医院集中监护和救治重症患者、开展重大突发公共卫生事件重症救治的专业科室。

二、重症监护室的分类

根据 ICU 的功能和收治对象特点,可以把 ICU 分为专科 ICU、综合 ICU 和部分综合 ICU。

(一) 专科 ICU

专科 ICU 是为收治某个专科的危重患者而设立的 ICU,如心内科 ICU、呼吸内科 ICU、神经外科 ICU 等,大多归属于相应专科进行管理。

(二) 综合 ICU

综合 ICU 是在专科 ICU 基础上逐渐发展起来的跨科室的全院性 ICU,以处理多学科危重患者为主要工作内容,是医院的一个独立科室。

(三) 部分综合 ICU

部分综合 ICU 介于专科 ICU 与综合 ICU 之间,主要收治各专科或手术后危重患者,如外科 ICU、内科 ICU 等。

三、重症监护室的收治范围

(一) 收治原则

一般遵循以下原则收治患者:①急性、可逆、已经危及生命的器官或者系统功能衰竭,经过严密监护和加强治疗短期内可能得到恢复的患者。②存在各种高危因素,具有潜在生命危险,经过严密的监护和有效治疗可能减少死亡风险的患者。③在慢性器官或者系统功能不全的基础上,出现急性加重且危及生命,经过严密监护和治疗可能恢复到原来或接近原来状态的患者。

慢性消耗性疾病及肿瘤的终末状态、不可逆性疾病和不能从加强监测治疗中获得益处的患者,一般不是 ICU 的收治范围。

(二) 收治对象

主要包括:①创伤、休克、感染等引起多器官功能障碍综合征(multiple organ dysfunction syndrome,MODS)者。②心肺脑复苏术后需对其功能进行较长时间支持者。③严重的多发伤、复合伤患者。④物理、化学因素导致急危重症,如中毒、淹溺、触电、虫蛇咬伤和中暑患者。⑤有严重并发症的心肌梗死、严重的心律失常、急性心力衰竭、不稳定型心绞痛患者。⑥各种术后重症患者或者年龄较大、术后有可能发生意外的高危患者。⑦严重水、电解质、渗透压和酸碱失衡患者。⑧严重的代谢障碍性疾病,如甲状腺、肾上腺和垂体等内分泌危象患者。⑨各种原因导致大出血、昏迷、抽搐、呼吸衰竭等各系统器官功能障碍需要支持者。⑩脏器移植术后及其他需要加强护理者。

(三) 转出指征

达到以下条件时可转出 ICU:①原发疾病得到控制,稳定好转。②病情无需 ICU 连续监护或 ICU

治疗。③生命体征稳定,无需依赖人工支持,循环、呼吸功能支持。④患者病情无可能进展或恶性的因素存在。⑤患者或其代理人拒绝继续在 ICU 进行监护及抢救。

(田永明)

第二节　重症监护室的设置与管理

一、重症监护室的设置

(一) 整体设置

ICU 应位于方便患者转运、检查和治疗的区域,接近主要服务对象的病区、手术室、影像学科、化验室和血库等。ICU 应当规划合理的包括人员流动和物流在内的医疗流向,为医务人员、患者和医疗污物等设置符合医院感染控制相关要求的进出通道。有条件者,建议设置洁净物品供应通道,设置或预留自动化物流传输通道。在进行 ICU 整体布局时,应划分医疗区、办公区、污物处理区和生活辅助区等功能区域,各区域相对独立,以减少干扰并有利于感染控制。各功能区面积可根据 ICU 病床规模、工作人员数量等因素确定。各区域在建筑装饰时应遵循不产尘、不积尘、耐腐蚀、防潮防霉、防静电、容易清洁和符合消防要求的原则。功能用房面积与病房面积之比一般应达到 1.5∶1 以上。ICU 的整体布局应当考虑到收治传染性疾病重症患者的需求,能够实现"平战结合"。

(二) 区域设置

1. 医疗区　以病室为主,还包括中央工作站(护士站和医生站)、治疗室、库房、仪器室、实验室、营养准备室、被服室、家属接待室、通道等。

(1) 病室:以中央工作站为中心布置,呈环形、T 形或扇形分布。每个 ICU 至少设置 1 个单间病室,有条件者尽量多设单间病室或全部设置为单间病室。有条件的 ICU 设正、负压病室至少各 1 个,负压病室的设计应符合收治传染性疾病重症患者的要求。

(2) 中央工作站:设置在医疗区的中央地区,便于医护人员进行治疗和护理。

(3) 治疗室:有条件的 ICU 至少设置 2 个。一个用于需要无菌技术操作的治疗和护理,进入前需戴好口罩和帽子;另一个用于只需要达到清洁要求的治疗和护理。

(4) 库房:ICU 医疗护理活动中所使用的物资种类多,用量大,需设置专门的空间用于存放各种物资,保证临床工作顺利进行。

(5) 仪器室:由于 ICU 使用仪器设备较多,有条件的 ICU 最好设置专门仪器室,供仪器设备放置和维护使用。

(6) 实验室:有条件的 ICU 可在医疗区设置小型实验室,用于开展床旁快速检验。

(7) 营养准备间:有条件的 ICU 可在医疗区设置营养准备间,用于患者肠内营养制剂的保存、配制等,可避免床旁保存和配制营养制剂带来的污染问题。

(8) 被服室:用于存放清洁病员服和床单、被套等病床上用品。

(9) 家属接待室:一般设在患者通道入口附近,供医务人员与家属谈话使用。

(10) 通道:人员流动通道和物流通道分开,以减少各种干扰和交叉感染。工作人员通道和患者通道分开,提供工作人员尽快接触患者的通道和家属探视通道。

2. 办公区　包括医师办公室、护理办公室、主任办公室、护士长办公室、示教室等。

3. 污物处理区　包括内镜清洁消毒室、清洗室、污废物处理室等,设置在医疗区域的一端,避免污染医疗区域。

4. 生活辅助区　包括工作人员休息室、更衣室、值班室、盥洗室、进餐室等,与医疗区域相对隔开,避免交叉感染。

（三）病室设置

1. **床位数** ICU 的床位数量应符合医疗机构的功能任务和实际收治重症患者的需要，并兼顾开展重大突发公共卫生事件重症救治的应急功能。国内三级综合医院 ICU 床位数一般为医院病床总数的 2%~8%，建议不低于 5%。ICU 的床位使用率以 75% 为宜。全年床位使用率平均超过 85% 时，应该适度扩大规模。尽量每天至少保留一张空床以备应急使用。

2. **床单位** 每个床单位使用面积不少于 9.5m²，建议 15~18m²，床间距大于 1m。单间病室使用面积不少于 18m²，建议 18~25m²。每个床单位均应按"生命岛"模式设置。每个床单位的电、气通路应有独立的控制开关，医疗用电与生活照明用电线路应当分开。

3. **手卫生设施** 安装足够的洗手设施，单间每个床单位 1 套，开放式病床至少每 2 个床单位 1 套，每套设施至少包括非手接触式洗手池、洗手液和擦手纸。每个床单位床旁放置快速手部消毒装置 1 套。

4. **通风与采光设施** 具备良好的通风、采光条件，病室空气调节系统能独立控制，室温控制在 24℃ ±1.5℃，湿度控制在 55%~65%。有条件的 ICU 最好装配气流方向从上到下的空气净化系统。

5. **噪声控制设施** 在不影响正常工作的情况下各种声音应减小到最低的水平，白天的噪声最好不超过 45dB，傍晚不超过 40dB，夜晚不超过 20dB。地面覆盖物、墙壁和天花板应该尽量采用高吸音的建筑材料。

6. **音视频系统** 建议 ICU 病床配备能变换角度和焦距的高清视频和音频系统，尽量满足日常查看、远程查房、家属探视等功能需要。

7. **信息系统** 能够收集 ICU 床旁各种诊疗和护理信息，并连接医院信息系统。

（四）仪器设备设置

1. **必备设备**

（1）设备带：每个 ICU 床单位应配备完善的功能设备带或功能架，提供电、氧气、压缩空气和负压吸引等功能支持。每个床单位装配电源插座 12 个以上，氧气接口 2 个以上，压缩空气接口 2 个和负压吸引接口 2 个以上。医疗用电和生活照明用电线路分开，每个床单位的电源应该是独立的反馈电路供应。ICU 应有备用的不间断电力系统（UPS）和漏电保护装置，每个电路插座都应在主面板上有独立的电路短路器。

（2）病床：配备适合的病床，最好是电动床，每床配备防压力性损伤床垫。

（3）监护系统：每床配备床旁监护系统，进行心电、血压、脉搏血氧饱和度、有创压力监测等基本生命体征监护。每个 ICU 至少配备 1 台便携式心电监护仪。

（4）呼吸机：三级综合医院的 ICU 原则上每床配备 1 台呼吸机，二级综合医院的 ICU 可根据实际需要配备适当数量的呼吸机。每床配备简易呼吸器。每个 ICU 至少应有 1 台便携式呼吸机。根据需要配置适当数量的高流量氧疗仪和无创呼吸机。

（5）注射泵：每床均应配备输液泵和微量注射泵，其中微量注射泵原则上每床 4 台以上。另配备一定数量的肠内营养输注泵。

（6）其他必配设备：包括心电图机、血气分析仪、除颤器、心肺复苏抢救装备车（车上备有喉镜、气管导管、各种管道接头、急救药品及其他抢救用具等）、纤维支气管镜、升降温设备等。三级医院必须配置血液净化装置、血流动力学与氧代谢监测设备。

（7）信息管理系统：ICU 应配备完善的通信系统、网络与临床信息管理系统。

（8）辅助检查设备：医院或 ICU 必须有足够的设备，随时为 ICU 提供床旁超声、X 线、生化和细菌学等检查。

2. **选配设备** 除上述必配设备外，有条件的 ICU 可根据需要选配以下设备，包括简易生化仪和乳酸分析仪、闭路电视探视系统、脑电双频指数监护仪、输液加温设备、胃黏膜二氧化碳张力与胃黏膜内 pH（pHi）测定仪、呼气末二氧化碳与代谢等监测设备、体外膜氧合机、床边脑电图和颅内压监测设备、主动脉内球囊反搏和左心辅助循环装置,防止下肢深静脉血栓发生的体外反搏处理仪器和间歇式充气压力系统、胸部震荡排痰装置等。

（五）人员设置

ICU 护士人数与床位数之比应为(2.5~3)∶1 以上。ICU 护士基本要求如下:

1. 理论知识　熟悉重要脏器和系统的相关生理、病理及病理生理学知识、ICU 相关的临床药理学知识和伦理学概念,熟悉重要器官、系统功能监测和支持知识,掌握重要脏器和系统疾病的护理理论。

2. 专业技术　掌握重症监护的专业技术,包括输液泵的临床应用和护理,外科各类导管的护理,给氧治疗、气道管理和人工呼吸机支持技术,循环系统血流动力学监测、心电监测及除颤技术、血液净化技术、水、电解质及酸碱平衡监测技术,胸部物理治疗技术、重症患者营养支持技术、危重症患者抢救配合技术,疼痛、躁动和谵妄评估技术等。

3. 其他方面　包括具有良好的职业素质;具有敏锐的观察力和快速反应能力;身体健康,胜任 ICU 高强度的护理工作。随着危重症护理学科建设、亚专业发展和临床护理需求的提高,ICU 对护士人数和护士专业能力需求呈上升趋势。

二、重症监护室的管理

（一）组织领导

ICU 实行院长领导下的科主任负责制,科主任负责科内全面工作。ICU 实行独立与开放相结合的原则,即 ICU 应有自己独立的队伍,同时应更多地听取专科医生的意见,把更多的原发病处理如外伤换药留给专科医生解决。医生的配备采取固定与轮转相结合的形式。护士长负责 ICU 的护理管理工作。

（二）管理制度

制度化管理是 ICU 医疗护理质量得以保证的关键,为了保证工作质量、提高工作效率,除执行各级政府和各级卫生管理部门的各种法律法规、医疗核心制度外,还需建立健全以下各项规章制度:医疗、护理质量控制制度;各种危重疾病监护常规;临床诊疗及医疗、护理操作常规;患者转入、转出 ICU 制度;抗生素使用制度;血液与血液制品使用制度;抢救设备操作、管理制度;基数药品、毒麻药品和贵重、特殊药品等管理制度;院内感染预防和控制制度;医疗、护理不良事件防范与报告制度;医患沟通制度;突发事件的应急预案和人员紧急召集制度;医护人员教学、培训和考核制度;探视制度;临床医疗、护理科研开展与管理制度等。

（三）重症监护室分级监护

根据患者全身器官的功能状况及对监测水平的需求不同,把 ICU 患者监护级别由重到轻分为 I ~ Ⅲ级监护。

1. I 级监护　适用于病情危重,出现多器官功能障碍,器官功能监测和支持个数在 2 个以上的患者。

（1）呼吸系统:建立人工气道、实施机械通气支持或行体外膜肺氧合（ECMO）支持;人工气道维护持和氧疗管理;每日进行床边胸部 X 线影像学检查一次;每 4~6h 进行动脉血气分析检测一次;每 4~6h 监测记录潮气量、呼吸频率、吸入氧浓度一次;每 12h 监测记录肺分流率、肺泡 - 动脉氧分压差一次。

（2）循环系统:实施脉搏指示连续心输出量（PICCO）或 Swan-Ganz 导管护理;持续血流动力学监测,每 4h 监测记录全套指标一次;持续动脉压监测,每 15~30min 记录一次。

（3）肾功能:记录每小时、每 12h 和每 24h 尿量;每日检测尿常规、尿生化、血肌酐、血尿素一次;每 12h 检查尿渗透压一次;需要时进行尿比重检测;每 12h 检测尿肌酐清除率、自由水清除率、钠排出率一次。

（4）水电解质平衡:每 8~24h 计算水、电解质出入平衡一次;每 8~12h 检测血电解质一次;每 12h

检测血浆渗透压一次;每日测量体重一次。

（5）血液系统:每日检测血常规一次;每日检测出凝血功能一次。

（6）代谢系统:每 12~24h 计算能量代谢及氮平衡;每 8~12h 检测血糖一次。

（7）中枢神经系统:每小时观察并记录意识、瞳孔大小及对光反射一次,必要时行颅内压力监测。

（8）肝功能:每日观察有无黄疸;每 1~3d 检测血谷丙转氨酶、黄疸指数、白蛋白、球蛋白、白蛋白 / 球蛋白比值一次。

2. Ⅱ级监护　适用于病情重,有 1~2 个器官功能障碍需要监测和支持的患者。

（1）呼吸系统:实施人工气道及氧疗管理;每日进行床边胸部 X 线影像学检查一次;每 12h 进行动脉血气分析检测一次;每 8~12h 监测记录潮气量、呼吸频率、吸入氧浓度一次;每天监测记录肺分流率、肺泡 - 动脉氧分压差一次。

（2）循环系统:实施 PICCO、Swan-Ganz 导管或中心静脉导管护理;持续血流动力学监测,每 4~6h 监测记录全套指标一次;每小时监测记录心率、心律和血压一次。

（3）肾功能:记录每小时及 24h 尿量;每日检测尿常规、尿生化、血肌酐、血尿素一次;每日检测尿渗透压和尿比重一次。

（4）水电解质平衡:每 8~24h 计算水、电解质出入平衡一次;每日检测血电解质、血浆渗透压一次;每日测量体重一次。

（5）血液系统:每日检测血常规一次;必要时进行凝血功能检测。

（6）代谢系统:每日计算能量代谢及氮平衡;每 12~24h 检测血糖一次。

（7）中枢神经系统:每 3h 观察并记录意识、瞳孔大小及对光反射一次。

（8）肝功能:观察有无黄疸;每 3d 检测血谷丙转氨酶、黄疸指数、白蛋白、球蛋白、白蛋白 / 球蛋白比值一次。

3. Ⅲ级监护　适用于病情重,保留无创监测,仍需在 ICU 观察治疗的患者。

（1）呼吸系统:每小时监测、记录呼吸频率;每 12~24h 进行动脉血气分析检测一次。

（2）循环系统:持续床旁监护仪监测心电图,每小时记录心率和心律一次;每小时监测、记录无创血压一次,并观察外周循环。

（3）肾功能:记录 24h 尿量,必要时记录小时尿量;每日检测尿常规、尿电解质一次。

（4）水电解质平衡:每日计算水、电解质出入平衡一次。

（5）血液系统:每日检测血常规一次;必要时进行凝血功能检测。

（6）代谢系统:每日计算能量代谢及氮平衡;每日检测血糖一次。

（7）中枢神经系统:每 8h 观察并记录意识、瞳孔大小及对光反射一次。

（8）肝功能:观察有无黄疸;每 3d 检测血谷丙转氨酶、黄疸指数、白蛋白、球蛋白、白蛋白 / 球蛋白比值一次。

ICU 患者分级监护是人为划分,所涉及的监测或检测项目应根据患者的病情变化进行动态调整。对于不同监护级别的患者,呼吸和循环功能监测往往比其他脏器更为重要。

（四）重症监护室患者转运

由于治疗、监测、手术、检查等需要,需要把 ICU 患者在不同区域之间进行转运。根据转运区域不同,可把 ICU 患者的转运分为院内转运（intra-hospital transport）和院间转运（inter-hospital transport）。院内转运是指在同一医疗单位不同医疗区域之间的转运,院间转运是发生在不同医疗单位之间的转运。

1. 转运目的

（1）院内转运:①科内调整床位。②到手术室进行手术治疗。③外出进行诊疗检查或特殊治疗。④转到其他科室继续治疗。

（2）院间转运:①转往上级或其他医院寻求更好的医疗、护理服务。②病情好转,转往下级医院继续治疗。③转往其他医院进行姑息性治疗。

2. 转运决策　转运的目的是使患者能够得到更合适的医疗和护理服务,但转运存在风险,只有当获益大于风险的情况下才推荐转运。如果不能达到上述目的,则应重新评估转运的必要性。在现有条件下积极处理后,血流动力学仍不稳定,不能维持有效气道开放、通气及氧合的患者不宜转运。需立即外科手术干预的急症(如胸、腹主动脉瘤破裂等),视病情与条件仍可积极转运。院内转运由主管医师决定,院间转运则需由转出医院主管医师和接收医院共同商议,并且最终应由接收医院主管医师决定。

3. 知情同意　转运前应将转运的必要性和潜在风险告知患者或家属,获取患者或家属的知情同意并签字。当患者不具备完全民事行为能力时,应当由其法定代理人签字;患者因病无法签字时,应当由其授权的人员签字。紧急情况下,为抢救患者的生命,在法定代理人或被授权人无法及时签字的情况下(如挽救生命的紧急转运),可按所在医疗机构规定处理,如由医疗机构负责人或者授权的负责人签字。

4. 转运路线的确定

(1) 一般原则:急危重症患者转运之前都应该有详细的转运计划,包括其转运的最佳线路、途经电梯的使用,条件允许可事先电话协调和准备专用电梯,评估转运途中所需要的时间。

(2) 特殊情况:SARS、人感染高致病性禽流感、甲型 H1N1 流感、新型冠状病毒肺炎等传染性疾病重症患者在转运时除遵守上述一般原则外,还必须遵守传染性疾病的相关法规及原则。

5. 转运方式　院内转运通常用转运床来完成。院间转运方式的选择需要综合考虑患者的疾病特征、转运距离、转运缓急、转运环境、护送人数、携带设备、准备时间、路况和天气,以及患者的经济承受能力等,转运方式通常包括地面转运和空中转运。

6. 转运人员

(1) 人员组成:转运团队成员至少有 1 名具有转运资质的护士,并可根据病情需要配备医生或其他专业人员。病情不稳定的患者,必须由 1 名医生参与转运;病情稳定的重症患者,可以由受过专门训练的护士完成。目前为止最佳转运团队成员组成尚没有明确规定,对急危重症患者进行转运时,建议由 1 名护士、1 名医生、1 名转运工人组成基本转运团队。必须指定 1 名转运人员作为转运过程的负责人,负责在转运过程中进行决策。没有医生参加转运时,须指定 1 名医生作为紧急联系人(通常是决定转运患者的主管医师)。到达接收科室 / 医院后,转运人员应与接收人员进行全面交接。若没有移交患者(如行 CT 检查等),转运人员必须全程陪护患者直至返回病房。

(2) 人员要求:所有参与危重症患者转运的医务人员都应接受危重症患者转运相关知识的临床培训,如基本生命支持、高级生命支持、人工气道建立、机械通气、休克救治、心律失常识别与处理等专业培训,能熟练操作各类转运仪器与设备。

(3) 人员安全:实施重症患者转运的各类人员在转运过程中可能存在人身安全风险,应根据实际情况做好相应防护,保障自身安全。

7. 转运前准备

(1) 患者准备:①身份确认。做出转运决定后,转运人员首先应确认患者身份。②病情评估。转运前充分评估患者的病情,包括意识、瞳孔、生命体征及血氧饱和度等情况。③转运准备。躁动患者给予必要的约束和合理镇痛、镇静;转运过程中存在不能维持气道通畅高风险的患者,应积极建立人工气道;充分吸痰,保持气道通畅;妥善固定好各类管道,防止脱落;保持静脉通路通畅,低血容量患者转运前需要进行有效的液体复苏,一般应待血流动力学基本稳定[收缩压(SBP)≥90mmHg,平均动脉压(MAP)≥65mmHg]后方可转运。④积极处理原发疾病。创伤患者在转运过程中应使用颈托等保持脊柱稳定;因高热惊厥、癫痫可严重影响呼吸循环,因此转运前必须控制其发作并预防复发;转运时间较长或使用利尿剂的患者,转运前需要留置尿管。

(2) 转运仪器与设备准备:转运人员须确保所有转运设备正常运转并满足转运要求。所有电子设备都应能电池驱动并保证充足的电量。有条件最好使用能够携带监护仪、呼吸机、输液泵、储氧瓶、负压吸引等设备要求的重症转运床。院内转运危重症患者需配备便携式监护仪、简易呼吸器、充足的氧气,接受呼吸支持的患者应配备转运呼吸机,呼吸机应具备基本呼吸模式及其他主要参数,并具有气道高压报警及脱管报警。条件允许配备多模式与参数的转运呼吸机,以满足不同需求的患者转运。院间转运应使用符合国家标准的转运救护车。

(3) 药物准备:包括基本的复苏用药,如肾上腺素、抗心律失常药物,以备转运途中患者突发心搏骤停或心律失常时应用。根据转运患者的不同病情,还可根据临床需求配备相应的专科急救药物。院间转运的药物配备强调紧急抢救复苏时用药和稳定生命体征的用药。

(4) 应急预案:制订心搏骤停、严重心律失常、意外拔管、窒息等突发事件的应急处理预案,便于随行医护人员在紧急情况下可按预案进行处置。

8. 转运中监护

(1) 转运过程中患者的监测:转运过程中至少应维持转运前的监测水平。必须监测心电图、脉搏血氧饱和度、无创血压及呼吸频率,同时密切观察患者面色、神志、末梢循环等。保持各种管道妥善固定和各种引流管引流通畅。清醒患者应告知转运中的注意事项。应在病历中记录转运途中患者的一般情况、生命体征、监测指标、接受的治疗及处理措施等。

(2) 转运过程中患者的治疗:转运期间的治疗水平应确保患者的生命安全,尽可能降低转运过程对患者原有治疗的影响,转运过程中不应随意改变已有的治疗措施。

(3) 转运过程中常见突发事件的应急处理

1) 管道脱落或堵塞:①静脉输液过程中因固定不牢固导致针头脱出、输液器扭转等原因导致输液不畅,需及时更换针头或输液器。②若发生管道移位,切勿直接将滑出的管道纳回,可根据情况夹闭移位管道。③若发生意外拔管,护士应立即评估该管道性质(高、中、低危),如为气管插管类高危管路,须立即使用简易呼吸器等措施予以呼吸支持,待患者到达转运科室后,再次评估是否需要重置。

2) 呕吐:若病情允许,保持患者头偏向一侧,清除口、鼻腔内分泌物。

3) 突发意识丧失:如为心搏骤停,则立即给予心肺复苏,同时呼救,寻求支援。

所有转运过程中发生的突发事件及处理均需做好病历记录。

9. 转运交接 当患者到达接收区域、科室或医院后,转运人员应与接收区域、科室或医院负责接收的医务人员按所在医疗机构要求进行正式交接,以落实治疗的连续性。交接前双方应做好充分准备,交接过程中应密切关注患者病情变化,防止过床、翻身等出现病情变化或意外事件。交接的内容包括患者基本信息、病史、重要体征、实验室检查、治疗经过,以及转运中有意义的临床事件,交接后应书面签字确认。

(五) 重症监护室质量指标管理

质量是 ICU 生存和发展的基础。ICU 质量指标是在一定的时间和条件下,能科学动态地反映 ICU 医疗、护理质量的结构、过程和结果应达到的指数、规格或标准。ICU 质量指标管理是 ICU 质量管理的常见形式。

1. ICU 医疗质量控制指标 2015 年,国家卫生和计划生育委员会下发《重症医学专业医疗质量控制指标(2015 年版)》,把 ICU 患者收治率和 ICU 患者收治床日率、急性生理与慢性健康状况评估(APACHE Ⅱ 评分)≥15 分患者收治率(入 ICU 24h 内)、感染性休克 3h 集束化治疗(bundle)完成率、感染性休克 6h 集束化治疗(bundle)完成率、ICU 抗菌药物治疗前病原学送检率、ICU 深静脉血栓(DVT)预防率、ICU 患者预计病死率、ICU 患者标化病死指数(standardized mortality ratio)、ICU 非计划性气管插管拔管率、ICU 气管插管拔管后 48h 内再插管率、非计划性转入 ICU 率、转出 ICU 后 48h 内重返率、ICU 呼吸机相关性肺炎(VAP)发病率、ICU 血管内导管相关血流感染(CRBSI)发病率、ICU 导管相关泌尿系感染(CAUTI)发病率作为 ICU 医疗质量控制指标进行管理。

2. ICU 护理质量控制指标 2020 年,国家卫生健康委员会印发《三级医院评审标准(2020 年

Note:

版)》,把床护比、护患比、每住院患者 24h 平均护理时数、不同级别护士配置占比、护士离职率、住院患者身体约束率、住院患者跌倒发生率、住院患者 2 期及以上院内压力性损伤发生率、置管患者非计划性拔管率、导管相关感染发生率、呼吸机相关性肺炎(VAP)发生率、护理级别占比作为护理专业医疗质量控制指标,其中所涉及的呼吸机相关性肺炎发生率、导管相关血流感染发生率、导管相关泌尿系感染发生率、压力性损伤发生率、气管插管非计划性拔管率、身体约束率近年来已作为 ICU 护理质量敏感指标进行管理。

(田永明)

第三节　重症监护室患者的感染控制管理

导入案例与思考

患者,女,38 岁。因"吉兰 - 巴雷综合征、呼吸困难"收入神经内科 ICU,行气管切开,使用人工呼吸机辅助呼吸。患者使用呼吸机 3d 后出现发热,测 T 38.3℃,P 84 次 /min,R 22 次 /min,BP 118/76mmHg。查血白细胞 $15×10^9$/L,气道内可吸出脓性分泌物。胸部 X 线显示右肺上叶有局灶性浸润阴影。痰培养显示肺炎链球菌大量增殖。

请思考:

1. 是否能够判断该患者发生了呼吸机相关性肺炎?

2. 如何有效预防呼吸机相关性肺炎的发生?

ICU 院内感染发生率高、病死率高,是 ICU 管理的重点。4%~10% 的住院患者在住院期间发生一次以上的院内感染,其中 20% 以上的院内感染发生在 ICU。每例医院感染患者将增加大量额外的医疗费用,因此预防危重症患者的感染既是保证医疗安全的关键内容,也是避免医疗资源浪费的重要措施。

一、重症监护室患者感染的原因

(一)患者因素

危重患者基础疾病多,病情复杂,器官功能、营养状况较差,导致患者自身抵抗力弱。气管切开、静脉置管、留置导尿等侵入性操作破坏了患者的解剖屏障和生理屏障,在机体内定植的正常菌群可成为条件致病菌造成感染。增加感染易感性的疾病:①重大基础疾病(如多器官功能障碍综合征、脑血管意外)、心胸外科等大手术后、心肺复苏后、重症休克、大面积烧伤等。②慢性基础疾病,如恶性肿瘤、营养不良、糖尿病等。③多发伤、多处伤和复合伤,如发生脏器穿孔、表皮撕脱、开放性骨折等,伤口污染也会增加感染的风险。④其他因素,如老年患者、住院时间长、长期接受皮质类固醇治疗等。

(二)病原微生物因素

危重患者的感染多属于院内感染,即入院 48h 后发生的感染。多由致病力强、对抗生素耐药的内源性菌群引起。病原微生物来自患者本身,是患者体内正常菌群或条件致病菌,当机体抵抗力下降及机体防御机制受损时发病。病原微生物 90% 以上为细菌,其中以革兰氏阴性细菌最为多见,包括大肠埃希氏菌、肺炎克雷伯菌、铜绿假单胞菌和不动杆菌属等。随着广谱抗生素的大量应用,耐药菌感染逐渐增加,占院内感染的 70%。常见的多重耐药菌有耐甲氧西林金黄色葡萄球菌(MRSA)、耐万古霉素肠球菌(VRE)、多重耐药铜绿假单胞菌(MDR-Pa)、产超广谱 β- 内酰胺酶(ESBL)肠杆菌科、耐碳青霉烯类肠杆菌科细菌、多重耐药鲍曼不动杆菌(MDR-AB),以及对氟康唑耐药的念球菌和真菌等。

(三) 医源性因素

1. 侵入性治疗 侵入性检查治疗如留置各种导管、机械通气、血液净化、内镜检查等,破坏了机体的天然屏障,为病原微生物入侵创造了条件。

2. 外置管道 导尿管、血管导管、伤口引流管、气管内导管等外置管道,很有可能成为外源性感染的通道,也可导致机体正常定植菌群易位,引起内源性感染。

3. 人员因素 无菌观念不强、无菌操作不规范、手卫生不严格都会增加危重患者院内感染的风险。人员流动大、人力配置不足也是院内感染的危险因素。

4. 环境因素 ICU 空间拥挤、布局不当、洁污不分、通风不佳,患者未分区安置,环境清洁消毒不到位,都会增加交叉感染的风险。

5. 管理因素 缺乏院内感染主动监测机制,缺乏感染预防与控制的常规培训,缺乏探视管理制度等。

二、重症监护室患者的感染控制措施

(一) 监护室布局

根据《重症监护病房医院感染预防与控制规范》(WS/T 509—2016),ICU 整体布局洁污分开,医疗区域、医疗辅助用房区域、污物处理区域相对独立。床单位使用面积不少于 $9.5m^2$,建议 15~18 m^2,床间距 >1m。应至少配备 1 个单间病室,使用面积不少于 $18m^2$,建议 18~25 m^2。具备良好的通风、采光条件,安装具备空气净化消毒装置的空气调节系统,且空气调节系统能独立控制,有条件的 ICU 最好装配气流方向从上到下的空气净化系统。温度应维持在 24℃ ±1.5℃,湿度维持在 55%~65%。装饰遵循不产尘、不积尘、耐腐蚀、防潮防霉、防静电、容易清洁和消毒的原则,不在室内摆放干花、鲜花或盆栽植物。

(二) 医务人员管理

配备足够数量、受过专门训练、具备独立工作能力的专业医务人员,护士人数与实际床位数之比不低于 2.5:1。医务人员团队应相对固定,尽量减少进出 ICU 的工作人员。进入 ICU 要更换专用工作服、换鞋、戴口罩、洗手,因事外出必须更衣或穿外出衣。配备足量的、方便取用的个人防护用品,如医用口罩、帽子、手套、护目镜、防护面罩、隔离衣等。医务人员采用标准预防,包括手卫生、戴手套、戴口罩或眼罩、穿隔离衣、医疗物品的处理、利器的使用和处理(表 4-1)。接触特殊患者,如多重耐药菌感染或携带者,或处置患者可能有血液、体液、分泌物、排泄物喷溅时,应穿隔离衣或防护围裙。接触疑似为高传染性的感染,如人感染高致病性禽流感、SARS、新型冠状病毒肺炎等患者,应戴 N95 口罩。医务人员患有呼吸道感染、腹泻等感染性疾病时,应避免直接接触患者。每年接受培训,掌握医院感染预防与控制的知识和技能。

表 4-1 院内感染的标准预防

防护措施	适用情景
洗手	直接接触患者的分泌物、血液、体液、排泄物、污染物品后 戴手套前和脱手套后 接触不同患者之间
戴手套	估计有可能接触患者的分泌物、血液、体液、排泄物、污染物品前
隔离衣	估计患者的分泌物、血液、体液、排泄物的喷溅对皮肤可能造成污染
口罩或眼罩	估计患者的分泌物、血液、体液、排泄物的喷溅对眼、鼻黏膜或口腔可能造成污染
医疗物品的处理	床单位(包括床面、床栏、桌面、衣物)及时处理,防止细菌污染周围环境 可重复使用物品,严格按照医院规定的消毒步骤进行
利器的使用和处理	已使用过的注射器放置在利器盒中,避免用手直接接触已使用过的注射器针头

（三）患者安置与隔离

将感染、疑似感染与非感染患者分区安置。如无单独病室,同类感染患者可相对集中安置。在标准预防的基础上,根据感染的传播途径(接触传播、飞沫传播、空气传播),采取相应的隔离与预防措施(表 4-2)。接受器官移植等免疫功能明显受损患者,应安置于正压病房。医务人员不可同时照顾正、负压隔离室内的患者。

表 4-2　基于传播途径的感染预防措施

传播途径	常见病原微生物	防护措施
接触	多重耐药菌:MRSA、VRE、MDR-Pa、ESBL 等 肠道病原体:艰难梭菌,诺罗病毒 高度传染性的皮肤感染	患者安置在单独病室,进入病室时戴手套,直接接触患者、仪器设备或床单位时穿隔离衣
飞沫	流感嗜血杆菌 呼吸道合胞病毒 脑膜炎奈瑟菌	患者安置在单独病室,近距离接触患者时戴外科面罩
空气	结核杆菌 麻疹病毒 严重急性呼吸综合征	患者安置在单独的负压隔离病室,每小时通风 6 次

（四）环境与物体表面清洁消毒

有效和持续的环境清洁及消毒是减少院内感染的关键。定时开窗通风或机械通风,保持 ICU 室内空气流通,空气新鲜无异味。每日空气消毒,每月进行空气培养并记录。ICU 物体表面、地面,空气净化系统进、出风口等均应定时清洁消毒,预防环境感染。地面湿式清扫,拖把分开使用,按颜色分区使用,用后集中清洁,干燥保存,有条件时可使用一次性拖布。定期对仪器、设备、病床、台面、桌面进行擦拭消毒。根据《医疗机构环境表面清洁与消毒管理规范》(WS/T 512—2016),普通环境表面使用 1 000mg/L 有效氯消毒液,消毒频次见表 4-3。多重耐药环境表面使用 2 000mg/L 有效氯消毒液,每日清洁与消毒 4 次,诊疗器械和医疗设备应专人专用。

表 4-3　普通环境消毒要求

环境	消毒要求
医疗区域物体表面	每天清洁消毒 1~2 次
计算机键盘表面	覆盖保护膜,每天清洁消毒 1~2 次
一般性诊疗器械(听诊器、叩诊锤、手电筒、软尺等)表面	尽量专床专用,如交叉使用应一用一消毒
普通患者持续使用的医疗设备(监护仪、输液泵、氧气流量表、呼吸机等)表面	每天清洁消毒 1~2 次
普通患者交叉使用的医疗设备(超声诊断仪、除颤器、心电图机等)表面	直接接触患者的部分每位患者使用后立即清洁消毒,不直接接触患者的部分每周清洁消毒 1~2 次
地面	每天清洁消毒 1~2 次
空气净化系统进、出风口	每周清洁消毒 1~2 次
床栏、床旁桌、床头柜表面	每天清洁消毒 1~2 次

（五）探视管理

控制访视时间,减少不必要的探视。探视者如疑似或证实有呼吸道感染症状或其他传染性疾病时,禁止进入 ICU 探视。探视者进入 ICU 前应穿隔离衣、戴口罩和穿鞋套。进入 ICU 前后应洗手或用快速手消毒液消毒双手。探视期间尽量避免触摸患者及周围物体表面,探视时间不超过 1h。

(六) 医疗操作流程管理

各项医疗、护理操作严格执行无菌技术原则,各种引流应保持密闭性和通畅性。每日评估深静脉置管、导尿管、气管导管等,尽早拔管。根据细菌培养与药物敏感试验结果,合理应用抗生素。做好呼吸机相关性肺炎、导管相关血流感染、导管相关泌尿系感染、多重耐药菌感染的预防和管理。医疗废物分类放置,患者排泄物规范处理,防止体液接触暴露和锐器伤。

(七) 感染监测

常规监测 ICU 患者医院感染发生率、感染部位构成比、病原微生物种类等,并做好相关记录。积极开展目标性监测,包括呼吸机相关性肺炎、导管相关血流感染、导管相关泌尿系感染、多重耐药菌感染监测,对疑似感染患者,采集标本做微生物检验和药物敏感试验。每季度对物体表面、医务人员手和空气进行消毒效果监测,早期识别院内感染暴发,以便实施有效的干预措施。

三、重症监护室患者常见相关性感染的预防与护理

(一) 呼吸机相关性肺炎

呼吸机相关性肺炎(ventilator-associated pneumonia,VAP)指建立人工气道(包括气管插管及气管切开)的患者在接受机械通气 48h 后或呼吸机撤机、拔管 48h 内出现的肺炎。VAP 是 ICU 机械通气患者最常见的感染性疾病,可导致患者住院时间和 ICU 留治时间延长,抗菌药物使用增加,严重影响重症患者的预后,是衡量 ICU 医疗护理质量的重要指标。根据发病时间的早晚,VAP 可分为早发VAP 和晚发 VAP。早发 VAP 发生时间为机械通气 ≤4d,晚发 VAP 发生时间是机械通气 ≥5d。

1. 病因与发病机制

(1) 病原微生物:我国 VAP 的致病菌多为铜绿假单胞菌、鲍曼不动杆菌,也可由多重耐药的铜绿假单胞菌或金黄色葡萄球菌引起。

(2) 发病机制

1) 呼吸道及全身防御机制受损:气管插管使原来相对无菌的下呼吸道直接暴露于外界,增加了感染的风险。同时,气管插管的存在和镇静药物的使用,使得患者无法进行有效咳嗽,削弱了呼吸道黏膜纤毛的清除功能,降低了呼吸道自然防御功能。此外,重症患者受多种基础疾病、营养状态、免疫功能等因素的影响,机体抵抗力下降,增加了对感染的易感性。

2) 病原菌侵入与定植:可通过两种途径。①误吸:ICU 患者在抗菌药物暴露、使用制酸剂或留置胃管等危险因素作用下,口腔正常菌群改变,含定植菌的口腔分泌物在气囊放气或压力不足时,通过气囊与气管壁之间的缝隙进入下呼吸道,是内源性感染的主要途径。②外源性致病微生物侵入:致病微生物以气溶胶等形式进入下呼吸道,气管导管内吸痰操作等均可使病原菌进入呼吸道并定植,从而引发感染。

2. 病情评估

(1) 健康史:除评估患者的年龄、性别、病程等一般情况外,应重点评估患者是否存在呼吸机相关性肺炎的危险因素(表 4-4)。

(2) 临床表现:VAP 的临床表现缺乏特异性,可有肺内感染常见的症状与体征,包括发热、咳嗽、痰鸣音、痰液增多等。

(3) 辅助检查:①胸部 X 线,显示新发生的或进展性的浸润阴影。②涂片镜检,合格的下呼吸道分泌物中,中性粒细胞数 >25 个 / 低倍镜视野,上皮细胞数 >10 个 / 低倍镜视野,或两者比值 >2.5:1,考虑 VAP 的可能性大。③微生物培养,痰定量培养中细菌浓度 $\geqslant 10^7 CFU/ml$,经气管道导管内吸引获取的样本培养细菌浓度 $\geqslant 10^5 CFU/ml$,经气管镜内支气管肺泡灌洗的样本培养细菌浓度 $\geqslant 10^4 CFU/ml$ 或经气管镜保护性毛刷所取样本培养的细菌浓度 $\geqslant 10^3 CFU/ml$,考虑为致病菌的可能性大。气道分泌物定量培养耗时较长,不利于 VAP 的早期诊断与治疗。④感染的生物标志物检测,C 反应蛋白和降钙素原是临床上最常用的感染生物标志物。其中降钙素原与肺部感染密切相关,是 VAP 患者死亡的重要预测因素。

表 4-4　呼吸机相关性肺炎发生的危险因素

分类	危险因素
患者自身因素	高龄
	误吸
	基础疾病(慢性肺部疾病、糖尿病、恶性肿瘤、心功能不全等)
	免疫功能受损
	意识障碍、精神状态失常
	颅脑等严重创伤
	电解质紊乱、贫血、营养不良或低蛋白血症
	长期卧床、肥胖、吸烟、酗酒等
医疗环境因素	ICU 滞留时间、有创机械通气时间
	侵袭性操作,特别是呼吸道侵袭性操作
	应用提高胃液 pH 的药物(H_2 受体拮抗剂、质子泵抑制剂)
	应用镇静剂、麻醉药物
	头颈部、胸部或上腹部手术
	留置胃管
	平卧位
	交叉感染(呼吸器械及手污染)

(4) 呼吸机相关性肺炎的判断:VAP 的临床诊断需满足下列至少 2 项。①体温 >38℃ 或 <36℃。②外周血白细胞计数 >10×10^9/L 或 <4×10^9/L。③气管支气管内出现脓性分泌物。此外,临床肺部感染评分(clinical pulmonary infection score,CPIS)可用于诊断 VAP 并评估其严重程度。该评分由体温、外周血白细胞计数、气管分泌物情况、氧合指数(PaO_2/FiO_2)、胸部 X 线示肺部浸润进展、气管吸出物微生物培养 6 项内容组成。简化版的 CPIS 去除了对痰培养结果的要求,总分为 10 分,得分 ≥5 分提示存在 VAP。

知 识 拓 展

呼吸机相关事件的概念

传统呼吸机相关性肺炎(VAP)监测存在诊断标准主观性大、诊断方法特异性低等问题。为克服 VAP 监测方法的局限,2013 年 1 月,美国疾病预防控制中心提出"呼吸机相关事件(ventilator-associated events,VAE)"这一新的监测定义,监测范围由肺炎扩展到机械通气相关并发症,包括:①呼吸机相关并发症(ventilator-associated complications,VAC),即最小呼气末正压(PEEP)或吸氧浓度(FiO_2)保持稳定或持续降低状态 ≥2d 之后,每日最小 PEEP 增加 ≥$3cmH_2O$ 或 FiO_2 增加 20%,并持续 ≥2d。②与感染有关的呼吸机相关并发症(infection-related ventilator-associated complications,IVAC):在 VAC 的基础上,使用呼吸机 2d 后出现体温异常(<36℃或 >38℃),或者白细胞异常(<4×10^9/L 或 >12×10^9/L),同时新增使用 ≥1 种抗菌药物,并持续 4d。③潜在呼吸机相关性肺炎(possible VAP)和疑似呼吸机相关性肺炎(probable VAP):前者指 IVAC 患者脓性肺部分泌物革兰氏染色阳性或病原学培养阳性;后者指脓性肺部分泌物革兰氏染色阳性,且病原学培养定量或半定量超过特定阈值。

Note:

3. 预防与护理

(1) 减少有创机械通气:建立人工气道并应用机械通气是发生 VAP 最重要的危险因素,因此应尽可能选用无创呼吸支持治疗技术,减少有创通气和缩短有创通气时间。减少镇静剂的使用,尤其应避免使用苯二氮䓬类镇静剂。每日唤醒患者进行自主呼吸试验,并评估有创通气及气管插管的必要性,尽早脱机或拔管。

(2) 手卫生:提高医护人员手卫生依从性,严格执行手卫生,可降低 VAP 的发生率。在接触患者前、进行清洁/无菌操作前,接触患者体液、血液后,接触患者后、接触患者的周围环境后均应该严格执行手卫生。

(3) 床头抬高:除非有禁忌证,应将机械通气患者的床头抬高 30°~45°,并协助患者翻身拍背及振动排痰。半坐卧位可以减少胃内容反流导致的误吸,是预防 VAP 最简单有效的方法。但长时间保持相对静止的半坐卧位可引起气管黏膜纤毛运输能力下降、肺不张及肺静脉血流改变等并发症,因此可为机械通气患者人工翻身或实施动力床治疗,帮助患者改变体位。

(4) 声门下分泌物引流:上呼吸道分泌物可集聚于气管导管气囊上方,造成局部细菌繁殖,这是机械通气患者误吸物的主要来源。对预期机械通气时间超过 48~72h 的患者,应使用具有声门下分泌物吸引管的气管导管。为了预防黏膜损伤,建议应用间歇声门下吸引,可每小时采用 10ml 注射器进行抽吸,或每 2h 采用 100~150mmHg 的中心负压进行吸引。

(5) 气囊压力监测:气管导管气囊压力低是 VAP 发生的独立危险因素,气囊上方的滞留物也是 VAP 病原菌的重要来源。因此,气囊充盈压应保持在 25~30cmH_2O,并采用测压表等方式每隔 6~8h 测量充气压力。气囊放气或拔出气管插管前清除气囊上方分泌物。

(6) 口腔护理:保持口腔清洁是预防 VAP 的另一简单有效的方法。建议使用氯己定溶液冲洗或刷洗患者牙齿和舌面,每 6~8h 一次,至拔管后 24h。口腔护理时应抬高床头 30°~45°,使患者头偏向一侧。口腔护理前后均应维持气囊压力在 25~30cmH_2O。口腔护理前后均应进行声门下和口腔内分泌物吸引。

(7) 肠内营养:早期肠内营养可促进胃肠蠕动、刺激胃肠激素分泌、改善肠道血流灌注,有助于维持肠黏膜结构和屏障功能的完整性,减少致病菌定植和细菌移位。经鼻肠管营养与经鼻胃管营养相比,前者可降低 VAP 的发生率。间断喂养和小残留量喂养可减少胃食管反流,从而降低 VAP 的发生风险。肠内营养时和肠内营养后 30~60min,应保持患者半卧位。

(8) 有效清除气道内分泌物:有效清除气道内分泌物,可预防 VAP 的发生。密闭式吸痰装置和开放式吸痰装置在机械通气患者的 VAP 发生率、病死率方面无明显差异。如使用密闭式吸痰装置,无需每日更换,但出现破损或污染时应及时更换。口腔吸引可降低 VAP 的发生率,推荐至少每 2~4h 给予口腔吸引一次,且在翻身前、口腔护理后应及时进行口腔吸引。

(9) 呼吸机管路管理:呼吸机管路的有效管理可以避免 VAP 的发生。①管路清洗与消毒:清洗呼吸机管路时,应先检查呼吸机管路并去除管路的痰痂、血痂及其他污物,采用热力机械清洗消毒法进行清洗消毒。②管路更换:呼吸机外部管道及配件应一人一用一消毒,无需定期更换呼吸机管路,但有肉眼可见的污渍或破损时应立即更换。③湿化:使用灭菌水湿化,每 24h 更换,为减少冷凝水产生,建议采用恒温湿化器或含加热导丝的加温湿化器。④清除冷凝液:呼吸机管道中常有冷凝液形成,易造成细菌生长繁殖,因此冷凝液收集瓶应始终处于管道最低位置并保持直立,当冷凝水超过集水杯的 1/2 容积时应及时清理。

(10) 选择性口咽部去污染(selective oropharyngeal decontamination,SOD)/选择性消化道去污染(selective digestive tract decontamination,SDD):SOD 指在口咽部使用非吸收性抗菌药物,SDD 指在口咽部使用并口服非吸收性抗菌药物,以清除患者口咽部及消化道可能引起继发感染的潜在病原微生物。SOD 和 SDD 可降低呼吸道 VAP 的发生率,但也会增加耐药菌感染的风险,因此应权衡利弊、谨慎使用。

(二) 导管相关血流感染

导管相关血流感染(catheter-related bloodstream infection,CRBSI)指留置血管内导管或者拔除血管内导管48h内,患者出现菌血症或真菌血症,并伴有发热(>38℃)、寒战或低血压等感染表现,除血管导管外没有其他明确的感染源。随着血管内导管的广泛应用,CRBSI已成为医院血液感染的最常见原因,而90%的静脉导管感染发生于中心静脉置管(central venous catheter,CVC),因此本部分主要聚焦于中心静脉置管相关血流感染。

1. 病因与发病机制

(1) 病原微生物:主要源自定植于导管内的细菌或经导管输入的被污染液体。主要病原菌是皮肤细菌,革兰氏阳性球菌为主,以凝固酶阴性葡萄球菌、金黄色葡萄球菌、念珠菌及肠杆菌科细菌最常见。

(2) 感染途径:①导管外途径,导管穿刺部位局部的病原微生物经导管与皮肤间隙入侵,并定植于导管尖端,是CRBSI最常见的感染途径。②导管内途径,导管连接处污染的病原微生物经导管腔内移行至导管尖端并定植。

2. 病情评估

(1) 健康史:除评估患者的年龄、性别、发病过程外,还应重点评估CRBSI的危险因素,即导管种类、导管材质、穿刺部位、穿刺过程、导管使用频率、导管留置时间、输液种类与输液装置以及患者的基础疾病、免疫功能与抗生素应用情况。

(2) 临床表现:CRBSI临床表现特异性不高,不同程度的发热及脓毒症为最常见的表现形式,拔管后症状消失则高度提示CRBSI。此外,部分患者存在穿刺点周围炎症反应或化脓。少数患者出现静脉炎、血栓性脉管炎、感染性心内膜炎等表现。

(3) 辅助检查:①拔出导管后的检查,取导管尖端5cm进行病原菌培养,细菌>15CFU/ml可诊断为CRBSI。②保留导管时的检查,使用抗生素前同一时间分别经导管与经皮肤抽血并进行病原菌培养,如果经导管采出的血标本菌落计数是经皮肤采出的血标本菌落计数的3倍以上,可诊断为CRBSI。如经导管采血多次病原菌培养为同一种病原微生物,且定量计数≥10^2CFU/ml,也提示发生CRBSI。

3. 预防与护理

(1) 置管前准备:评估患者是否具备血管内导管置入的指征,尽量减少不必要的中心静脉置管。对导管置入和维护的医护人员进行教育、培训和考核,包括血管内导管的使用指征、血管内导管置入和维护的规范程序、预防血管内导管相关感染的最佳措施等。

(2) 手卫生和无菌操作:置管或更换导管时严格执行手消毒和无菌操作,使用最大无菌屏障(maximum sterile barrier,MSB)预防措施,包括穿无菌长袍、戴无菌手套、无菌帽、无菌面罩,患者全身覆盖手术巾(同手术患者)。

(3) 导管的选择:在满足治疗需求的情况下,建议使用具有最小数量端口和管腔的导管。使用抗菌剂浸渍(如氯己定/磺胺嘧啶银)和抗微生物浸渍(如米诺环素/利福平)的导管能减少CRBSI的发生。

(4) 穿刺部位的选择:成人非隧道式中心静脉置管首选锁骨下静脉,但血液透析患者应避免选择锁骨下静脉,以防静脉狭窄。相对于锁骨下静脉,股静脉导管存在更高的细菌定植率和深静脉血栓风险,因此成人应避免股静脉置管。在超声引导下进行静脉置管,可提高置管成功率,从而降低因血管损伤造成的感染风险。

(5) 穿刺部位皮肤消毒:首选2%葡萄糖酸氯己定溶液进行皮肤消毒。如有使用禁忌,也可选用2%碘酊、0.5%碘伏或75%乙醇溶液,消毒后应充分待干。

(6) 导管的固定:导管固定不牢引起的导管移动也是导致CRBSI的原因之一。不能依赖敷料、弹性或非弹性绷带作为导管固定的唯一方法。避免使用胶布、缝合线固定中心静脉导管,推荐使用无缝线固定装置。每次更换敷料时,需评估导管固定装置的完整性,并根据制造商的使用说明更换导管固定装置。

(7) 穿刺部位敷料选择与更换:可使用无菌纱布或无菌、透明、半渗透性聚氨酯敷料覆盖穿刺部位,后者更有利于对穿刺处的直接观察。纱布敷料每48h至少更换一次,透明敷料每7d至少更换一次,当敷料潮湿、松弛、污染时应及时更换。对预期使用>2个月的CVC置管可使用氯己定浸渍敷料。

(8) 给药、冲洗及封管:静脉药物的配制和使用应在洁净的环境中完成,肠外营养液应在超净台内进行配制。药液配制过程应严格遵守无菌操作。肠外营养液应现用现配,在24h内输注完毕,如需存放,应在4℃冰箱内保存,并应于复温后再输注。给药前后宜用0.9% NaCl溶液按正压式、脉冲式技术冲洗导管。冲洗液首选单剂量药液或预充式冲洗装置,避免从整袋药液中抽吸部分药液进行冲、封管。对多次CRBSI感染、有高CRBSI感染风险以及采取基本措施后CRBSI感染率仍无法下降的患者,可使用抗生素导管冲洗或封管。

(9) 输液器的管理:输液器应每24h更换一次,如怀疑被污染或完整性受到破坏时应立即更换。用于输注全血、成分血或生物制剂的输血器应每4h更换一次。输注丙泊酚时,每12h更换一次输液器及药液。输液附加装置应和输液装置一并更换。

(10) 无针输液接头的管理:选择表面光滑的无针输液接头,每次连接输液装置前,使用2%葡萄糖酸氯己定溶液、75%乙醇或碘伏棉片全方位强力擦拭接头5~60s。输液接头5~7d更换一次,发现接头内有血液残留或残留物、接头被取下并怀疑污染时应立即更换。间断输液期间、无针输液接头断开时,不能将接头暴露在外,建议使用无菌接头保护帽保护无针接头端口。

(11) 2%葡萄糖酸氯己定溶液擦浴:擦浴后可在皮肤表面形成一层保护膜,减少皮肤表面的定植菌,从而有效预防CRBSI。对于年龄>2个月的CRBSI高感染风险患者,建议每日使用2%葡萄糖酸氯己定溶液对其进行擦浴。擦浴时,使用含有2%葡萄糖酸氯己定溶液成分的毛巾或一次性湿巾对患者下颌以下部位进行全身擦浴,并从导管端向远端方向擦拭导管外露部分至少20cm。

(12) 导管的日常评估:①每班次评估穿刺点周围皮肤有无发红、触痛、肿胀、渗血、渗液及导管是否通畅,同时了解患者的主诉,如有无疼痛、感觉异常、麻木、刺痛感等。②每日评估中央静脉通路装置的通畅性,通畅表现为冲洗导管无阻力和产生血液回流。③每班次评估并记录导管体外部分的长度,并与置入时的长度比较,及时发现移位。导管体外部分长度增加时(导管外移),不应将导管的体外部分推进血管内,在充分评估导管尖端位置、液体输注情况和其他影响因素的情况下,可在现有位置上对导管进行固定。④充分评估导管留置的必要性,及时移除任何不再必要的中心静脉导管。

(三) 导管相关泌尿系感染

导管相关泌尿系感染(catheter-associated urinary tract infection,CAUTI)指患者留置导尿管期间或拔除导尿管48h内发生的泌尿系感染。CAUTI是最常见的院内感染之一,留置导尿管超过10d的患者中有一半能够检测到菌尿。

1. 病因与发病机制

(1) 病原微生物:绝大多数为革兰氏阴性杆菌,其中以大肠埃希氏菌最常见。

(2) 感染途径:①腔外途径,置管时尿道口和导尿管前端的细菌随着导尿管的插入而定植,从而导致CAUTI的发生。②腔内途径,主要是由于导尿管的密闭引流系统遭到破坏或引流袋被污染,细菌在导尿管腔内上行至膀胱导致感染的发生。

2. 病情评估

(1) 健康史:除评估患者的年龄、性别、发病过程外,还应重点评估CAUTI的危险因素,包括导尿管种类、导尿管置入时间、导尿管操作过程、尿液引流情况、抗生素使用情况等。

(2) 临床表现:绝大多数患者没有明显的临床症状,少数人出现尿路刺激症状,即尿频、尿急与尿痛,膀胱区可有不适,尿道口周围可出现红肿或少量炎性分泌物。个别患者可有下腹触痛、肾区叩痛,低热(一般不超过38℃),通常无明显的全身感染症状。

（3）辅助检查与判断：有症状的尿路感染，患者出现尿频、尿急、尿痛等尿路刺激症状，或者有下腹触痛、肾区叩痛，伴有或不伴有发热，尿检白细胞结果：男性≥5 个 / 高倍视野，女性≥10 个 / 高倍视野，同时符合以下条件之一：①清洁中段尿或导尿留取尿液培养革兰氏阳性球菌菌落数≥10⁴CFU/ml，革兰氏阴性杆菌菌落数≥10⁵CFU/ml。②耻骨联合上膀胱穿刺留取尿液培养的细菌菌落数≥10³CFU/ml。③新鲜尿标本经离心后应用相差显微镜检查，每 30 个视野中有半数视野见到细菌。④经手术、病理学或者影像学检查，有尿路感染细菌。如果患者没有临床症状，但 1 周内有内镜检查或导尿管置入，尿液培养革兰氏阳性球菌菌落数≥10⁴CFU/ml，革兰氏阴性杆菌菌落数≥10⁵CFU/ml，应当判断为无症状性菌尿症。

3. 预防与护理

（1）严格掌握留置导尿的适应证：留置导尿前应评估必要性，避免不必要的留置导尿。

（2）选择适宜的导尿管：根据患者年龄、性别、尿道情况等选择合适型号、材质的导尿管，需要长期留置导尿管的患者尽量使用对尿道刺激小的全硅胶导尿管。使用型号尽可能小的导尿管并与引流袋相匹配，从而最大限度减少尿道损伤。不推荐常规使用抗菌导尿管。

（3）手卫生与无菌技术：认真洗手，戴无菌手套，严格执行手卫生可以显著降低 CAUTI 的发生率。导尿管置入前，建议使用含有效碘 1 000~2 000mg/L 的碘伏棉球充分消毒尿道口及其周围皮肤黏膜。置管过程中严格无菌操作，保持最大的无菌屏障。

（4）导尿管及引流装置的固定：应妥善固定导尿管及引流装置，减少尿管脱出、皮肤压痕、尿道损伤、非计划性拔管等并发症的发生。保持尿液引流通畅，避免导尿管及引流管扭曲，始终保持集尿袋液体平面低于膀胱水平，避免接触地面或直接置于地上。活动或搬运时应夹闭尿管，避免尿液逆流。

（5）保持引流装置的密闭性：维持留置导尿引流装置的密闭性是预防 CAUTI 的重要环节。应使用密闭式引流装置，且不建议频繁更换集尿袋。当引流装置阻塞、污染、接头（连接）处断开或尿液漏出时，应及时更换引流装置。

（6）及时清空集尿袋：当集尿袋内尿液达到其容量的 3/4 时即要排放，转运患者前应排空其集尿袋中的尿液。使用个人专用收集容器及时清空集尿袋内的尿液，避免集尿袋的出口触碰到收集容器。

（7）尿道口护理：保持患者尿道口清洁，留置导尿期间每天使用清水、0.9%NaCl 溶液或肥皂水清洗尿道口周围区域和导尿管表面 2 次。不建议常规使用消毒剂消毒尿道口，或使用抗菌溶液、乳霜或软膏涂抹导尿口。对于大便失禁的患者，每次便后应及时清洁，并使用含有效碘 1 000~2 000mg/L 的碘伏消毒会阴部、尿道口、肛周及外露导尿管表面。

（8）评估与观察：每班次对导尿管进行观察，观察内容包括导尿管的固定，导尿管及其引流装置的完整性、密闭性及通畅性，引流液的情况，尿道口及其周围皮肤黏膜的情况。

（9）及早拔管：每日评估留置导尿管的必要性，及时拔除不必要的导尿管。不推荐在拔除导尿管前夹闭导尿管进行膀胱功能训练。

（四）多重耐药菌感染

多重耐药菌（multidrug-resistant organisms，MDRO）指对通常敏感的、临床常用的 3 类或 3 类以上抗菌药物同时呈现耐药的细菌，其中对原本敏感的所有药物耐药又称为泛耐药。抗菌药物在感染性疾病的治疗中发挥了关键作用，但日益突出的多重耐药菌问题已成为 ICU 感染控制工作中最大的挑战之一。

1. 病因与发病机制

（1）病原微生物：最常见的多重耐药菌包括耐甲氧西林金黄色葡萄球菌（MRSA）、耐万古霉素肠球菌（VRE）、多重耐药铜绿假单胞菌（MDR-Pa）、产超广谱 β- 内酰胺酶（ESBL）肠杆菌科、耐碳青霉烯类肠杆菌科细菌、多重耐药鲍曼不动杆菌（MDR-AB），以及对氟康唑耐药的念球菌和真菌等。

（2）耐药机制：细菌对抗菌药物的耐药机制十分复杂，主要包括药物作用靶位改变；产生抗菌药物灭活酶，如氨基糖苷修饰酶；药物到达作用靶位量的减少，包括外膜孔蛋白通透性下降及外排泵的过度表达等。

(3) 传播途径：医院内 MDRO 的传播源包括生物性和非生物性传播源。MDRO 感染患者及携带者是主要的生物性传播源。被 MDRO 污染的医疗器械、环境等构成非生物性传播源。传播途径呈多种形式，其中接触（包括媒介）传播是 MDRO 医院内传播的最重要途径。咳嗽能使口咽部及呼吸道的 MDRO 通过飞沫传播，空调出风口被 MDRO 污染时可发生空气传播，其他产生飞沫或气溶胶的操作也可导致 MDRO 传播风险增加。

2. 病情评估

(1) 健康史：评估患者的年龄、疾病诊断、发病过程、用药史，尤其是抗生素的应用情况。MDRO 感染的危险因素包括：①老年。②免疫功能低下（包括患有糖尿病、慢性阻塞性肺疾病、肝硬化、尿毒症的患者，长期使用免疫抑制剂治疗、接受放射治疗和／或化学治疗的肿瘤患者）。③接受中心静脉置管、机械通气、尿道置管等各种侵入性操作。④近期（90d 内）接受 3 种及以上抗菌药物治疗。⑤既往多次或长期住院。⑥既往有 MDRO 定植或感染史等。

(2) 临床表现：MDRO 引起的感染呈现复杂性与难治性的特点。常见的感染类型包括医院获得性肺炎、血流感染（包括导管相关血流感染）、手术部位感染、腹腔感染、导管相关泌尿系感染、皮肤软组织感染等。

(3) 辅助检查：采集标本并进行实验室检查，是判断是否存在耐药菌的常用办法。①纸片扩散法：将浸有抗菌药物的纸片贴在涂有细菌的琼脂平板上，抗菌药物在板上由纸片向四周扩散，其浓度呈梯度递减，纸片周围一定直径范围内的细菌生长受到抑制。采用此法可以判断药物对细菌生长的抑制情况。②稀释法：也称最低抑菌浓度测定法，以一定浓度的抗菌药物与含有被试菌株的培养基进行一系列不同浓度的稀释，经培养后观察最低抑菌浓度。③耐药基因检测：采用基因特异引物进行 PCR 扩增及产物测序，确定菌株是否携带某种基因。

3. 预防与护理

(1) 加强医务人员手卫生：配备充足的洗手设施和干手设施，开展多种形式的手卫生宣传与培训，提高医务人员手卫生的依从性。医务人员在接触患者前、实施清洁／无菌操作前、接触患者后、接触患者血液／体液后以及接触患者环境后均应进行手卫生。

(2) 严格实施隔离措施：MDRO 感染或定植患者应尽量安置在单间，无单间时，可将相同 MDRO 感染或定植的患者安置在同一房间。不宜将 MDRO 感染或定植的患者与留置各种管道、有开放伤口或免疫功能低下的患者安置在同一房间。隔离房间或隔离区域应有隔离标识，并有注意事项提示，隔离房间内诊疗用品应专人专用。医务人员对患者实施诊疗护理操作时应采取标准预防，进出隔离房间、接触患者前后应执行手卫生。当执行有产生飞沫的操作时，在有烧伤创面污染的环境工作时，或接触分泌物、压力性损伤、引流伤口、粪便等排泄物以及造瘘管、造瘘袋时，应使用手套和隔离衣。

(3) 加强清洁和消毒工作：做好诊疗环境的清洁、消毒工作，尤其是高频接触的物体表面。遵循先清洁、再消毒原则，当受到患者的血液、体液等污染时，应先去除污染物，再清洁与消毒。感染或定植 MDRO 患者使用的医疗器械尽量专用，并及时消毒处理。轮椅、车床、担架、床旁心电图机等不能专人专用的医疗器械、器具及物品，须在每次使用后擦拭消毒。擦拭布巾、拖把、地巾宜集中处理。不能集中处置的，也应每天进行清洗消毒，干燥保存。MDRO 感染或定植患者诊疗过程中产生的医疗废物，应按照医疗废物管理有关规定进行处置。患者出院或转往其他科室后，应执行终末消毒。环境表面检出 MDRO 时，应增加清洁和消毒频率。

(4) 合理应用抗菌药物：①严格掌握抗菌药物的临床应用指征，根据患者的症状、体征及血／尿常规等实验室检查结果，初步诊断为细菌性感染者，以及经病原学检查，确诊为细菌性感染者，才应用抗菌药物。②尽量在抗菌治疗前留取相应合格标本送病原学检测，查明感染源，进行目标性抗菌治疗。在获知病原学检测结果前或无法获取标本时，可根据患者个体情况、病情严重程度、抗菌药物用药史等分析可能的病原体，结合当地细菌耐药性监测数据，进行经验性抗菌治疗。在获知病原学检测结果后,结合临床情况和患者治疗反应,调整给药方案,进行目标性治疗。③正确解读临床微生物检查结果,合理选择抗菌药物治疗方案,优先选择窄谱、高效、价廉的抗菌药物,减少广谱抗菌药物的应用或联合使用抗菌药物,减少不必要的静脉输注抗菌药物。④严格掌握预防性使用抗菌药物指征和围手术期预防应用抗菌药物的指征,避免不必要的预防用药。

(5) 加强多重耐药菌监测:包括日常监测、主动筛查和暴发监测。日常监测包括临床标本和环境 MDRO 监测;主动筛查是通过对无感染症状患者的标本(如鼻拭子、咽拭子、肛拭子或大便)进行培养和检测,发现 MDRO 定植者;暴发监测指重点关注短时间内一定区域患者分离的同种同源 MDRO 及其感染情况。不建议常规开展环境 MDRO 监测,仅当有流行病学证据提示 MDRO 的传播可能与医疗环境污染相关时才进行监测。

(邢唯杰　李文涛)

思 考 题

1. ICU 区域和病室设置有哪些要求?
2. ICU 患者转运包括哪些重要环节?
3. 如何做好危重症患者的感染控制?
4. 如何做好呼吸机相关性肺炎的预防与护理?
5. 如何做好导管相关血流感染的预防与护理?
6. 如何做好导管相关泌尿系感染的预防与护理?
7. 如何做好多重耐药菌感染的预防与护理?

第二篇

常见急危重症救护

第五章

心搏骤停与心肺脑复苏

05章 数字内容

学 习 目 标

知识目标：

1. 掌握心搏骤停、心肺脑复苏及生存链的基本概念，成人心搏骤停时的常见心律失常、心搏骤停的可逆性病因(5H5T)、心搏骤停的临床表现和高质量心肺复苏要点、高级心血管生命支持的关键要点、心搏骤停后自主循环恢复患者的护理要点。

2. 熟悉成人与儿童、婴儿心肺复苏术的异同，心搏骤停与心源性猝死的区别与联系。

3. 了解基础生命支持在特殊情况下的修正之处。

能力目标：

1. 能及时识别心搏骤停患者，并能准确实施基础生命支持技术。

2. 能配合团队开展心搏骤停患者高级心血管生命支持和心搏骤停后治疗。

素质目标：

具有抢救心搏骤停患者所需的应急应变与团队协作的职业素质。

患者,男,57岁。20min前骑摩托车时,感觉胸部不适,由家属陪同步入急诊科。既往曾因类似"胸痛"症状到医院就诊,但心电图检查未见明显异常,之后未进行系统检查与治疗。分诊护士接诊后,立即用轮椅将患者推至诊查床旁,准备测量生命体征,并通知医生为其诊查。当护士协助患者到诊查床上时,患者突然发生抽搐,意识丧失,瘫倒在诊查床上。

请思考:

1. 该患者可能发生了何种情况?

2. 现场医护人员应立即采取哪些抢救措施?

3. 经过紧急救治,如果患者恢复了意识,接下来应接受何种检查和治疗? 护士应做好哪些准备?

心搏骤停是临床上最危重的急症,如果救治不及时,将迅速发生不可逆转的生物学死亡。心搏骤停发生后立即实施胸外按压和电击除颤等心肺复苏措施,对提高患者的存活机会和改善复苏后生活质量具有重要的意义,是避免生物学死亡的关键。

第一节　心搏骤停

一、心搏骤停的相关概念

心搏骤停(sudden cardiac arrest,SCA)指心脏有效射血功能的突然终止,是心脏性猝死的最主要原因。心脏性猝死(sudden cardiac death,SCD)指急性症状发作后1h内发生的以意识突然丧失为特征、由心脏原因引起的死亡。我国心脏性猝死发生率为41.84/10万,男性高于女性。

(一) 心搏骤停时的常见心律失常

心搏骤停时最常见的心律失常为心室颤动或无脉性室性心动过速,其次为心脏停搏和无脉性电活动。

1. **心室颤动**(ventricular fibrillation,VF)　指心室肌发生快速、不规则、不协调的颤动。心电图表现为QRS波群消失,代之以大小不等、形态各异的颤动波,频率可为200~400次/min (图5-1)。

2. **无脉性室性心动过速**(pulseless ventricular tachycardia,PVT)　因心室颤动而猝死的患者,常先有室性心动过速,可为单形性或多形性室速表现,但大动脉没有搏动。

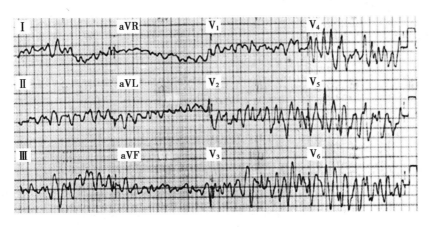

图5-1　心室颤动

3. 心脏停搏（asystole）　也称心搏停止,指心肌完全失去机械收缩能力。此时,心室没有电活动,可伴或不伴心房电活动。心电图往往呈一条直线,或偶有 P 波。

4. 无脉性电活动（pulseless electrical activity,PEA）　指心脏有持续的电活动,但失去有效的机械收缩功能。心电图可表现为不同种类或节律的电活动节律,但心脏已经丧失排血功能,因此往往摸不到大动脉搏动。

（二）心搏骤停后病理生理变化

心搏骤停后,心泵的功能完全丧失,血液因失去推动循环的动力而停止流动,血氧浓度显著降低,全身组织器官均处于缺血缺氧状态,导致细胞内线粒体功能障碍和多种酶功能失活,造成组织器官损伤。缺血缺氧时间过长就会发生不可逆性损伤。

心搏骤停后,体内各主要脏器对无氧、缺血的耐受能力或阈值不同。正常体温时,中枢神经系统对缺氧、缺血的耐受程度最差。脑组织重量只占体重的 2%,但它对氧摄取量和血供的需求却很大。静息时它的氧摄取量占人体总氧摄取量的 20%,血液供应量为心输出量的 15%。所以缺血缺氧时,最先受到损害的是脑组织。

脑组织对缺血、缺氧最敏感,一般在发生心搏骤停后的几秒钟内,由于脑血流量急剧减少,患者即可发生意识突然丧失,伴有局部或全身性抽搐。由于尿道括约肌和肛门括约肌松弛,可同时出现大小便失禁。心搏骤停发生 20~30s 内,由于脑组织中尚存的少量含氧血液可短暂刺激呼吸中枢,呼吸可呈叹息样或短促痉挛性呼吸,随后呼吸停止。停搏 60s 左右可出现瞳孔散大。停搏 4~6min,脑组织即可发生不可逆的损害,数分钟后即可从临床死亡过渡到生物学死亡。

二、心搏骤停的原因

（一）心源性原因

心源性原因是因心脏本身的病变所致。绝大多数心脏性猝死发生在有器质性心脏病的患者。心源性原因中最常见的是冠心病,它引起冠状动脉供血不足,引发心室颤动。其他病因包括:①心肌病变,主要指心肌受损,如病毒性心肌炎引发心动过速或心肌收缩力减弱。②主动脉疾病,如主动脉瘤破裂至心包,引起急性心脏压塞和休克,心输出量降低。③主动脉发育异常,如主动脉瓣狭窄引起心脏排血受阻等。

（二）非心源性原因

非心源性原因包括:①呼吸停止,如成人或小儿气道异物梗阻;意外灾害造成的塌方窒息、淹溺、喉头水肿(如气道烧伤)等,引起气体交换中断,心肌和全身器官组织严重缺氧。②严重的电解质与酸碱平衡失调,如严重低血钾和高血钾均能引起心搏骤停,高血钾可抑制心脏的传导性与收缩性,产生传导阻滞和心脏停搏;低血钾则增强心肌兴奋性而诱发快速性室性心律失常和心室颤动。酸中毒直接抑制心肌收缩力及传导性,细胞内钾外移,使血钾升高。③药物中毒或过敏,如洋地黄的毒性反应可致严重心律失常,而引发心搏骤停;青霉素过敏性休克可引发冠脉灌注不足;静脉推注普萘洛尔、利多卡因、苯妥英钠、维拉帕米、氯化钙或氨茶碱等,若速度过快,可导致心搏骤停。④电击、雷击或溺水,电击时电流通过心脏,心肌迅速去极化,产生心室颤动或心搏停止,溺水多发生窒息。⑤麻醉和手术意外,麻醉剂量过大,呼吸道管理不当等。⑥精神压力、过度疲劳,大量的临床证据表明负性心理活动与急性冠脉综合征,特别是恶性心律失常密切相关。

在上述引起心搏骤停的原因中,部分病因被认为是潜在的可逆性病因。如果能快速识别并纠正引起心搏骤停的这些特殊病因,则有助于患者实现自主循环恢复。这些潜在的可逆性病因根据其英文单词首字母,可归纳为"5H"和"5T"。5H 指低氧血症(hypoxia)、低血容量(hypovolemia)、氢离子(酸中毒)(hydrogen ion,acidosis)、低钾血症 / 高钾血症(hypo-/hyperkalemia)和低温(hypothermia)。5T 为张力性气胸(tension pneumothorax)、心脏压塞(tamponade,cardiac)、毒素(toxins)、肺动脉血栓形成

(thrombosis，pulmonary)和冠状动脉血栓形成(thrombosis，coronary)。

三、心搏骤停的临床表现

心搏骤停患者可发生典型"三联征"：突发意识丧失、呼吸停止和大动脉搏动消失。这也是判断心搏骤停的主要依据。临床上具体表现：①意识突然丧失，可伴有全身短暂性抽搐和大小便失禁，随即全身松软。②大动脉搏动消失，触摸不到颈动脉搏动。③呼吸停止或先呈叹息样呼吸，继而停止。④面色苍白或青紫。⑤双侧瞳孔散大。

如果呼吸先停止或严重缺氧，则表现为进行性发绀、意识丧失、心率逐渐减慢，随后心跳停止。

（王毅欣）

第二节　心肺脑复苏概述

一、心肺脑复苏概念的建立与发展

心肺复苏(cardiopulmonary resuscitation，CPR)是针对心搏骤停患者所采取的抢救措施，即应用胸外按压形成暂时的人工循环并恢复心脏自主搏动和血液循环，用人工通气代替自主呼吸并恢复自主呼吸，达到促进苏醒和挽救生命的目的。

现代心肺复苏的方法是在 20 世纪 50~60 年代逐渐发展起来的。1956 年，德国医生 Zoll 首次成功应用体外电除颤技术挽救了心搏骤停患者的生命；1958 年，Balassa 和 Peter 医生先后首次报道了胸外按压和口对口人工呼吸的方法；1960 年，Kouwenhoven 医生将胸外按压 + 口对口人工呼吸 + 体外电击除颤结合，成功抢救了 20 例心搏骤停患者，被誉为现代心肺复苏的里程碑。1974 年美国心脏协会(American Heart Association，AHA)制订了国际第一个心肺复苏指南，对心肺复苏的发展起到了重大的推动作用。

然而，随着心肺复苏成功率的提高，人们发现在患者恢复自主循环以后，远期预后并不是很好，患者的脑功能无法完全恢复，使其各种功能受到了很大影响，所以在 20 世纪 70 年代，大家开始关注脑复苏的重要性。到 1985 年，第四届全美复苏会议提出了脑复苏的概念，将心肺复苏扩展到心肺脑复苏(cardiopulmonary cerebral resuscitation，CPCR)，即对心搏骤停患者采取的使其恢复自主循环和自主呼吸，并尽早加强脑细胞损伤防治和促进脑功能恢复的紧急医疗救治措施。

此后，如何提高心肺脑复苏的救治质量一直是国际社会十分重视的问题。1992 年，国际复苏联络委员会(International Liaison Committee on Resuscitation，ILCOR)正式成立。该委员会的目的在于集全世界之力，建立心肺脑复苏的科学依据。于是，在 2000 年，ILCOR 和 AHA 发表了第一个《心肺复苏与心血管急救指南》(简称《CPR 与 ECC 指南》)[*Guidelines for Cardiopulmonary Resuscitation*(*CPR*) *and Emergency Cardiovascular Care*(*ECC*)]。该指南被世界各国所认可和积极推荐。之后每隔 5 年基于新的循证医学证据，对指南进行修订完善。2016 年，中国研究型医院学会心肺复苏学专业委员会根据国外指南以及我国实际情况制订了《2016 年中国心肺复苏专家共识》。

知 识 拓 展

《心肺复苏与心血管急救指南》

《心肺复苏与心血管急救指南》是由多名国际复苏专家和美国心脏协会心血管急救委员会及专业分会进行深入探讨和讨论后编写的，按惯例每 5 年修订一次的指南。目前应用的版本为《2020 AHA 心肺复苏与心血管急救指南更新》(*2020 American Heart Association Guidelines Update for Cardiopulmonary Resuscitation and Emergency Cardiovascular Care*)。本指南是基于国际证据评估流程,由来自数十个国家的几百位证据审查专家共同参与完成。在 2020 版指南的更新中,国际复苏联络委员会(ILCOR)人员优先选择那些具备充分科学研究或富有争议的主题进行审查,并应用一个高度结构化和可重复性的证据审查系统。

二、心肺脑复苏的程序

(一)三阶段九步骤法

三阶段九步骤法是起源最早、广为人们所熟悉的心肺脑复苏程序。它是根据 1985 年全美复苏会议和 1986 年日本急救医学会的心肺复苏实施法所确定的程序。该程序将心肺脑复苏分为三个阶段,每个阶段又包含三个步骤,见表 5-1。

表 5-1　心肺脑复苏的三阶段九步骤法

三阶段		九步骤	
基础生命支持 (basic life support,BLS)	A	airway	开放气道
	B	breathing	呼吸支持
	C	circulation	循环支持
高级心血管生命支持 (advanced cardiovascular life support,ACLS)	D	drug	给药
	E	electrocardiogram	心电图
	F	fibrillation treatment	除颤
延续生命支持 (prolonged life support,PLS)	G	gauging	推测病因
	H	human mentation	维持智能活动
	I	intensive care	强化监护

(二)二阶段 ABCD 法

近年来随着人们对心肺脑复苏的不断认识,有学者提出了二阶段 ABCD 法,即基础生命支持和高级生命支持这两个阶段分别包括 ABCD 四个方面,见表 5-2。

(三)生存链

1992 年 10 月,AHA 正式提出"生存链"(chain of survival)概念。成人生存链(adult chain of survival)指对突然发生心搏骤停的成人患者所采取的一系列规律有序的步骤、规范有效的救护措施,将这些抢救环节以环链形式连接起来,就构成了一个挽救生命的"生命链"。生存链中各个环节必须环环相扣,任何一个环节中断,都可能影响患者的预后。《2015 AHA 心肺复苏与心血管急救指南》首次将成人生存链分为院内心搏骤停(in-hospital sudden cardiac arrest,IHCA)和院外心搏骤停(out-of-hospital sudden cardiac arrest,OHCA)两条,反映了所在场所可获得的施救者和资源;《2020 AHA 心肺复苏与心血管急救指南更新》首次在生存链 5 个环节的基础上增加了第 6 个环节"康复",见图 5-2。目前,业内更加认可以"生存链"作为心肺脑复苏的救护程序。

综上,心肺脑复苏主要由三部分组成,即基础生命支持、高级心血管生命支持和心搏骤停后治疗,下述三节将分别阐述。

表 5-2　心肺脑复苏的二阶段 ABCD 法

ABCD 法	第一阶段 基础生命支持	第二阶段 高级心血管生命支持
A	airway：open the airway 开放气道	airway：perform endotracheal intubation 气管内插管
B	breathing：provide positive-pressure ventilation 人工呼吸	breathing：assess bilateral chest rise and ventilation 机械通气
C	circulation：give chest compressions 胸外按压	circulation：gain IV/IO access，determine rhythm，give appropriate agents 静脉 / 骨内穿刺，心律失常的识别和给药
D	defibrillation：shock VF/pulseless VT 除颤	differential diagnose：search for，find and treat reversible causes 病因的鉴定，寻找和处理可逆性病因

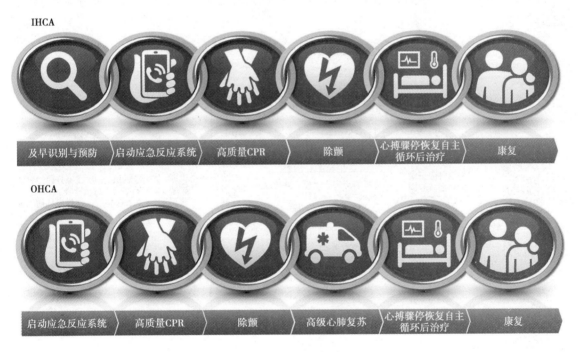

图 5-2　成人生存链

（王毅欣）

第三节　基础生命支持

一、基础生命支持流程

基础生命支持（basic life support，BLS），又称初级心肺复苏，指采用徒手和 / 或借助设备来维持心搏骤停患者循环和呼吸的最基本抢救方法。基本程序按照 C-A-B 的顺序，即胸外按压、开放气

Note：

道、人工通气;有条件时,可考虑实施 D,即除颤。成人 BLS 流程见图 5-3,儿童或婴儿 BLS 流程见图 5-4;上述两图来源于美国心脏协会《基础生命支持(实施人员手册)》相关内容。

对于培训不足、设备有限的单人施救者,可能只能提供单纯胸外按压(hands-only CPR)直到有其他帮助,如自动体外除颤器(automated external defibrillator,AED)到达且可供使用、急救人员或其他相关施救者已接管患者等。经过培训的施救者可同时进行几个步骤(即同时检查呼吸和脉搏),以缩短开始首次胸外按压的时间。如果有多名施救者组成综合救治小组,可以由一名施救者进行胸外按压,另一名通过球囊面罩装置进行人工通气,第三名使用除颤器;通过团队协作,在同一时间执行多个拯救生命的措施。

二、徒手心肺复苏术

徒手心肺复苏术适用于各种原因所造成的心搏骤停。

禁忌证:胸壁开放性损伤;肋骨骨折;胸廓畸形或心脏压塞;凡已明确心、肺、脑等重要器官功能衰竭无法逆转者,如晚期癌症等,可不必进行复苏术。

1. 成人徒手心肺复苏术

【操作方法】

(1)明确环境安全,检查患者有无反应,并启动应急反应系统。

1)确保环境安全:环视四周,确保现场环境对施救者和患者均安全,若不安全则迅速转移并就近施救。

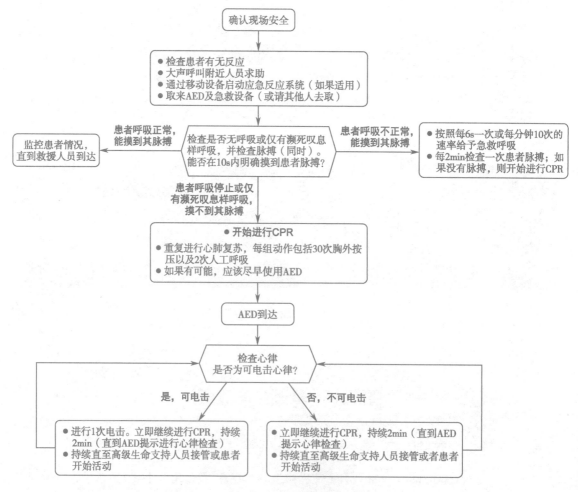

图 5-3 成人 BLS 流程

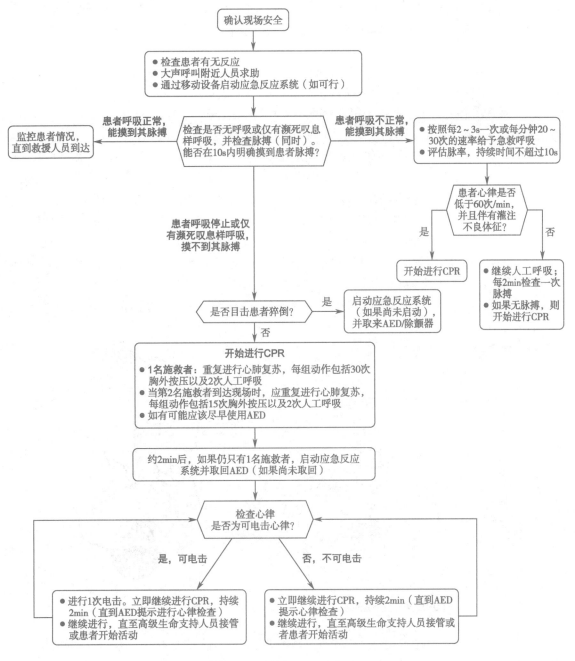

图 5-4　儿童或婴儿 BLS 流程

2) 检查患者有无反应:轻拍患者双肩,并大声呼唤:"您还好吗";若患者没有反应,大声呼叫附近人员帮助。

3) 启动应急反应系统:在院外,可请他人通过手机拨打"120",有条件同时获取自动体外除颤器(AED);在院内,应立即呼叫医护团队或紧急快速反应小组,获取除颤器等急救设备与物品。

(2) 判断呼吸和脉搏:同时判断呼吸和脉搏,至少 5s,但不超过 10s。

1) 判断呼吸:扫视患者胸部,观察胸部是否有起伏。患者无呼吸或仅是濒死叹息样呼吸,被认为是心搏骤停的标志之一。

2) 判断脉搏:用 2~3 根手指(一般为示指和中指的指尖平齐并拢)从患者的气管正中部位向旁(一般向施救者近侧)滑移到气管和胸锁乳突肌之间的凹陷处,触摸颈动脉搏动。若患者呼吸正常且脉搏存在,则监测患者直至其他救援到达。若患者无正常呼吸但脉搏存在,则提供急救呼吸,每 6s 给予一次人工通气(10 次 /min),但需每 2min 检查一次颈动脉搏动;如果感觉不到脉搏,则立即开始高质量心肺复苏。若患者无正常呼吸且无脉搏,则立即开始高质量心肺复苏,按照按压与急救呼吸为 30∶2 的比率进行。

(3)胸外按压:一般情况下,对于高质量心肺复苏,首先做胸外按压,尽快提供循环支持(circulation,C)。胸外按压是对胸骨下段有节律地按压,通过增加胸内压或直接挤压心脏产生血液流动,可为心脏和脑等重要器官提供一定含氧的血流。对倒地至第一次电击的时间超过 4min 的患者,胸外按压更为重要。有效的胸外按压可产生 60~80mmHg 的收缩期动脉峰压。

按压时,应让患者仰卧于坚实的平面上,头部位置尽量低于心脏,使血液容易流向头部。如果患者躺卧在软床上,应将木板放置在患者身下,以保证按压的有效性。为保证按压时力量垂直作用于胸骨,施救者可根据患者所处位置的高低,采取跪式或站式(需要时,用脚凳垫高等)不同体位进行按压。

1)胸外按压的部位:胸部中央,胸骨的下半部,相当于男性两乳头连线之间的胸骨处(图 5-5)。

2)胸外按压的手法:按压时,施救者一只手的掌根部放在胸骨按压部位,另外一只手平行叠加在其上,两手手指交叉紧紧相扣,手指尽量翘起,保证手掌根部用力在胸骨上,避免发生肋骨骨折。按压时,身体稍前倾,双肩在患者胸骨正上方,双臂绷紧伸直,以髋关节为支点,依靠肩部和背部的力量垂直向下用力按压(图 5-6)。按压和放松的时间大致相等。按压时应高声匀速记数。

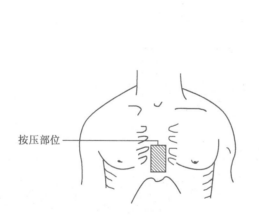
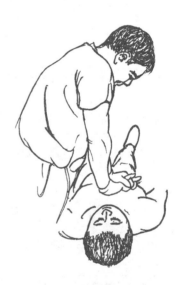

图 5-5　胸外按压的部位　　　　图 5-6　胸外按压的手法

3)高质量胸外按压的要点:高质量胸外按压可提供必要的心输出量,有利于冠状动脉、脑动脉和其他重要器官的血液灌注,提升心肺复苏的成功率。关键要点包含四方面。①按压频率:100~120 次 /min,15~18s 完成 30 次按压。②按压深度:至少为 5cm,但不超过 6cm,应避免过度按压和按压深度不足够。③每次按压后,让胸廓完全回弹:按压放松时,手掌根部既不要离开胸壁,也不要倚靠在患者胸壁上施加任何压力。因为在心肺复苏的按压阶段,只有当胸骨回复到自然位置时,胸廓才可以完全回弹。胸壁回弹产生胸内负压,静脉血回流到心脏,增加心脏的血流。按压间期倚靠在胸壁上会导致胸壁无法完全回弹。不完全的胸壁回弹可使胸内压增加,导致回心血量和心肌血流减少,冠脉灌注压降低,影响复苏效果。胸外按压和胸廓回弹时间应该大致相同。④尽量减少胸外按压中断:既要减少按压中断的次数,又要缩短每次中断的时间,或尽可能将中断控制在 10s 以内,以增加胸外按压时间比,使其至少能达到 60%,最好超过 80%。胸外按压时间比(chest compression fraction,CCF)指实施胸外按压的时间占总体复苏时间的比率;设置胸外按压时间比的目标是为了尽可能减少胸外按压的中断,从而增加在 CPR 过程中冠脉灌注与血流;可以通过减少胸外按压的停顿来增加胸外按压时间比。

Note:

（4）开放气道（airway，A）：有效的呼吸必须打开患者的气道。开放气道的常用方法包括仰头抬颏法和托颌法（见第二章第四节"一、气道/呼吸管理技术"）。如怀疑患者头部或颈部损伤时，则采用托颌法以减少颈部和脊椎移动。如果托颌法不能开放气道，则改用仰头抬颏法。

（5）人工通气（breathing，B）：人工通气的目的是维持足够的氧合和充分清除二氧化碳。在每30次胸外按压结束后，应立即给予2次人工通气，每次通气应持续1s，使胸廓明显起伏，保证有足够的气体进入肺部，但应注意避免过度通气。人工通气可采用口对口、口对面罩、球囊面罩等方法。

1）口对口人工通气：施救者在心搏骤停患者的一侧，用置于患者前额的手拇指与示指捏住患者鼻孔，用口唇把患者的口完全罩住，进行缓慢人工通气。施救者实施人工通气前，正常吸气即可，不需要深吸气。通气完毕，施救者应立即脱离患者口部，同时放松捏闭患者鼻部的手指，使患者能从鼻孔呼出气体。采取口对口人工通气时，一定注意应用合适的通气防护装置，既能保证通气效果又能有效保护施救者。

2）口对面罩通气：施救者在心搏骤停患者的一侧，以患者鼻梁为参照，将便携面罩正确放置于患者口鼻部，使面罩封住面部；使用靠近患者头顶的手，将示指和拇指放在面罩的两侧边缘，将另一只手的拇指放在面罩的下缘固定，封闭好面罩，其余手指置于下颌骨边缘提起下颌以开放气道。施救者经面罩通气至患者胸廓抬起，然后将面罩离开口，使患者呼出气体。对大多数未建立人工气道的成人，推荐500~600ml潮气量。

3）球囊面罩通气：口对口或口对面罩通气只是临时性抢救措施，应尽快获得团队人员的支持；当有2名及以上施救者时，可采用球囊面罩进行通气（见第二章第四节"一、基础气道管理技术"）。当2名施救者在场时，一名施救者在患者一侧进行胸外按压，另一名施救者在患者头侧进行球囊面罩通气。当3名或多名施救者在场时，1名施救者进行胸外按压；2名施救者使用球囊面罩通气，其中1名开放气道并将面罩固定在患者脸上，另1名挤压球囊提供通气。如果气道开放不漏气，挤压1L成人球囊1/2~2/3量或2L成人球囊1/3量可获得满意的潮气量。

（6）角色更换：为保证高质量的胸外按压，避免按压者疲劳和胸部按压质量降低，有两个或多个施救者时，应每2min轮换按压和通气的角色。有AED时，提示"分析心律"时交换角色。换人操作时间应在5s内完成，以减少胸部按压中断的时间。

2. 儿童和婴儿徒手心肺复苏术

【操作方法】

婴儿指小于1岁（不含新生儿）的人群，儿童则指从1岁到青春期的人群。青春期的体征包括男性的胸部或腋下出现毛发以及女性乳房发育。

（1）明确环境安全，检查患儿有无反应，并启动应急反应系统。

1）确保环境安全：同成人徒手心肺复苏术。

2）检查患儿有无反应：轻拍儿童双肩或婴儿的脚跟并呼喊："你还好吗"；若患儿没有反应，大声呼叫附近的帮助。

3）启动应急反应系统：同成人徒手心肺复苏术。

（2）判断呼吸和脉搏　同时判断呼吸和脉搏，至少5s，但不超过10s。

1）判断呼吸：同成人徒手心肺复苏术。

2）判断脉搏：对于儿童，触摸颈动脉或股动脉搏动；若触摸股动脉搏动，将2根手指放置大腿内侧，髋骨和耻骨之间，正好在躯干和大腿交汇处的折痕以下。对于婴儿，触摸肱动脉搏动，将2或3根手指置于婴儿的上臂内侧，在肘和肩膀之间。

若患儿呼吸正常且脉搏存在，则继续监测直至其他救援到达。

若患儿无正常呼吸但脉搏存在：①若脉搏≤60次/min且伴有血流灌注不足体征（如四肢冰冷、意识持续下降、脉搏微弱、皮肤苍白、花斑或发绀等），则以胸外按压为开始进行高质量心肺复苏。②若脉搏>60次/min且无血流灌注不足体征，则进行急救呼吸，每2~3s给予一次人工通气（20~30次/min），但需每 2min 检查一次脉搏;如果感觉不到脉搏,则立即以胸外按压为开始进行高质量心肺复苏。

若患儿无正常呼吸且无脉搏:①若现场仅有 1 名施救者,心搏骤停突然发生并且有人目击,该施救者可离开患儿,根据所在场景启动应急反应系统,有条件同时获取除颤设备或 / 和急救药物;之后回到患儿身边开始心肺复苏。②若现场仅有 1 名施救者,心搏骤停突然发生并且没有人目击,则立即开始 5 个循环(大约 2min)的心肺复苏;之后,若还是 1 名施救者,其可离开患儿,根据所在场景启动应急反应系统,有条件同时获取除颤设备或 / 和急救药物;接着,再继续心肺复苏。

对于儿童和婴儿心肺复苏,单人施救时按压 - 通气比率为 30∶2,双人施救时按压 - 通气比率为 15∶2。

(3) 胸外按压:将患儿置于坚硬、平坦的表面进行胸外按压。按压频率为 100~120 次 /min,每次按压后让胸廓完全回弹,尽量减少胸外按压的中断。上述要求与成人一致,但在按压部位、手法、深度方面存在一些不同。

1) 儿童:按压部位同成人;但对于大多数儿童,可使用 1 或 2 只手的掌根按压胸部;对于非常小的儿童,单手按压技术即可达到预期的按压深度,即至少为胸廓前后径的 1/3,大约 5cm。

2) 婴儿:按压部位是两乳头连线之间稍下方的胸骨下半部分,切忌按压胸部末端。按压深度至少为婴儿胸廓前后径的 1/3,约 4cm。单人施救时,可采用双指按压、双拇指环绕按压或单手掌根按压。双指按压是将 2 根手指放在胸部中央;双拇指环绕按压是将两根拇指并排放在婴儿胸部中央(对于非常小的婴儿,拇指可能会重叠放置),用双手的手指环绕婴儿的胸部,并支撑婴儿的背部。若采用上述两种方法仍无法达到预期按压深度,也可采用单手掌根进行按压。双人施救时,医护人员首选双拇指环绕按压。

(4) 开放气道:与成人一样,采用仰头抬颏法或托颌法开放气道。但是,对于婴儿,须将其头部置于正中位(嗅探位),即外耳道与婴儿肩部上方在一个水平面上,以保证最大限度保持婴儿气道通畅。切忌不可过度开放气道,若婴儿头部抬离正中位,其气道可能阻塞。

(5) 人工通气:对婴儿和儿童更加重要,这是因为发生心搏骤停的患儿往往伴有呼吸衰竭或休克,这些疾病甚至在心搏骤停前就发生了,使得血液中的氧含量降低。因此,对于大多数心搏骤停的患儿,单纯进行胸外按压不能与按压和人工通气一样有效地将含氧血输送到心脏和大脑。换句话说,在高质量心肺复苏时,为婴儿和儿童同时实施按压和人工呼吸非常重要。

每 30 次(单人施救)或 15 次(双人施救)胸外按压结束后,应立即给予 2 次人工通气,每次通气应持续 1s,使胸廓明显起伏,保证有足够的气体进入肺部,但应注意避免过度通气。

单人施救时:对于儿童,采用口对口通气技术。对于婴儿,最好使用口对口鼻通气技术,即施救者的口罩住婴儿的口和鼻,使其完全不漏气,然后对着婴儿的口鼻吹气。若施救者无法用口覆盖婴儿口鼻,则使用口对口技术。

双人施救时:可采用球囊面罩通气技术,但需选择一个适当规格的球囊和面罩。面罩必须能完全覆盖患儿的口和鼻,但不能盖住眼睛或在颏部重叠。

(6) 角色更换:同成人徒手心肺复苏术。

【注意事项】

(1) 心肺复苏效果的判断:判断心肺复苏是否有效,需注意观察:①大动脉搏动。停止按压后,触摸成人患者颈动脉、儿童患者颈动脉或股动脉、婴儿患者肱动脉有搏动,说明患者自主循环已恢复。如停止按压,搏动亦消失,则应继续进行胸外按压。按压期间,每一次按压可以摸到一次大动脉搏动,说明按压有效。②自主呼吸。如果复苏有效,自主呼吸亦可能恢复。③瞳孔。复苏有效时,瞳孔由散大开始回缩,如瞳孔由小变大、固定,则说明复苏无效。④面色及口唇。复苏有效时,可见面色由发绀转为红润。如若变为灰白,则说明复苏无效。⑤神志。复苏有效,可见患者有眼球活动,睫毛反射与对光反射出现,甚至手脚开始抽动,肌张力增加。

(2) 不实施心肺复苏的情况:一般情况下,发现心搏骤停患者应立即实施 CPR。但在下列情况下可以不实施 CPR：①施救者施救时可能造成自身严重损伤或处于致命的危险境地（如传染性疾病）。②存在明显不可逆性死亡的临床特征（如尸体僵直、尸斑、斩首、身体横断、尸体腐烂）。③患者生前有拒绝复苏遗愿（do not attempt resuscitation order，DNAR），此项应根据具体情况谨慎决定。

三、电复律术

电复律术的目的是在严重快速型心律失常时，利用高能脉冲电流使心肌瞬间同时除极，造成心脏短暂的电活动停止，然后由最高自律性的起搏点（通常为窦房结）重新主导心脏节律以治疗异位性快速心律失常，使之转复为窦性心律。根据发放脉冲是否与心电图的 R 波同步，分为同步电复律和非同步电复律。启用同步触发装置用于转复心室颤动以外的各类异位性快速心律失常，为同步电复律。不启用同步触发装置，可在任何时间放电，主要用于转复心室颤动，为非同步电复律，亦称除颤。

心室颤动是心源性心搏骤停患者最常见的心律失常，除颤是终止心室颤动最迅速、最有效的方法。如果具备除颤设备（如 AED 或手动除颤器），应该联合应用 CPR 和除颤设备。除颤具有时间效应，每延迟除颤 1min，复苏成功率下降 7%~10%；尽早除颤可显著提高复苏成功率。

根据电极板放置的位置，电复律术还可分为体外和体内两种方式，后者常用于急症开胸抢救。本部分主要阐述体外方式，包括利用除颤器进行手动电复律术和利用自动体外除颤器实施自动体外除颤术。

1. 手动电复律术

【适应证】

（1）非同步电复律（手动除颤）：心室颤动、心室扑动、无脉性室速是非同步电复律的绝对适应证；部分室性心动过速（VT）患者心室率极快，T 波与 QRS 波难以区分而类似心室扑动，当出现血流动力学障碍时也可采用非同步电复律。

（2）同步电复律：凡异位快速心律失常药物治疗无效者，均是同步电复律治疗的适应证。临床上主要有两种情况需要同步电复律治疗：①急性快速异位心律失常如 VT、室上性心动过速、阵发性心动过速、阵发性快速房颤和/或心房扑动，尤其是预激综合征引起的房颤。②持续性房颤和/或心房扑动。

【禁忌证】

（1）洋地黄中毒引起的心律失常。

（2）室上性心律失常伴高度或完全性房室传导阻滞，即使转为窦性心律也不能改善血流动力学状态。

（3）心房颤动有反复发作的倾向，不能耐受奎尼丁和/或胺碘酮者。

（4）心脏明显增大（尤以左心房扩大）者的心房颤动和/或心房扑动。

（5）阵发性心动过速反复频繁发作者（不宜多次反复电复律）。

（6）病窦综合征伴发的快 - 慢综合征。

（7）近期有动脉栓塞或经超声心动图检查发现心房内存在血栓而未接受抗凝治疗者。

（8）严重低血钾。

【操作方法】

（1）物品准备：除颤器，导电糊一支或 4~6 层生理盐水纱布，简易呼吸器，吸氧装置，急救药品等抢救物品。

（2）患者准备：患者去枕平卧于硬板床上，去除身上的金属及导电物质，松开衣扣，暴露胸部；了解患者是否安装过起搏器；如果汗液多，用纱布擦净胸壁汗液。

（3）操作步骤

1）开机：打开除颤器电源，接心电监护。

2）评估：①确定心电情况，监测、分析患者心律，确认需要同步或非同步电复律。②呼救，记录抢救开始时间。

3）麻醉（如有必要）：当发生心室颤动、心室扑动、无脉性室速后，患者已失去知觉，电击时无须任何麻醉剂,应在积极心肺复苏的同时即刻进行非同步电复律(除颤)。对于神志清楚的患者,可以 20~30mg 地西泮 2mg/min 静脉推注,待患者处于朦胧状态、睫毛反射和痛觉消失时,即可进行同步电复律;也可用硫喷妥钠 2~5mg/kg,5% 葡萄糖稀释后缓慢静脉注射。

4)准备电极板:将专用导电糊涂于电极板上,或每个电极板垫以 4~6 层生理盐水湿纱布。

5)设定状态,选择能量并充电:设定同步或非同步状态,并充电到预定的复律能量。①非同步电复律:对于成人,单相波除颤器选择 360J;双相波除颤器参考制造商推荐能量(如初始能量为 120~200J),如果未知,则选择允许的最大剂量。对于儿童和婴儿,首次除颤能量选择 2J/kg,第二次可增加至 4J/kg;后续能量≥4J/kg,最高 10J/kg 或成人剂量。②同步电复律:参照制造商推荐能量以确保首次电击成功率。

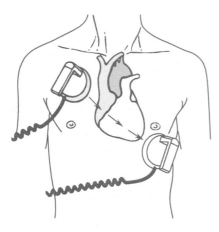

图 5-7 前 - 侧位电极板放置位置

6)正确放置电极板:包括前 - 侧位、前 - 后位。①前 - 侧位:A(Apex)电极板放在左乳头外下方或左腋前线第 5 肋间(心尖部),S(Sternum)电极板放在胸骨右缘锁骨下或 2~3 肋间(心底部),此法因迅速便利而最为常用,适用于紧急情况,见图 5-7。②前 - 后位:A 电极板在左侧心前区标准位置,而 S 电极板置于左 / 右背部肩胛下区,此方法适用于电极贴片。上述两种方法均能够使电极板的最大电流通过心肌,且需用较少电能,以减少潜在的并发症。两电极板充分接触皮肤并稍加压(如涂有导电糊,应轻微转动电极板,使导电糊分布均匀),压力约 5kg(电极板指示灯显示绿色)。

7)复律:①放电前,高喊"大家离开",并查看自己与病床周围,确保操作者与周围人无直接或间接与病床或患者接触。②放电时,操作者两手拇指同时按压电极板"放电"按钮进行电击,注意电极板不要立即离开胸壁,应稍停留片刻。③放电后,可见患者胸部和上肢肌肉抽动,随即观察 10s 心电图情况,了解复律成功与否;如为心搏骤停患者,电击后应立即给予 5 个循环(大约 2min)的高质量胸外按压,增加组织灌注。

(4)复律后护理:①擦干患者胸壁的导电糊或生理盐水,整理床单位。②关闭开关,断开电源,清洁电极板,更换电极板外覆盖纱布,除颤器充电备用。③密切观察患者呼吸、血压、心率和心律变化,直至患者清醒。④留存并标记复律时自动描记的心电图纸。

【注意事项】

(1)电复律前要识别心电图类型,以正确选择电复律方式。

(2)电极板放置部位要准确,如有植入性起搏器,应避开起搏器部位至少 10cm。

(3)导电糊涂抹均匀,两块电极板之间的距离应超过 10cm;不可用耦合剂替代导电糊。

(4)电极板与患者皮肤密切接触,两电极板之间的皮肤应保持干燥,以免灼伤。

(5)放电前一定确保任何人未接触患者、病床及与患者接触的物品,以免触电。

(6)除颤器开机时,默认心电示波为 P(PADDLES)导联,即心电导联Ⅱ,操作者可根据实际需要对导联进行调节。

2. 自动体外除颤器(AED) 是一种便携、易于操作、配置在公共场所,专为心搏骤停患者现场急救设计的除颤设备,具有自动识别、鉴别和分析心电节律,自动充电、放电和自检功能。适用于心搏骤停者,绝大多数用于院外心搏骤停患者的现场急救。无绝对禁忌证。但是,1 至 8 岁的儿童需使用儿童用 AED(配有儿童能量衰减器和儿童电极片的 AED);婴儿应首选手动除颤器,其次选择儿童用 AED。若以上都没有,可使用成人用 AED。

【操作方法】

(1)物品准备:AED(性能良好),如有可能备剪刀、剃刀、擦拭巾、便携面罩或球囊面罩等。

(2) 患者准备：确保患者去枕平卧于硬质平面，胸部裸露（必要时可用剪刀剪开胸前衣物）；了解患者有无安装起搏器；如果汗液多，用擦拭巾擦净胸壁汗液；如果有胸毛，可用剃刀迅速刮净胸毛。

(3) 操作步骤

1) 放置 AED：一旦 AED 到达，请将其置于患者一侧，并靠近操作 AED 的施救者。该位置应便于随时操作 AED 和放置 AED 电极片。双人施救时，该位置还使得另一名施救者在患者另一侧进行高质量心肺复苏时不影响 AED 的操作。

2) 开启 AED：打开包装，点击"开关"按钮启动 AED；有些设备在打开包装时会自动"开启"；遵循 AED 提示，作为进入下一个步骤的指令。

3) 连接 AED：遵循 AED 语音提示，选用合适的电极片（8 岁以上者，选用成人电极片，8 岁以下者，选用儿童电极片），撕下衬背，按照电极片上位置图示将黏性电极片贴到患者裸露的胸部皮肤上（要求电极位置正确，一般左右电极片位置分别是左腋前线第 5 肋间及胸骨右缘第 2 肋间）；之后将电极插头插入 AED 亮灯处的插座上（有些 AED 电极插头已预先连接到该装置）。

4) 分析心律，请周围人"离开"患者：有些 AED 会自动语音提示"分析心律，请所有人离开"；有些 AED 会语音指导"按下一个按钮以使 AED 开始分析心律"；无论哪一种，操作 AED 的施救者在 AED 准备分析心律时，应遣散周围人（大声说出"请所有人离开"或"离开患者"），环顾患者周围，确保无人触碰患者。AED 可能会花几秒钟进行心律的自动分析，然后 AED 会告知是否需要除颤。

5) 如果 AED 建议除颤，则再次遣散周围人，然后给予除颤：AED 在除颤前会自动充电，此时施救者可根据情况进行或不进行胸外按压，但在充电结束准备除颤前，应再次遣散周围人，环顾患者周围，确认无人触碰患者，然后按下电击按钮给予除颤，除颤将使患者肌肉产生突然的挛缩。

6) 如果 AED 不建议除颤，或上述除颤完成后，请立即从胸外按压开始进行 CPR。

7) 每 2min（约 5 个循环），AED 会提示重复步骤 4) 和 5)。

【注意事项】

(1) 所有可移除的金属物体，如表链、徽章等应从患者前胸去除。确保胸部没有异物，以免影响电击，使除颤能量减弱或消失。

(2) 若胸部有经皮药物贴片或起搏器，电极片必须避开药物贴片或起搏器。

(3) 检查环境，禁止任何水或金属物品将患者和旁观者或施救者连接。如果患者躺在水中或胸部有很多水，在贴 AED 电极片之前需将患者从水中拉出并迅速擦干患者胸部。如果患者躺在雪地里或小水坑中，可以使用 AED，不必移开。

(4) 如果儿童使用成人电极片，不可因电极片太大而将其剪小。

(5) 整个抢救过程中，应做到除颤和 CPR 的紧密衔接，尽量减少 CPR 的中断时间。获取 AED、连接 AED 时，都应尽可能不中断 CPR。使用 AED 除颤完毕后，也应立即继续实施高质量 CPR，不应浪费时间在检查患者的意识、呼吸和脉搏上。

四、特殊情况下的基本生命支持

（一）创伤性心搏骤停

创伤性心搏骤停虽然病死率较高，但一旦恢复自主循环，患者预后较其他原因的心搏骤停患者好。为创伤性心搏骤停患者实施 CPR 时，除了按照标准复苏流程，应同时快速处理各种可逆性病因（如低血容量、心脏压塞、张力性气胸等）。存在以下情况建议终止对创伤性心搏骤停患者的复苏尝试：①所有可逆性病因纠正后仍无法恢复自主循环。②心脏超声无法探测到心脏活动。创伤性心搏骤停患者存在以下情况可以放弃复苏：①在最初的 15min 内已无生命迹象。②严重创伤无法存活（如断颅、心脏贯通伤、脑组织损失）。院前急救的时间与严重创伤和创伤性心搏骤停患者的预后成负相关，故快速转运至关重要。

Note:

（二）淹溺所致心搏骤停

对淹溺所致心搏骤停患者,在识别并启动应急反应系统后,应按照 A → B → C 顺序实施 CPR,即首先开放气道;之后连续给予 5 次人工通气,如有可能给氧;然后再按照 30∶2 的按压 - 通气比率进行高质量 CPR。另外,在使用 AED 前,需擦干患者胸部。CPR 过程中患者口部会有大量泡沫产生,不用急于清除,待急救人员到达现场行气管插管后,再使用吸引器清除口腔异物,有时需要持续吸引。临床上对淹溺患者很难做出终止复苏的决定,没有单一的指标能够准确确定生存预后。因此,应该持续复苏,直到将患者转交给医疗机构或有明确证据证实复苏尝试无效(如严重的创伤、尸僵、腐烂等)。

（三）特殊人群心搏骤停

1. 孕妇　对于孕妇出现心搏骤停,复苏时应该特别注意:尽早寻求专家(产科和新生儿科)帮助;基于标准流程开始 CPR,但胸外按压的部位比标准位稍高;使孕妇平卧于硬质的平面,双手将子宫移向产妇的左侧,减轻对腹腔的压迫;随时准备行剖宫产终止妊娠。对于明确无法复苏的严重创伤孕妇或复苏措施明显无效时,应该立即(5min 内)行剖宫产。但对于临床行紧急剖宫产的决策往往较复杂,应该取决于病患因素(心搏骤停原因、胎龄等)、抢救团队的临床能力以及系统资源。

2. 老年人　在我国发生心搏骤停的患者大部分是老年人,因为随着年龄的增长,冠心病和慢性心衰的发病率在逐渐增加,心搏骤停的发生率也随之升高,且患者起病时初始心律为无脉性电活动的比例也在增加。对老年人实施 CPR 时采用标准流程,但更容易出现肋骨骨折等复苏相关并发症。

（王毅欣）

第四节　高级心血管生命支持

一、高级心血管生命支持流程

高级心血管生命支持(advanced cardiovascular life support,ACLS)是在基础生命支持的基础上,通过应用辅助设备、特殊技术和药物等更有效的呼吸、循环支持措施,以恢复自主循环或维持循环和呼吸功能的进一步支持治疗。

成人心搏骤停流程见图 5-8,该图来源于《2020 AHA 心肺复苏与心血管急救指南更新》相关内容,展示了成人心肺复苏最重要的流程图,描述了针对最初对 BLS 干预无反应且无脉搏的患者所实施的高级心血管生命支持中评估和治疗步骤:在持续 CPR 的基础上,每 2min 分析一次心律,根据结果选择除颤或不除颤,并适时给予急救药物、气道管理、呼吸支持以及可逆性病因的分析,直到患者恢复自主循环或停止复苏。该流程图包括心搏骤停的 2 个治疗路径,即左侧显示可除颤心律(心室颤动 / 无脉性室速)、右侧显示不可除颤心律(心搏停止 / 无脉性电活动);两个路径之间也可能发生互相切换。ACLS 一般由团队协作完成,例如 6 人所组成的高效团队,其中 1 名为组长,其余 5 名分别负责胸外按压、心电监护与除颤、气道管理与人工通气、静脉 / 骨内给药、计时与记录。

综上,ACLS 可归纳为高级 A、B、C、D。A(airway) ——气道管理;B(breathing) ——呼吸管理;C(circulation) ——循环支持:心电监护并给予除颤 / 电复律、监测 CPR 质量、建立液体通道、使用血管加压药物及抗心律失常药等;D(differential diagnosis) ——寻找心搏骤停原因。

二、气道管理

（一）基础气道管理

对于存在舌体或上呼吸道肌肉松弛引起气道梗阻的心搏骤停患者,如果仰头抬颏法或托颌法无法提供并保持气道通畅;或者在对心搏骤停患者球囊面罩通气过程中,施救者可能不自觉地下推颏部而导致气道阻塞;可使用 OPA 或 NPA 保持气道开放(见第二章第四节"一、基础气道管理技术")。

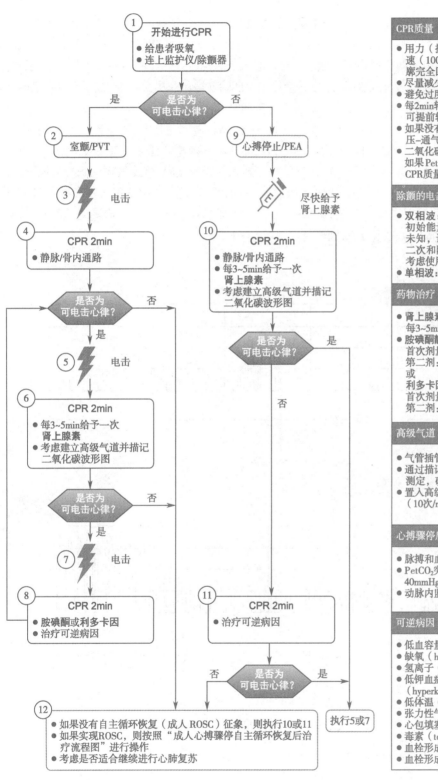

① 开始进行CPR
● 给患者吸氧
● 连上监护仪/除颤器

是否为可电击心律？

是

② 室颤/PVT

③ 电击

④ CPR 2min
● 静脉/骨内通路

是否为可电击心律？　否

是

⑤ 电击

⑥ CPR 2min
● 每3~5min给予一次**肾上腺素**
● 考虑建立高级气道并描记二氧化碳波形图

是否为可电击心律？　否

是

⑦ 电击

⑧ CPR 2min
● 胺碘酮或利多卡因
● 治疗可逆病因

否

⑨ 心搏停止/PEA

尽快给予肾上腺素

⑩ CPR 2min
● 静脉/骨内通路
● 每3~5min给予一次**肾上腺素**
● 考虑建立高级气道并描记二氧化碳波形图

是否为可电击心律？　是

否

⑪ CPR 2min
● 治疗可逆病因

是否为可电击心律？　是

否

执行5或7

⑫
● 如果没有自主循环恢复（成人 ROSC）征象，则执行10或11
● 如果实现ROSC，则按照"成人心搏骤停自主循环恢复后治疗流程图"进行操作
● 考虑是否适合继续进行心肺复苏

CPR质量

● 用力（按压深度至少为5cm）并快速（100~120次/min）按压，并使胸廓完全回弹
● 尽量减少胸外按压过程中断
● 避免过度通气
● 每2min轮换一次按压员，如感觉疲劳可提前轮换
● 如果没有高级气道，应采用30:2的按压–通气比率
● 二氧化碳波形图定量分析如果PetCO₂偏低或下降，则重新评估CPR质量

除颤的电击能量

● 双相波：制造商建议能量（例如，初始能量剂量为120~200J）；如果未知，请使用允许的最大剂量。第二次和随后的能量应相当，而且可考虑使用更高能量
● 单相波：360J

药物治疗

● 肾上腺素静脉/骨内注射剂量每3~5min 1mg
● 胺碘酮静脉/骨内注射剂量首次剂量：300mg，静脉推注第二剂：150mg或利多卡因静脉/骨内注射剂量首次剂量：1~1.5mg/kg第二剂：0.5~0.75mg/kg

高级气道

● 气管插管或声门上高级气道
● 通过描记二氧化碳波形图或二氧化碳测定，确认并监测气管插管的放置
● 置入高级气道后，每6s进行1次通气（10次/min），并持续进行胸外按压

心搏骤停后自主循环恢复（ROSC）

● 脉搏和血压
● PetCO₂突然持续升高（通常≥40mmHg）
● 动脉内监测到的自发性动脉压力波

可逆病因

● 低血容量（hypovolemia）
● 缺氧（hypoxia）
● 氢离子（hydrogen ion）（酸中毒）
● 低钾血症（hypokalemia）/高钾血症（hyperkalemia）
● 低体温（hypothermia）
● 张力性气胸（tension pneumothorax）
● 心包填塞（tamponade）
● 毒素（toxins）
● 血栓形成（thrombosis），肺部
● 血栓形成（thrombosis），冠状动脉

图 5-8　成人心搏骤停流程图

Note:

（二）高级气道管理

高级气道包括但不限于气管插管和声门上高级气道,如喉罩、喉导管、食管气管导管(具体技术讲解见第二章第四节"二、高级气道/呼吸管理技术")。

1. 气管插管　气管插管曾被认为是心搏骤停时气道管理的最佳选择,但如果没有足够的初始训练以及实践经历,可能会导致致命的并发症,如误插入食管或分支气管、肺脏长时间无通气等。反复插管及插管失败都可影响心搏骤停复苏的预后。另外,置入气管插管还会影响胸外按压和除颤。因此,在心肺复苏的早期不必立即进行气管插管,应尽量优先保证胸外按压和尽快除颤,直至患者自主循环恢复(return of spontaneous circulation,ROSC)后再行气管插管。

指南建议气管插管后开展持续定量的呼气末 CO_2 分压($PetCO_2$)监测(图 5-9),该指标不仅有助于确认气管导管是否正确置入,而且可以客观监测心肺复苏的质量以及患者是否恢复自主循环。由于血液中 CO_2 必须通过肺循环才能被呼出,所以以气管插管置入位置错误时,将无法观测到 CO_2 波形图;$PetCO_2$ 与冠状动脉灌注压、脑灌注压变化成正相关,若 $PetCO_2$ 持续低于 10mmHg,则表明不可能出现自主循环恢复或预后不良,应尝试改善胸外按压和血管加压药物治疗,以提高心肺复苏的质量;若 $PetCO_2$ 突然升至 35~40mmHg 的正常值,则可将其视作 ROSC 的一个指标。

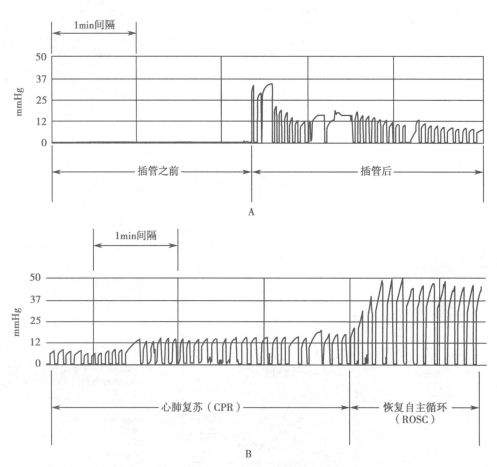

图 5-9　二氧化碳波形图

A:二氧化碳波形图用于确认气管插管位置。该二氧化碳描记功能在插管期间,在竖轴上显示不同时间呼气末二氧化碳分压($PetCO_2$),单位是 mmHg。患者插管后,检测呼出二氧化碳,用于确认气管插管的位置。呼吸期间的 $PetCO_2$ 会不断变化,并在呼气末达到最高值。B:二氧化碳波形图用于监测复苏操作的有效性。第二条二氧化碳图迹线在竖轴上显示不同时间的 $PetCO_2$,单位是 mmHg。该患者已插管,正在对其进行心肺复苏操作。请注意,通气速率为每分钟 10 次。以每分钟 100~120 次的速率持续进行胸外按压,但不会连同该迹线一起显示。第 1min 内的初始 $PetCO_2$ 低于 12.5mmHg,提示血流非常小。在第 2min 和第 3min,$PetCO_2$ 上升到 12.5~25mmHg,这与后续复苏过程中的血流增加情况一致。第 4min 恢复自主循环(ROSC)。ROSC 可通过 $PetCO_2$(仅在第 4 条竖线后可见)突然上升到 40mmHg 以上确定,这与血流的显著增加一致。

2. 声门上高级气道 在没有条件做气管插管时,喉罩、喉导管、食管气管导管可作为替代选择。

三、呼吸管理

(一) 人工通气

心肺复苏时,可采用球囊面罩通气或机械通气(见第十一章第一节"呼吸系统功能监测与评估")。在未置入高级气道之前,通气与按压比为 30:2;在置入高级气道之后,应按指南推荐频率(成人每 6s 给予一次通气,10 次/min;儿童和婴儿每 2~3s 给予一次通气,20~30 次/min),同时持续进行不间断的胸外按压。

(二) 给氧

心肺复苏时,有条件者应给予心搏骤停患者高浓度或 100% 氧($FiO_2=100\%$)。当患者出现 ROSC 后,再根据动脉血气分析情况调节氧浓度,维持血氧饱和度在 92%~98%,避免体内氧过剩。

四、循环支持

(一) 心电、血压监测

CPR 时,应及时连接心电监护仪或除颤器等心电示波装置或心电图机进行持续心电监测,及时发现并准确辨认心律失常,以采取相应的急救措施,如心室颤动时,立即给予除颤。检测心律要迅速,如果观察到规律心律,应检查有无脉搏。如对脉搏是否存在有任何怀疑,应立即开始胸部按压。监测中还应注意任何心电图的表现均应与患者的临床实际情况紧密联系。

(二) CPR 质量监测

组长或记录员监测组员 CPR 表现,保证用力、快速按压,并使胸廓完全回弹;尽量减少胸外按压过程中断;避免过度通气;每 2min 轮换一次按压员,如感觉疲劳可提前轮换;采用正确按压-通气比率实施 CPR。另一方面,在可行的情况下,使用动脉血压或 $PetCO_2$ 等生理参数来监测和优化 CPR 质量;按压目标是使 $PetCO_2$ 至少为 10mmHg,理想情况下为 20mmHg 或更高;动脉内舒张压最好大于 20mmHg。

(三) 建立给药途径

心搏骤停时,在不中断 CPR 和快速除颤的前提下,应迅速建立静脉或骨髓通路。

1. 静脉通路(IV) 如无静脉通路,应首选建立外周静脉通路给予药物和液体。常选用肘前静脉(如肘正中静脉或贵要静脉)、颈外静脉,尽量不用手部或下肢静脉。一般药物经由外周静脉到达心脏需要 1~2min 的时间,药物静脉注射后再推注 20ml 液体,有助于药物进入中心循环。对已建立中心静脉通路者,优选中心静脉给药,因中心静脉给药比外周静脉给药药物峰浓度更高、循环时间更短、起效更快。但如果在 CPR 期间,不论是建立外周静脉通路还是中心静脉通路,不可因置入静脉导管而中断 CPR 和影响除颤。

2. 骨髓通路(IO) 由于骨髓腔内有不塌陷的血管丛,是可供选择的另外一种给药途径,其给药效果相当于中心静脉通道。如果无法建立静脉通路,可建立骨髓通路进行液体复苏、给药和采集血液标本。

3. 气管内给药(ET) 如果无法建立静脉或骨髓通路,某些药物可经气管插管注入气管。常用药物有肾上腺素、阿托品、利多卡因、纳洛酮和血管升压素等。其剂量应为静脉给药的 2~2.5 倍,使用 5~10ml 生理盐水或注射用水稀释后,将药物直接注入气管。使用注射用水稀释肾上腺素和利多卡因可比应用生理盐水稀释更好吸收。但经气管内给予肾上腺素,其较低的浓度可产生短暂性的 β-肾上腺素能效应(血管舒张作用),导致低血压、低冠状动脉灌注压(CPP)和血流,降低 ROSC 的可能性。因此,尽管可经气管内给予某些药物,应尽量选择经静脉或骨髓通路给药方法,以保证确切的给药和药物作用。

(四) 心肺复苏常用药物

在不中断 CPR 和尽早对可除颤心律实施除颤的前提下,应尽快遵医嘱给予下列复苏药物,并在

Note:

给药后推注 20ml 液体,抬高注射肢体,促进药物更快到达中心循环。

1. **肾上腺素(epinephrine)**　CPR 的首选药物。肾上腺素主要是通过兴奋 α- 肾上腺素受体的作用,收缩外周血管,提高血压,增加冠状动脉和脑等其他重要脏器的灌注压。在心搏骤停几分钟后给予肾上腺素可以增加 ROSC 概率、存活出院率和神经功能完好存活率。成人心搏骤停流程图指示:对于不可除颤心律患者,应尽快给予肾上腺素;对于可除颤心律患者,最初优先进行除颤和 CPR,如果 CPR 和除颤初始尝试不成功,一般在除颤 2 次后给予第一剂肾上腺素。肾上腺素的用法是 1mg 经静脉或骨髓通路推注,每 3~5min 一次。如果无法经静脉或骨髓通路给药,可经气管内给药,剂量为 2~2.5mg。

2. **胺碘酮(amiodarone)**　当给予 2~3 次除颤加 CPR 及给予肾上腺素之后仍然是心室颤动 / 无脉性室速时,应准备给予胺碘酮。胺碘酮是一种抗心律失常药物,可影响钠、钾和钙通道的合成,具有阻滞 α、β- 肾上腺素受体的特性。对于心搏骤停患者,其用法是首次 300mg,静脉或骨髓通路推注。如无效,可隔一个周期(给予肾上腺素)再给予 150mg 推注。

3. **利多卡因(lidocaine)**　可降低心室肌传导纤维的自律性和兴奋性,相对地延长心室有效不应期,提高心室颤动阈值。对于心室颤动 / 无脉性室速导致的心搏骤停患者,如果没有胺碘酮,可以考虑给予利多卡因,首次剂量为 1~1.5mg/kg,静脉或骨髓通路推注;之后每间隔 5~10min 再推注 0.5~0.75mg/kg,直达最大剂量为 3mg/kg。

4. **镁剂(magnesium)**　能有效终止尖端扭转型室速。如果心室颤动 / 无脉性室速心搏骤停与尖端扭转型室速有关,可将硫酸镁 1~2g 溶于 5% 葡萄糖溶液 10ml 中缓慢(5~20min)静脉注射。之后可用 1~2g 硫酸镁溶于 50~100ml 5% 葡萄糖中,缓慢静脉滴注。尖端扭转型室速应立即进行高能量电击治疗,硫酸镁仅是辅助药物,用于治疗或防止尖端扭转型室速复发,不建议心搏骤停时常规使用。

5. **碳酸氢钠(sodium bicarbonate)**　复苏初期(15~20min 内)产生的代谢性酸中毒通过改善通气常可得到纠正,不应过分积极补充碳酸氢钠。心搏骤停或复苏时间过长者,或早已存在代谢性酸中毒、高钾血症、三环类药物过量患者,可适当补充碳酸氢钠,初始剂量 1mmol/kg(如为 5% 的溶液,1ml=0.6mmol)静脉滴注,之后根据血气分析结果调整补给量,防止产生碱中毒。

6. **类固醇(steroids)**　在治疗院内心搏骤停时,尽管不建议常规使用类固醇,但类固醇与肾上腺素一起使用可能有益于治疗院内心搏骤停。

五、寻找心搏骤停原因

在救治心搏骤停过程中,应尽可能迅速明确引起心搏骤停的病因,以便及时对可逆性病因(5H5T)采取相应的救治措施。一方面,通过使用 SAMPLE 助记表来收集患者的目标病史信息,帮助快速确定或排除疑似诊断:S(symptoms and signs),症状和体征;A(allergy),过敏史;M(medication),用药史,包括最后一次使用的剂量;P(past history),既往病史,尤其与当前疾病相关的病史;L(last meal),最近一餐所吃的食物;E(event),事件经过。另一方面,应尽早描记 12 导联心电图,及时采集静脉血标本检验相关生化指标,进行影像学检查等辅助检查,明确心搏骤停原因。

(王毅欣)

第五节　心搏骤停后治疗

大部分死亡发生在心搏骤停后 24h 之内。一旦心搏骤停患者出现 ROSC,应立即开始心搏骤停后的系统性综合治疗,防止再次发生心搏骤停,提高入院后长期生存的机会。

一、心搏骤停后治疗目标

心搏骤停后即时治疗的目标是优化全身灌注,恢复代谢平衡,支持器官系统功能,以增加完整无

Note:

损神经功能幸存的可能性。心搏骤停后期通常为血流动力学不稳定和代谢异常期。支持和治疗急性心功能异常和急性心肌缺血可以增加幸存的可能性。采取措施降低继发性脑损伤，如目标温度管理，可促进存活和神经功能恢复。在此期间每一个器官都处于危险状态中，患者极易发生多器官功能障碍。心搏骤停后的这些多方面问题涉及重症监护、心脏、神经等多学科的综合治疗。因此，在有条件的医院重症监护单位加强预见、监测和治疗逐一所发生的问题，并对患者心搏骤停后的预后做出恰当的估计是非常重要的。

（一）心搏骤停后的治疗初始目标

初始目标：①优化心、肺功能和重要器官灌注。②转运到拥有心搏骤停后综合治疗系统的合适医院或重症监护病房。③识别并治疗心搏骤停的诱发因素，防止心脏再次骤停。

（二）心搏骤停后的治疗后续目标

后续目标：①目标温度管理（targeted temperature management，TTM），优化生存和神经功能的恢复。②识别并治疗急性冠状动脉综合征（acute coronary syndromes，ACS）。③优化机械通气，尽量减少肺损伤。④降低多器官损伤的风险，根据需要支持脏器功能。⑤客观评估预后恢复情况。⑥需要时协助生存者进行康复。

二、心搏骤停后治疗措施

心搏骤停后治疗措施包括维持有效的循环、呼吸与神经系统的功能，特别是脑灌注，及时提供目标温度管理与经皮冠状动脉介入治疗，提供其他重症监护管理等。成人心搏骤停自主循环恢复后治疗流程见图 5-10，该图来源于《2020 AHA 心肺复苏与心血管急救指南更新》相关内容，分为两个阶段。

（一）初始稳定阶段

在 ROSC 后的阶段，复苏是持续进行的，其中许多活动可以同时进行。但是，如果需要确定优先次序，请遵循以下步骤：

1. 气道管理　如果此时还未置入气管插管，应尽快置入，并通过描记二氧化碳波形图或测定二氧化碳，确认并监测气管插管的位置。

2. 管理呼吸参数　置入气管插管后，初始通气频率为 10 次 /min；调整通气和调整 FiO_2，使得血氧饱和度 SpO_2 达到 92%~98%；持续调整通气，直到 $PaCO_2$ 为 35~40mmHg。

3. 管理血流动力学参数　通过给予晶体液和 / 或血管加压药或强心剂，使者目标血压达到收缩压 >90mmHg 或平均动脉压 >65mmHg。

（二）持续管理以及其他紧急措施

该阶段许多评估也应同时进行，以便 TTM 的决策与心脏介入治疗措施一样受到优先考虑。

1. 紧急心脏介入治疗　及早对患者描记 12 导联心电图（ECG）；考虑血流动力学指标以决定是否进行心脏介入治疗。如果 ECG 显示 ST 段抬高（STEMI），血流动力学提示不稳定性心源性休克，或需要机械循环支持，则考虑紧急心脏介入治疗。

2. 脑复苏　心搏骤停后最常发生脑损伤，是引起死亡的最常见原因。脑损伤的临床表现包括昏迷、抽搐、肌阵挛、不同程度的神经认知功能障碍和脑死亡。脑复苏是心肺复苏的目的，是防治脑缺血缺氧、减轻脑水肿、保护脑细胞、恢复脑功能到心搏骤停前水平的综合措施。

（1）TTM：如果患者不遵循指令、陷入昏迷，应尽快开始 TTM。指南建议使用带有反馈回路的冷却装置，目标温度设定在 32~36℃，持续 24h。在 TTM 后，还应注意积极预防昏迷患者的发热。

（2）防治脑缺氧和脑水肿：①脱水，应用渗透性利尿剂脱水，配合 TTM，以减轻脑组织水肿和降低颅内压，促进大脑功能恢复。在脱水治疗时，应注意防止过度脱水，以免造成血容量不足，难以维持血压的稳定。②促进早期脑血流灌注，在心搏骤停患者的救治中，应该避免收缩压低于 90mmHg，平均动脉压低于 65mmHg。如果发生低血压，应立即纠正，以保证良好的脑灌注。③高压氧（HBO）治疗，通过增加血氧含量及其弥散功能，提高脑组织氧分压，改善脑缺氧，降低颅内压。有条件者可早期应用。

Note: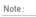

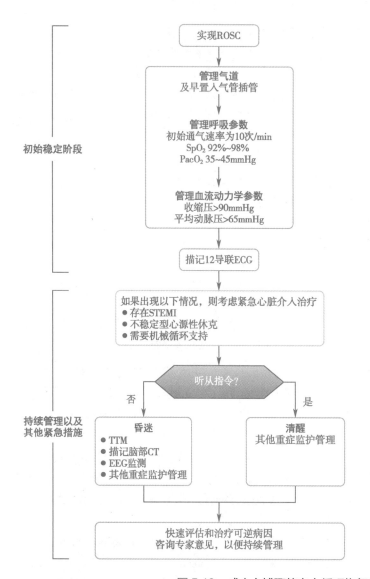

图 5-10 成人心搏骤停自主循环恢复后治疗流程

（3）其他重症监护管理：①持续监测核心体温，如食管、直肠、膀胱。②维持正常的血氧、血二氧化碳和血糖水平。③提供连续或间断的脑电图（EEG）监测，并描记脑部CT。④提供肺保护性通气。

知 识 拓 展

不良神经系统预后

1. 心搏骤停后72h或以上无瞳孔对光反射。

2. 心搏骤停后最初72h内出现肌阵挛状态（不同于单独的肌肉抽动）。

3. 心搏骤停或恢复体温24~72h后，无N20体感觉诱发电位皮质波。

4. 心搏骤停2h后，脑部CT示灰质-白质比显著减少。

5. 心搏骤停后2~6d脑部MRI出现广泛的弥散加权受限。

6. 心搏骤停后72h EEG对外部刺激持续无反应。

7. 恢复体温后EEG呈持续暴发抑制或难治性癫痫持续状态。

无机体活动、伸展姿势或肌阵挛不能单独用来提示预后。休克、温度、代谢紊乱、曾用过镇静剂或神经肌肉阻滞剂及其他临床因素也可能会影响某些测试的结果。

Note:

3. 脑复苏的结果 不同程度的脑缺血、缺氧,经复苏处理后可能有四种结果:①意识、自主活动完全恢复。②意识恢复,遗有智力减退、精神异常或肢体功能障碍等。③去大脑皮质综合征,即患者无意识活动,但仍保留呼吸和脑干功能,亦称"植物人"状态。④脑死亡。

三、终止心肺复苏

经过 20min 的心肺复苏后,患者对任何刺激仍无反应、无自主呼吸、无自主循环征象,心电图为一直线(3 个以上导联),可以考虑终止心肺复苏。对于气管插管患者,二氧化碳波形图检测 $PetCO_2$ 仍不能达到 10mmHg 以上时,复苏的可能性很低,综合其他相关因素,可有助于决定终止复苏。但对于部分特殊的心搏骤停患者,应根据患者具体情况,充分认识到适当延长 CPR 时间,有可能获得成功,因为生物机体在假死状态下能量的产生和能量的消耗都会发生急剧减少,甚至会具有一些特殊的抵抗环境压力的能力,如极端的温度、缺氧以及一些物理损伤。因此,对部分心搏骤停患者,应根据患者具体情况,通过适当延长 CPR 时间以成功挽救患者的生命。考虑实施超长时限 CPR 的情况包括:①心搏骤停的发生是由于特殊的病因,例如淹溺、低温、强光损伤、药物中毒等。②患者为特殊的群体,尤其是 5 岁以下儿童终止 CPR 时需特别谨慎,因为小儿对损伤的耐受力较成人强,即使神经系统检查已经出现无反应状态,某些重要的脑功能仍可恢复。③心搏骤停发生在特殊的条件下,如手术室内在麻醉状态下实施 CPR、心搏骤停患者一直使用机械复苏装置保持高质量的 CPR 或进行体外膜肺 CPR(ECMO CPR,ECPR)。

所有接受复苏治疗但继而死亡或脑死亡的心搏骤停患者都可被评估为可能的器官捐献者。

(王毅欣)

思 考 题

1. 成人与儿童、婴儿心肺复苏主要区别有哪些?
2. 成人高质量心肺复苏的关键要素是什么?
3. 高级心血管生命支持的关键要点是什么?
4. 如何为心搏骤停后自主循环恢复患者实施护理?
5. 各种特殊心肺复苏的特点是什么?

N URSING

第六章

急 性 中 毒

06章 数字内容

———— 学 习 目 标 ————

● 知识目标:
1. 掌握常见毒物急性中毒的急救原则及护理措施,有机磷杀虫药中毒、百草枯中毒、一氧化碳中毒、急性酒精中毒、虫蛇咬蛰伤及药物滥用患者的临床表现、急救治疗原则及护理措施。
2. 熟悉急性中毒病情危重的信号和中毒患者的健康教育。
3. 了解毒物常见病因与中毒机制,以及严重程度分型。
● 能力目标:
1. 能及时识别急性中毒患者,并配合团队开展急性中毒患者抢救工作。
2. 能对常见药物滥用患者采取紧急救治及护理措施。
● 素质目标:
具有尊重急性中毒患者各项权益的职业素质。

急性中毒(acute poisoning)指有毒的化学物质短时间内或一次超量进入人体而造成组织、器官器质性或功能性损害。急性中毒发病急骤、症状凶险、变化迅速,如不及时救治,常危及生命。

第一节 概 述

一、中毒分类与机制

(一)分类

1. 职业性中毒 在工作过程中,由于不注意劳动保护或违反安全防护制度,密切接触有毒原料、中间产物或成品而发生的中毒。

2. 生活性中毒 由于误食或意外接触有毒物质、用药过量、自杀或故意投毒谋害等原因使过量毒物进入人体内而引起中毒。

(二)毒物的摄入、吸收、代谢和排出

1. 毒物的摄入 毒物主要经呼吸道、消化道、皮肤黏膜、血管等途径进入人体。气态、烟雾态和气溶胶态的物质大多经呼吸道进入人体,如一氧化碳、硫化氢等,这是毒物进入人体最方便、最迅速,也是毒性作用发挥最快的一种途径。液态、固态毒物多经消化道进入人体,如有机磷杀虫药、乙醇、毒蕈等,胃和小肠是主要的吸收部位。胃肠道内 pH、毒物的脂溶性及其电离的难易程度是影响吸收的主要因素。另外,胃内容物的量、胃排空时间、肠蠕动等也影响其吸收。

2. 毒物的吸收 多数毒物不能经健康的皮肤吸收,但以下几种情况除外:①脂溶性毒物,如有机磷杀虫药、苯类等可穿透皮肤脂质层吸收。②腐蚀性毒物,如强酸、强碱等造成皮肤直接损伤。③局部皮肤有损伤。④特殊情况下,如环境高温、高湿、皮肤多汗等。

3. 毒物的代谢 毒物吸收后主要在肝脏通过氧化、还原、水解、结合等作用进行代谢。大多数毒物经代谢后毒性降低,但也有少数毒物在代谢后毒性反而增强,如对硫磷(1605)氧化为对氧磷后,毒性较原来增加约 300 倍。

4. 毒物的排出 体内毒物主要经肾脏排出。气体和易挥发的毒物吸收后,部分可以原形经呼吸道排出。很多重金属如铅、汞、砷等以及生物碱可由消化道排出。有些毒物可经皮肤、汗腺、唾液腺、乳腺、胆道等排出。毒物从体内排出的速度视毒物的溶解度、挥发度、与组织的结合程度以及排泄器官的功能状态而异,并与血液循环的状态有关。

(三)中毒机制

1. 局部腐蚀、刺激 强酸、强碱可吸收组织中的水分,并与蛋白质或脂肪结合,使细胞变性、坏死。

2. 缺氧 刺激性气体可引起喉头水肿、喉痉挛、支气管炎、肺炎或肺水肿,妨碍氧气吸入或影响肺泡的气体交换而引起缺氧。窒息性气体如一氧化碳、硫化氢、氰化物等可阻碍氧的吸收、转运或利用。

3. 麻醉作用 脑组织和细胞膜内脂质含量高,有机溶剂和吸入性麻醉剂有较强亲脂性,可通过血脑屏障进入脑内而抑制脑功能。

4. 抑制酶的活力 部分毒物或其代谢产物可通过抑制酶的活力而产生毒性作用,如有机磷杀虫药、氰化物、重金属等可分别抑制胆碱酯酶、细胞色素氧化酶、含巯基酶等活力。

5. 干扰细胞膜或细胞器的生理功能 四氯化碳在体内经代谢产生的三氯甲烷自由基可作用于肝细胞膜中的不饱和脂肪酸,引起脂质过氧化,导致线粒体和内质网变性、肝细胞坏死。

6. 竞争受体 阿托品通过竞争性阻断毒蕈碱受体而产生毒性作用。

7. 干扰 DNA 及 RNA 合成 烷化剂芥子气可与 DNA 及 RNA 结合,造成染色体损伤,参与机体肿瘤的形成。

Note:

二、病情评估

(一) 病史

急性中毒临床表现复杂,多数症状缺乏特异性。因此,接触史对于确诊具有重要意义。①神志清楚者可询问患者本人,神志不清或企图自杀应向患者的家属、同事、亲友或现场目击者了解情况。②对怀疑生活性中毒者,应详细了解患者的居住环境、既往病史、精神状态、长期服用药物种类、家中药品有无缺失,发病时身边有无药瓶、药袋等。③怀疑食物中毒时,应调查进餐地点、餐饮种类,同餐进食者有无类似症状发生,注意查看剩余食物、呕吐物或胃内食物的气味、性状、是否有药物残渣等并及时送检。④怀疑一氧化碳中毒时,需查问室内炉火、烟囱、通风情况,有无煤气泄漏,当时同室其他人员是否也有中毒表现等。⑤对于职业性中毒,应详细询问职业史,包括工种、工龄、接触毒物种类和时间、环境条件、防护措施,先前是否发生过类似事故以及在相同的工作条件下,其他人员有无发病等。总之,对任何中毒都要了解发病现场情况,查明接触毒物证据。

(二) 临床表现

1. 皮肤黏膜 ①皮肤灼伤:主要见于强酸、强碱、甲醛、苯酚、甲酚皂等引起的腐蚀性损害,表现为糜烂、溃疡、痂皮等,但不同毒物呈现不同特征,如皮肤在硫酸灼伤后呈黑色、硝酸灼伤后呈黄色、盐酸灼伤后呈棕色、过氧乙酸灼伤后呈无色等。②发绀:引起血液氧合血红蛋白不足的毒物中毒时可出现发绀,如亚硝酸盐、苯胺、麻醉药等中毒。③樱桃红色:常见于一氧化碳、氰化物中毒。④黄疸:四氯化碳、鱼胆、毒蕈等中毒损害肝脏可出现黄疸。⑤大汗、潮湿:常见于有机磷杀虫药中毒。

2. 眼 ①瞳孔缩小:见于有机磷杀虫药、毒扁豆碱、毒蕈、吗啡等中毒。②瞳孔扩大:见于阿托品、莨菪碱等中毒。③视力障碍:见于甲醇、有机磷杀虫药、苯丙胺等中毒。

3. 呼吸系统 ①刺激症状:各种刺激性及腐蚀性气体,如强酸雾、甲醛溶液等,可直接引起呼吸道黏膜严重刺激症状,表现为咳嗽、胸痛、呼吸困难,重者可出现喉痉挛、喉头水肿、肺水肿、急性呼吸窘迫甚至呼吸衰竭等。②呼吸气味:有机溶剂的挥发性强,常伴特殊气味,如乙醇中毒呼出气有酒味,有机磷杀虫药有大蒜味,氰化物有苦杏仁味。③呼吸加快:引起酸中毒的化学物质如水杨酸类、甲醇等,可兴奋呼吸中枢,中毒后呼吸加快。毒物引起脑水肿、肺水肿时,亦可表现为呼吸加快。④呼吸减慢:镇静催眠药、吗啡等中毒,可过度抑制呼吸中枢,使呼吸减慢。

4. 循环系统 ①心律失常:洋地黄、夹竹桃等中毒时兴奋迷走神经;拟肾上腺素类、三环类抗抑郁药等中毒时兴奋交感神经;氨茶碱中毒时亦可引起心律失常。②休克:强酸、强碱引起严重化学灼伤后可致血浆渗出,发生低血容量性休克;严重巴比妥类中毒可抑制血管中枢,引起外周血管扩张,发生休克。③心搏骤停:洋地黄、奎尼丁、锑剂等中毒可因心肌毒性作用而致心搏骤停;可溶性钡盐、棉酚中毒可因严重低钾血症而致心搏骤停。

5. 消化系统 ①几乎所有毒物均可引起呕吐、腹泻等症状,重者可致胃肠穿孔及出血性坏死性肠炎。②呕吐物的颜色和气味:高锰酸钾呈红或紫色;有机磷杀虫药有大蒜味。③口腔炎:腐蚀性毒物如汞蒸汽、有机汞化合物等可引起口腔黏膜糜烂、齿龈肿胀和出血等。④肝脏受损:毒蕈、四氯化碳中毒可损害肝脏引起黄疸、转氨酶升高、腹水等。

6. 神经系统 ①中毒性脑病:有机磷杀虫药可直接作用于中枢神经系统,引起各种神经系统症状及脑实质的损害;一氧化碳中毒引起的缺氧及血液循环障碍可导致程度不等的意识障碍、抽搐、精神症状等,严重者出现颅内压增高症候群。②中毒性周围神经病:如铅中毒所致脑神经麻痹,砷中毒所致多发性神经炎。

7. 泌尿系统 ①肾缺血:引起休克的毒物可致肾缺血。②肾小管坏死:见于升汞、四氯化碳、氨基糖苷类抗生素、毒蕈等中毒。③肾小管堵塞:砷化氢中毒可引起血管内溶血,砷-血红蛋白复合物、砷氧化物、破碎红细胞及血红蛋白管型等可堵塞肾小管,磺胺结晶也可堵塞肾小管,最终均可导致急性肾功能衰竭。

8. **血液系统** ①白细胞减少和再生障碍性贫血：见于氯霉素、抗肿瘤药、苯等中毒。②溶血性贫血：见于砷化氢、苯胺、硝基苯等中毒。③出血：阿司匹林、氯霉素、氢氯噻嗪、抗肿瘤药物中毒可引起血小板异常，肝素、双香豆素、水杨酸类、蛇毒等中毒可导致凝血功能障碍。

9. **发热** 见于抗胆碱药、二硝基酚、棉酚等中毒。

常见毒物中毒的临床表现见表6-1。

表 6-1 常见毒物中毒的临床表现

受累系统与器官	临床表现	毒 物
皮肤黏膜	灼伤	强酸、强碱、甲醛、苯酚、甲酚皂等腐蚀性毒物
	发绀	亚硝酸盐、苯胺、氰化物、麻醉药、有机溶剂、刺激性气体等
	颜面潮红	阿托品、颠茄、乙醇、硝酸甘油、一氧化碳等
	皮肤湿润	有机磷杀虫药、酒精、水杨酸、拟胆碱药、吗啡类
	樱桃红色	一氧化碳、氰化物
	黄疸	毒蕈、四氯化碳、百草枯等
眼	瞳孔缩小	有机磷杀虫药、阿片类、镇静催眠药、氨基甲酸酯、毒蕈等
	瞳孔扩大	阿托品、莨菪碱、肉毒、甲醇、乙醇、大麻、苯、氰化物等
	视神经炎	甲醇、一氧化碳等
神经系统	昏迷	麻醉药、镇静催眠药、有机磷杀虫药、有机溶剂、一氧化碳、硫化氢、氰化物、有机汞、拟除虫菊酯、乙醇、阿托品等
	谵妄	有机磷杀虫药、有机汞、醇、苯、铅等
	肌纤维颤动	有机磷杀虫药、有机汞、有机氯、汽油、乙醇、硫化氢等
	惊厥	四亚甲基二砜四胺(毒鼠强)、窒息性毒物、有机氯杀虫剂、拟除虫菊酯、异烟肼等
	瘫痪	可溶性钡盐、一氧化碳、三氧化二砷、蛇毒、河豚毒、箭毒等
	精神异常	二硫化碳、一氧化碳、有机溶剂、乙醇、阿托品、蛇毒、抗组胺药等
呼吸系统	呼吸气味	氰化物苦杏仁味；有机磷杀虫药、黄磷、铊等大蒜味
	呼吸加快或深大	二氧化碳、呼吸兴奋剂、甲醇、水杨酸类、抗胆碱药、可卡因、樟脑等
	呼吸减慢	镇静催眠药、吗啡、氰化物等
	肺水肿	刺激性气体、磷化锌、氰化物、有机磷杀虫药、百草枯等
消化系统	胃肠症状	有机磷杀虫药、铅、锑、砷、强酸、强碱、磷化锌等
	肝损害	磷、硝基苯、毒蕈、氰化物、蛇毒、四氯化碳等
循环系统	心动过速	阿托品、颠茄、氯丙嗪、拟肾上腺素药、可卡因等
	心动过缓	洋地黄类、毒蕈、拟胆碱药、钙通道阻滞剂、β受体阻滞剂等
	心脏毒性	洋地黄、奎尼丁、氨茶碱、依米丁(吐根碱)等
	缺氧	一氧化碳、硫化氢、氰化物等窒息性毒物
	低钾血症	可溶性钡盐、棉酚、排钾性利尿剂等
泌尿系统	肾小管坏死	升汞、四氯化碳、毒蕈、蛇毒、斑蝥、氨基糖苷类
	肾小管堵塞	砷化氢、蛇毒、磺胺结晶等
血液系统	溶血性贫血	砷化氢、苯胺、硝基苯等
	再生障碍性贫血	氯霉素、抗肿瘤药、苯等
	出血	阿司匹林、氯霉素、氢氯噻嗪、抗肿瘤药物等
	凝血障碍	肝素、双香豆素、水杨酸类、2-二苯基乙酰基-1,3-茚二酮(敌鼠钠盐)、蛇毒等

（三）辅助检查

1. 血液检查

（1）外观：①褐色，见于高铁血红蛋白血症，如亚硝酸盐、苯胺、硝基苯等中毒。②粉红色，见于急性溶血，如砷化氢、苯胺、硝基苯等中毒。

（2）生化检查：①肝功能异常，见于四氯化碳、硝基苯、毒蕈、氰化物、蛇毒、乙酰氨基酚、重金属等中毒。②肾功能异常，见于氨基糖苷类抗生素、蛇毒、生鱼胆、毒蕈、重金属等中毒。③低钾血症，见于可溶性钡盐、排钾利尿药、氨茶碱、棉酚等中毒。

（3）凝血功能检查：凝血功能异常多见于抗凝血类灭鼠药、水杨酸类、肝素、蛇毒、毒蕈等中毒。

（4）动脉血气分析：低氧血症见于刺激性气体、窒息性毒物等中毒；酸中毒见于水杨酸类、甲醇等中毒。

（5）异常血红蛋白检测：碳氧血红蛋白浓度增高见于一氧化碳中毒；高铁血红蛋白血症见于亚硝酸盐、苯胺、硝基苯等中毒。

（6）酶学检查：全血胆碱酯酶活力下降见于有机磷杀虫药、氨基甲酸酯类杀虫药等中毒。

2. 尿液检查

（1）肉眼血尿：见于影响凝血功能的毒物中毒。

（2）蓝色尿：见于含亚甲蓝的药物中毒。

（3）绿色尿：见于麝香草酚中毒。

（4）橘黄色尿：见于氨基比林等中毒。

（5）灰色尿：见于酚或甲酚中毒。

（6）结晶尿：见于扑痫酮、磺胺等中毒。

（7）镜下血尿或蛋白尿：见于升汞、生鱼胆等中毒。

3. 毒物检测

理论上是诊断中毒最为客观的方法，特异性强，应采集患者的血、尿、粪、呕吐物、剩余食物、首次抽吸的胃内容物、遗留毒物、药物和容器等送检，检验标本尽量不放防腐剂，并尽早送检。但因毒物检测敏感性较低，加之技术条件的限制和毒物理化性质的差异，很多中毒患者体内并不能检测到毒物。因此，诊断中毒时不能过分依赖毒物检测。

（四）病情判断

1. 一般情况　包括神志、体温、脉搏、呼吸、血压、血氧饱和度、皮肤色泽、瞳孔、心率、心律、尿量、尿液的性状等。生命体征的变化与病情严重程度基本吻合。

2. 毒物的种类、剂量、中毒时间、院前处置情况等。

3. 有无严重并发症　病情危重的信号包括：①深度昏迷。②癫痫发作。③高热或体温过低。④高血压或休克。⑤严重心律失常。⑥肺水肿。⑦吸入性肺炎。⑧呼吸衰竭。⑨肝功能衰竭。⑩少尿或肾功能衰竭。

三、急救原则及措施

急性中毒的特点是发病急骤、来势凶猛、进展迅速、病情多变。因此，医护人员必须争分夺秒地进行有效救治。

（一）立即终止接触毒物

1. 迅速脱离有毒环境　在评估环境安全的情况下，对吸入性中毒者，应迅速将患者搬离有毒环境，移至空气清新的安全地方，并解开衣扣；对接触性中毒者，立即将患者撤离中毒现场，除去污染衣物，用敷料除去肉眼可见的毒物。

2. 维持基本生命体征　若患者出现心搏骤停，应立即进行心肺复苏，迅速建立静脉通路，尽快采取相应的救治措施。

（二）清除尚未吸收的毒物

1. 吸入性中毒的急救　将患者搬离有毒环境后,移至上风或侧风方向,使其呼吸新鲜空气;保持呼吸道通畅,及时清除呼吸道分泌物,防止舌后坠;及早吸氧,必要时可使用呼吸机或采用高压氧治疗。

2. 接触性中毒的急救　用大量清水(特殊毒物也可选用酒精、肥皂水、碳酸氢钠、醋酸等)冲洗接触部位的皮肤、毛发、指甲。清洗时切忌用热水或用少量水擦洗,以防止促进局部血液循环,加速毒物的吸收。若眼部接触到毒物,不应试图用药物中和,以免发生化学反应造成角膜、结膜的损伤,应选用大量清水或等渗盐水冲洗,直至石蕊试纸显示中性为止。皮肤接触腐蚀性毒物时,冲洗时间应达到15~30min,并可选择相应的中和剂或解毒剂冲洗。

3. 食入性中毒的急救　常用催吐、洗胃、导泻、灌肠、使用吸附剂等方法清除胃肠道尚未吸收的毒物。毒物清除越早、越彻底,病情改善越明显,预后越好。

（1）催吐（emesis）

1）适应证:口服毒物的患者,只要神志清楚,且没有催吐的禁忌证,均应做催吐处理,可尽早将胃内大部分的毒物排出,以达到减少毒素吸收的目的。

2）禁忌证:①昏迷、惊厥。②腐蚀性毒物中毒。③食管 - 胃底静脉曲张、主动脉瘤、消化性溃疡。④年老体弱、妊娠、高血压、冠心病、休克等。

3）方法:用压舌板、匙柄或指甲不长的手指等刺激咽后壁或舌根以催吐,注意动作要轻柔,避免损伤咽部。如果胃内容物过于黏稠,不易吐出,可让患者先喝适量微温清水(不可用热水)、盐水或相应解毒液体,然后再进行催吐。如此反复,直至吐出液体变清为止。

4）体位:呕吐时,患者应采取左侧卧位,头部放低,面向左侧,臀部略抬高;幼儿则应俯卧,头向下,臀部略抬高,以防止呕吐物被吸入气管发生窒息或吸入性肺炎。

5）注意事项:①空腹服毒者应先饮水 500ml,以利催吐。②注意体位,以防误吸。③严格掌握禁忌证。

（2）洗胃（gastric lavage）

1）适应证:一般在服毒后 6h 内洗胃效果最好。但当服毒量大、所服毒物吸收后可经胃排出、服用吸收缓慢的毒物、胃蠕动功能减弱或消失时,由于部分毒物仍残留于胃内,即使超过 6h,多数情况下仍需洗胃。对昏迷、惊厥患者洗胃时应注意保护呼吸道,避免发生误吸。

2）禁忌证:①吞服强腐蚀性毒物。②正在抽搐、大量呕血者。③原有食管 - 胃底静脉曲张或上消化道大出血病史者。

3）洗胃液的选择:可根据毒物的种类不同,选用适当的洗胃液。①胃黏膜保护剂:对吞服腐蚀性毒物者,可用牛奶、蛋清、米汤、植物油等保护胃肠黏膜。②溶剂:脂溶性毒物(如汽油、煤油等)中毒时,可先口服或胃管内注入液体石蜡 150~200ml,使其溶解而不被吸收,然后进行洗胃。③吸附剂:可吸附毒物以减少毒物吸收,主要作用为氧化、中和或沉淀毒物。活性炭是强力吸附剂,可吸附多种毒物,其效用有时间依赖性,应在服毒 60min 内给予,一般首次 1~2g/kg,加水 200ml,由胃管注入,2~4h重复应用 0.5~1.0g/kg,直至症状改善。④解毒剂:可通过与体内存留的毒物发生中和、氧化、沉淀等化学反应,改变毒物的理化性质,使毒物失去毒性。⑤中和剂:对吞服强腐蚀性毒物的患者,洗胃可引起消化道穿孔,一般不宜采用,但可服用中和剂中和,如吞服强酸时可用弱碱(如镁乳、氢氧化铝凝胶等)中和,强碱可用弱酸类物质(如食醋、果汁等)中和。⑥沉淀剂:有些化合物可与毒物作用,生成溶解度低、毒性小的物质,因而可用作洗胃剂。乳酸钙或葡萄糖酸钙与氟化物或草酸盐作用,可生成氟化钙或草酸钙沉淀;生理盐水与硝酸银作用生成氯化银沉淀;2%~5% 硫酸钠可与可溶性钡盐生成不溶性硫酸钡沉淀。

（3）导泻（catharsis）:洗胃后,拔胃管前可由胃管内注入导泻药以清除进入肠道内的毒物。常用硫酸钠或硫酸镁,一般 15g 溶于水,口服或经胃管注入。一般不用油脂类泻药,以免促进脂溶性毒物的吸收。严重脱水及口服强腐蚀性毒物的患者禁止导泻。镁离子若吸收过多,对中枢神经系统有抑制作用,严重肾功能不全、呼吸衰竭、昏迷、磷化锌或有机磷杀虫药中毒晚期者不宜使用。

(4)灌肠(enema):除腐蚀性毒物中毒外,适用于口服中毒超过 6h、导泻无效者及抑制肠蠕动的毒物(如巴比妥类、颠茄类、阿片类等)中毒患者。一般应用温盐水、清水或 1% 温肥皂水连续多次灌肠,以达到有效清除肠道内毒物的目的。

(三)促进已吸收毒物的排出

1. 利尿　主要用于以原形由肾脏排泄的毒物,加强利尿可促进毒物排出。①补液:大量快速输入液体,速度为 200~400ml/h,一般以 5% 葡萄糖生理盐水或 5%~10% 葡萄糖溶液为宜,补液内加适量氯化钾。②利尿剂:静脉注射或滴注呋塞米等强利尿剂或 20% 甘露醇等渗透性利尿剂,后者尤适用于伴有脑水肿或肺水肿的中毒患者。③碱化尿液:碳酸氢钠可碱化尿液,使有些化合物(如巴比妥类、水杨酸类及异烟肼等)等离子化而减少其在肾小管的重吸收。④酸化尿液:碱性毒物(如苯丙胺、士的宁等)中毒时,静脉输注维生素 C 或氯化铵,可使体液酸化,促进毒物排出。

2. 供氧　一氧化碳中毒时,吸氧可促进碳氧血红蛋白解离,加速一氧化碳排出。高压氧治疗是一氧化碳中毒的特效疗法。

3. 血液净化　常用方法包括血液透析、血液灌流和血浆置换。

(1)血液透析(hemodialysis):用于清除血液中分子量较小、水溶性强、蛋白结合率低的毒物,如水杨酸类、氨茶碱类、醇类、苯巴比妥、锂等。短效巴比妥类、有机磷杀虫药、格鲁米特等具有脂溶性,一般不进行血液透析。氯酸盐、重铬酸盐中毒易引起急性肾功能衰竭,应首选血液透析。血液透析一般应在中毒 12h 内进行,如中毒时间过长,毒物与血浆蛋白结合后则不易透出。

(2)血液灌流(hemoperfusion):对水溶性、脂溶性毒物均有吸附作用,能清除血液中的镇静催眠药、解热镇痛药、洋地黄、有机磷杀虫药、巴比妥类、百草枯、四亚甲基二砜四胺(毒鼠强)等,是目前最常用的中毒抢救措施。血液灌流时,血液中的白细胞、血小板、凝血因子、葡萄糖、钙离子等也能被吸附排出,应注意监测和补充。

(3)血浆置换(plasmapheresis):是将患者的血液引入特制的血浆交换装置,将分离出的血浆弃去并补充新鲜血浆或代用液,借以清除患者血浆中的有害物质,减轻脏器的损害。主要用于清除蛋白结合率高、分布容积小的大分子物质,特别是蛇毒、毒蕈等生物毒及砷化氢等溶血性毒物中毒。

(四)特效解毒剂的应用

对于部分毒物中毒,在清除毒物的同时,可尽快使用有效拮抗剂和特效解毒剂(antidote)进行解毒。

1. 金属中毒解毒药　此类药物多属于螯合剂。①依地酸钙钠:是最常用的氨羧螯合剂,可与多种金属形成稳定而可溶的螯合物并排出体外,主要用于治疗铅中毒。②二巯基丙醇:其活性巯基可与某些金属形成无毒、难解离、可溶的螯合物并由尿排出。此外,还能夺取已与酶结合的重金属,使该酶恢复活力,达到解毒目的。主要用于治疗砷、汞、金、锑等中毒。③二巯丙磺钠:作用与二巯基丙醇相似,疗效较好,不良反应少,用于治疗砷、汞、铜、锑等中毒。④二巯丁二钠:用于治疗锑、铅、汞、砷、铜等中毒。

2. 高铁血红蛋白血症解毒药　小剂量亚甲蓝(美蓝)可使高铁血红蛋白还原为正常血红蛋白,用于治疗亚硝酸盐、苯胺、硝基苯等中毒引起的高铁血红蛋白血症。需注意药液外渗时易引起组织坏死,且大剂量亚甲蓝的效果相反,可引起高铁血红蛋白血症。

3. 氰化物中毒解毒药　一般采用亚硝酸盐 - 硫代硫酸钠疗法。中毒后,立即给予亚硝酸盐,适量的亚硝酸盐可使血红蛋白氧化,产生一定量的高铁血红蛋白。高铁血红蛋白除了能与血液中的氰化物形成氰化高铁血红蛋白外,还能夺取已与氧化型细胞色素氧化酶结合的氰离子。氰离子与硫代硫酸钠形成毒性低的硫氰酸盐而排出体外。用法:立即吸入亚硝酸异戊酯,继而 3% 亚硝酸钠溶液缓慢静脉注射,随即用 50% 硫代硫酸钠缓慢静脉注射。

Note:

4. 有机磷杀虫药中毒解毒药　如阿托品、盐酸戊乙奎醚、碘解磷定、氯解磷定、双复磷等。

5. 中枢神经抑制剂中毒解毒药　①纳洛酮:阿片受体拮抗剂,对麻醉镇痛药引起的呼吸抑制有特异性拮抗作用;对急性酒精中毒、镇静催眠药中毒引起的意识障碍亦有较好的疗效。②氟马西尼:为苯二氮䓬类中毒的拮抗药。

（五）对症治疗

很多毒物迄今尚无特异性解毒剂或有效拮抗剂。急性中毒时,积极的对症支持治疗,是帮助患者渡过难关、维持重要脏器功能的另一重要抢救措施。

1. 高压氧治疗　主要适应证:①急性一氧化碳中毒。②急性硫化氢、氰化物中毒。③急性中毒性脑病。④急性刺激性气体中毒所致肺水肿。

2. 保持呼吸道通畅并给予必要的营养支持。

3. 预防感染　选用适当抗生素防治感染。

4. 对症治疗　应用巴比妥类、地西泮等药物抗惊厥治疗。对心搏骤停、高热、脑水肿、肺水肿、休克、心律失常、心力衰竭、呼吸衰竭、肝肾功能衰竭、电解质及酸碱平衡紊乱等情况均应给予积极救治。

（六）护理措施

1. 即刻护理措施　保持呼吸道通畅,及时清除呼吸道分泌物,根据病情给予氧气吸入,必要时气管插管。

2. 洗胃　①严格掌握洗胃的适应证、禁忌证。②洗胃前做好各项准备工作。洗胃时严格规范操作,插胃管动作要轻柔、快捷,插管深度要适宜。严密观察病情,首次抽吸物应留取标本做毒物鉴定。③拔胃管时,要先将胃管尾部夹住,以免拔管过程中管内液体反流入气管;拔管后,立即嘱患者用力咳嗽,或用吸引器抽吸出患者口咽部或气管内的分泌物、胃内容物。④洗胃后整理用物,观察并记录洗胃液的量、颜色及患者的反应,同时记录患者的基本生命体征。严格清洗和消毒洗胃机。⑤防治洗胃并发症,如心搏骤停、窒息、胃穿孔、上消化道出血、吸入性肺炎、急性胰腺炎、急性胃扩张、咽喉食管黏膜损伤及水肿、低钾血症、急性水中毒、胃肠道感染、虚脱及寒冷反应、中毒加剧等。

3. 病情观察　①及时发现患者是否新出现烦躁、惊厥、昏迷等神志改变以及昏迷程度是否发生变化;及时发现瞳孔大小及对光反应的变化,早期甄别脑水肿、酸碱失衡等。②密切观察患者神志、瞳孔、体温、脉搏、呼吸、血压、心率、血氧饱和度等生命体征的变化,及时发现呼吸频率、节律、幅度变化,及时发现并处理各种心律失常。③密切观察皮肤色泽、湿润度、弹性的变化,如有皮肤溃疡、破损时应及时处理,防治感染。④详细记录出入量,密切观察患者的尿量、尿液的性状、每日进食进水量、口渴情况及皮肤色泽、弹性、出汗情况,注意血压与尿量的关系,及时给予适量补液。⑤严重呕吐、腹泻者应详细记录呕吐物及排泄物的颜色和量,必要时留标本送检。⑥注意追查血电解质、血糖、肝肾功能、血气分析等结果,以便及时对症处理。

4. 一般护理

(1) 休息及饮食:急性中毒者应卧床休息、保暖,病情许可时,尽量鼓励患者进食。急性中毒患者应进食高蛋白、高碳水化合物、高维生素的无渣饮食;腐蚀性毒物中毒者应早期给予乳类等流质饮食。

(2) 口腔护理:吞服腐蚀性毒物者应特别注意其口腔护理,密切观察患者口腔黏膜的变化。

(3) 对症护理:昏迷者尤其须注意保持呼吸道通畅,维持呼吸循环功能,做好皮肤护理,定时翻身,防止压力性损伤发生;惊厥时应保护患者避免受伤,应用抗惊厥药物;高热者给予降温;尿潴留者给予导尿等。

(4) 心理护理:细致评估患者的心理状况,尤其对服毒自杀者,要做好患者的心理护理,防范患者再次自杀。

5. 健康教育

(1) 加强防毒宣传:在厂矿、农村、城市居民中结合实际情况,向群众介绍有关中毒的预防和急救知识。

（2）不吃有毒或变质的食品：如无法辨别有无毒性的蕈类、怀疑为杀虫药毒死的家禽、河豚鱼、棉子油、新鲜腌制咸菜或变质韭菜、菠菜等，均不可食用。

（3）加强毒物管理：严格遵守有关毒物的防护和管理制度，加强毒物保管。厂矿中有毒物质的生产设备应密闭化，防止化学物质跑、冒、滴、漏。生产车间和岗位应加强通风，防止毒物聚积导致中毒。农药中杀虫剂和杀鼠剂毒性很大，要加强保管，标记清楚，防止误食。

（尹　磊）

第二节　有机磷杀虫药中毒

 ———————————— 导入案例与思考 ————————————

患者，女，55 岁。因"意识不清 1h，呕吐大蒜味胃内容物约 50ml"入院。入院前患者曾与家属吵架，既往体健。查体：T 36.5℃，P 60 次 /min，R 30 次 /min，BP 95/55mmHg，神志不清，出汗多，皮肤湿冷，肌肉颤动，巩膜不黄，针尖样瞳孔，对光反射弱，口腔流涎，双肺散在湿啰音，心率 60 次 /min，律齐，无杂音，腹软，肝脾未触及，下肢不肿。脑膜刺激征（-），病理征（-）。

请思考：

1. 急诊科护士接诊患者后，应配合医生尽快采取哪些护理措施？

2. 医生确诊患者为"有机磷杀虫药中毒"，但未能确定为何种杀虫药，可选择哪些洗胃液洗胃？

3. 医生嘱静脉注射阿托品，达到"阿托品化"的表现包括哪些？

一、概述

有机磷杀虫药（organophosphorous insecticides）是当今生产和使用最多的农药，大多属于剧毒或高毒类。其性状多呈油状或结晶状，色泽呈淡黄色至棕色，稍有挥发性，且有蒜味。一般难溶于水，不易溶于多种有机溶剂，在酸性环境中稳定，在碱性条件下易分解失效。但甲拌磷和三硫磷耐碱，敌百虫遇碱则变成毒性更强的敌敌畏。急性有机磷杀虫药中毒（acute organophosphorus pesticide poisoning, AOPP）为临床常见疾病，据 WHO 估计每年全球有数百万人发生 AOPP，其中约 20 万人死亡，且大多数发生在发展中国家。

根据大鼠急性经口进入体内的半数致死量（LD_{50}），可将我国生产的有机磷杀虫药依据毒性大小分为四类。①剧毒类：$LD_{50}<10mg/kg$，如甲拌磷（3911）、内吸磷（1059）、对硫磷（1605）、丙氟磷（DFP）、速灭磷等。②高毒类：LD_{50} 为 10~100mg/kg，如甲基对硫磷、甲胺磷、氧化乐果、敌敌畏、久效磷、亚砜磷等。③中度毒类：LD_{50} 为 100~1 000mg/kg，如乐果、乙硫磷、敌百虫、倍硫磷、氯吡硫磷（毒死蜱）等。④低毒类：LD_{50} 为 1 000~5 000mg/kg，如马拉硫磷、辛硫磷、氯硫磷等。

二、病因与中毒机制

（一）病因

1. **生产或使用不当**　在农药生产、包装、保管、运输、销售、配制、喷洒过程中，由于防护不当、生产设备密闭不严、泄漏、使用不慎、进入刚喷药的农田作业或用手直接接触杀虫药原液等，可造成农药由皮肤或呼吸道吸收而中毒。毒物与眼的接触量虽不大，但饮酒、发热、出汗等可以促进毒物吸收而致中毒。

2. **生活性中毒**　主要由于误服或自服杀虫药、饮用被杀虫药污染的水源或食用污染的食物所致。此种中毒途径一般要比由呼吸道吸入或从皮肤吸收中毒发病急、症状重。滥用有机磷杀虫药治疗皮肤病或驱虫也可发生中毒。

Note：

（二）毒物的吸收、代谢及排出

有机磷杀虫药主要经胃肠道、呼吸道、皮肤、黏膜吸收，6~12h 血中浓度达到高峰。吸收后迅速分布于全身各器官，其中以肝脏浓度最高，其次为肾、肺、脾等，肌肉和脑内最少。主要在肝脏代谢，进行多种形式的生物转化。一般先经氧化反应使毒性增强，而后经水解毒性降低。如对硫磷、内吸磷经氧化后分别生成对氧磷、亚砜，使其毒性分别增加 300 倍和 5 倍，然后通过水解反应毒性降低。敌百虫代谢时，先转化为敌敌畏，使毒性成倍增加，然后经降解反应失去毒性。有机磷杀虫药代谢产物主要通过肾脏排泄，少量经肺排出。

（三）中毒机制

有机磷杀虫药的中毒机制主要是抑制体内胆碱酯酶的活性。正常情况下，胆碱能神经兴奋所释放的递质 - 乙酰胆碱不断被胆碱酯酶水解为乙酸及胆碱而失去活性。有机磷杀虫药能与体内胆碱酯酶迅速结合形成磷酰化胆碱酯酶，后者化学性质比较稳定，且无分解乙酰胆碱的能力，从而使体内乙酰胆碱大量蓄积，引起胆碱能神经先兴奋后抑制的一系列毒蕈碱样、烟碱样和中枢神经系统症状，严重者可昏迷甚至因呼吸衰竭而死亡。长期接触有机磷杀虫药的人群，可耐受体内逐渐增高的乙酰胆碱，虽然胆碱酯酶活力显著降低，但临床症状却可能较轻。

三、病情评估

（一）健康史

有口服、喷洒或其他方式有机磷杀虫药接触史，应了解毒物种类、剂量、中毒途径、中毒时间和中毒经过。患者身体污染部位或呼出气、呕吐物中闻及有机磷杀虫药所特有的大蒜臭味更有助于诊断。

（二）临床表现

急性中毒发病时间与毒物种类、剂量和侵入途径密切相关。口服中毒者多在 10min 至 2h 内发病；吸入中毒者可在 30min 内发病；皮肤吸收中毒者常在接触后 2~6h 发病。

1. 胆碱能危象

（1）毒蕈碱样症状（muscarinic symptoms）：又称 M 样症状，出现最早，主要是副交感神经末梢兴奋所致，表现为平滑肌痉挛和腺体分泌增加。临床表现有恶心、呕吐、腹痛、腹泻、多汗、全身湿冷、流泪、流涎、流涕、尿频、大小便失禁、心跳减慢、瞳孔缩小（严重时呈针尖样缩小）、支气管痉挛和分泌物增加、咳嗽、气促等，严重患者可出现肺水肿。此类症状可用阿托品对抗。

（2）烟碱样症状（nicotinic symptoms）：又称 N 样症状，是由于乙酰胆碱在横纹肌神经肌肉接头处过度蓄积，持续刺激突触后膜上烟碱受体所致。临床表现为颜面、眼睑、舌、四肢和全身横纹肌发生肌纤维颤动，甚至强直性痉挛。患者常有肌束颤动、牙关紧闭、抽搐、全身紧束压迫感，后期可出现肌力减退和瘫痪，甚至呼吸肌麻痹，引起周围性呼吸衰竭。乙酰胆碱还可刺激交感神经节，促使节后神经纤维末梢释放儿茶酚胺，引起血压增高、心跳加快和心律失常。此类症状不能用阿托品对抗。

（3）中枢神经系统症状：中枢神经系统受乙酰胆碱刺激后可有头痛、头晕、疲乏、共济失调、烦躁不安、谵妄、抽搐和昏迷等表现，部分发生呼吸、循环衰竭而死亡。

2. 中间综合征（intermediate syndrome，IMS）　又称为中间期肌无力综合征，指急性重度有机磷杀虫药（如甲胺磷、敌敌畏、乐果、久效磷等）中毒所引起的一组以肌无力为突出表现的综合征。因其发生时间介于急性症状缓解后与迟发性多发性神经病之间，故被称为中间综合征。常发生于急性中毒后 1~4d，个别患者 7d 后出现，主要表现为屈颈肌、四肢近端肌肉以及第 3~7 对和第 9~12 对脑神经所支配的部分肌肉肌力减退，出现眼睑下垂、眼外展障碍和面瘫；病变累及呼吸肌时，常引起呼吸肌麻痹，并迅速进展为呼吸衰竭，如无呼吸支持很快死亡。

3. 迟发性多发性神经病　少数患者（如甲胺磷、敌敌畏、乐果、敌百虫中毒）在急性中度或重度中毒症状消失后 2~3 周，可出现感觉型和运动型多发性神经病变，主要表现为肢体末端烧灼感、疼痛、麻木以及下肢无力、瘫痪、四肢肌肉萎缩等，称为迟发性多发性神经病。

Note：

4. 中毒后"反跳"　某些有机磷杀虫药如乐果和马拉硫磷口服中毒,经急救临床症状好转后,可在数日至一周后,病情突然急剧恶化,再次出现急性中毒症状,甚至发生昏迷、肺水肿或突然死亡,此为中毒后"反跳"现象。其死亡率占急性有机磷杀虫药中毒者的 7%~8%。

5. 多脏器损害

(1) 心脏损害:有机磷杀虫药对心脏有直接或间接毒性,心电图多表现为 ST 段压低、T 波倒置、低平、平坦或双向以及各种程度的传导阻滞、Q-T 间期延长等,并出现心肌酶学的改变,个别患者可因此猝死。

(2) 肺损害:早期肺水肿主要是由于乙酰胆碱堆积引起的 M 样症状,使腺体分泌增加,大量分泌物积聚于肺泡内而引起。此外,毒物及其在肺内氧化产物对肺毛细血管及间质产生直接损害作用,使肺毛细血管通透性增强,渗出增加,导致肺水肿。

(3) 肝、肾损害:有机磷杀虫药及其代谢产物对肝细胞有直接损伤作用,部分患者可出现不同程度肝功能异常,并有发生急性暴发性肝功能衰竭可能。通常经过积极治疗后,肝功能异常可很快恢复。肾脏损害大多表现轻微,且多数肾功能损害为可逆性。

(4) 血液系统损害:患者可发生急性溶血,但临床相对少见,其症状常被其他临床表现所掩蔽。

(5) 局部损害:部分患者可发生过敏性皮炎,严重者可出现剥脱性皮炎;消化道损害可表现为化学性炎症甚至黏膜糜烂,严重者出现消化道出血;眼部污染时可出现结膜充血、接触性结膜炎。

（三）辅助检查

1. 全血胆碱酯酶活力（cholinesterase，CHE）测定　是诊断有机磷杀虫药中毒的特异性实验指标,对判断中毒程度、疗效和预后均极为重要。一般以正常人的 CHE 值为 100%,降至 70% 以下即有意义,但需注意的是 CHE 下降程度并不与病情轻重完全平行。

2. 尿中有机磷杀虫药分解产物测定　如对硫磷和甲基对硫磷在体内氧化分解生成对硝基酚,敌百虫分解转化为三氯乙醇,检测尿中的对硝基酚或三氯乙醇有助于中毒的诊断。

（四）病情判断

1. 轻度中毒　以毒蕈碱样症状为主,CHE 降为 50%~70%。

2. 中度中毒　出现典型毒蕈碱样症状和烟碱样症状,CHE 为 50%~30%。

3. 重度中毒　除毒蕈碱样症状和烟碱样症状外,出现脑水肿、肺水肿、呼吸衰竭、抽搐、昏迷等,CHE 降至 30% 以下。

四、急救与护理

（一）急救原则

急性有机磷杀虫药中毒急救流程见图 6-1。

1. 迅速清除毒物　立即将患者撤离中毒现场。彻底清除未被机体吸收的毒物,如迅速脱去污染衣物,用肥皂水彻底清洗污染的皮肤、毛发、外耳道、手部、指甲,然后用微温水冲洗干净。眼部污染时,除敌百虫污染必须用清水冲洗外,其他均可先用 2% 碳酸氢钠溶液冲洗,再用生理盐水彻底冲洗,至少持续 10min,洗后滴入 1% 阿托品 1~2 滴。口服中毒者,无催吐禁忌证时尽早进行现场催吐;洗胃应在中毒后尽早进行,早期、彻底的洗胃是抢救成功的关键,可用清水反复洗胃,直至洗出液清亮为止,然后用硫酸钠导泻。对重度中毒患者,可在解毒剂及综合治疗的同时尽早给予血液灌流治疗,且应在中毒后 24h 内进行。血液透析或连续性肾脏替代治疗（continuous renal replacement therapy，CRRT）治疗仅在合并肾功能不全或 MODS 等情况时进行。在实施血液灌流前要严格把握指征,实施期间要及时根据病情调整解毒剂用量。

2. 紧急复苏　急性有机磷杀虫药中毒常因肺水肿、呼吸肌麻痹、呼吸衰竭而死亡。一旦发生上述情况,应紧急采取复苏措施:清除呼吸道分泌物,保持呼吸道通畅并给氧,必要时应用机械通气。心搏骤停时,立即行心肺复苏等抢救措施。

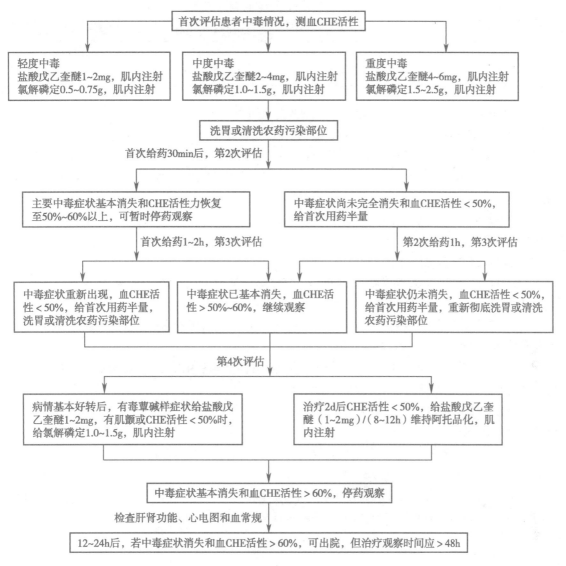

图 6-1　急性有机磷杀虫药中毒急救流程图

3. 解毒剂的应用　应用原则为早期、足量、联合、重复用药。

（1）抗胆碱药：代表性药物为阿托品，近年来又出现一类长效药物。①阿托品：可与乙酰胆碱争夺胆碱能受体，阻断乙酰胆碱作用，能有效解除或减轻毒蕈碱样症状和中枢神经系统症状，改善呼吸中枢抑制。其对烟碱样症状和呼吸肌麻痹所致的周围性呼吸衰竭无效，对胆碱酯酶复活亦无帮助。抢救治疗中阿托品应早期、足量、反复给药，根据病情每 10~30min 或 1~2h 给药一次，直至毒蕈碱样症状消失或患者出现"阿托品化"表现，再逐渐减量或延长间隔时间。阿托品化的表现包括：瞳孔较前扩大；颜面潮红；皮肤干燥、腺体分泌物减少、无汗、口干；肺部湿啰音消失；心率增快。②盐酸戊乙奎醚（penehyclidine hydrochloride）：是一种新型抗胆碱药，主要选择性作用于脑、腺体、平滑肌等部位 M_1、M_3 型受体，而对心脏和神经元突触前膜 M_2 型受体无明显作用，因此对心率影响小。一般采用肌内注射，首次剂量依中毒程度而定：轻度中毒 1~2mg，必要时合用氯解磷定 0.5~0.75g；中度中毒 2~4mg，同时合用氯解磷定 1.0~1.5g；重度中毒 4~6mg，合用氯解磷定 1.5~2.5g。如无氯解磷定可用碘解磷定代替。首剂 45min 后，若仍有 M 样症状，追加 1~2mg；若同时存在 M、N 样症状，应追加首剂半量 1~2 次。达阿托品化后，以 1~2mg 维持，每 8~12h 一次。治疗急性有机磷杀虫药中毒时，常用抗胆碱药的首次剂量见表 6-2。

Note：

表 6-2 常用抗胆碱药的首次剂量

药物	轻度中毒 /mg	中度中毒 /mg	重度中毒 /mg
阿托品	2~4	4~10	10~20
戊乙奎醚	1~2	2~4	4~6

(2) 胆碱酯酶复能剂：能使被抑制的胆碱酯酶恢复活力，常用药物有碘解磷定、氯解磷定等。胆碱酯酶复能剂对解除烟碱样症状明显，但对毒蕈碱样症状作用较差，也不能对抗呼吸中枢的抑制，所以选择一种胆碱酯酶复能剂与抗胆碱药合用，可取得协同效果。中毒后如果不及时应用胆碱酯酶复能剂治疗，被抑制的胆碱酯酶将在数小时至 2~3d 内变为不可逆性，即所谓"老化酶"，最后被破坏。胆碱酯酶复能剂对"老化酶"无效，故须早期、足量应用。

(3) 解磷注射液：为含有抗胆碱药和胆碱酯酶复能剂的复方注射液，起效快，作用时间较长。因有多种配方，其用法不同。

4. 全身及脏器功能支持治疗

(1) 氧疗：AOPP 可导致低氧血症和呼吸衰竭，因此建议 AOPP 患者常规吸氧，中毒性脑病是高压氧的指征。

(2) 呼吸功能支持：呼吸衰竭为 AOPP 常见的致死原因之一，无论是胆碱能危象还是 IMS 导致的呼吸衰竭，均应及时识别并予以呼吸功能支持。

(3) 营养支持：胃肠功能良好的患者鼓励尽早进食；合并消化道出血或胰腺炎的患者要禁食。根据患者病情给予适当的肠内和 / 或肠外营养治疗。

(4) 防治感染：AOPP 患者一般无需抗感染治疗，在存在感染相关证据时，根据感染部位、轻重、病原菌合理安排抗感染治疗。

(5) 脏器功能支持：AOPP 常合并肝功能、肾功能损害，部分患者可能会出现 MODS，应严密监测患者脏器功能情况，及时予以救治。

5. 对症治疗
重度有机磷杀虫药中毒患者常伴有多种并发症，如酸中毒、低钾血症、严重心律失常、休克、消化道出血、弥散性血管内凝血（disseminated intravascular coagulation，DIC）等，应及时予以对症治疗。

（二）护理措施

1. 即刻护理措施
维持有效通气功能，如及时有效地清除呼吸道分泌物、正确维护气管插管和气管切开、正确应用机械通气等。

2. 洗胃护理
洗胃要及早、彻底和反复进行，直到洗出的胃液无农药味并澄清为止。若不能确定有机磷杀虫药种类，则用清水或 0.45% 盐水彻底洗胃。敌百虫中毒时应选用清水洗胃，忌用碳酸氢钠溶液和肥皂水洗胃。洗胃过程中应密切观察患者生命体征的变化，若发生心搏骤停，应立即停止洗胃并进行抢救。

3. 用药护理

(1) 阿托品：①"阿托品化"和阿托品中毒的剂量接近，因此使用过程中应严密观察病情变化，区别"阿托品化"与阿托品中毒（表 6-3）。②阿托品中毒时可导致室颤，应予以预防，给予充分吸氧，使血氧饱和度保持在正常水平。③注意观察并遵医嘱，及时纠正酸中毒，因胆碱酯酶在酸性环境中作用减弱。④大量使用低浓度阿托品输液时，可发生血液低渗，致红细胞破坏，发生溶血性黄疸。

(2) 盐酸戊乙奎醚：在抢救急性有机磷杀虫药中毒时，与阿托品区别如下：①拮抗腺体分泌、平滑肌痉挛等 M 样症状的效应更强。②除拮抗 M 受体外，还有较强的拮抗 N 受体作用。③中枢和外周双重抗胆碱效应，且其中枢作用强于外周。④不引起心动过速，可避免药物诱发或加重心肌缺血。⑤半衰期长，无需频繁给药。⑥每次所用剂量较小，中毒发生率低。应用时也要求达到"阿托品化"，其判定标准与阿托品治疗时相似，但不包括心率增快。

表 6-3　阿托品化与阿托品中毒的主要区别

	阿托品化	阿托品中毒
神经系统	意识清楚或模糊	谵妄、躁动、幻觉、双手抓空、抽搐、昏迷
皮肤	颜面潮红、干燥	紫红、干燥
瞳孔	由小扩大后不再缩小	极度散大
体温	正常或轻度升高	高热,>40℃
心率	≤120 次 /min,脉搏快而有力	心动过速,甚至有室颤发生

（3）胆碱酯酶复能剂：①早期用药,边洗胃边应用特效解毒剂,首次应足量给药。②轻度中毒可用胆碱酯酶复能剂,中度以上中毒必须胆碱酯酶复能剂与抗胆碱药合用。两种解毒药合用时,抗胆碱药的剂量应减少,以免发生阿托品中毒。③胆碱酯酶复能剂若应用过量、注射过快或未经稀释,可发生中毒,抑制胆碱酯酶,发生呼吸抑制。用药时应稀释后缓慢静脉推注或静脉滴注为宜。④胆碱酯酶复能剂在碱性溶液中不稳定,易水解成有剧毒的氰化物,所以禁与碱性药物配伍使用。⑤碘解磷定药液刺激性强,漏于皮下可引起剧痛及麻木感,应确定针头在血管内方可注射给药,不宜肌内注射用药。

4. 病情观察

（1）生命体征：有机磷杀虫药中毒所致呼吸困难较常见,在抢救过程中应严密观察患者的体温、脉搏、呼吸、血压,即使在"阿托品化"后亦不应忽视。

（2）神志、瞳孔变化：多数患者中毒后即出现意识障碍,有些患者入院时神志清楚,但随着毒物的吸收很快陷入昏迷。瞳孔缩小为有机磷杀虫药中毒的体征之一,瞳孔扩大则为达到"阿托品化"的判断指标之一。严密观察神志、瞳孔的变化,有助于准确判断病情。

（3）密切观察患者症状、体征,及时发现和救治中间综合征、迟发性多发性神经病、中毒后"反跳"等。"反跳"的先兆症状常表现为胸闷、流涎、出汗、言语不清、吞咽困难等,若出现上述症状,应迅速通知医生进行处理,立即给予抗胆碱药,再次迅速达"阿托品化"。

5. 心理护理　护士应了解患者服毒或染毒的原因,根据不同的心理特点予以心理疏导,以诚恳的态度为患者提供情感上的支持,并认真做好家属的思想工作。

（尹　磊）

第三节　百草枯中毒

一、概述

百草枯又名克芜踪、对草快,是目前常用的除草剂之一,对人、牲畜有很强的毒性作用,在酸或中性溶液中稳定,接触土壤后迅速失活。急性百草枯中毒（acute paraquat poisoning,APP）指短时间接触较大剂量或高浓度百草枯后出现的以急性肺损伤为主,伴有严重肝、肾损伤的全身中毒性疾病。2016年 7 月 1 日,我国停止了百草枯水剂在国内的销售和使用；2020 年 9 月 26 日,禁止百草枯可溶胶剂在境内销售、使用。

二、病因与中毒机制

常为口服自杀或误服中毒,成年人口服致死量为 2~6g。百草枯进入人体后,迅速分布到全身器官组织,肺是百草枯中毒损伤的主要靶器官之一,同时还会造成严重的肝、肾损害。其中毒机制尚未完全明确。目前一般认为,百草枯作为一种电子受体,作用于细胞内的氧化还原过程,导致细胞膜脂质过氧化,引起以肺部病变为主,类似于氧中毒损害的多脏器损害。病理改变：早期肺泡充血、水肿、炎症细胞浸润,晚期为肺间质纤维化。百草枯对皮肤、黏膜亦有刺激和腐蚀性。

Note:

三、病情评估

(一) 健康史

重点询问患者中毒的时间与经过、现场的急救措施、毒物侵入途径、服毒剂量及患者既往健康状况等。

(二) 临床表现

患者的中毒表现与毒物摄入途径、速度、量及其基础健康状态有关，也有个体差异。百草枯中毒患者绝大多数系口服所致，且常表现为多器官功能损伤或衰竭，其中肺的损害常见而突出。

1. **局部刺激反应**　①皮肤接触部位发生接触性皮炎、皮肤灼伤，表现为暗红斑、水疱、溃疡等。②高浓度药物污染指甲，指甲可出现脱色、断裂甚至脱落。③眼睛接触药物则引起结膜、角膜灼伤，并可形成溃疡。④经呼吸道吸入后，产生鼻、喉刺激症状和鼻出血等。

2. **呼吸系统**　肺损伤是最严重和突出的病变。小剂量中毒者早期可无呼吸系统症状，少数患者表现为咳嗽、咳痰、胸闷、胸痛、呼吸困难、发绀及肺水肿。大量口服者可在 24h 内出现肺水肿、肺出血，常在 1~3d 内因急性呼吸窘迫综合征死亡；非大量摄入者呈亚急性经过，多于 1 周左右出现胸闷、憋气，2~3 周呼吸困难达高峰，患者多死于弥漫性肺纤维化所致呼吸衰竭。

3. **消化系统**　口服中毒者有口腔、咽喉部烧灼感，舌、咽、食管及胃黏膜糜烂、溃疡，吞咽困难、恶心、呕吐、腹痛、腹泻，甚至出现呕血、便血、胃肠穿孔等。部分患者于中毒后 2~3d 出现中毒性肝病，表现为肝大、肝区疼痛、黄疸、肝功能异常等。

4. **泌尿系统**　中毒 2~3d 后可出现尿频、尿急、尿痛等膀胱刺激症状，尿常规、血肌酐和尿素氮异常，严重者发生急性肾衰竭。

5. **循环系统**　表现为胸闷、心悸，心电图可有 T 波及 ST-T 改变、心律失常等。

6. **中枢神经系统**　表现为头痛、头晕、幻觉、抽搐、昏迷等。

7. **其他**　可有发热、心肌损害、纵隔及皮下气肿、贫血等。

(三) 严重程度分型

1. **轻型**　摄入量 <20mg/kg，无临床症状或仅有口腔黏膜糜烂、溃疡，可出现呕吐、腹泻。

2. **中 - 重型**　摄入量 20~40mg/kg，部分患者可存活，但多数患者 2~3 周内死于呼吸衰竭。服后立即呕吐者，数小时内出现口腔和喉部溃疡、腹痛、腹泻，1~4d 内出现心动过速、低血压、肝损害、肾衰竭，1~2 周内出现咳嗽、咯血、胸腔积液。随着肺纤维化出现，肺功能进行恶化。

3. **暴发型**　摄入量 >40mg/kg，多数于中毒 1~4d 内死于多器官功能衰竭。口服后立即呕吐者，数小时到数天内出现口腔和咽喉部溃疡、腹痛、腹泻、胰腺炎、中毒性心肌炎、肝肾衰竭、抽搐、昏迷甚至死亡。

(四) 辅助检查

取患者尿液或血标本检测百草枯（样本要保存在塑料试管内，不可用玻璃试管）。血清百草枯检测有助于判断病情的严重程度和预后，血清百草枯浓度精确定量超过 0.5μg/ml 或尿液快速半定量检测百草枯浓度超过 30μg/ml 提示病情严重；血清百草枯浓度精确定量超过 1.0μg/ml 或尿液快速半定量检测百草枯浓度超过 100μg/ml 提示预后不良。

四、急救与护理

(一) 急救原则

百草枯中毒目前尚无特效解毒剂，应尽量在中毒早期控制病情发展，阻止肺纤维化的发生。百草枯中毒急救流程见图 6-2，该图来源于《急性百草枯中毒诊治专家共识 (2013)》相关内容。

1. **现场急救**　一经发现，即给予催吐并口服漂白土溶液，或者就地取材用泥浆水 100~200ml 口服。

Note:

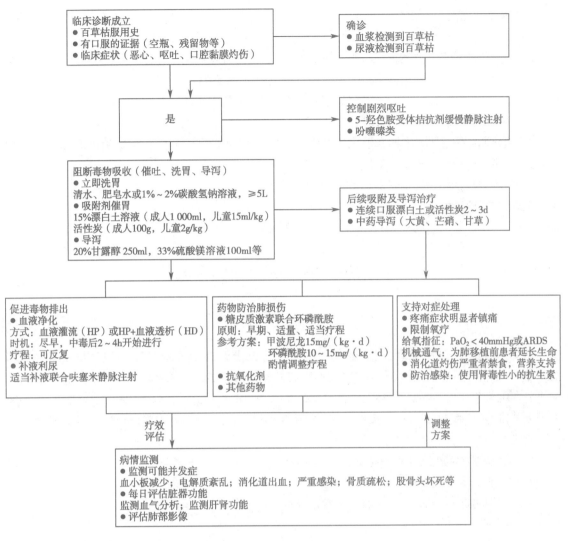

图 6-2　百草枯中毒急救流程图

2. 减少毒物吸收　尽快脱去污染的衣物,清洗被污染的皮肤、毛发、眼部。给予洗胃、口服吸附剂、导泻等措施,以减少毒物的继续吸收。

3. 促进毒物排泄　除常规输液、应用利尿药外,应在患者服毒后 6h 内尽早进行血液灌流或血液透析。首选血液灌流,其对毒物的清除率是血液透析的 5~7 倍。

4. 防治肺水肿或肺纤维化　及早按医嘱给予抗氧化剂,如维生素 C、维生素 E、还原型谷胱甘肽、茶多酚等。早期大剂量应用肾上腺糖皮质激素,可延缓肺纤维化的发生,降低百草枯中毒的死亡率。

5. 对症与支持疗法　保护胃黏膜,保护肝、肾、心脏功能,防治肺水肿,积极控制感染。出现中毒性肝病、肾衰竭时提示预后差,应积极给予相应的治疗措施。

(二)护理措施

1. 即刻护理措施　①尽快脱去污染的衣物,用肥皂水彻底清洗被污染的皮肤、毛发;眼部受污染时立即用流动清水冲洗,时间 >15min。②用碱性液体(如肥皂水)充分洗胃后,口服吸附剂(活性炭或漂白土)以减少毒物的吸收,继之用溶液(20% 甘露醇 250ml 加等量水稀释)或 33% 硫酸镁溶液100ml 口服导泻;由于百草枯具有腐蚀性,洗胃时应避免动作过大导致食管或胃穿孔。③开放气道,保持呼吸道通畅。④遵医嘱给予心电监护,密切监测患者的生命体征。

2. 血液灌流的护理　①密切监测患者的生命体征,如有异常及时通知医生。②血液灌流中可能会出现血小板减少,密切注意患者有无出血倾向,如牙龈出血、便血、血尿、意识改变等,谨防颅内出

Note:

血。③严格无菌操作,监测体温,预防感染。④妥善固定血管通路,防止脱管,观察敷料情况,定期给予换药。

3. 肺损伤的护理　监测血气分析指标,观察患者是否有呼吸困难、发绀等表现。百草枯中毒吸氧可促进氧自由基形成,加重百草枯引起的肺损伤,原则上不予吸氧,对于 $PaO_2<40mmHg$ 或血氧饱和度 <70% 的呼吸衰竭患者应给予间断低流量吸氧或使用呼气末正压通气(PEEP)给氧。肺损伤早期给予正压机械通气联合使用激素,对百草枯中毒引起的难治性低氧血症患者具有重要意义。

4. 消化道的护理　除早期有消化道穿孔的患者外,均应给予流质饮食,保护消化道黏膜,防止食管粘连、缩窄。应使用质子泵抑制剂保护消化道黏膜。

5. 口腔溃疡的护理　加强对口腔溃疡、炎症的护理,可应用冰硼散、珍珠粉等喷洒于口腔创面,促进愈合,减少感染机会。

(樊　落　尹　磊)

第四节　急性一氧化碳中毒

导入案例与思考

患者,男,32 岁。因"头晕 2h、意识不清 1h"入院。患者于 2h 前在清理某水泥厂立窑车间被堵塞的下料系统时突感头晕、恶心、站立不稳,同事立即将其背离现场,但未就诊。1h 前,患者呼之不应,同事将其送至急诊科。查体:T 36.6℃,P 112 次 /min,R 16 次 /min,BP 119/68mmHg。昏迷,双侧瞳孔等大等圆,直径约 3.0mm,对光反射灵敏。口唇呈樱桃红色,颈静脉无怒张,肺部听诊有湿啰音。

请思考:

1. 该患者很可能发生了何种情况? 现场同事应采取怎样的急救措施?

2. 应采取什么护理措施?

3. 经紧急救治后,患者最应该接受何种治疗措施?

一、概述

一氧化碳(carbon monoxide,CO)为含碳物质不完全燃烧所产生的一种无色、无臭、无味和无刺激性的气体。吸入过量一氧化碳气体引起的中毒称一氧化碳中毒(carbon monoxide poisoning),俗称煤气中毒。在我国,一氧化碳中毒的发病率和死亡率均占职业与非职业危害前位。

二、病因与中毒机制

(一) 病因

1. 生活中毒　当通风不良时,家庭用煤炉、燃气热水器所产生的一氧化碳以及煤气泄漏或在密闭空调车内滞留时间过长等均可引起一氧化碳中毒。火灾现场空气中一氧化碳浓度可高达 10%,也可引起一氧化碳中毒。

2. 工业中毒　炼钢、炼焦、烧窑、矿井放炮等过程中均可产生大量一氧化碳,如果炉门关闭不严、管道泄漏或通风不良,便可发生一氧化碳中毒。煤矿瓦斯爆炸时亦有大量一氧化碳产生,容易发生一氧化碳中毒。

(二) 中毒机制

一氧化碳经呼吸道进入血液系统后,立即与血红蛋白(hemoglobin,Hb)结合形成稳定的碳氧血红蛋白(carboxyhemoglobin,COHb)。CO 与 Hb 的亲和力比氧与 Hb 的亲和力大 240 倍,而 COHb 的解离速度仅为氧合血红蛋白的 1/3 600。COHb 不仅不能携带氧,而且还影响氧合血红蛋白的解离,阻碍氧的释放和传递,导致低氧血症,引起组织缺氧。一氧化碳还可影响细胞内氧的弥散,抑制细胞呼吸。急性一氧化碳中毒导致脑缺氧后,脑血管迅即麻痹扩张,脑容积增大。脑内三磷酸腺苷(adenosine triphosphate,ATP)在无氧情况下迅速耗尽,钠钾泵不能正常运转,钠离子蓄积于细胞内,导致细胞内水肿。血管内皮细胞肿胀,又造成脑血液循环障碍,进一步加剧了脑组织缺血缺氧。随着酸性代谢产物增多及血 - 脑脊液屏障通透性增高,发生细胞间质水肿。缺氧和脑血液循环障碍,可促使血栓形成、缺血性坏死或广泛的脱髓鞘病变,致使一部分急性一氧化碳中毒患者经假愈期后,又出现迟发性脑病。

三、病情评估

(一) 健康史

有一氧化碳接触史。注意了解中毒时所处的环境、停留时间以及突发昏迷情况。

(二) 临床表现

与空气中含氧量、一氧化碳浓度、血液 COHb 浓度、暴露一氧化碳时间以及是否伴有其他有毒气体中毒(如二氧化硫、二氯甲烷等)有关,也与患者中毒前的健康状况以及中毒时的体力活动情况有关。

1. **神经系统** ①中毒性脑病:急性一氧化碳中毒引起的大脑弥漫性功能和器质性损害。不同程度的意识障碍、精神症状、抽搐、癫痫、偏瘫、单瘫、震颤等。②脑水肿:意识障碍、呕吐、颈抵抗、视神经盘水肿等。③脑疝:昏迷加深、呼吸不规则、瞳孔不等圆、光反应消失。④皮层盲:因双侧枕叶的梗死、缺血、中毒引起,表现为双眼视力减退或黑矇。⑤周围神经损害:1%~2% 中、重度中毒患者在神志清醒后出现周围神经损伤,如面神经麻痹、喉返神经损伤等,少见长神经损伤。⑥皮肤自主神经营养障碍:少数重症患者在四肢、躯干出现红肿或大小不等的水疱并可连成片。

2. **呼吸系统** 可出现急性肺水肿和急性呼吸窘迫综合征的表现。

3. **循环系统** 少数病例可发生休克、心律失常,急性左心衰竭的发生率极低。

4. **泌尿系统** 由于呕吐、入液量不足、脱水、尿量减少和血压降低等因素可引起急性肾小管坏死和急性肾衰竭。

5. **休克** 表现为血压降低,脉压缩小,脉搏细速,四肢末梢湿冷,皮肤苍白,毛细血管充盈时间延长,少尿或无尿等。

6. **迟发性脑病** 指患者神志清醒后,经过一段看似正常的假愈期(多为 2~3 周)后发生以痴呆、精神症状和锥体外系异常为主的神经系统疾病。主要表现:①精神异常或意识障碍,呈痴呆、谵妄、木僵或去大脑皮质状态。②锥体外系神经障碍,出现震颤麻痹综合征,表现为表情淡漠、四肢肌张力增强、静止性震颤、前冲步态等。③锥体系神经损害,如偏瘫、病理征阳性或大小便失禁等。④大脑皮质局灶性功能障碍,表现为失明、失语、不能站立或继发性癫痫。⑤脑神经及周围神经损害,如视神经萎缩、听神经损害及周围神经病变等。

(三) 辅助检查

1. **血液 COHb 测定** 包括定性法和定量法,其中定量检测血液 COHb 浓度可信度高。

2. **实验室检查** 血清酶学检查,例如磷酸肌酸酶(CPK)、乳酸脱氢酶(LDH)、天冬氨酸转氨酶(AST)、丙氨酸转氨酶(ALT)在一氧化碳中毒时可达到正常值的 10~100 倍。血清酶学异常增高与血气分析结合分析是诊断一氧化碳中毒的重要实验室指标。此外,重症患者应将肾功能检查、心电图及心肌损伤检查作为常规检测项目。

(四) 病情严重程度评估与判断

1. **病情严重程度**

(1) 轻度中毒:血液 COHb 浓度为 10%~20%,患者表现为不同程度头痛、头晕、乏力、恶心、呕吐、心悸、四肢无力等。

(2) 中度中毒:血液 COHb 浓度为 30%~40%,患者除上述症状外,可出现胸闷、呼吸困难、烦躁、幻

Note:

觉、视物不清、判断力降低、运动失调、腱反射减弱、嗜睡、浅昏迷等,口唇黏膜可呈樱桃红色,瞳孔对光反射、角膜反射可迟钝。

(3) 重度中毒:血液 COHb 浓度达 40%~60%,患者迅速出现昏迷、呼吸抑制、肺水肿、心律失常和心力衰竭,各种反射消失,可呈去大脑皮质状态。还可发生脑水肿伴惊厥、上消化道出血、吸入性肺炎等。部分患者出现横纹肌溶解综合征,坏死肌肉释放的肌球蛋白可引起急性肾小管坏死和肾衰竭。

一氧化碳中毒患者若出现以下情况提示病情危重:①持续抽搐、昏迷达 8h 以上。②PaO₂<36mmHg,PaCO₂>50mmHg。③昏迷,伴严重的心律失常或心力衰竭。④并发肺水肿。

2. 预后　轻度中毒可完全恢复;重症患者及昏迷时间过长者,多提示预后严重,但也有不少患者仍能恢复。迟发性脑病一般恢复较慢,有少数可留有持久性症状。对预后进行量化判定,可利用四项评分标准,格拉斯哥昏迷评分(GCS)、Barthel 指数评分、简易智力状况检查评分(mini-mental state examination,MMSE)和改良的肌张力(ashworth)评分。

四、急救与护理

(一)急救原则

1. 现场急救　迅速将患者转移至空气新鲜处,松开衣领,保持呼吸道通畅,将昏迷患者摆成侧卧位,避免呕吐物误吸。给予高流量、高浓度的现场氧疗。

2. 院内救治　首优措施是高流量、高浓度氧疗和积极的支持治疗,包括气道管理、血压支持、稳定心血管系统,纠正酸碱失衡和水电解质紊乱,合理脱水、纠正脑水肿,改善全身缺氧所致主要脏器(脑、心、肺、肾)功能失调。严重低氧血症经吸痰、吸氧等积极处理不能改善时,应及时行气管插管。一氧化碳中毒急救流程见图 6-3。

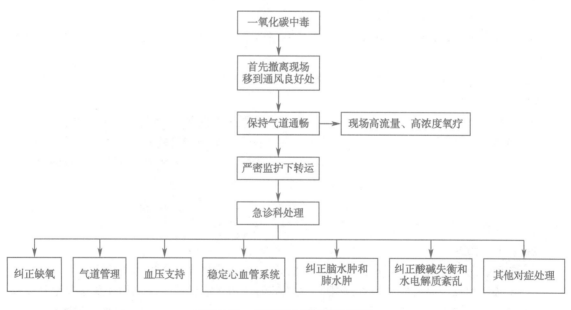

图 6-3　一氧化碳中毒急救流程图

(二)护理措施

1. 即刻护理措施　①保持呼吸道通畅,给予吸氧。②昏迷、高热和抽搐患者,降温的同时应注意保暖,防止自伤和坠伤。③开放静脉通路,按医嘱给予输液和药物治疗。

2. 氧疗　氧疗能加速血液 COHb 解离和一氧化碳排出,是治疗一氧化碳中毒最有效的方法。氧疗的原则是高流量、高浓度,患者脱离中毒现场后应立即给氧。

(1) 面罩吸氧:神志清楚患者应用密闭面罩吸氧,氧流量 5~10L/min。症状缓解和血液 COHb 浓

Note:

度降至 5% 时可停止吸氧。

（2）高压氧护理：高压氧治疗能增加血液中物理溶解氧含量，提高总体氧含量，COHb 解离速度较正常吸氧时快 4~5 倍，能缩短昏迷时间和病程，预防迟发性脑病发生。适用于中、重度 CO 中毒，或出现神经精神、心血管症状的患者。老年人或孕妇 CO 中毒首选高压氧治疗。一般高压氧治疗每次 1~2h，1~2 次 /d。

1）进舱前护理：认真观察患者生命体征，了解患者的中毒情况及健康史。给患者更换全棉衣服，注意保暖，严禁火种、易燃、易爆物品进入氧舱。对轻度中毒患者，教会其在加压阶段进行吞咽、咀嚼等动作，保持咽鼓管通畅，避免中耳、鼓膜气压伤，并介绍进舱须知、一般性能、治疗效果、治疗过程中可能出现的不良反应、预防方法、注意事项等，以取得患者合作。

2）陪舱护理：需要医护人员陪舱的重症患者，进入氧舱后，如带有输液，开始加压时，要将液体平面调低，并注意输液速度变化。保持呼吸道通畅，患者平卧，头偏向一侧，及时清除呼吸道分泌物。密切观察患者神志、瞳孔、呼吸、心率、血压变化。观察有无氧中毒情况。注意翻身，防止局部受压形成破溃或发生压力性损伤，烦躁患者要防止受伤。减压时，舱内温度会降低，注意保暖，并将输液的液平面调高，以免减压时液平面降低使空气进入体内。

3. **"选择性脑部亚低温"治疗**　即通过颅脑降温进行脑部的选择性降温，使脑温迅速下降并维持在亚低温水平（33~35℃），肛温在 37.5℃左右。对昏迷患者可早期应用亚低温疗法，昏迷未清醒的患者亚低温持续 3~5d，特别注意复温不宜过快。

4. **用药护理**　严重中毒时，在积极纠正缺氧同时应给予脱水疗法。遵医嘱给予 50% 葡萄糖溶液、20% 甘露醇或呋塞米。根据患者病情，参考其生命体征、神志、瞳孔、眼底变化和影像学变化，特别注意观察是否有过度脱水表现。此外，还可给予糖皮质激素、抗抽搐药物及促进脑细胞功能恢复的药物降低颅内压和恢复脑功能。

5. **病情观察**　注意观察患者：①基本生命体征，尤其是呼吸和体温。高热和抽搐患者更应密切观察，防止坠床和自伤。②瞳孔大小、液体出入量及静脉滴速等，防治脑水肿、肺水肿及水、电解质代谢紊乱等并发症发生。③神经系统的表现及皮肤、肢体受压部位损害情况，如有无急性痴呆性木僵、癫痫、失语、惊厥、肢体瘫痪、压力性损伤、皮肤水疱及破溃，防止受伤和皮肤损害。

6. **一般护理**　患者发病早期就可出现认知功能障碍，应向家属交代清楚，避免患者走失等意外。随着病情进展患者大小便失禁，肌张力高，行动困难，此时家属和医护人员要特别重视加强护理。重症卧床患者应给予对症支持治疗，半卧位姿势，翻身拍背，避免食管胃内容物反流而引起吸入性肺炎和反复感染；肢体摆放恰当，避免肢体痉挛、挛缩和足下垂；进食困难者给予鼻饲饮食，计算出入量和热量。在康复医师指导下进行肢体被动性功能锻炼。

7. **健康教育**　加强预防一氧化碳中毒的宣传。居室内火炉要安装管道、烟囱，室内结构要严密，防止泄漏，室外结构要通风良好。不要在密闭空调车内滞留时间过长。厂矿使用煤气或产生煤气的车间、厂房要加强通风，配备一氧化碳浓度检测、报警设施。进入高浓度一氧化碳环境执行紧急任务时，要戴好特制的一氧化碳防毒面具，系好安全带。出院时留有后遗症的患者，应鼓励其继续治疗；痴呆或智力障碍患者，应嘱咐其家属悉心照顾，并教会家属对患者进行语言和肢体锻炼的方法。

（樊　落　尹　磊）

第五节　急性酒精中毒

一、概述

乙醇，又称酒精，是无色、易燃、易挥发的液体，具有醇香气味，能与水或大多数有机溶剂混溶。由于短时间内摄入大量酒或含酒精饮料后出现行为和意识异常等中枢神经系统功能紊乱状态，严重者损伤脏器功能,导致呼吸循环衰竭,进而危及生命,称急性乙醇中毒(acute ethanol poisoning)或急性酒精中毒(acute alcohol poisoning)。

二、病因与中毒机制

(一) 病因

急性中毒主要是因过量饮酒所致。

(二) 乙醇的吸收与代谢

乙醇吸收后迅速分布于全身,其中10%以原形从肺、肾排出,90%在肝脏代谢、分解。在肝脏内先后被转化为乙醛、乙酸后,最终代谢为水和二氧化碳。当过量酒精进入人体时,超过了肝脏的氧化代谢能力,即在体内蓄积并进入大脑。

(三) 中毒机制

1. 抑制中枢神经系统功能　乙醇具有脂溶性,可通过血脑屏障并作用于大脑神经细胞膜上的某些酶,影响细胞功能。乙醇对中枢神经系统的作用呈剂量依赖性。小剂量可产生兴奋效应。随着剂量增加,可依次抑制小脑、网状结构和延髓,引起共济失调、昏睡、昏迷、呼吸或循环衰竭。

2. 干扰代谢　乙醇经肝脏代谢生成的代谢产物可影响体内多种代谢过程,使乳酸增多、酮体蓄积,导致代谢性酸中毒以及糖异生受阻,引起低血糖症。

三、病情评估

(一) 健康史

重点评估饮酒的种类、量、时间、酒精的度数及患者对酒精的耐受程度。

(二) 临床表现

临床表现与饮酒量及个人耐受性有关,分为三期。

1. 兴奋期　血乙醇浓度 >50mg/dl,有欣快感、兴奋、多语、情绪不稳、喜怒无常,可有粗鲁行为或攻击行为,也可沉默、孤僻,颜面潮红或苍白,呼出气带酒味。

2. 共济失调期　血乙醇浓度 >150mg/dl,表现为肌肉运动不协调,行动笨拙、步态不稳,言语含糊不清、眼球震颤、视物模糊、复视、恶心、呕吐、嗜睡等。

3. 昏迷期　血乙醇浓度 >250mg/dl,患者进入昏迷期,表现为昏睡、瞳孔散大、体温降低。血乙醇浓度 >400mg/dl 时,患者陷入深昏迷,心率快、血压下降,呼吸慢而有鼾音,并可出现呼吸、循环麻痹而危及生命。重症患者还可并发意外损伤,水、电解质紊乱,酸碱失衡、低血糖症、肺炎、急性肌病,甚至出现急性肾衰竭等。

(三) 辅助检查

1. **血清乙醇浓度**　呼出气中乙醇浓度与血清乙醇浓度相当。

2. **动脉血气分析**　可见轻度代谢性酸中毒。

3. **血生化检查**　可见低血钾、低血镁和低血钙。

4. **血糖浓度**　可见低血糖症。

5. **心电图检查**　酒精中毒性心肌病可见心律失常和心肌损害。

6. **头颅 CT 检查**　以下患者一般应尽早行颅脑 CT 检查:①有头部外伤史但不能详述具体情节的昏迷患者。②饮酒后出现神经定位体征者。③饮酒量或酒精浓度与意识障碍不相符者。④经纳洛酮促醒等常规治疗 2h 意识状态无好转反而恶化者。

(四) 预后

急性酒精中毒患者多数预后良好,如经治疗能生存超过 24h 者,多能恢复。若有心、肺、肝、肾病变者,昏迷长达 10h 以上,或血中乙醇浓度 >400mg/dl 者,往往预后较差。

Note:

知识拓展

车辆驾驶人员血液、呼气酒精含量阈值

《车辆驾驶人员血液、呼气酒精含量阈值与检验》(GB 19522—2010)标准规定,车辆驾驶人员血液中的酒精含量大于或等于 20mg/100ml,小于 80mg/100ml 的驾驶行为即为饮酒后驾车;车辆驾驶人员血液中的酒精含量大于等于 80mg/100ml 的驾驶行为即为醉酒后驾车。车辆驾驶人员呼气酒精含量按 1∶2 200 的比例关系换算成血液酒精含量,即呼气含量值乘以 2 200 等于血液酒精含量值。

四、急救与护理

(一)急救原则

轻症患者无须治疗,昏迷患者应注意是否同时服用其他药物,重点是维持生命脏器的功能,严重急性中毒时可用血液透析促使体内乙醇的排出。急性酒精中毒急救流程见图 6-4。

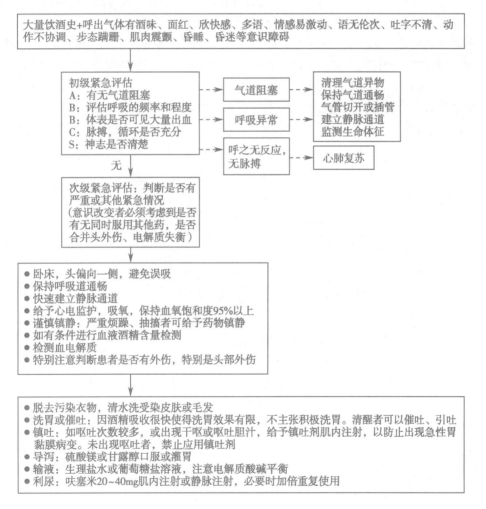

图 6-4 **急性酒精中毒急救流程图**

(二)护理措施

1. 即刻护理措施 ①保持气道通畅,吸氧。意识不清者侧卧位,及时清除呕吐物及呼吸道分泌物,防止窒息,必要时可给予气管插管、机械通气。②保暖,维持正常体温。③兴奋躁动患者应予适当约束,共济失调者应严格限制其活动,以免发生意外损伤。

2. **催吐或洗胃**　由于酒精经胃肠道吸收迅速,故单纯酒精中毒患者一般不需催吐或洗胃,仅在患者发生以下情况之一时予以洗胃:①饮酒后2h内无呕吐,评估病情可能恶化的昏迷患者。②同时存在或高度怀疑其他药物或毒物中毒。③已留置胃管,特别是昏迷伴休克患者。洗胃液一般用1%碳酸氢钠液或温开水,每次入量不超过200ml,总量多不超过2 000~4 000ml,胃内容物吸出干净即可,洗胃时注意气道保护,防止呕吐、误吸。

3. **病情观察**　①观察患者生命体征、意识状态及瞳孔的变化。②监测心律失常和心肌损害的表现。③维持水、电解质和酸碱平衡。④低血糖是急性酒精中毒最严重并发症之一,应密切监测血糖水平。急性意识障碍者可考虑应用葡萄糖溶液、维生素 B_1、维生素 B_6 等,以加速乙醇在体内的氧化。

4. **血液透析**　当血乙醇浓度 >500mg/dl、酸中毒(pH ≤7.2)伴休克表现、呼吸循环严重抑制的深昏迷、重度中毒出现急性肾功能不全或同时服用其他可疑药物者,应及早行血液透析治疗。透析过程中密切观察患者的生命体征及反应。

5. **用药的护理**　①纳洛酮:阿片受体拮抗剂,具有兴奋呼吸和催醒的作用。由于其作用持续时间短,用药时需注意维持药效,尽量减少中断。心功能不全和高血压患者慎用。②地西泮:对烦躁不安或过度兴奋者,禁用吗啡、氯丙嗪及苯巴比妥类镇静药,以免引起呼吸抑制。可遵医嘱应用小剂量地西泮,使用时注意推注速度宜慢,不宜与其他药物或溶液混合。③美他多辛:促酒精代谢药物,具有拮抗急、慢性酒精中毒引起的氧化应激反应的作用,能加速乙醇在体内氧化。哺乳期、支气管哮喘患者禁用。④胃黏膜保护剂:胃黏膜 H_2 受体拮抗剂或质子泵抑制剂可常规应用于重度中毒特别是消化道症状明显的患者。

6. **健康教育**　①开展禁止酗酒的宣传教育,在患者清醒及情绪稳定后向其及家属宣传酒精中毒的危害。②创造替代条件,加强文娱体育活动。③早期发现嗜酒者,早期戒酒,并进行相关并发症的治疗和康复。

(樊 落 尹 磊)

第六节　虫蛇咬蜇伤

一、虫咬蜇伤

(一) 概述

本组疾病多由蚊、蠓、蜂、蝎、蜈蚣、蜱虫等咬蜇引起。虫咬伤和虫蜇伤后可发生局部伤口损害、毒液注入人体所致的局部和全身中毒和 / 或过敏性损伤。

(二) 病因与中毒机制

1. **蚊、蠓**　蚊有刺吸型口器,雌蚊吸血的同时分泌唾液,能防止血液凝固并可使局部皮肤过敏。蠓与蚊类似,比蚊小,呈黑褐色,夏秋季最常见,成群飞舞于草丛、树林及农舍附近。

2. **蜂**　常见蜇人的蜂类有蜜蜂、胡蜂、蚁蜂、细腰蜂和丸蜂等,蜂尾均有毒刺与体内的毒腺相通,蜂蜇人时毒刺刺入皮肤并将毒汁注入皮肤内,引起局部反应和全身症状。蜂毒可致神经毒、溶血、出血、肝或肾损害等作用,也可引起过敏反应。不同蜂种蜂毒成分有所不同,多数蜂毒汁为酸性,主要成分为蚁酸、盐酸、正磷酸,而胡蜂毒汁为碱性,含有组胺、5- 羟色胺、缓激肽磷脂酶 A、透明质酸酶、神经毒素等物质。

3. **蝎**　尾部最后一节为锐利的弯钩,即刺蜇器,与腹部毒腺相通。蜇人时将强酸性毒液注入皮肤内。毒液中含神经性毒素、溶血毒素、抗凝素等,可引起皮炎或全身中毒症状。

4. **蜱虫**　常寄生于动物体表,是一种暂时性体表寄生虫,依靠吸食宿主血液为生。可通过叮咬人畜散播多种病原体,我国的蜱传病毒主要有蜱传脑炎病毒(tick-borne encephalitis virus,TBEV)(在我国也称森林脑炎病毒）和发热伴血小板减少综合征病毒（severe fever with thrombocytopenia syndrome virus，SFTSV）等病毒。黑龙江、吉林、内蒙古、新疆等地拥有大面积的森林和草原，是蜱虫传播疾病的主要自然疫源地。

（三）病情评估

1. 病史　重点评估有无蚊、蠓、蜂、蝎、蜱虫接触史，注意了解患者被咬伤或蜇伤部位、间隔时间、咬伤地点，是否自行处理，以评估患者伤情。

2. 临床表现

（1）蚊、蠓叮咬：因人而异，叮咬处出现针尖至针帽大小的红斑疹或瘀点，也可表现为水肿性红斑、丘疹、风团，自觉瘙痒。婴幼儿面部、手背或阴茎等部位被蚊虫叮咬后常出现血管性水肿。

（2）蜂蜇伤：常发生于暴露部位，如头面、颈项、手背和小腿等。轻者可出现刺痛、灼痒感，局部红肿，还可出现水疱。重者出现畏寒、发热、头痛、恶心、呕吐、烦躁等全身症状或抽搐、肺水肿、昏迷、休克，甚至死亡。蜇伤后 7~14d 可发生血清病样迟发超敏反应，毒蜂蜇伤者还可发生急性肾衰竭和肝损害等。

（3）蝎蜇伤：蜇伤后局部即刻剧烈疼痛，伴明显的水肿性红斑、水疱或瘀斑、坏死，甚至引起淋巴管炎或淋巴结炎，这是溶血性毒素所致。患者伴有不同程度的全身症状，如头痛、头晕、恶心、呕吐、流涎、心悸、嗜睡、喉头水肿等，甚至呼吸麻痹而死亡，这是由于神经性毒素作用于中枢神经系统和心血管系统所引起。

（4）蜱虫咬伤：叮咬部位常见于眼皮、耳朵、前后肢内侧等，叮咬处会出现充血、水肿等急性炎症反应。全身反应可有发热、寒战、关节痛、淋巴结肿大和流感样症状，肌肉麻痹甚至瘫痪，严重时引起死亡。

（四）急救与护理

1. 急救原则

（1）蚊、蠓叮咬：外用 1% 薄荷或炉甘石洗剂、樟脑搽剂，瘙痒明显可口服抗组胺药。

（2）蜂蜇伤：蜂蜇后立即将毒刺拔出并挤出毒液，用水冲洗后局部冷湿敷。再酌情口服或肌注抗组胺药。过敏性休克者积极抗休克治疗。

（3）蝎蜇伤：立即绑扎肢体，清除局部毒液，阻止毒素的继续吸收，拮抗或中和毒素，给予止痛等对症治疗，防治各种并发症。

（4）蜱虫咬伤：咬伤后应尽快移除蜱虫，切勿蛮力拔除蜱虫，否则容易引起口器断裂甚至撕裂皮肤。针对局部及全身症状，采取对症支持措施。

2. 护理措施

（1）蚊、蠓、蜂、蝎咬蜇伤的护理措施

1）即刻护理措施：立即用止血带扎紧被蜇部位的近心端或放置冰袋并尽量将毒汁吸出，用清水、肥皂水或稀氨水清洗伤口，再用碳酸氢钠溶液冷湿敷以中和酸性毒汁，冷敷还可减少肿胀、痒感等不适。尽可能确定蜇伤的虫类，黄蜂毒液呈碱性，可用 1% 醋酸或食醋等弱酸性液体洗敷伤口。伤口如有蜇刺，用尖头镊子或尖针、刀片等从皮肤外的毒囊前顺势向后将毒刺挑出再行创面处理。在野外无法找到针或镊子时，可用嘴将刺在伤口上的尾刺吸出，不可挤压伤口以免毒液扩散。

2）局部护理：大多数昆虫咬伤引起轻度肿痛，局部红肿处可外用炉甘石洗剂或白色洗剂以消散炎症，或用抗组胺药、止痛药和皮质类固醇油膏外敷。红肿严重伴有水疱渗液时，可用 3% 硼酸水溶液湿敷。疼痛严重者可用止痛剂，如蝎蜇后疼痛剧烈时取 1% 盐酸依米丁水溶液 3ml，加 2% 利多卡因于蜇伤部位的近心端及伤口周围皮下注射，可迅速止痛消肿。症状严重者，可口服或局部应用蛇药。

3）用药护理：有过敏反应者，应用抗组胺药、糖皮质激素、肾上腺素等。有肌肉痉挛者，可用 10% 葡萄糖酸钙 20ml 静脉注射。有全身严重中毒症状者，应采取相应急救和对症措施。

4）病情观察：密切监测患者生命体征、意识、面色、尿量及伤肢温度的变化等。

5）心理护理：安慰患者，告知虫咬伤的治疗方法及治疗效果，帮助患者树立战胜疾病的信心，以减轻恐惧，保持情绪稳定，积极配合治疗和护理。

（2）蜱虫咬伤的护理措施：蜱虫咬伤后若强行拔除蜱虫容易导致口器断裂甚至撕裂皮肤，可以将乙醚、乙醇、旱烟油、石蜡油或凡士林等涂在蜱的头部或在蜱的旁边点燃烟头、蚊香，数分钟后蜱自行松口，再用镊子轻轻拉出，取出虫体后，再用碘酒、75% 乙醇做局部消毒处理。蜱虫叮咬后一定要多加重视并随时观察身体状况，如出现发热或叮咬处皮肤红、肿、破溃及红斑等症状，要及时就医。蜱虫叮咬能够传播多种传染性疾病，如森林脑炎、克里米亚 - 刚果出血热、蜱媒回归热、莱姆病、无形体病等，严重者可致人死亡。如病情加重，应考虑排除蜱传疾病，避免错过最佳治疗时机。加强对人群防蜱的健康教育宣传工作，在去林区或草地时，做好个人防护，切勿裸露皮肤，应扎紧衣服袖口、裤腿，喷涂驱虫剂。在接触牲畜或饲养宠物时，应谨防蜱虫叮咬。

（3）健康教育：宣传本病的防治常识。①注意环境卫生，吃剩的食物勿乱丢弃，夜间关好门窗、挂好蚊帐，防止昆虫飞入。②选用对人体无害的杀虫喷雾喷洒等。③注意清洗、消毒已接触过皮损的毛巾或衣服。④户外活动时加强防护，尽量避免穿花色或鲜亮的衣服，勿擦香水、发胶。⑤发现周围有蜂围绕时，切忌跑、动、打，先静止不动再慢慢退回，等蜂飞走时赶快撤离。如遇蜂群，保持冷静，慢慢移动，避免拍打或快速移动。如无法逃离，就地趴下并用手抱住头部加以保护。

二、毒蛇咬伤

（一）概述

蛇咬伤（snake bite）以南方为多，多发生于夏、秋两季。蛇分为无毒蛇和毒蛇两类。无毒蛇咬伤只在局部皮肤留下两排对称的细小齿痕，轻度刺痛，无生命危险。毒蛇咬伤后伤口局部常有一对较深齿痕，蛇毒注入人体内，引起严重全身中毒症状，甚至危及生命。此处仅述毒蛇咬伤。

（二）病因与中毒机制

蛇毒含有多种毒性蛋白质、多肽以及酶类。按蛇毒的性质及其对机体的作用可分为 4 类：神经毒素、血液毒素、细胞毒素以及混合毒素。神经毒素对中枢神经和神经肌肉节点有选择性毒性作用，可引起肌肉麻痹和呼吸麻痹，常见于金环蛇、银环蛇咬伤；血液毒素对血细胞、血管内皮细胞及组织有破坏作用，可引起出血、溶血、休克或心力衰竭等，见于竹叶青、五步蛇咬伤；细胞毒素作用于细胞间质、血管和组织，易经淋巴管和毛细血管进入血液循环而出现全身中毒症状，多见于眼镜王蛇等；混合毒素兼有神经、血液及细胞毒素特点，如蝮蛇、眼镜王蛇的毒素。

（三）病情评估

1. 病史 重点评估有无毒蛇接触史，注意了解患者被咬伤部位、间隔时间、咬伤地点、是否自行处理，以评估患者伤情。

2. 临床表现

（1）局部表现：局部伤处疼痛，肿胀蔓延迅速，淋巴结肿大，皮肤出现血疱、瘀斑，甚至局部组织坏死。

（2）全身表现：全身虚弱、口周感觉异常、肌肉震颤，或发热恶寒、烦躁不安、头晕目眩、言语不清、恶心呕吐、吞咽困难、肢体软瘫、腱反射消失、呼吸抑制，最后导致循环呼吸衰竭。部分患者伤后可因广泛的毛细血管渗漏引起肺水肿、低血压、心律失常；皮肤黏膜及伤口出血，血尿、尿少，出现肾功能不全以及多器官功能障碍综合征（MODS）。

3. 病情严重程度 可采用蛇咬伤严重度评分量表（snakebite severity scale，SSS）评估病情严重程度。这种评分方法分类项目多、内容详细、客观性好，已被多数国家广泛采纳。应用 SSS 可明显减少抗蛇毒血清用量，降低治疗费用。具体评分标准见表 6-4。严重程度判断：轻度 0~3 分，中度 4~7 分，重度 8~20 分。

表 6-4　蛇咬伤严重度评分量表

部位	症状 / 体征	分值
呼吸系统	无症状 / 体征	0
	呼吸困难,轻度胸部压迫感,轻度不适,呼吸 20~25 次 /min	1
	中度呼吸窘迫(呼吸困难,26~40 次 /min,动用辅助呼吸肌)	2
	发绀,空气不足感,严重呼吸急促或呼吸窘迫 / 衰竭	3
心血管系统	无症状 / 体征	0
	心动过速(100~125 次 /min),心悸,全身乏力,良性心律失常或高血压	1
	心动过速(126~175 次 /min)或低血压(收缩压 <100mmHg)	2
	极快心动过速(>175 次 /min)或低血压(收缩压 <100mmHg),恶性心律失常或心搏骤停	3
局部创伤	无症状 / 体征	0
	疼痛,咬伤部位肿胀或瘀斑范围 <5~7.5cm	1
	疼痛,咬伤部位肿胀或瘀斑范围不超过半个肢体(距咬伤部位 7.5~50cm)	2
	疼痛,肿胀或瘀斑范围累及半个肢体(距咬伤部位 50~100cm)	3
	疼痛,肿胀或瘀斑超出肢体(距咬伤部位可 >100cm)	4
胃肠道	无症状 / 体征	0
	腹痛、里急后重或恶心	1
	呕吐或腹泻	2
	反复呕吐或腹泻,呕血或便血	3
血液系统	无症状 / 体征	0
	凝血参数轻度异常[PT<20s,APTT<50s,血小板(100~150)×10^9/L,纤维蛋白原 100~150mg/L]	1
	凝血参数明显异常[PT<20~50s,APTT<50~75s,血小板(50~100)×10^9/L,纤维蛋白原 50~100mg/L]	2
	凝血参数明显异常[PT<50~100s,APTT<75~100s,血小板(20~50)×10^9/L,纤维蛋白原 <50mg/L]	3
	凝血参数显著异常,伴有严重出血或危及生命的自发性出血(PT 或 APTT< 测不出,血小板 <20×10^9/L,纤维蛋白原测不出),其他严重异常实验室结果也属于这一类	4
中枢神经系统	无症状 / 体征	0
	轻微不安或恐惧,头痛,乏力,头晕,寒战或感觉异常	1
	中度不安或恐惧,头痛,乏力,头晕,寒冷,意识错乱或模糊,咬伤部位肌肉震动或肌束颤动	2
	严重意识错乱,嗜睡,抽搐,昏迷,精神障碍或全身肌束震颤	3

注:1. PT 为凝血酶原时间;PTT 为部分促凝血酶原激酶时间。

2. 根据毒液本身引起的临床表现评估得分(不包括抗蛇毒血清反应)。适用范围为成年人,应根据年龄校正。

（四）急救与护理

1. 急救原则　迅速辨明是否为毒蛇咬伤,分类处理;对毒蛇咬伤应立即清除局部毒液,阻止毒素的继续吸收,拮抗或中和已吸收的毒素;根据蛇毒种类尽快使用相应的抗蛇毒血清;防治各种合并症。蛇咬伤急救流程见图 6-5,该图来源于《2018 年中国蛇伤救治专家共识》相关内容。

Note:

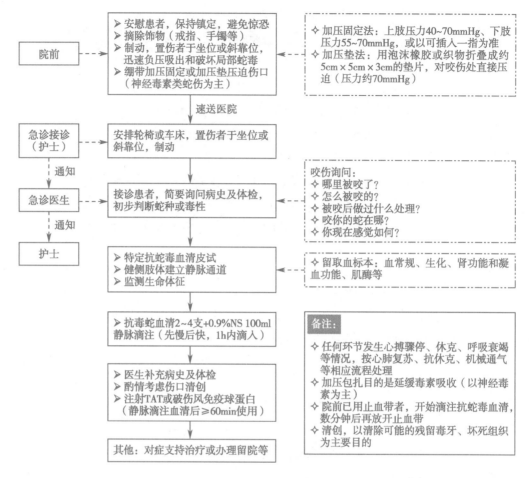

图 6-5 蛇咬伤急救流程图

2. 护理措施

（1）即刻护理措施：迅速清除和破坏局部毒液，减缓毒液吸收，尽快送至医院。主要的现场急救措施：①脱离，立即远离被蛇咬的地方。②识蛇，尽量记住蛇的基本特征，如蛇形、蛇头、蛇体和颜色。③解压，去除受伤部位的各种受限物品，如戒指、手镯/脚链、手表等，以免后续的肿胀导致无法取出，加重局部伤害。④镇定，尽量保持冷静，避免慌张、激动。⑤制动，尽量全身完全制动，尤其受伤肢体，伤口相对低位（保持在心脏水平以下）。⑥冲洗，现场用大量清水冲洗伤口及其周围皮肤，挤出毒液；有条件的用 0.05% 高锰酸钾或 3% 过氧化氢反复冲洗伤口，清除残留的毒液及污物。伤口较深者，可切开或以三棱针扎刺伤口周围皮肤（若伤口流血不止，则不宜切开）。⑦伤口绑扎，立即用布带等绑扎伤肢的近心端，松紧以能阻断淋巴、静脉回流为度。每隔 30min 松解绑扎一次，每次 1~2min，以免影响肢体血液循环，造成组织坏死。一般在医院内开始有效治疗（如注射抗蛇毒血清、伤口处理）10~20min后可去除绷扎。⑧止痛，将伤肢浸入 4~7℃ 冷水中，3~4h 后改用冰袋冷敷，持续 24~36h。如有条件，可给予对乙酰氨基酚或阿片类口服止痛药，避免饮酒止痛。⑨呼救，呼叫"120"，尽快将伤者送至医院。

（2）院内护理措施

1）抗毒排毒：迅速建立静脉通道，遵医嘱尽早使用抗蛇毒血清、利尿剂，快速大量输液等以中和毒素、促进毒素排出。用胰蛋白酶 2 000~5 000U 加入 0.05% 普鲁卡因或注射用水 20ml 做局部环形封闭，能够降解蛇毒。若患者出现血红蛋白尿，遵医嘱给予 5% 碳酸氢钠静脉输入，以碱化尿液。补液时注意观察心肺功能，以防快速、大量输液导致肺水肿。抗蛇毒血清静脉推注时，应缓慢注入（≤2ml/min）；静脉滴注者，将抗蛇毒血清加入 100~250ml 生理盐水中，1h 内滴完，滴速应先慢后快，用

Note:

药开始1h内应密切观察患者有无畏寒、发热、胸闷、气促、腹痛不适、皮疹等过敏症状。

2) 伤口护理:保持创面清洁和伤口引流通畅。注意观察伤口渗血、渗液情况,有无继续坏死或脓性分泌物。经彻底清创后,可采用胰蛋白酶或1:1 000高锰酸钾溶液伤口内注射冲洗,以排出伤口局部蛇毒。

3) 对症处理:对神经毒性蛇伤患者,出现肌无力时可遵医嘱给予新斯的明1.5~2.0mg肌内注射。对于患肢肿胀疼痛的患者可遵医嘱使用阿片类药物止痛;适当抬高患肢,平胸骨角或略高,利于促进血液和淋巴回流及肿胀部位组织间隙的液体吸收,减轻疼痛和局部压力,促进肿胀消退和疼痛缓解。常规使用破伤风抗毒素(TAT)或破伤风免疫球蛋白,但在抗蛇毒血清使用1h后方可开始皮试和用药,以避免过敏或不良反应重叠。出现呼吸衰竭、休克、心肌损害、心力衰竭、DIC、急性肾衰竭、继发感染等并发症时,应及时处理;早期使用山莨菪碱(654-2)和激素可有助于防治蛇毒引起的MODS。

4) 营养支持:给予高能量、高蛋白、高维生素、易消化饮食,鼓励患者多饮水,忌饮酒、浓茶、咖啡等刺激性饮料,以免促进血液循环而加快毒素吸收。对于不能进食者可予肠内外营养支持并做好相应的护理。

5) 心理护理:安慰患者,告知毒蛇咬伤的治疗方法及治疗效果,帮助患者树立战胜疾病的信心,以减轻恐惧,保持情绪稳定,积极配合治疗和护理。

6) 健康教育:宣传毒蛇咬伤的有关知识,强化自我防范意识。在野外作业时,做好自我防护,如戴帽子、穿长衣长裤、穿雨靴、戴橡胶手套等;随身携带蛇药片,以备急用。勿轻易尝试抓蛇或玩蛇。露营时选择空旷干燥地面,晚上在营帐周围点燃火焰。

(樊 落 尹 磊)

第七节 药 物 滥 用

一、概述

(一) 相关概念

1. 药物滥用(drug abuse) 指非医疗目的过度地使用具有依赖性特征或依赖性潜能的精神活性药物或精神活性物质的行为,其结果必然引发药物与机体相互作用进而形成一种特殊精神状态和身体状态,导致用药人群的药物依赖性。

2. 药物依赖性(drug dependence) 精神活性药物的一种特殊毒性,指在这类药物滥用的条件下,药物与机体相互作用所形成的一种特殊精神状态和身体状态。

3. 戒断综合征(withdrawal syndrome) 指生理性依赖药物一旦突然停止使用或减少用药剂量,可导致机体已经形成的适应状态发生改变,用药者会相继出现一系列以中枢神经系统反应为主的严重症状和体征,呈现极为痛苦的感受及明显的生理功能紊乱,甚至可能危及生命。

4. 脱毒(detoxification) 指根据滥用药物的种类及所呈现的特殊临床问题对药物依赖性患者实施个体化治疗方案,使患者从精神活性物质的毒性作用中逐步解脱,并尽量减少戒断症状的过程。

(二) 致依赖性药物分类

1. 麻醉药品 指连续使用后易产生生理依赖性,能成瘾癖的药品,可分为以下三类:

(1) 阿片类:包括吗啡、可待因、海洛因以及人工合成的麻醉性镇痛药哌替啶、美沙酮和芬太尼等。

(2) 可卡因类:包括可卡因及粗制品古柯叶和古柯糊。

(3) 大麻类:包括印度大麻、粗制品大麻浸膏和主要成分四氢大麻酚。

2. 精神药品 指作用于中枢神经系统,能使之兴奋或抑制,反复使用能产生精神依赖性的药品,按药理作用性质可分成以下三类:

(1) 镇静催眠药和抗焦虑药:如巴比妥类、苯二氮䓬类、水合氯醛等。

Note:

(2) 中枢兴奋药:如苯丙胺、右苯丙胺、甲基苯丙胺(冰毒)和亚甲二氧基甲基苯丙胺("摇头丸")。

(3) 致幻药:如麦角二乙胺、苯环利定和氯胺酮等。

3. **其他** 包括烟草、酒精及挥发性有机溶剂等精神活性物质。

二、病因与中毒机制

(一) 病因

过量服用镇静催眠药,或吸入、注射过量麻醉性镇痛药,或抽吸、鼻吸、口服或注射致幻药。

(二) 中毒机制

1. **吗啡** 与阿片受体结合后抑制或兴奋中枢神经系统,以抑制作用为主。抑制大脑高级中枢,引起意识障碍;抑制延髓中枢,引起呼吸和循环衰竭;兴奋动眼神经缩瞳核,导致瞳孔针尖样缩小。

2. **海洛因** 中毒机制与吗啡相同,镇痛作用为吗啡的 4~8 倍,毒性及成瘾性为吗啡的 5~10 倍。

3. **哌替啶** ①与阿片受体结合,产生镇静、镇痛、呼吸抑制等中枢作用。②阻断乙酰胆碱 M 受体,引起口干、瞳孔扩大、心动过速。③抑制心肌收缩力,降低外周血管阻力,造成低血压或休克。④代谢产物甲哌替啶可兴奋神经肌肉而诱发惊厥。

4. **镇静催眠药** 苯二氮䓬类、巴比妥类与苯二氮䓬受体结合后,可加强 γ- 氨基丁酸(GABA)与 GABA 受体结合的亲和力,使与 GABA 受体耦联的氯离子通道开放,增强 GABA 对突触后的抑制功能。苯二氮䓬类主要选择性作用于边缘系统,影响情绪和记忆力。巴比妥类主要作用于网状结构上行激活系统而引起意识障碍,随着剂量的增加,其作用逐步表现为镇静、催眠、麻醉以至延脑中枢麻痹。

5. **甲基苯丙胺** 促进脑内多巴胺和 5- 羟色胺释放,长期使用会造成多巴胺和 5- 羟色胺耗竭,神经细胞功能和结构受损;损害大脑额叶包括认知和运动中枢等在内的多种神经细胞,降低判断和控制能力;具有强烈的中枢兴奋作用,常导致激动不安和暴力行为;损害心血管系统,导致严重心律失常和心脏病发作。

三、病情评估

(一) 健康史

病史采集主要包括:相关的社会心理因素;是否患有导致药物滥用的躯体疾病、精神疾病,特别是抑郁症和焦虑症;用药方式是吸入还是注射,连续还是间断使用;是否存在戒断症状、多药滥用。

(二) 临床表现

与吸入或注射药物剂量及个体耐受性有关。

1. **阿片类**

(1) 吗啡、海洛因:滥用可产生呼吸抑制、精神障碍、恶心呕吐及自发性流产等;静脉注射还可造成乙肝、艾滋病的传播。过量可引起肌肉痉挛、瞳孔缩小呈针尖样、嘴唇和指甲发绀、舌头褪色等毒性反应。

阿片类药物依赖性者一旦停药,即产生明显戒断综合征。一般在停药 8~16h 后出现不安、哈欠、流涕、流泪、出汗、恶心、食欲减退、难以入眠;停药 24h 左右症状加重,瞳孔散大,自感发冷发热,出现呕吐、腹泻,四肢躯体与腹部疼痛,肌肉抽搐、蜷缩成团,呈极度痛苦状态;停药 36h 左右症状达高峰,此后经一周以上时间症状才可能逐渐缓解。继而出现体温和血压略降、心率减慢、瞳孔略大、失眠、焦虑、关节肌肉疼痛等稽延性戒断症状。此类症状可持续至停药后半年以上,常是导致戒毒后复吸的重要原因。

(2) 哌替啶:主要表现为呼吸抑制和低血压,瞳孔扩大,并有中枢神经系统兴奋的症状和体征,如烦躁、谵妄、抽搐、惊厥、心动过速等。

2. **可卡因类** 滥用者可出现幻觉、妄想等精神障碍,甚至失去自我控制能力,停药后出现轻度戒断综合征,如疲乏、嗜睡、精神抑郁、心动过缓及过度摄食等症状,频繁经鼻吸入易致鼻腔黏膜炎症甚至鼻中隔坏死。

3. 大麻类 主要以吸入烟雾方式抽吸。滥用者可出现情绪淡漠、表情呆滞、记忆障碍、精神不能集中、思维联想障碍,甚至形成偏执意念,同时伴有心率加快、血压增高以及影响呼吸系统功能。戒断症状一般于停药后 10h 出现,可表现为情绪烦躁、食欲减退、失眠多梦,甚至畏寒、震颤。

4. 镇静催眠药和抗焦虑药 苯二氮䓬类药物经连续应用 4 个月以上,即可呈现显著的药物依赖性,停药 36h 左右出现戒断综合征,表现为焦虑、烦躁、头痛、心悸、失眠或噩梦、低血压、肌肉震颤,甚至惊厥,严重者可能导致死亡。巴比妥类的戒断综合征与此类似,一般于停药后 12~24h 出现,且症状更为严重。镇静催眠药严重依赖者,实质上已呈药物慢性中毒状态,患者思维和记忆力衰退、情绪不稳、语言含糊,躯体活动出现共济失调。

5. 中枢兴奋药 长期使用可引起睡眠障碍、抑郁、焦虑、易冲动、记忆力受损,该现象至少会延续至戒药后 6 个月甚至更长时间。"摇头丸"中毒时,根据起病急缓分为以下两种情况:

(1) 慢性中毒:长期滥用可有多种表现。①苯丙胺性精神病,表现为顽固性失眠、精神激动、幻听、幻视及类偏执狂妄想。②恶心、呕吐和腹泻。③明显消瘦。④体温升高。⑤心血管功能障碍。⑥黄疸。⑦抽搐。

(2) 急性中毒

1) 急剧中毒:用量达到 300~400mg,用后 20~60min 出现中毒症状,2~3h 达高峰,持续 8h,24~48h 逐渐恢复。过量后初始症状为头晕、头痛、心悸、焦虑不安、容易激动、面部发红、发热、出汗,继而产生高血压危象。还可以表现为感觉异常、谵妄、狂躁、眼球震颤、共济失调、高热抽搐。经过激动和兴奋期后,转为抑制,出现昏迷、呼吸衰竭、休克和心律失常。可并发脑出血、心绞痛或心肌梗死、肠系膜缺血、横纹肌溶解、急性肾衰竭。极重者体能处于极度"消耗""透支"状态,可出现惊厥和循环衰竭。致死的主要原因:高热综合征(高热、横纹肌溶解、代谢性酸中毒)、弥散性血管内凝血、急性肾衰竭、急性呼吸衰竭、急性肝衰竭、休克、心室纤颤。

2) 中低剂量:用量达到 50~150mg,患者情绪紧张、心理紊乱、头痛、抑郁、失眠、焦虑、心悸震颤、面红、多汗、瞳孔扩大、腱反射亢进;达 250~300mg 时,出现视觉扭曲和短暂的情绪变化,由欣快感转为沮丧、抑郁。

6. 致幻药 如氯胺酮,滥用后出现幻觉、梦境、眩晕、运动功能障碍、恶心、呕吐、与环境分离感、濒死感等中毒反应,与海洛因、大麻等一起使用,可产生更为严重的中毒反应,甚至致死。

(三) 辅助检查

通过收集血、尿标本进行药物成分定性试验或定量检测,均有助于病情评估。例如,阿片类药物中毒可通过以下标准检测:①血、尿毒品成分定性试验呈阳性反应。②血药浓度:治疗量 0.01~0.07mg/L,中毒量 0.1~1.0mg/L,致死量 >4.0mg/L。

(四) 病情判断

1. 阿片类药物过量 根据病史和临床表现分为轻症和重症。

(1) 轻症:头痛、头晕、恶心呕吐、兴奋或抑制、幻觉、时间和空间感消失等。

(2) 重症:常有昏迷,瞳孔针尖样缩小,呼吸抑制(呼吸频率极慢,4~6 次/min 或出现叹气样呼吸或潮式呼吸)等三联征,患者还可有面色苍白、发绀、瞳孔对光反射消失、牙关紧闭、角弓反张等表现,多死于呼吸衰竭。

2. 中枢兴奋药过量 根据病史和临床表现分为轻度、中度、重度。

(1) 轻度:表现为精神兴奋、好动多语,呼吸加快,但神志清楚。

(2) 中度:体温 <38.5℃,神志恍惚,精神紧张,头痛,胸痛,运动不能。

(3) 重度:体温 ≥38.5℃,神志不清或昏迷,抽搐,瞳孔散大,牙关紧闭,衰竭状态。

（五）诊断

根据吸毒史、临床表现及血、尿毒品成分检测，结合患者对治疗的反应情况，一般可做出诊断。但应与代谢性疾病、神经精神疾病及其他中毒相鉴别。

四、急救与护理

（一）急救原则

1. 脱毒治疗 阿片类药物依赖是当前药物滥用中最为突出的问题，本节重点讨论其有关脱毒药物的应用。

（1）美沙酮替代治疗：美沙酮首次用量、维持治疗剂量、维持期的调整应根据患者具体情况做到给药个体化。美沙酮替代治疗只能相对地减轻戒断症状，脱毒过程中必然会有一些戒断症状出现，应依靠心理治疗和对症处理，并按计划递减替代药物，不应临时加用美沙酮或其他麻醉药品。

（2）可乐定治疗：可乐定脱毒治疗，可有效控制呕吐、腹泻、血压升高、呼吸加速等戒断症状，而控制打哈欠、流泪、肌肉酸痛等症状较缓慢，对焦虑和失眠等主观症状的治疗作用稍差。脱毒过程中应注意观察患者血压和心率，长期使用过程中突然停药，可能出现反跳性高血压、头痛、恶心等不良反应。

2. 药物过量治疗

（1）阿片类药物过量

1）应用特效拮抗剂：①纳洛酮，为阿片受体拮抗剂，可迅速逆转药物中毒所致的昏迷和呼吸抑制。用法：首剂 0.4~0.8mg 静脉注射，10~20min 重复一次，直至呼吸抑制解除或总量达 10mg。②烯丙吗啡：主要拮抗吗啡作用。用法：首剂 5~10mg 静脉注射，20min 重复一次，总量 <40mg。

2）对症支持治疗：重在维持呼吸、循环和脑功能。对昏迷时间较长和呼吸抑制严重者，应使用甘露醇、糖皮质激素防治脑水肿，使用安钠咖、尼可刹米等兴奋呼吸中枢。

（2）中枢兴奋药过量

1）一般治疗：①中小剂量中毒仅表现为短暂性心理障碍，给予戒毒和心理治疗。②烦躁、激动时，给予地西泮 5~10mg 口服。③心动过速给予普萘洛尔 40~60mg，分次口服，或 40~60mg 缓慢静脉滴注，每分钟不少于 1mg，控制心率在 90 次 /min。④出现偏执状态可给予氟哌啶醇 5mg 肌内注射，每日 2 次，或加用地西泮 40mg/d。⑤中毒导致冠状动脉痉挛是引起心肌缺血和心肌梗死最常见的原因，可口服硝苯地平缓解痉挛改善心肌缺血。⑥酸化尿液，给予氯化铵 1~2g，3 次 /d。维生素 C 静脉滴注，8g/d。

2）急救措施：①镇静，地西泮 10~20mg 肌内注射或静脉注射，必要时可重复应用；重度中毒以 5% 葡萄糖 500ml 加入地西泮 100mg，持续静脉滴注；用药期间密切观察患者神志、瞳孔及生命体征变化。②血液净化治疗。③对症支持治疗，采取纠正酸碱失衡和电解质紊乱、控制体温、保护心脑功能等措施；肌肉松弛是控制体温的有效方法，可缓慢静脉注射硫喷妥钠或用肌肉松弛剂琥珀酰胆碱，血压增高者给予降压治疗。

（二）护理措施

1. 即刻护理措施 ①保持呼吸道通畅，及时清除呼吸道分泌物，根据病情给予氧气吸入，必要时气管插管，呼吸机辅助通气。②循环衰竭的患者需要建立静脉通路，必要时给予液体及升血压药物。③对于躁动不合作的患者，必要时给予物理约束。

2. 催吐、洗胃、导泻 ①严格掌握催吐及洗胃的适应证、禁忌证。②对于昏睡或过于激动的患者应慎重使用催吐和洗胃，因为易引起窒息的危险。③防治洗胃并发症。④阿片类药物或摇头丸中毒时，可用清水或 1 : 5 000 高锰酸钾溶液洗胃，以 20% 甘露醇 250ml 加活性炭 30g 制成混悬液口服，2 次 /d，促进毒物排泄。

3. 病情观察 ①及时发现患者神志改变。②及时发现和避免误吸、窒息。③及时发现心率、心律、血压、血氧饱和度变化。④尽可能建立良好的医患关系，评估患者是否有自杀及暴力行为的可能性。

⑤及时发现尿潴留者并给予导尿。

4. 健康教育　药物滥用的危害主要包括以下几方面：

（1）药物滥用者身心健康遭受摧残，智力减退，判断能力下降，工作效率降低，责任感丧失。

（2）身体免疫力降低，引发各种感染，如急性或慢性肝炎、局部脓肿、败血症及心内膜炎等，尤易并发结核病和艾滋病。

（3）滥用药物过量，常致中毒死亡，药物滥用妇女不仅危害自身健康，在孕期还会累及胎儿，胎儿娩出后可因严重戒断症状致死。

（4）破坏家庭正常生活。

（5）滥用者为获取毒品，不法分子为制造、贩卖和走私毒品，往往进行种种非法活动，严重危害社会安全与稳定。

（6）药物滥用一旦成为群体现象，为打击制造、贩卖毒品及开展禁毒戒毒工作将耗费大量人力、物力和财力，严重干扰国家经济可持续性发展。

（尹　磊）

思 考 题

1. 毒物中毒的机制有哪些？
2. 急性中毒时病情危重的信号有哪些？
3. 急性中毒时，清除尚未吸收毒物的措施有哪些？促进已吸收毒物排出的措施有哪些？
4. 催吐和洗胃的禁忌证分别有哪些？
5. "阿托品化"与阿托品中毒的主要区别有哪些？
6. 简述百草枯中毒严重程度分型、临床症状及急救流程与措施。
7. 简述一氧化碳中毒的诊断依据和最有效的治疗措施。
8. 急性酒精中毒患者的临床表现是什么？护理要点有哪些？在哪些情况下需要洗胃？
9. 简述蜱虫和毒蛇咬伤的主要护理措施。
10. 阿片类药物过量时的特效拮抗剂有哪些？

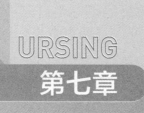

第七章

常见内外科急症

07章 数字内容

学习目标

● 知识目标：

1. 掌握脑卒中、缺血性脑卒中、严重心律失常、胸痛、急性冠脉综合征、主动脉夹层、糖尿病酮症酸中毒、高渗高血糖综合征、低血糖症的概念，脑梗死、脑出血、不同类型休克、呼吸道梗阻所致窒息、严重心律失常、致命性胸痛、糖尿病酮症酸中毒、高渗高血糖综合征、低血糖症、急性腹痛的病情评估、急救原则和护理措施。

2. 熟悉急性发热、脑卒中、休克、呼吸困难、窒息、严重心律失常、急性胸痛、呼吸困难、糖尿病酮症酸中毒、高渗高血糖综合征、低血糖症、急性腹痛的常见病因。

3. 了解急性发热、脑卒中、休克、呼吸困难、窒息、严重心律失常、急性胸痛、呼吸困难、糖尿病酮症酸中毒、高渗高血糖综合征、低血糖症、急性腹痛的发病机制。

● 能力目标：

1. 能根据发热和急性腹痛的急救原则，对患者实施正确的急救护理措施。

2. 能运用休克、呼吸困难、窒息、严重心律失常、急性冠脉综合征、糖尿病酮症酸中毒、高渗高血糖综合征、低血糖症的急救流程图，对患者实施正确的急救护理措施。

3. 能运用 FAST 判断法对脑卒中患者进行评估，按照急性脑梗死患者生存链采取正确的急救护理措施。

● 素质目标：

具有有效处置常见内外科急症所需的应急应变与团队协作的职业素质。

急诊患者的病情复杂多样,常为涉及多个器官或系统的急危重症。早期识别与判断,及时采取有效的救治和护理措施对于提高抢救成功率、降低患者的死亡率至关重要。本章将以可能危及生命的疾病症状作为切入点,介绍常见内外科急症的病因与发病机制、病情评估、急救与护理。

第一节　发　　热

---------------------------------- 导入案例与思考 ----------------------------------

患者,男,36 岁。因"咳嗽、咳痰 4d,发热 3d"急诊入院。患者 4d 前淋雨后出现干咳,伴全身乏力;3d 前出现寒战、高热,体温最高达 39.5℃,24h 内波动不超过 1℃,咳铁锈色痰。既往体健。查体:T 39.2℃,P 130 次 /min,R 30 次 /min,BP 128/82mmHg,SpO₂ 98%。右下肺呼吸音减低,叩诊呈浊音,触觉语颤增强。血常规:白细胞 $18.5×10^9$/L,中性粒细胞 85%,淋巴细胞 15%。X 线检查示右肺下叶实变影。发病前无疫区接触史,无传染性疾病患者接触史。

请思考:

1. 该患者的发热属于什么类型?

2. 最有可能是由什么原因引起的?

3. 急诊护士应立即采取哪些护理措施?

一、概述

发热(fever)是机体在内、外致热原作用下,体温调节中枢功能障碍而引起的体温升高超出正常范围,是内科急诊中最常见的症状。通常体表温度 >37.3℃可诊断为发热。

发热的分类方式众多,临床上常根据热度或热程来分类。根据热度分类,以口腔温度为例,发热可分为低热(37.5~38℃)、中等热(38.1~39℃)、高热(39.1~41℃)、超高热(41℃以上)。根据热程分类,发热可分为急性发热和长期发热。前者发热在 2 周以内,是急诊最常见的发热,也是本节重点关注的发热类型,后者发热持续 2 周及以上。

二、病因与发病机制

(一)病因

1. 急性发热　可分为感染性发热和非感染性发热,常见病因分类见表 7-1。

(1)感染性发热:可见于细菌、病毒、衣原体、支原体、立克次体、螺旋体、真菌、寄生虫等引起的呼吸道、消化道、尿路及皮肤感染等,是急性发热的最常见原因。

(2)非感染性发热:可见于结缔组织疾病、肿瘤性疾病、代谢性疾病、栓塞性疾病、药物热、热射病等。

2. 超高热　主要见于体温调节中枢功能障碍,常见原因包括:①热射病及中暑严重阶段。②严重脑外伤、脑出血、脑炎与脑肿瘤等脑部疾病,病变引起体温调节中枢异常。③输血、输液污染引起严重热原反应与脓毒症。④恶性高热,即一种常染色体遗传性恶性肌病,主要由麻醉刺激导致易感者发病。不论病因如何,超高热对细胞膜与细胞内结构有直接损害作用。当体内深部体温 >41℃时,细胞线粒体的氧化磷酸化出现障碍,可引起永久性脑损害。体内深部体温 42~43℃持续数分钟,细胞会陷入不可逆的损害,造成脑水肿、颅内压升高,心、肝、肾、肺功能衰竭,DIC 等多器官功能障碍。

3. 不明原因发热　发热时间持续 3 周及以上,体温数次 ≥38.3℃,经过完整的病史询问、体格检查和常规实验室检查,至少 1 周仍不能确诊的发热,称为不明原因发热(fever of unknown origin,FUO)。

Note：

表 7-1　常见急性发热病因分类

发热类别	病因类别	常见疾病
急性感染性疾病	病毒性感染	病毒性感冒、急性病毒性肝炎、乙型脑炎、脊髓灰质炎、传染性单核细胞增多症、流行性出血热、巨细胞病毒感染、获得性免疫缺陷综合征、禽流感、严重急性呼吸综合征、新型冠状病毒肺炎等
	细菌性感染	社区获得性肺炎、感染性心内膜炎、急性肾盂肾炎、急性胆道系统感染、创口感染、结核病、伤寒、副伤寒等
	支原体、衣原体、立克次体感染	
急性非感染性疾病	结缔组织疾病	风湿热、系统性红斑狼疮、类风湿关节炎急性期、多发性肌炎/皮肌炎、贝赫切特综合征、系统性血管炎、成人 Still 病、复发性多软骨炎活动期等
	肿瘤性疾病	急性白血病、淋巴瘤、恶性组织细胞病、再生障碍性贫血等
	代谢性疾病	甲状腺危象、垂体危象、痛风急性发作等
	栓塞性疾病	肺栓塞、心肌梗死、缺血性肠病等
	药物热	药物过敏
	热射病	重症中暑

引起不明原因发热的病因超过 200 种,不同时期、不同地区、不同年龄的患者病因构成明显不同,但基本可以归纳为以下 4 类:

(1) 感染性疾病:是不明原因发热最主要的病因,约占 30%,以细菌感染占多数,病毒次之。

(2) 结缔组织 - 血管性疾病:占 20%~30%,成人 Still 病、系统性红斑狼疮等是年轻患者不明原因发热的常见病因,风湿性多肌痛、颞动脉炎是老年患者不明原因发热的常见病因。

(3) 恶性肿瘤:约占 10%,常见于血液系统肿瘤、实体肿瘤中的肾上腺样瘤、胃肠道肿瘤和中枢系统肿瘤等。随着 CT、MRI 等影像学技术的普及,恶性肿瘤易于早期发现,在不明原因发热中所占比例有所下降。

(4) 其他疾病:包括药物热、肉芽肿性疾病、栓塞性静脉炎、溶血发作、隐匿性血肿、周期热、伪装热等,约占不明原因发热的 10%。

4. 长期低热　体温 37.5~38.4℃、持续 4 周以上称为长期低热,原因可分为器质性和功能性两大类。

(1) 器质性长期低热:①慢性感染,如结核病、肝脏疾病、慢性肾盂肾炎、慢性胆道感染以及各种病灶感染。②结缔组织疾病,如风湿热、类风湿关节炎、系统性红斑狼疮等。③内分泌疾病,如甲亢、嗜铬细胞瘤等。④恶性肿瘤,如早期淋巴瘤、实质性癌肿转移等。

(2) 功能性长期低热:①生理性低热,如月经前期低热、妊娠期低热等。②神经功能性低热,常见于青年女性自主神经功能紊乱引起的低热。③感染后低热,常见于急性细菌或病毒感染得到控制后。

(二) 发病机制

正常人的体温由体温调节中枢通过神经、体液调节产热和散热过程,保持两者动态平衡。发热是体温调节机制发生紊乱,体内产热大于散热的结果。以临床上常见的感染性发热为例,其发病机制是外源性致热物质刺激机体后产生一种或多种内源性致热原所致。外源性致热原包括各种病原体如细菌、病毒、立克次体、衣原体、螺旋体、原虫和寄生虫等的毒素及其代谢产物,以内毒素最为重要。内源性致热原包括白介素(如 IL-1、IL-2、IL-6 等)、肿瘤坏死因子(TNF)和干扰素等,其中 IL-1 是内源性致热原的主要成分。外源性致热原激活白细胞、单核细胞和组织吞噬细胞内的内源性致热原前体,于短期内合成新的 mRNA 和致热原,这些具有活性的内源性致热原(如 IL-1)作用于下丘脑的血管内皮细胞,产生花生四烯酸代谢产物,如前列腺素 E_2(PGE$_2$),提高体温调节中枢调定点而引起发热。

三、病情评估

(一)健康史

1. 一般资料　了解患者的年龄、性别、职业等。

2. 既往史　根据《发热待查诊治专家共识》的相关内容,既往史评估可以为寻找发热病因提供线索(表7-2)。应询问患者的既往发热病史、用药史、外科手术史、输血史、动物接触史、职业史、旅行史,了解患者来自的地区、有无疫区接触史、有无传染病接触史、有无医院就诊史、有无动物或昆虫叮咬史、有无可疑食物或毒物的摄入史、有无吸毒史等。

表 7-2　发热患者既往史评估及提示病因

既往史	提示病因
牙科就诊	牙龈脓肿、感染性心内膜炎等
手术	手术部位脓肿、感染性心内膜炎等
输血	疟疾、巴贝虫病、埃里希体病、巨细胞病毒感染等
主动脉瘤/修补	沙门菌感染、金黄色葡萄球菌感染、Q热等
药物	药物热
烟雾接触	烟雾热
近期旅游	伤寒、钩端螺旋体病、内脏利什曼病(中国北部地区)、疟疾(非洲)、布鲁氏菌病(中国西北地区)、Q热、粗球孢子菌病(墨西哥、美国)等
宠物/动物接触	Q热、猫抓病、弓形虫病、兔热病、布鲁氏菌病、螺旋体病、鹦鹉热、羌虫病
昆虫接触	疟疾、斑疹伤寒、巴贝虫病、内脏利什曼病、回归热、莱姆病等
未消毒牛奶	Q热、布鲁氏菌病、肠结核等
生食	旋毛虫病、弓形虫病等

(二)发热的过程及热型

1. 发热过程

(1)体温上升期:表现为疲乏、不适感、肌肉酸痛、皮肤苍白、干燥无汗、畏寒甚至寒战等症状。体温上升有两种形式:①骤升,指体温突然升高,在数小时内升至高峰,常见于肺炎链球菌性肺炎、疟疾等。②渐升,指体温逐渐上升,数日内缓慢上升至高峰,常见于伤寒等。

(2)高热持续期:表现为面色潮红、皮肤灼热、口唇干燥、呼吸脉搏加快、全身不适等。

(3)体温下降期:由于机体的防御功能与适当的治疗,疾病得到控制,体温恢复正常,表现为大量出汗、皮肤潮湿。体温下降也有两种形式:①骤降,体温于数小时内降至正常,伴有大量出汗,常见于疟疾、急性肾盂肾炎、肺炎链球菌性肺炎等。②渐降,体温于数天内降至正常,如伤寒、风湿热等。

2. 常见热型　各种体温曲线的形态称为热型。某些发热性疾病具有独特的热型,有助于对发热病因的判断。但须注意的是,随着抗生素、解热药、肾上腺皮质激素的使用,热型已变得不再典型。

(1)稽留热:体温持续于39~40℃或以上,持续数天或数周,24h体温波动在1℃以内。常见于肺炎链球菌性肺炎、伤寒等。

(2)弛张热:体温在39℃以上,但波动幅度较大,24h内波动达2℃以上,波动下限仍高于正常体温。常见于脓毒血症、风湿热、重症结核、化脓性炎症等。

(3)间歇热:体温骤然升高到39℃及以上,持续数小时或更长,然后下降至正常或正常以下,经过一段间歇,体温又升高,并反复发作,高热期与无热期交替出现。常见于疟疾、急性肾盂肾炎、局限性化脓性感染等。

(4)不规则热:发热持续时间不定,变动无规律。常见于肺结核、感染性心内膜炎等。

Note:

（三）发热的伴随症状

发热的伴随症状有重要的诊断参考价值,如上呼吸道感染常有鼻塞流涕、咽痛、咳嗽,下呼吸道感染常有胸痛、咳痰和呼吸困难,消化道感染常有恶心、呕吐、腹痛、腹泻,泌尿系统感染多有尿频、尿急、尿痛,中枢神经系统感染多有头痛、呕吐、惊厥、昏迷、脑膜刺激征等。发热伴黄疸常见于肝脏炎症或肿瘤,伴多汗多见于结缔组织病、败血症,伴寒战者多为细菌感染如败血症、深部脓肿等。急性发热伴随症状、体征及常见病因见表 7-3。

表 7-3　急性发热伴随症状、体征与常见病因

伴随症状、体征	常见病因
寒战	细菌性肺炎、脓毒症、急性胆囊炎、急性肾盂肾炎、流行性脑脊髓膜炎、疟疾、钩端螺旋体病、药物热、输液反应、急性溶血或输血反应
结膜充血	麻疹、流行性出血热、斑疹伤寒、钩端螺旋体病等
单纯疱疹	细菌性肺炎、流行性感冒、疟疾、流行性脑脊髓膜炎等
淋巴结肿大	传染性单核细胞增多症、风疹、淋巴结结核、局灶性化脓性感染、丝虫病、白血病、淋巴瘤、转移癌等
肝、脾大	传染性单核细胞增多症、病毒性肝炎、肝及胆道感染、疟疾、结缔组织病、白血病、淋巴瘤、黑热病、急性血吸虫病、布鲁氏菌病等
出血	重症感染 急性传染病:流行性出血热、病毒性肝炎、斑疹伤寒等 血液病:急性白血病、重度再生障碍性贫血、恶性组织细胞病等
关节肿痛	脓毒症、风湿热、结缔组织病、痛风、猩红热、布鲁氏菌病等
皮疹	麻疹、猩红热、风疹、水痘、斑疹伤寒、风湿热、结缔组织病、药物热等
昏迷	先发热后昏迷:流行性脑脊髓膜炎、流行性乙型脑炎、斑疹伤寒、中毒型菌痢等 先昏迷后发热:急性脑卒中、药物中毒等

评估发热的伴随症状时,为防止遗漏,可按照系统顺序逐一询问。①常见全身症状:畏寒、寒战、出汗、消瘦、皮疹、皮肤颜色改变。②呼吸系统:咳嗽、咳痰、咯血、气急、胸闷、胸痛。③消化系统:食欲减退、吞咽困难、恶心、呕吐、呕血、口腔及肛门溃疡、咽痛、腹胀、腹痛、腹泻、便秘、黑便。④循环系统:心悸、早搏、水肿。⑤泌尿生殖系统:尿频、尿急、尿痛、血尿、排尿困难、腰背酸痛、月经、生殖器溃疡、生殖器水肿。⑥内分泌系统:多饮、多食、多尿、生长发育、毛发生长、男性乳头发育。⑦血液系统:瘀点、瘀斑、淋巴结肿大。⑧运动系统:肌肉酸痛、骨痛、肌无力、关节疼痛、关节僵硬。⑨神经系统:头痛、头晕、癫痫、意识丧失。

（四）体格检查

1. 生命体征测量　体温每升高 1℃,心率相应增加 12~15 次/min,如果心率增加超过 15 次/min,多见于甲状腺功能亢进、心力衰竭、病毒性心肌炎等。也有一些患者出现相对缓脉,即脉搏加快与体温升高程度不成比例,常见于伪装热、药物热、伤寒、布鲁氏菌病和钩端螺旋体感染。体温每升高 1℃,呼吸可增加 2~4 次/min,如呼吸频率明显增加提示可能存在呼吸系统感染或代谢性酸中毒。应注意老年患者有严重感染时,体温不一定很高。

2. 意识状态评估　发热伴意识障碍可见于流行性脑脊髓膜炎、流行性乙型脑炎、斑疹伤寒、中毒型菌痢、急性脑卒中、药物中毒等。应注意老年患者有严重感染时,常有意识变化,而体温不一定很高。

3. 全身体格检查　重点检查眼睑、眼底、颞动脉、鼻旁窦、甲状腺、心脏、胸骨、脊柱、肝脏、脾脏、淋巴结、男性睾丸、皮肤、脑神经等,识别结膜充血、单纯疱疹、淋巴结肿大、肝大、脾大、黄疸、出血、关节肿痛、皮疹、中枢神经功能异常等伴随症状,协助发热的病因判断。

（五）辅助检查

1. 实验室检查　①血、尿、大便常规,是急性发热最重要的辅助检查。血常规可初步判断是否存

在细菌感染,尿常规可提示泌尿系统感染,大便常规可以帮助判断急性肠道感染性疾病和痢疾等肠道传染性疾病。②血涂片染色镜检,是快速诊断某些特异性感染(如疟原虫、黑热病原虫及丝虫病等)的重要工具,还能识别红细胞或血小板减少,以协助判断白血病和淋巴瘤等。③血培养/骨髓培养,对伤寒、副伤寒、脓毒症、细菌性心内膜炎的诊断具有重要意义。④炎症标志物检查,如降钙素原、血沉、C反应蛋白、白介素-6、白介素-8等,可用于反映感染和炎症程度。⑤血清学检查,如肥达反应、外斐试验、钩端螺旋体病的凝集溶解试验、乙型脑炎的补体结合试验、系统性红斑狼疮的抗核抗体试验等。

2. X 线、CT 和 MRI 检查　X 线和 CT 检查常用于诊断和排除肺部感染性疾病,CT 和 MRI 检查可用于发现腹腔、骨盆内、膈下深部脓肿以及恶性肿瘤。

3. 超声检查　超声心动图可发现急性渗出性心包炎和感染性心内膜炎,腹部超声有助于发现肝脓肿、胆囊炎、胆石症、阑尾脓肿、泌尿系统结石等。

4. 活组织检查　如肝穿刺活组织检查、淋巴结活组织检查、骨髓检查等,有助于肝病、血液系统疾病的诊断。

四、急救与护理

(一) 急救原则

发热治疗的根本是病因治疗。对生命体征稳定的低热和中度热,应在动态观察体温的同时积极查找病因。对高热和超高热应予以积极降温和对症处理,稳定病情、缓解痛苦,同时查找病因。

1. 预检分诊　发热患者应先到发热门诊排除传染性疾病后,方可进入相关门诊诊室就诊。分诊时应注意询问患者的流行病学史,结合患者的主诉、症状和体征进行初步判断。疑似或确诊传染病病例应在具备有效隔离条件和防护条件的定点医院隔离治疗。

2. 病因治疗　是发热处理的关键。通过病史、体格检查和辅助检查明确病因,给予针对性处理,如积极治疗原发病,清除感染灶,合理选择抗生素等。

(1) 根据指征应用抗感染药物:应严格基于临床病原学证据。在不能获取病原学证据但临床高度怀疑感染的情况下,需分析可能的感染部位,进行经验性的病原学判断,在必要的实验室检查和各种培养标本采集后,根据指南、本地区耐药状况、既往经验和患者需要给予抗感染药物治疗。

(2) 不常规使用糖皮质激素:糖皮质激素对于感染性和非感染性炎症都具有抑制作用,因而对包括感染、结缔组织病、肿瘤在内的大多数病因引起的发热都具有良好的退热作用。此外,激素还可扩张血管,改善微循环,增强心肌收缩力,提高机体对细菌内毒素的耐受力,可用于休克、多器官功能衰竭及严重炎症反应综合征等治疗。但由于疗效显著,发热患者中滥用激素的现象日益严重。激素滥用不但改变了原有的热型和临床表现,使诊断更加困难,长期应用还会使潜在的感染性疾病播散或诱发二重感染。因此,原则上不主张在病因未明的发热患者中使用激素,尤其不应作为退热药物使用。

3. 对症治疗　发热是机体的自然防御反应,可使白细胞增多,吞噬细胞活性增强,酶活性增加,抗体合成加速。故对于低热和中等度热可不作处理。但高热时,体液、热能及氧的过度消耗会影响到重要脏器功能,应积极对症处理。

(1) 体温≤39℃的低热和中等度热:以维持水、电解质的平衡为主,无需积极退热。退热治疗会干扰热型、掩盖体温与脉搏之间的关系,影响诊断及治疗效果的评估。发热是机体重要的防御机制,无论是物理降温或是药物退热都会减少甚至消除炎性介质的合成,减弱机体的自然防御反应。此外,退热治疗也会带来不良反应。物理降温通过皮肤的热传导、对流和蒸发加速热量的流失,可引起寒战、血管收缩、冠脉痉挛和反射性的低体温。退热药物使用可引起体温骤然下降伴大量出汗,易导致虚脱或休克。同时退热药物常有一定肝肾毒性,存在胃肠道出血的风险。

(2) 体温>39℃的高热:高热除了增加代谢率外,还可引发过度免疫反应,引起酸碱平衡紊乱、细胞蛋白变性、组织缺氧和多系统损伤,甚至出现意识改变(如意识模糊、定向障碍、癫痫等)。因此应积极使用物理降温及退热药物使核心体温降至 39℃以下,同时维持水电解质的平衡,对症治疗予以镇静、抗癫痫。不推荐在体温调控机制正常时单独使用物理降温,原因是物理降温会增加产热、代谢率和氧耗。仅推荐在退热药物下调体温调定点时联合使用物理降温。

(3) 对于 41℃ 以上的超高热患者:立即给予退热治疗。在应用退热药物的基础上,可使用冰帽、冰毯等措施快速降低核心体温、保护重要脏器。

(二) 护理措施

1. 隔离与防护　规范发热门诊的管理,早期开展发热预检分诊,识别疑似传染病患者,减少传染病医源性传播和流行。如确定为传染病,应做好患者隔离和医护人员防护工作,并及时进行疫情报告。

2. 超高热的急救　超高热患者可伴有抽搐、昏迷、休克、出血等,急救护理措施包括:①立即卧床休息,将患者置于安静、舒适、通风的环境。②保持呼吸道通畅,给予持续低流量吸氧。③迅速降温,综合使用物理降温、药物降温、冬眠降温,必要时使用血液净化治疗。④建立静脉通路,补充营养和电解质,维持水电解质平衡。⑤加强安全护理,使用床栏防止意外坠床,必要时给予牙垫防止舌咬伤。⑥密切观察,监测生命体征尤其是体温,监测降温效果,观察脑水肿、颅内压升高、呼吸困难等并发症,以及心、肝、肾、肺功能衰竭等迹象。

3. 一般护理

(1) 准确测量体温:体温测量的准确性是判断发热与否、热型类别的关键。一般每日测量体温 4 次,可为每日 6:00、10:00、14:00、18:00,高热应每 4h 测量一次。测得 38℃ 以上体温时应 30min 后复测。测量体温需注意测量方法及换算,并予以相应记录。体温换算约为:肛温 –0.5℃ = 口温 = 耳温 +0.4℃ = 腋温 +0.5℃。测量体温时应同时测量心率,以及早发现相对缓脉或伪装热。中枢发热患者,应同时测量多部位体温,例如口温 + 肛温、双侧腋温 + 肛温等,如不符合体温测量换算规律时,应及时报告医师,以识别中枢体温调节障碍。

(2) 降低体温:患者体温超过 39℃ 时,应积极使用退热药物,并辅以物理降温。退热药物通过降低体温调节中枢的兴奋性及血管扩张、出汗等方式促进散热而达到降温目的。常用的退热药物为非甾体抗炎药,如布洛芬和对乙酰氨基酚,每 4~6h 口服一次。药物降温时应注意药物的剂量、使用频率、退热过程大量出汗后所带来的血流动力学改变。物理降温通过增加热传导的方式达到降温目的,局部可应用冷毛巾、冰袋、化学制冷袋置于额部、枕后、颈部、腋下和腹股沟处,全身可采用冷水、温水擦浴等方式。实施降温措施 30min 后应测量体温并做好记录。

(3) 补充营养和水分:给予高能量、高蛋白、高维生素、易消化的食物,以补充发热带来的能量消耗,提高机体的抵抗力。发热时出汗、呼吸及皮肤的水分蒸发增加,体温每升高 1℃,皮肤丧失低渗液体 3~5ml/kg;中度出汗的患者,每日丧失体液 500~1 000ml;大量出汗时,失液量达到 1 000~1 500ml。因此应鼓励患者多饮水,根据医嘱补充电解质,维持水、电解质平衡。

(4) 促进患者舒适:①环境,提供室温适宜、空气流通、安静的休息环境。②休息,建议高热患者卧床休息,低热患者适当减少活动,减少能量消耗,减轻疲乏感。③口腔护理,发热时唾液分泌减少,口腔黏膜干燥,加之各种病因导致的机体抵抗力下降,患者口腔内易出现感染。应在晨起、餐后、睡前协助患者清洁口腔。④皮肤护理,退热期大量出汗,皮肤潮湿发凉,应及时擦干汗液,更换衣服和床单,保持皮肤清洁、干燥。对高热昏迷患者应定时协助其改变体位,预防压力性损伤发生。

(5) 加强病情观察:观察患者是否出现寒战、淋巴结肿大、出血,肝、脾大,结膜充血、单纯疱疹、关节肿痛及意识障碍等伴随症状;观察发热的病因是否消除;观察病因治疗效果;观察四肢末梢循环情况,患者高热不退、烦躁不安、四肢末梢厥冷、发绀等提示病情加重。出现神志改变、呼吸困难、血流动力学不稳定时,立即给予监护、吸氧、建立静脉通道、呼吸支持等治疗护理措施。

(6) 心理护理:不明原因发热的患者在经过较长时间的诊断和治疗后,患者和家属常出现焦虑、烦恼的情绪。护理人员应耐心解释,告知患者发热病因诊断的复杂性和重要性,说明各项检查的必要性和意义,促进患者与家属的理解和良好的配合。

(邢唯杰)

第二节　脑　卒　中

导入案例与思考

张女士,67 岁。与朋友打麻将时突然诉头痛,随即昏迷倒地,30min 后由家人送至急诊抢救室。既往有高血压病史。查体:T 37.8 ℃,P 66 次 /min,R 30 次 /min,BP 205/100mmHg,昏迷,瞳孔散大。头颅 CT 示左侧壳核大面积高密度病灶,脑室扩张。

请思考:

1. 针对患者的病情,急诊护士应配合医生采取哪些急救措施?

2. 护士遵医嘱执行 20% 甘露醇注射液静脉滴注时应注意什么?

3. 护士遵医嘱静脉滴注 5% 葡萄糖注射液 250ml+ 硝普钠 50mg 组液体时,应注意什么?

急性脑卒中是一种发病率高、致残率高、病死率高及复发率高、并发症多的疾病。《中国脑卒中防治报告 2018》数据显示,我国 40~74 岁居民首次脑卒中标化发病率平均每年增长 8.3%。40 岁及以上居民脑卒中标化患病率由 2012 年的 1.89% 上升至 2016 年的 2.19%。急性脑卒中的诊疗是一项系统工程,需多部门、多环节的配合协调,以最终实现对脑卒中的有效救治。国家已成立脑卒中防治工程委员会,并通过改进脑卒中诊疗管理体系,优化急性缺血性脑卒中院前转运和院内诊治流程,推广脑卒中诊治中心,建立脑卒中诊治绿色通道等系列项目,不断推动我国脑卒中防治工作。

一、概述

脑卒中(stroke),指由于急性脑循环障碍所致的局限或全面脑功能缺损综合征,分为缺血性脑卒中和出血性脑卒中。

缺血性脑卒中(ischemic stroke,IS),又称脑梗死(cerebral infarction,CI),指各种原因所致脑部血液供应障碍,导致局部脑组织缺血、缺氧性坏死,出现相应神经功能缺损的一类临床综合征,是脑卒中最常见的类型,占全部脑卒中的 70%~80%。按病理机制可将脑梗死分为脑血栓形成、脑栓塞和腔隙性脑梗死。其中,脑血栓形成和脑栓塞是急诊科常见的脑血管急症。可根据病理变化将缺血性脑卒中分为超早期(1~6h)、急性期(6~24h)、坏死期(24~48h)、软化期(3d 至 3 周)和恢复期(3~4 周后)。急性缺血性脑卒中的处理强调早诊断、早治疗、早康复和早预防再发,早期诊疗对减少脑卒中后的死亡、伤残和再发至关重要。

出血性脑卒中(hemorrhagic stroke),也称脑出血(intracerebral hemorrhage,ICH),指非外伤性脑实质内出血,根据出血部位不同可分为脑出血和蛛网膜下腔出血。脑出血的发病率为(12~15)/10 万人。在西方国家,脑出血约占脑卒中所有亚型的 15%,我国脑出血占 18.1%~47.6%。脑出血发病凶险,病死率和致残率高,30d 时的病死率为 35%~52%,约 80% 的患者在发病 6 周后不能恢复生活自理能力。

二、病因与发病机制

脑卒中的危险因素包括高血压、细菌性心内膜炎、高脂血症、糖尿病、吸烟、口服避孕药和房颤等。脑梗死最常见病因为脑动脉粥样硬化,其次为脑动脉炎、高血压、糖尿病和血脂异常等。其中,脑血栓形成的常见病因是动脉粥样硬化和动脉炎;脑栓塞按栓子来源不同可分为心源性、非心源性和来源不明三类,其中 60%~75% 的栓子为心源性,如心房纤颤时附壁血栓脱落形成的栓子、心肌梗死形成的附壁血栓、心脏外科手术体外循环产生的栓子等。80% 以上的脑出血是由高血压性脑内细小动脉病变引起,其他病因有动 - 静脉血管畸形、脑动脉瘤、血液病、抗凝或溶栓治疗等。蛛网膜下腔出血的常见病因是颅内动脉瘤。

Note:

三、病情评估

(一)初步评估

分诊护士对于疑似脑卒中的患者必须立即进行快速评估和分诊,评估时可使用卒中量表,如美国辛辛那提院前卒中量表(cincinnati prehospital stroke scale,CPSS)(表7-4),其中出现 CPSS 中的 1 个异常结果,表示脑卒中的概率为 72%。如果出现所有 3 个异常结果,则表示脑卒中的概率大于 85%。分诊护士也可通过面臂语言试验(face arm speech test,FAST)进行快速评估和判断:F 即 face(脸),要求患者微笑,看患者嘴歪不歪,脑卒中患者的脸部会出现不对称,患者也无法正常露出微笑;A 即 arm(胳膊),要求患者举起双手,看患者是否有肢体麻木无力现象;S 即 speech(言语),请患者复述一句话,看是否有言语表达困难或者口齿不清;T 即 time(时间),明确记下发病时间。

表 7-4　美国辛辛那提院前卒中量表(CPSS)

测　试	结　果
微笑测试:让患者露出牙齿或微笑	正常——脸部两侧移动相同 异常——脸部一侧的移动不如另一侧
举手测试:患者双眼闭合,伸出双臂手掌向上平举 10s	正常——双臂移动相同或根本没移动 异常——一只手臂没有移动,或与另一只手臂相比,一只手臂逐渐下垂
言语异常:让患者学说话	正常——措辞正确,发音不含混 异常——说话含混,用词错误或不能说话

(二)脑卒中严重程度评估

脑卒中严重程度的评估可以使用美国国立卫生研究院卒中量表(national institutes of health stroke scale,NIHSS)(表7-5),NIHSS 用于评估有反应的脑卒中患者,是目前世界上较为通用的、简明易行的脑卒中评价指标。根据详细的神经学检查,有效测量脑卒中的严重程度。

表 7-5　美国国立卫生研究院卒中量表(NIHSS)

项　目	评分标准(UN=untestable,无法检测)
1a. 意识水平	0= 清醒;1= 嗜睡;2= 昏睡;3= 昏迷
1b. 意识水平提问(月份,年龄)	0= 均正确;1= 一项正确、构音障碍 / 气管插管 / 语言障碍; 2= 均不正确或失语
1c. 意识水平指令(握手,闭眼)	0= 均正确;1= 一项正确;2= 均不正确
2. 凝视	0= 正常;1= 部分凝视麻痹;2= 被动凝视或完全凝视麻痹
3. 视野	0= 正常;1= 部分偏盲;2= 完全偏盲;3= 双侧偏盲,双盲,包括皮质盲
4. 面瘫	0= 正常;1= 轻瘫;2= 部分(面下部区域);3= 完全(单或双侧)
5. 上肢运动(两侧分开计分)	0= 上举 90° 或 45°,能坚持 10s;1= 上举 90° 或 45°,但不能坚持 10s; 2= 上举不能达 90° 或 45° 就下落;3= 不能抵抗重力,立刻下落; 4= 无运动;UN= 截肢或关节融合
6. 下肢运动(两侧分开计分)	0= 抬起 30° 能坚持 5s;1= 抬起 30°,但 5s 末下落; 2=5s 内下落;3= 立刻下落;4= 无运动;UN= 截肢或关节融合
7. 肢体共济失调	0= 无共济失调;1= 一侧有;2= 两侧均有;UN= 截肢或关节融合
8. 感觉	0= 正常;1= 轻到中度感觉缺失; 2= 重度到完全感觉缺失,四肢瘫痪,昏迷无反应

续表

项　目	评分标准（UN=untestable，无法检测）
9. 语言	0= 正常；1= 轻到中度失语；2= 严重失语； 3= 哑或完全失语，昏迷无反应
10. 构音障碍	0= 正常；1= 轻到中度，能被理解，但有困难； 2= 哑或严重构音障碍；UN= 气管插管 / 无法检测
11. 消退和不注意（以前为忽视）	0= 正常；1= 视 / 触 / 听 / 空间 / 个人忽视，或对双侧刺激消失； 2= 严重的偏身忽视或一种以上的忽视

注：1. 评分范围为 0~42 分，分数越高，神经受损越严重。0~1 分：正常或近乎正常；1~4 分：轻度卒中 / 小卒中；5~15 分：中度卒中；16~20 分：中 - 重度卒中；21~42 分：重度卒中。

2. 基线评估 >16 分的患者很有可能死亡，<6 分者很有可能恢复良好；每增加 1 分，预后良好的可能性降低 17%。

此外，Glasgow 昏迷评定量表（Glasgow coma scale，GCS）也可评估患者的危重程度，具体内容参阅第十一章第三节 "神经系统功能监测与评估"。

（三）临床表现

脑卒中的患者可有如下症状和体征：①原因不明的突发剧烈头痛。②眩晕、失去平衡或协调性。③恶心、呕吐。④一侧脸部、手臂或腿突然乏力或麻木。⑤不同程度的意识障碍。⑥双侧瞳孔不等大。⑦说话或理解有困难。⑧偏瘫。⑨吞咽困难或流涎等。

（四）判断

急性缺血性脑卒中的诊断需符合以下标准：急性起病；局灶性神经功能缺损或全面神经功能缺损（一侧面部或肢体无力或麻木，语言障碍等）；症状或体征持续时间不限（影像学显示有责任缺血性病灶时），或持续 24h 以上（缺乏影像学责任病灶时）；排除非血管性病因；脑 CT/MRI 排除脑出血。由于出血性脑卒中和缺血性脑卒中在治疗上有显著的不同，出血性脑卒中的患者禁忌给予抗凝和纤溶治疗，而缺血性脑卒中在症状出现后 4.5h 内（现有研究显示 6h 内静脉溶栓能增加患者良好临床结局）可以提供静脉溶栓疗法，应注意早期识别脑卒中，并对出血性和缺血性脑卒中进行鉴别（表 7-6）。

表 7-6　脑梗死与脑出血的鉴别要点

项目	脑梗死	脑出血
发病年龄	多 >60 岁	多 <60 岁
起病状态	安静或睡眠中	动态起病（活动中或情绪激动）
起病速度	10 余小时或 1~2d 症状达到高峰	10min 至数小时症状达到高峰
全脑症状	轻或无	头痛、呕吐、嗜睡、打哈欠等高颅压症状
意识障碍	无或较轻	多见且较重
神经体征	多为非均等性偏瘫（大脑中动脉主干或皮质支）	多为均等性偏瘫（基底核区）
CT 检查	脑实质内低密度病灶	脑实质内高密度病灶
脑脊液	无色透明	可有血性

四、急救与护理

（一）急救原则

急救原则是保持呼吸道通畅，维持生命体征，减轻和控制颅脑损伤，预防与治疗各种并发症，并尽可能地提高患者的康复率与生存质量，防止复发。

急诊救治要点包括：①评估气道、呼吸、循环和生命体征。②给氧。③建立静脉通道，并留取血液标本，检查血常规、凝血功能及血糖。④及时治疗低血糖。⑤神经病学检查。⑥启动院内卒中团队。⑦快速进行 CT 检查。⑧心电图检查,识别患者是否有新近发生的急性心肌梗死或心律失常。急救流程见图 7-1,图片内容来源于美国心脏协会。

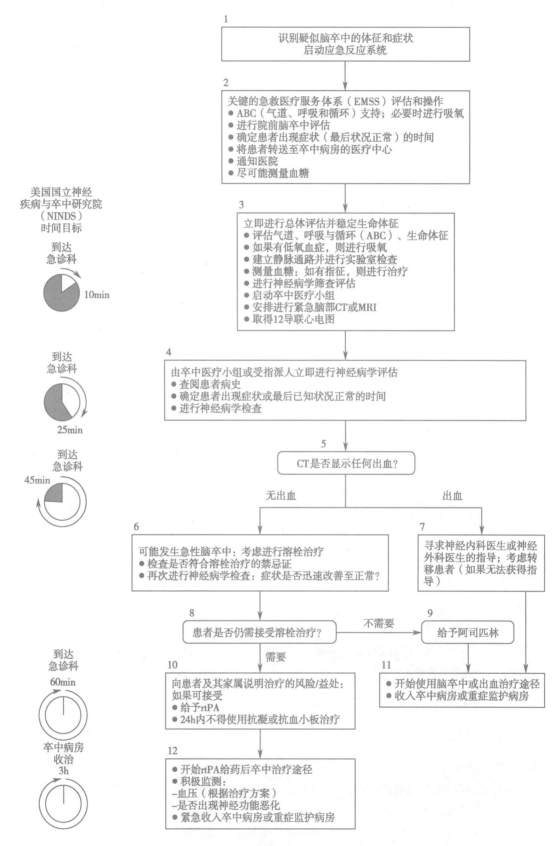

图 7-1　急性脑卒中急救流程图

卒中生存链

卒中生存链是由美国心脏协会（American heart association, AHA）和美国卒中协会共同制定，包括：①对卒中警示体征的快速识别和反应。②快速启动急救医疗服务体系（emergency medical services system, EMSS）。③EMSS向接诊医疗机构快速运送患者并进行院前通知。④院内快速诊断和救治。卒中生存链把各个操作环节紧密衔接，以便患者、家庭成员及医务人员实施，从而尽可能提高患者康复率和生存质量。

AHA把卒中救治总结为8个"D"。Detection（发现）：迅速识别卒中症状；Dispatch（调度）：拨打"120"，及早启动和调度EMSS；Delivery（运送）：EMSS快速识别、治疗和运送患者；Door（入院）：将患者转送至卒中医疗中心；Data（资料）：在急诊科对患者进行快速预检分诊、评估与治疗；Decision（决策）：做出治疗选择；Drug（药物）：启动溶栓治疗、动脉内治疗方案；Disposition（安置）：迅速将患者收治于卒中病房或ICU。

1. 出血性脑卒中救治要点　安静卧床、保持呼吸道通畅、脱水降颅内压、调整血压、防止继续出血、加强护理防治并发症。当病情严重导致颅内压过高，内科保守治疗效果不佳时，应及时进行外科手术治疗。

2. 缺血性脑卒中救治要点　脑血栓形成的急诊处理包括维持生命体征、溶栓、抗凝治疗和防治并发症等。《中国急性缺血性脑卒中诊治指南2018》提出，对疑似脑卒中患者应进行快速诊断，尽可能在患者到达急诊科后60min内完成脑CT等基本评估并开始治疗（表7-7），有条件者应尽量缩短溶栓治疗时间（door-to-needle time, DNT）。

表7-7　急性缺血性脑卒中急诊急救关键时间推荐

项目	时间
派车时间（接听呼叫电话至派出急救车）	2min 内
出车时间（急救车接受指令至救护车出发）	2min 内
平均EMS反应时间（急救车到达现场时间）	15min 内
平均现场时间（急救人员在现场诊治患者的时间）	15min 内
急诊医生接诊、筛查、评估、开放静脉、抽取血标本	10min 内
患者到院-开始急诊CT扫描	20min 内
接到血液标本-化验报告	35min 内
患者到院-CT阅片、出报告	45min 内
完成知情同意书签署及给药时间	15min 内
患者到院-溶栓治疗开始（DTN时间）	60min 内

（1）溶栓治疗：超早期溶栓治疗可以降低死亡率、致残率，保护神经功能。

1）静脉溶栓：静脉溶栓的适应证、禁忌证见表7-8。溶栓后患者可能发生梗死灶继发性出血或身体其他部位出血等并发症，应密切注意。

2）动脉溶栓治疗：对大脑中动脉等大动脉闭塞引起的严重脑卒中患者，可在数字减影血管造影（digital subtraction angiography, DSA）直视下进行动脉溶栓治疗。动脉溶栓的适应证、禁忌证和并发症与静脉溶栓基本相同。

表 7-8 静脉溶栓的适应证与禁忌证

	3h 内和 3~4.5h 内 rt-PA 静脉溶栓	6h 内尿激酶静脉溶栓
适应证	1. 有缺血性脑卒中导致的神经功能缺损症状	1. 有缺血性脑卒中导致的神经功能缺损症状
	2. 症状出现 <3h	2. 症状出现 <6h
	3. 年龄 ≥18 岁	3. 年龄 18~80 岁
	4. 患者或家属签署知情同意书	4. 意识清楚或嗜睡
		5. 脑 CT 无明显早期梗死低密度改变
		6. 患者或家属签署知情同意书
禁忌证	1. 颅内出血	
	2. 既往颅内出血史	
	3. 近 3 个月有严重头颅外伤史或脑卒中史	
	4. 颅内肿瘤、巨大颅内动脉瘤	
	5. 近 3 个月内有颅内或椎管内手术	
	6. 近 2 周内有大型外科手术	
	7. 近 3 周内有胃肠或泌尿系统出血	
	8. 活动性内脏出血	
	9. 主动脉夹层	
	10. 近 1 周内有在不易压迫止血部位的动脉穿刺史	
	11. 血压升高,收缩压≥180mmHg 或舒张压≥100mmHg	
	12. 急性出血倾向,包括血小板计数低于 $100 \times 10^9/L$ 或其他情况	
	13. 24h 内接受过低分子肝素治疗	
	14. 口服抗凝剂且 INR>1.7 或 PT >15s	
	15. 48h 内使用凝血酶抑制剂或 Xa 因子抑制剂,或者各种凝血功能实验室检查异常	
	16. 血糖 <2.8mmol/L 或 >22.22mmol/L	
	17. 头 CT 或 MRI 提示大面积梗死(梗死面积 >1/3 大脑中动脉供血区)	

注:rt-PA 为重组组织型纤溶酶原激活剂;INR 为国际标准化比率;PT 为凝血酶原时间。

(2) 抗血小板治疗:未行溶栓的急性脑梗死患者可在 48h 内应用抗血小板聚集剂,如阿司匹林和氯吡格雷,降低死亡率与复发率。但在溶栓后 24h 内不应使用。

(3) 抗凝治疗:主要包括肝素、低分子肝素和华法林。一般不推荐急性缺血性脑卒中后应用。

(4) 神经保护治疗:脑保护剂包括自由基清除剂、阿片受体阻断剂、钙通道阻滞剂等,可降低脑代谢,减轻缺血性脑损伤。此外,早期应用头部或全身亚低温治疗也可降低脑代谢和脑耗氧量,减轻神经元损伤。

(5) 对症治疗:维持生命体征和处理高血压、高血糖、脑水肿等并发症。

(二) 护理措施

1. 即刻护理措施 ①立即给予患者卧床,避免情绪激动;床头可抬高 30°,减轻脑水肿。②保持呼吸道通畅,给氧,呕吐患者可侧卧或头偏向一侧,及时清除口腔内分泌物和呕吐物,舌后坠者予以口咽通气管协助通气,必要时做好气管插管或气管切开的准备。③心电监护,密切观察患者的生命体征、意识、瞳孔及肢体的变化,评估是否有意识障碍加重、血压升高、瞳孔不等大、呕吐等再出血及颅内压增高表现,是否并发心肌梗死或心律失常。④建立静脉通路,遵医嘱准确给药及正确留取血液标本进行血常规、出凝血时间、血糖等检查。⑤对烦躁不安者,予以床栏,必要时给予保护性约束,防止坠床。⑥迅速协助完成脑 CT 扫描。

2. 降低颅内压 遵医嘱应用脱水药,通常使用 20% 甘露醇、呋塞米等药物。20% 甘露醇为高渗性液体,应选择粗大的上肢静脉进行留置针输注,保证在 15~30min 内滴完,并注意保护血管及局部组织,防止外渗。密切观察瞳孔、血压、尿量的变化,监测肾功能和血液电解质浓度,动态评估用药效果及药物副作用。

3. 溶栓护理 严格按医嘱剂量给药,密切观察患者有无出血倾向,如头痛、呕吐、意识障碍加重等脑出血症状,以及牙龈、皮肤黏膜、穿刺部位、消化道出血征象。

4. 调整血压 急性期血压升高是对颅内压升高的一种代偿反应,一般不需紧急处理,但过高的血压增加再出血的风险。一般来说,缺血性脑卒中后 24h 内血压升高的患者应谨慎处理,血压持续升高,收缩压≥200mmHg 或舒张压≥110mmHg,或伴有严重心功能不全、主动脉夹层、高血压脑病的患者,可给予降压治疗。遵医嘱静脉应用降压药物时,需使用输液泵严格控制给药速度,加强血压监测,并随时根据血压调整滴速,以免血压下降过快导致颅脑低灌注。此外,血压升高也可因躁动、气道梗阻、膀胱充盈等因素引起,需注意去除这些诱因。

5. 物理降温 出血性脑卒中急性期发热较多见,降低体温,使脑代谢率降低、耗氧量减少,有利于保护脑细胞和减轻脑水肿。可用头枕冰袋、冰帽、冰毯行物理降温,最好使体温保持在 32~36℃。

6. 并发症护理 ①高血糖:当血糖 >10mmol/L 时,应遵医嘱予以胰岛素治疗,将血糖控制在 7.8~10mmol/L,注意监测血糖,避免低血糖。②心脏损伤:动态心电监测,随时做好检查心肌损伤标志物的准备,及时发现和治疗心脏损伤。③上消化道出血:密切观察患者有无呕血、黑便等消化道出血征象,遵医嘱给予预防性措施。

7. 加强基础护理 昏迷患者应及时清除其口腔和气管内分泌物,防止反流、误吸等,采取翻身、叩背排痰等措施,必要时吸痰。加强口腔护理,预防肺部感染。加强皮肤护理,预防压力性损伤。保持肢体功能位置。做好尿管和会阴护理,防止尿路感染。

8. 做好术前准备及转运护理 当病情危重导致颅内压过高,内科保守治疗效果不佳时,及时完善外科手术治疗的准备。需住院治疗的患者,应做好入院转运前的各项准备工作,保障转运途中患者安全,按要求做好交接工作。

（李　丽）

第三节　休　克

 —————— 导入案例与思考 ——————

患者,女,59 岁。3d 前无诱因出现右上腹部疼痛,向右肩部放射,伴有发热、呕吐胃内容物,1d 前上述症状加重伴精神不振、尿少和呼吸困难。既往有胆结石病史。查体:T 38.6℃,P 129 次 /min,R 26 次 /min,BP 85/30mmHg,SpO_2 88%。神志清楚,精神萎靡,周围皮肤湿冷,四肢末梢冰凉,呼吸深大,巩膜黄染,双肺听诊未闻及干、湿啰音,心音低钝,节律齐。腹部软,右上腹部压痛(+),Murphy 征(+),肝区叩击痛(+)。

请思考:

1. 该患者最有可能发生了什么情况? 分析其出现的原因。

2. 急诊护士应如何对该患者进行病情监测?

3. 急诊护士应立即采取哪些护理措施?

一、概述

(一) 概念

休克(shock)是机体受到强烈的致病因素侵袭后,因有效循环血容量减少、组织灌注不足引起的以微循环障碍、细胞代谢紊乱和功能受损为特征的综合征,是严重的全身性应激反应。休克发病急骤、发展迅速,如治疗不及时,可出现一个或多个重要器官的功能衰竭,严重时将引起患者死亡。

(二) 分类

休克的分类方法众多,按照病因可以分为低血容量性休克、感染性休克、心源性休克、过敏性休克、神经源性休克5类。依据心血管系统的特点,可分为低血容量性休克、分布性休克、心源性休克、梗阻性休克4类(表7-9)。

表7-9 休克类型及主要特点

休克类型	特点
低血容量性休克	由出血、脱水或体液丢失造成的有效循环血量减少
分布性休克	感染、过敏和神经源性损伤造成的循环分布异常
心源性休克	泵衰竭(心肌收缩力的损伤),通常由心肌梗死造成
梗阻性休克	血液循环的主要通道(心脏或大血管)受到机械性梗阻(如心脏压塞或肺动脉栓塞)

1. **低血容量性休克(hypovolemic shock)** 由大量的血液、体液丢失所造成的血容量骤然减少所引发的休克统称为低血容量性休克。基本机制是有效循环血量丢失所致的组织灌注减少,血流动力学特点是舒张期充盈压力降低及容积减少。约占休克总数的16%。

2. **分布性休克(distributive shock)** 由于血管收缩舒张调节功能异常,容量血管扩张,回心血量减少,循环血容量相对不足导致的组织低灌注。血流动力学特点是液体复苏后心输出量增加,全身血管阻力降低。主要包括感染性休克、过敏性休克和神经源性休克。其中感染性休克约占休克总数的62%,是重症监护室患者死亡的首要原因。

3. **心源性休克(cardiogenic shock)** 由心脏泵血功能衰竭、心输出量下降导致的组织低灌注。直接原因为心肌损害,如心肌梗死、心力衰竭等。血流动力学特点是舒张期充盈异常或负荷过高,约占休克总数的16%。

4. **梗阻性休克(obstructive shock)** 血液循环的主要通道受阻,导致心输出量下降所引起的组织低灌注。血流动力学特点是舒张期充盈异常或后负荷过高。根据梗阻部位可分为心内梗阻和心外梗阻型休克,约占休克总数的2%。

历 史 长 廊

休克分类与发展

1937年,Blalock将休克分为造血型和低血容量性、心源性、神经源性和血管源性4类,即当前普遍使用的休克分类系统的前身。1967年,Weil提出了休克的病因分类,如过敏性、菌血症性(感染性)、梗阻性和内分泌性休克等。虽然便于理解,但不利于临床医生掌握。因为不同病因引起的休克可能属于同一种血流动力学类型,病因分类无法反映其共同特点。

随着不同休克的血流动力学特点得以阐明,Hinshaw和Cox于1972年提出了依据心血管系统特点的休克分类系统,即低血容量性休克、分布性休克、心源性休克和梗阻性休克。依据血流动力特点的休克分类系统已得到广泛认同,但多数临床休克往往为混合性,常具有多种类型休克的特点。

二、病因与发病机制

(一)病因

1. 低血容量性休克 循环血容量相对于血管总容量明显减少,常见病因包括外伤、消化道出血、动脉瘤破裂、出血性坏死性胰腺炎等引起的失血,或中暑、严重呕吐、腹泻、肠梗阻引起的大量水、电解质丢失,以及大面积烧伤引起的组织液丢失。

2. 分布性休克 血管舒缩调节功能丧失,导致小动脉和小静脉扩张,引起血容量相对不足。常见病因包括细菌、真菌、病毒、立克次体等病原微生物引起的严重感染,异源性蛋白、血清、药物或蚊虫叮咬引起的全身变态反应,以及神经源性如脊髓损伤、脊髓麻醉或强烈疼痛刺激。

3. 心源性休克 心肌收缩力降低,功能性心肌减少,或心脏解剖功能和机械异常造成心脏泵衰竭,常见病因包括心肌梗死,急性暴发性心肌炎、原发性或继发性心肌病、快速性及缓慢性心律失常、肥厚性梗阻性心肌病及各种心脏病的终末期。

4. 梗阻性休克 血流的主要通道受阻,导致心输出量减少,氧输送下降,引起组织灌注不良和缺血缺氧,常见于肺动脉栓塞、心包缩窄或心脏压塞、腔静脉阻塞、气胸、血胸和各种原因导致的心室后负荷明显增加等。

(二)病理生理机制

有效循环血量锐减、组织灌注不足、炎症介质产生是各类休克共同的病理生理基础(图 7-2)。

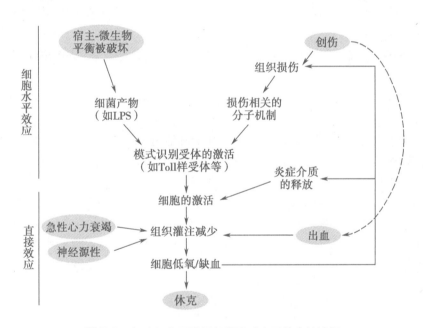

图 7-2 各种因素导致组织灌注减少及休克的途径

1. 微循环变化

(1)微循环收缩期:休克早期,由于有效循环血容量显著减少,引起循环容量降低、动脉压下降。机体启动一系列代偿机制,包括:通过主动脉弓和颈动脉窦压力感受器引起血管舒缩中枢加压反射,交感 - 肾上腺素轴兴奋导致大量儿茶酚胺释放,以及肾素 - 血管紧张素分泌增加等环节,引起心跳加快、心输出量增加以维持循环相对稳定;又通过选择性收缩外周(皮肤、骨骼肌)和内脏(如肝、脾、胃肠)的小血管使循环血量重新分布,保证心、脑等重要器官的有效灌注。由于内脏小动、静脉血管平滑肌及毛细血管前括约肌受儿茶酚胺等激素的影响发生强烈收缩,动静脉间短路开放,使外周血管阻力和回心血量均有所增加。由于毛细血管前括约肌收缩和后括约肌相对开放,微循环内呈现"只出不进"的特点,真毛细血管网内血量减少,毛细血管静水压降低,组织液回吸收入毛细血管网,血容量得到部分补偿。若能在此时去除病因积极复苏,休克较容易纠正。

(2) 微循环扩张期:若休克继续发展,微循环将进一步因动静脉短路和直捷通道大量开放,使原有的组织灌注不足更为加重,细胞因严重缺氧处于无氧代谢状况,出现能量不足、乳酸类产物蓄积和舒张血管的介质如组胺、缓激肽的释放。这些物质可直接引起毛细血管前括约肌舒张,而后括约肌则因对其敏感性低仍处于收缩状态,导致微循环内"只进不出"。从而导致血液滞留在毛细血管网内,使其静水压升高,加上毛细血管壁通透性增强,使血浆外渗、血液浓缩和血液黏稠度增加,回心血量又进一步降低,心输出量继续下降,心、脑器官灌注不足,休克加重,进入微循环扩张期。

(3) 微循环衰竭期:若病情继续发展,可进入不可逆休克。淤滞在微循环内的黏稠血液在酸性环境中处于高凝状态,红细胞和血小板聚集,并在血管内形成血栓,甚至引起 DIC。此时,由于组织缺少血液灌注,细胞处于严重缺氧和缺乏能量的状态,细胞内的溶酶体膜破裂,溶酶体内多种酸性水解酶溢出,引起细胞自溶并损害周围其他的细胞,最终引起大片组织、整个器官乃至多个器官功能受损。

2. 代谢改变

(1) 能量代谢障碍:由于组织灌注不足和细胞缺氧,体内的葡萄糖以无氧酵解为主,产生的能量较少,造成机体能量严重不足。此外,休克引起的应激状态使儿茶酚胺和肾上腺素皮质激素明显升高,抑制蛋白合成、促进蛋白分解,以便为机体提供能量和合成急性期蛋白的原料。这些激素水平的变化还会促进糖异生、抑制糖降解,导致血糖水平升高。在应激状态下,具有特殊功能的酶类蛋白质被消耗后,则不能完成复杂的生理过程,从而导致多器官功能障碍综合征。应激时脂肪分解代谢明显增强,成为机体获取能量的主要来源。

(2) 代谢性酸中毒:当氧释放不能满足细胞对氧的需要时,葡萄糖无氧酵解增强,乳酸生成增多。同时由于肝功能受损,处理乳酸的能力减弱,导致高乳酸血症及代谢性酸中毒。

3. 炎症介质释放和细胞损伤　严重损伤、感染、出血等可刺激机体释放大量炎性介质,包括白介素、肿瘤坏死因子、集落刺激因子、干扰素和一氧化氮等,形成"瀑布样"连锁放大效应。活性氧代谢产物可造成脂质过氧化和细胞膜破裂。代谢性酸中毒和能量不足还影响细胞各种膜的屏障功能,如细胞膜上 Na^+-K^+ 离子泵功能障碍,钠、钙离子进入细胞内不能排出,钾离子在细胞外无法进入细胞内,导致血钠降低、血钾升高,细胞外液减少和细胞肿胀死亡。此外,细胞膜、线粒体膜、溶酶体膜等质膜被破坏,释放出的水解酶引起细胞自溶和组织损伤,进一步加重休克。

4. 内脏器官继发性损害　随着休克的发展,患者微循环功能障碍及全身炎症反应综合征(systematic inflammatory response syndrome,SIRS)的发生,常引起内脏器官的不可逆损害,甚至导致多器官功能障碍综合征(multiple organ dysfunction syndrome,MODS)。MODS 是造成休克死亡的主要原因。其中,肺是休克引起 MODS 时最常累及的器官,常发生急性呼吸窘迫综合征(acute respiratory distress syndrome,ARDS);肾是休克时易受损害的重要器官。此外,还可发生心、脑、肝脏和胃肠道功能障碍。

三、病情评估

(一) 健康史

1. 一般情况　了解患者的年龄、性别、经济状况等。

2. 既往史　了解患者有无外伤、消化道出血、烧伤等大量失血、失液史;有无感染、过敏或脊髓损伤史;有无心肌、心脏病史等。

3. 心理 - 社会状况　了解患者及家属的情绪反应,以及对疾病、治疗和预后的认知情况及心理承受能力。

(二) 临床表现

1. 休克代偿期　亦称休克早期。因中枢神经系统兴奋性增高、交感 - 肾上腺轴兴奋,患者表现为精神紧张、兴奋或烦躁不安、皮肤苍白、四肢湿冷、脉搏加快、脉压缩小、呼吸急促、尿量减少等。如处理及时,休克可较快得到纠正。否则病情继续发展,很快进入休克失代偿期。

2. 休克失代偿期 亦称休克抑制期。患者神情淡漠、反应迟钝,甚至出现意识模糊或昏迷,皮肤黏膜发绀、四肢冰冷、脉搏细速、呼吸浅促、血压进行性下降。严重者脉搏微弱、血压测不出、呼吸微弱或不规则、尿少或无尿。若皮肤、黏膜出现瘀斑,或鼻腔、牙龈、内脏出血等,提示病情已发展至 DIC。若出现进行性呼吸困难、烦躁,给予吸氧仍不能改善时,应考虑并发 ARDS。表 7-10 列出了休克不同时期的临床表现要点。

（三）病情监测

1. 一般监测

（1）意识和精神状态:意识反映脑组织血流灌注情况,是反映休克的敏感指标。休克早期患者常呈兴奋状态或烦躁不安,休克加重时表情淡漠、意识模糊、反应迟钝甚至昏迷。

（2）生命体征:①血压,是最常用的监测指标,但并不是反映休克程度最敏感的指标。休克早期血压变化不大,休克晚期血压呈进行性下降。收缩压 <90mmHg、脉压 <20mmHg,提示休克存在。血压回升、脉压增大则是休克好转的征象。②脉搏,休克早期脉搏增快,且出现在血压变化之前,是休克监测中的早期敏感指标。休克早期,脉率加快。休克加重时脉搏细弱,甚至摸不到。休克好转时,脉率慢慢恢复。③呼吸,急促、变浅、不规则,提示病情严重。呼吸增至 30 次 /min 以上或降至 8 次 /min 以下,提示病情危重。④体温,多数休克患者体温偏低,但感染性休克患者可能有高热。若体温突升至 40℃ 以上或降至 36℃ 以下提示病情危重。

（3）皮肤:皮肤色泽和温度是体表灌流情况的标志。除部分分布性休克外,大多数休克患者表现为皮肤和口唇黏膜苍白、发绀或呈花斑状,四肢湿冷。补充血容量后若四肢转暖,皮肤温暖、干燥、红润,轻压指甲并松开后色泽恢复正常,说明末梢循环已恢复、休克好转。

（4）尿量:是反映肾灌流情况的重要指标,也是判断血容量是否补足的简单而有效指标。休克时尿量减少,若尿量 <25ml/h、尿比重增高,提示肾血管收缩或血容量不足;若血压正常,而尿量仍少且尿比重低,应考虑急性肾衰竭。当尿量维持在 30ml/h 以上时,提示休克已好转。

2. 血流动力学监测 为了解患者休克状况,可密切监测患者血流动力学指标。例如,血容量不足的患者,中心静脉压(central venous pressure,CVP)常 <5cmH_2O,肺毛细血管楔压(pulmonary capillary wedge pressure,PCWP)也可低于正常值范围(6~15mmHg)。心输出量(cardiac output,CO)及心指数(cardiac index,CI)多降低,但某些分布性休克患者可增高。

不同类型的休克血流动力学特征见表 7-11。

（四）辅助检查

1. 实验室检查

（1）血常规:红细胞计数、血红蛋白降低提示失血;血细胞比容增高提示血浆丢失;白细胞计数和中性粒细胞比值升高提示感染。

（2）尿、大便常规:尿比重增高提示血液浓缩或血容量不足,大便隐血试验阳性或黑便提示消化道出血。

（3）血生化:检测肝肾功能、血糖、血清电解质、心肌标志物等,了解患者是否合并 MODS 及酸碱失调的程度。

（4）凝血功能:有助于判断 DIC 的发生。当血小板计数 <80×10^9/L、血浆纤维蛋白原 <1.5g/L 或呈进行性下降、凝血酶原时间较正常延长 3s 以上、3P 试验(血浆鱼精蛋白副凝固试验)阳性、血涂片中破碎红细胞超过 2% 时,提示 DIC。

（5）动脉血气:动脉血氧分压(PaO_2)<60mmHg,吸入纯氧后仍无改善,提示 ARDS。二氧化碳分压(PaCO_2)超过 45~50mmHg,常提示肺泡通气功能障碍。

（6）动脉血乳酸盐:反映细胞缺氧程度,正常值为 1~1.5mmol/L,可用于休克的早期诊断(>2mmol/L),也可用于判断预后。休克时间越长,细胞缺氧程度越严重,其数值也越高,提示预后越差。

Note:

表 7-10 休克不同时期的临床表现要点

分期	程度	神志	口渴	皮肤黏膜		体表血管	脉搏	血压	尿量	估计失血量
				色泽	温度					
休克代偿期	轻度	神志清楚,伴有痛苦表情,精神紧张	口渴	开始苍白	正常或发凉	正常	100次/min以下,尚有力	收缩压正常或稍高,舒张压增高,脉压缩小	正常或略少	20%以下(800ml以下)
休克失代偿期	中度	神志尚清楚,表情淡漠	很口渴	苍白,肢端发绀	发冷	表浅静脉塌陷,毛细血管充盈迟缓	100~120次/min	收缩压90~70mmHg,脉压小	尿少	20%~40%(800~1 600ml)
	重度	意识模糊,甚至昏迷	非常口渴,可能无主诉	显著苍白,肢端青紫	厥冷(肢端更明显)	表浅静脉塌陷,毛细血管充盈非常迟缓	速而细弱,或摸不清	收缩压70mmHg以下或测不到	尿少或无尿	40%以上(1 600ml以上)

表 7-11 不同类型休克的血流动力学特征

休克类型	心率	中心静脉压	心输出量	外周循环阻力	外周灌注
低血容量性休克	↑或↓	↓	↓	↑	冷
分布性休克	↑	↓或正常	↑	↓	暖
心源性休克	↑	↑	↓	↑	冷
梗阻性休克	↑	↑	↓	↑	冷

注:↑表示增加,↓表示降低。

Note:

2. 影像学检查

（1）X线、CT、MRI：有助于了解脏器损伤、感染等情况，以及对休克病因的判断。

（2）心电图：有助于心源性休克的诊断，并能了解休克时心肌供血及心律失常情况。

（3）彩色多普勒超声：床旁心脏彩超，有助于了解左心射血功能、瓣膜功能、各腔室结构，进而了解休克的病因。除此之外，彩超也被用来评估患者的血容量情况，是休克监测和评估的重要手段。

四、急救与护理

（一）急救原则

休克患者的救治在于尽早去除病因、恢复或提高灌注和氧输送，纠正微循环障碍，改善细胞代谢，防止 MODS。这些可以用"VIP"来形容：V（ventilation）——机械通气，包括建立人工气道、给氧和通气；I（infusion）——输注适当的液体扩充容量；P（pumping）——应用药物增强心脏泵血功能。具体包括：

1. 采取救命措施　对创伤进行包扎、固定、制动及控制大出血，必要时使用抗休克裤；松解领扣，解除气道压迫，清除呼吸道异物或分泌物，头部后仰，保持气道通畅；早期经鼻或面罩给氧，必要时行气管插管或气管切开，予呼吸机辅助通气；保持头和躯干抬高 20°~30°，下肢抬高 15°~20°，以增加回心血量。

2. 补充血容量　是纠正休克引起组织低灌注和缺氧的关键措施，在连续监测动脉压、尿量、CVP 的基础上，结合患者的神志、皮肤温度、末梢循环、脉率及毛细血管充盈时间等情况，估算补液量和判断补液效果。总体原则是及时、快速、足量、动态监测。

（1）补液种类：现有研究尚无法证实补液时晶体或胶体孰优。长期以来临床上习惯先输入扩容作用迅速的大量晶体溶液，但研究表明大量输入晶体液难以维持血压，还会加重组织水肿。而胶体液能增加血管内的胶体渗透压，使组织间液的水分重新吸收到血管内，能较好地扩充有效循环血容量、维持血压。因此，根据《急性失血性休克液体复苏中国专家共识》和《创伤性休克与心搏骤停急救复苏创新技术应用专家共识（2020 版）》相关建议，对于低血容量休克患者，应早期采用限制性复苏策略，复苏液体首选高渗高胶溶液（如 7.2% 氯化钠 +6% 羟乙基淀粉 200/0.5）用于液体复苏。待出血控制后，再使用晶体和等渗胶体羟乙基淀粉 130/0.4 氯化钠进行充分液体复苏。

（2）补液速度和量：根据患者的临床表现、心肺功能，特别是动脉压及 CVP 等综合分析，合理安排及调整补液的速度和量（表 7-12）。

表 7-12　补液与 CVP 和血压的关系

CVP	血压	原因	处理
低	低	血容量严重不足	充分补液
低	正常	血容量不足	适当补液
高	正常	容量血管过度收缩	舒张血管
高	低	心功能不全或血容量相对过多	强心，纠正酸中毒，扩血管
正常	低	心功能不全或血容量不足	补液试验*

注：* 补液试验，即取等渗盐水 250ml，于 5~10min 内经静脉滴入，若血压升高而 CVP 不变，提示血容量不足；若血压不变而 CVP 升高 3~5cmH$_2$O，则提示心功能不全。

3. 处理原发疾病　尽快恢复有效循环血量后，应及时针对原发疾病进行处理，如对内脏大出血、消化道穿孔、肠袢坏死、急性梗阻性化脓性胆管炎等进行手术处理。必要时在积极抗休克的同时进行手术，以免延误抢救时机。

4. 纠正酸碱失衡　由于酸性环境有利于氧与血红蛋白解离，增加组织氧供，有助于休克复苏，故纠正酸碱失衡时应遵循"宁酸勿碱"的原则，适时、适量给予碱性药物。轻症酸中毒不主张早期使用

Note: _____

碱性药物,重症休克合并严重的酸中毒且扩容治疗效果不满意时可用碱性药物(常用 5% 碳酸氢钠溶液)纠正。使用碱性药物时须评估呼吸功能完整性,否则会导致 CO_2 潴留,继发呼吸性酸中毒。

5. 应用血管活性药物　在容量复苏的同时,应用血管活性药物可以迅速升高血压、改善循环。因此,应根据休克类型、对血流动力学的改变和休克分期,选用合适的血管活性药物。其中常用的血管收缩剂有多巴胺、去甲肾上腺素和间羟胺等;血管扩张剂分为 α 受体阻滞剂和抗胆碱药两类,前者包括酚妥拉明、酚苄明等,后者则主要为阿托品、山莨菪碱和东莨菪碱。

6. 治疗 DIC、改善微循环　对诊断明确的 DIC,可用肝素抗凝。一般 1.0mg/kg,每 6h 给药一次,成人首次可用 10 000U(1mg 相当于 125U)。DIC 晚期,纤维蛋白溶解系统亢进,则应使用抗纤溶药物,如氨甲苯酸、氨基己酸,以及抗血小板黏附和聚集的阿司匹林、双嘧达莫和低分子右旋糖酐。

7. 皮质类固醇和其他药物的应用　用于感染性休克及其他较严重的休克。其作用包括:①阻断 α 受体兴奋作用,使血管扩张,降低外周血管阻力,改善微循环。②保护细胞内溶酶体,防止溶酶体破裂。③增强心肌收缩力,增加心输出量。④增进线粒体功能,防止白细胞凝集。⑤促进糖异生,使乳糖转化为葡萄糖,减轻酸中毒。一般主张短时间内大剂量应用,只用 1~2 次,以防止皮质类固醇应用过多引起的不良反应。

不同类型的休克救治重点不同,其急救流程图见图 7-3。

（二）护理措施

1. 迅速补充血容量

（1）建立静脉通路:迅速建立 2 条以上静脉输液通路,周围静脉萎陷穿刺困难时,立即行中心静脉置管。做好静脉导管的维护,保持输液管路的通畅。

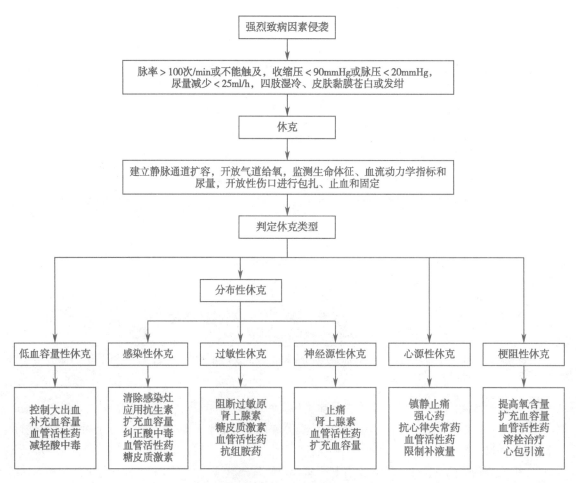

图 7-3　休克急救流程图

（2）合理补液：根据患者休克类型、临床表现、动脉压、CVP、尿量决定要补充的液体，并动态调整补液速度和量。补液原则为及时、快速、足量、先晶体后胶体。

（3）病情观察：定时监测患者的意识、生命体征、面色、肢端温度及色泽、CVP、尿量、尿比重等指标，判断补液效果。若患者从烦躁转为平静，淡漠、迟钝转为对答如流、口唇红润、肢体温暖、血压升高、脉压变大、CVP 正常、尿量 >30ml/h，提示血容量已基本补足，休克好转。

（4）记录出入量：准确记录输入液体的种类、数量、时间、速度，并记录 24h 出入水量作为后续治疗的依据。

2. 改善组织灌注

（1）取休克体位：头和躯干抬高 20°~30°，下肢抬高 15°~20°，使膈肌下移，有利于呼吸，同时增加回心血量，改善重要脏器血液供应。

（2）使用抗休克裤：利用充气加压腹部和腿部，控制腹部和下肢出血，同时促进静脉血液回流，改善重要脏器供血。休克好转后，从腹部开始缓慢放气，每 15min 测量血压一次，以免放气过快引起低血压。

3. 维持有效气体交换

（1）保持呼吸道通畅：神志淡漠或昏迷者，应将头偏向一侧或置入口鼻咽通气管，以防舌后坠或呕吐物、气道分泌物误吸。气管插管或气管切开者应及时吸痰。病情允许的患者，协助其翻身、拍背并进行有效咳嗽、咳痰。

（2）改善缺氧：给氧，氧流量 6~8L/min 为宜。严重呼吸困难者，协助医师进行气管插管或气管切开，使用呼吸机辅助通气。

（3）监测呼吸功能：密切观察患者的呼吸频率、节律及深度，动态监测动脉血气分析，了解缺氧及呼吸功能。若患者出现进行性呼吸困难、发绀、氧分压 <60mmHg 且吸氧后无改善，提示出现呼吸衰竭或 ARDS，应立即报告医师并协助气管插管行机械通气。

4. 血管活性药用药护理

（1）浓度和速度：从低浓度、慢速度开始，最好使用输液泵来控制滴速。根据血压及时调整药物的浓度和速度，防止血压骤升或骤降。同时输注多个血管活性药物或单个药物大剂量使用时，最好使用多个输液泵，以便快速更换药物，避免药液更换而造成的血压波动。

（2）避免药物外渗：血管活性药物优先选用中心静脉通路输注。如紧急时通过外周静脉输注，应密切观察静脉通路穿刺点及附近部位，如出现红肿、疼痛，应立即更换注射部位，局部用 0.25% 普鲁卡因进行封闭。

（3）用药观察：用药过程中密切监测血压、心率、心律及药物的不良反应。

（4）停药护理：停药时应逐渐降低药物浓度、剂量和速度，以防突然停药引起血压较大波动。

5. 维持正常体温

（1）保暖：体温过低时，可采取加盖毛毯、调高室温等方法保暖，禁用热水袋或电热毯，以防烫伤及局部皮肤血管扩张。快速、大量输液输血时，建议对输注液体加温至 37℃。

（2）降温：感染性休克出现高热时，应采取物理或药物方法降温。病室通风并调节适宜的温度及湿度。保持床单位的清洁、干燥，及时更换被汗液浸湿的衣被。

（3）体温监测：每 4h 测量一次，密切观察其变化。

6. 防治感染
休克时机体处于应激状态，抵抗力减弱，各种侵入性监测、治疗措施进一步增大了感染风险。应做好以下措施防止感染：①进行护理操作严格执行无菌原则和手卫生。②做好呼吸机相关性肺炎、导管相关血流感染、导管相关泌尿系感染的预防和护理。③有创面或伤口者，及时更换敷料，保持创面或伤口清洁干燥。④遵医嘱合理应用抗生素，并观察药物使用效果。⑤给予营养支持，增加患者机体抵抗力。

7. 预防压力性损伤和意外受伤　病情允许时,协助患者每 2h 翻身一次,并配合使用气垫床预防压力性损伤。烦躁或神志不清的患者,加用床栏以防坠床。必要时遵医嘱给予镇静、镇痛药物。

(邢唯杰)

第四节　呼吸困难

──────────── 导入案例与思考 ────────────

　　患者,女,47 岁。因"胸闷、憋气、大汗 1h"入急诊就诊。患者既往体健,否认结核、肝炎、糖尿病等病史。3d 前搬入新房后出现过胸闷、憋气,于社区医院就诊,经治疗后好转。查体:T 37.1℃,P 95 次 /min,R 24 次 /min,BP 115/70mmHg,SpO_2 90%。神志清楚,说话断续,不能平卧,双肺可闻及呼气时间延长伴哮鸣音。

　　请思考:

　　1. 该患者很可能发生了何种情况? 其呼吸困难严重程度如何分期?

　　2. 该患者目前的首优护理问题是什么? 现场医护人员应立即采取哪些救护措施?

　　3. 救治过程中,应准备给予哪些药物? 为什么?

　　4. 该患者常见的潜在并发症有哪些?

──────────────────────────────

一、概述

　　呼吸困难(dyspnea)是指患者主观上感觉"空气不足"或"呼吸费力",客观上表现为呼吸运动用力,严重时可出现张口呼吸、鼻翼扇动、端坐呼吸,甚至发绀、辅助呼吸肌参与呼吸运动,并且可伴有呼吸频率、深度、节律的改变。呼吸困难主观性较强,受患者的精神状况、生活环境、文化水平、心理及疾病性质等因素的影响。

　　呼吸困难的分类有多种。根据发病时间可分为急性呼吸困难和慢性呼吸困难,其中急性呼吸困难指发病 3 周以内的呼吸困难,持续 3 周以上者为慢性呼吸困难。根据病因可分为肺源性呼吸困难、心源性呼吸困难、中毒性呼吸困难、血源性呼吸困难以及神经精神性与肌病性呼吸困难。肺源性呼吸困难又可分为吸气性呼吸困难、呼气性呼吸困难以及混合性呼吸困难。

二、病因与发病机制

　　呼吸困难常见于呼吸系统和循环系统疾病,如肺栓塞、哮喘、自发性气胸、急性呼吸窘迫综合征、慢性阻塞性肺疾病急性发作、心力衰竭等,其他系统疾病亦可累及呼吸功能而引起呼吸困难。不同原因引起呼吸困难的发病机制各异,但均可导致肺的通气和 / 或换气功能障碍,引起呼吸困难。呼吸困难的常见病因及发病机制如下:

　　1. 急性肺栓塞(acute pulmonary embolism,APE)　是各种栓子阻塞肺动脉系统引起的以肺循环和呼吸功能障碍为主要表现的一组疾病或临床综合征的总称,包括肺血栓栓塞(pulmonary thromboembolism,PTE)、脂肪栓塞、羊水栓塞、空气栓塞。临床上以 PTE 最为常见,因此有时所指的 APE 即指 PTE。其发病机制为肺血管栓塞后,由于血栓机械性堵塞肺动脉,引发神经、体液因素参与的肺血管痉挛和气道阻力增加,从而引起通气血流比例失调、肺不张和肺梗死,导致呼吸功能改变。

　　2. 支气管哮喘(bronchial asthma)　简称哮喘,是由多种细胞和细胞组分参与的气道慢性炎症性疾病。哮喘的发病机制非常复杂,变态反应、气道炎症、气道反应性增高和神经等因素及其相互作用被认为与哮喘的发病密切相关。其中,气道炎症是哮喘发病的本质,而气道高反应是哮喘的重要特征。常因接触变应原、刺激物或呼吸道感染诱发。

Note:

3. 急性呼吸窘迫综合征（acute respiratory distress syndrome,ARDS）　其定义见第十三章第一节"急性呼吸窘迫综合征"，发病机制主要为肺毛细血管内皮细胞和肺泡上皮细胞损伤，造成肺毛细血管通透性增高、肺水肿及透明膜形成，引起肺容积减少、肺顺应性降低、严重的通气血流比例失调，导致呼吸功能障碍。

4. 慢性阻塞性肺疾病（chronic obstructive pulmonary disease,COPD）　是一组以气流受限为特征的肺部疾病，气流受限呈进行性发展，与气道和肺组织对有害气体或有害颗粒的异常慢性炎症反应有关，与慢性支气管炎和肺气肿密切相关。发病机制主要为各级支气管壁均有炎性细胞浸润，基底部肉芽组织和机化纤维组织增生导致管腔狭窄。

5. 气胸（pneumothorax）　胸膜腔是不含空气的密闭潜在腔隙，一旦胸膜腔内有气体聚集，即称为气胸。气胸可分为自发性气胸和创伤性气胸。自发性气胸常指无创伤或因医源性损伤因素而自行发生的气胸。根据脏层胸膜破裂口的情况可将气胸分为闭合性气胸、开放性气胸、张力性气胸。气胸发生后，胸膜腔内压力增高，肺失去膨胀能力，通气功能严重受损，引起严重呼吸困难。

各种疾病所致呼吸困难分类见表 7-13。

表 7-13　呼吸困难分类

疾病分类	症状描述	常见疾病
肺源性呼吸困难		
吸气性呼吸困难	吸气费力，出现三凹征，伴有高调吸气性哮鸣音	喉部、气管、大支气管的狭窄与阻塞
呼气性呼吸困难	呼气延长，伴有哮鸣音	慢性支气管炎（喘息性）、支气管哮喘、慢性阻塞性肺气肿、弥漫性细支气管炎
混合性呼吸困难	吸气与呼气均费力，呼吸频率增快、深度变浅，呼吸音异常	重症肺炎、肺水肿、气胸、肺间质纤维化、胸腔积液、ARDS
心源性呼吸困难	劳动、平卧时加重，休息、坐位时减轻	急性左心衰竭、急性冠脉综合征、严重心律失常
中毒性呼吸困难	深而大或浅而慢的呼吸困难	一氧化碳、有机磷杀虫药、药物中毒及毒蛇咬伤
血源性呼吸困难	心率快，相关疾病史	重度贫血、甲亢危象、糖尿病酮症酸中毒、尿毒症
神经精神性与肌病性呼吸困难	呼吸节律改变，有时有手足抽搐	严重颅脑病变、重症肌无力危象、癔症

三、病情评估

(一) 病史

1. 询问既往史　询问既往咳、痰、喘等类似发作史与既往疾病，如咳、痰、喘症状与季节有关，可能是肺源性呼吸困难。既往有心脏病史，呼吸困难发作与活动有关，可能是心源性呼吸困难。

2. 起病缓急和时间

(1) 突然发作的呼吸困难：多见于自发性气胸、肺水肿、支气管哮喘、急性心肌梗死和肺栓塞等。

(2) 夜间阵发性呼吸困难：以急性左心衰竭致心源性肺水肿为最常见，COPD 患者夜间可因痰液聚积而引起咳喘，被迫端坐体位。

(3) ARDS 患者：多在原发病起病后 7d 内，而约半数者在 24h 内出现呼吸加快，随后呼吸困难呈进行性加重或窘迫。

3. 诱发因素

(1) 有食物性过敏原和吸入性过敏原（如花粉、乳胶、霉菌、动物皮屑）、运动、冷刺激（吸入冷空气和食用冰激凌)、吸烟、上呼吸道感染等诱因而出现的呼吸困难常提示哮喘或 COPD 急性发作。

(2) 有深静脉血栓的高危因素,如骨折、创伤、长期卧床、外科手术、恶性肿瘤等,排除其他原因的呼吸困难可考虑肺栓塞。

(3) 在严重感染、创伤、休克和误吸等直接或间接肺损伤后 12~48h 内出现呼吸困难可考虑 ARDS。

(4) 有过度用力或屏气用力史而突然出现的呼吸困难可考虑气胸。

(二) 临床表现

1. 呼吸形态的改变

(1) 呼吸频率:呼吸频率增快常见于呼吸系统疾病、心血管疾病、贫血、发热等;呼吸频率减慢多见于急性镇静催眠药、CO 中毒等。

(2) 呼吸深度:呼吸加深见于糖尿病及尿毒症酸中毒,呼吸中枢受刺激,出现深而慢的呼吸,称为酸中毒深大呼吸或库斯莫尔(Kussmaul)呼吸。呼吸变浅见于肺气肿、呼吸肌麻痹及镇静剂过量等。呼吸浅快,常见于癔病发作。

(3) 呼吸节律:常见的呼吸节律异常可表现为 Cheyne-Stokes 呼吸(潮式呼吸)或 Biot's 呼吸(间停呼吸),是呼吸中枢兴奋性降低的表现,反映病情严重。Cheyne-Stokes 呼吸见于中枢神经系统疾病和脑部血液循环障碍,如脑动脉硬化、心力衰竭、颅内压增高以及糖尿病昏迷和尿毒症等。Biot's 呼吸偶见于脑膜炎、脑炎、中暑、颅脑外伤等。

2. 主要症状与伴随症状　引起呼吸困难的原发病不同,主要症状与伴随症状也各异。当患者有不能解释的呼吸困难、胸痛、咳嗽,同时存在深静脉血栓的高危因素,应高度怀疑急性肺栓塞的可能。既往曾诊断哮喘或有类似症状反复发作,突然出现喘息、胸闷、伴有哮鸣的呼气性呼吸困难可考虑支气管哮喘急性发作。急性起病、呼吸困难和 / 或呼吸窘迫、顽固性低氧血症,常规给氧方法不能缓解,出现非心源性肺水肿可考虑为 ARDS。呼吸困难伴有突发一侧胸痛(每次呼吸时都会伴随疼痛),呈针刺样或刀割样疼痛,有时向患侧肩部放射常提示气胸。呼吸困难伴有其他症状的判断见表 7-14。

表 7-14　呼吸困难伴有其他症状的判断

伴随症状	常见疾病
胸痛	大叶性肺炎、胸膜炎、自发性气胸、肺梗死、急性心肌梗死等
哮鸣音	支气管哮喘、急性左心衰竭、急性喉头水肿、气管异物等
发热	肺炎、胸膜炎、肺脓肿、肺结核等
咳嗽、咳痰	慢性阻塞性肺疾病继发肺部感染、支气管扩张、肺脓肿等
休克	急性心肌梗死、肺梗死、大叶性肺炎、羊水栓塞等
咯血	肺梗死、大叶性肺炎、二尖瓣狭窄、空洞性肺结核等
意识障碍	急性中毒、脑出血、中枢神经系统病变、代谢性酸中毒、肺性脑病等

3. 体征　可通过观察患者的胸廓外形及呼吸肌活动情况,有无"三凹征"和颈静脉充盈,触摸脉率,叩诊胸廓和听诊呼吸音评估呼吸困难患者的体征。肺栓塞患者可有颈静脉充盈,肺部可闻及局部湿性啰音及哮鸣音,肺动脉瓣区第二心音亢进或分裂,严重时血压下降甚至休克。支气管哮喘急性发作时,胸部呈过度充气状态,吸气性三凹征,双肺可闻及广泛的呼气相哮鸣音,但非常严重的哮喘发作可无哮鸣音(静寂胸)。呼吸浅快、桶状胸、叩诊呈过清音,辅助呼吸肌参与呼吸运动甚至出现胸腹矛盾运动常见于 COPD。患侧胸廓饱满、叩诊呈鼓音、听诊呼吸音减弱或消失应考虑气胸。

(三) 辅助检查

1. 血氧饱和度监测　了解患者缺氧情况。

2. 动脉血气分析　呼吸困难最常用的检查,了解氧分压、二氧化碳分压的高低以及 pH 等,从而判断是否存在呼吸衰竭、呼吸衰竭的类型以及是否有酸中毒、酸中毒的类型等情况。

3. 胸部 X 线或 CT 检查 了解肺部病变程度和范围,明确是否存在感染、占位性病变、气胸等情况。

4. 心电图 初步了解心脏情况,除外心肌梗死和心律失常,对诊断肺栓塞有参考意义。

5. 血常规 了解是否存在感染、贫血以及严重程度。

6. 特殊检查 如病情允许可做下列检查:①肺动脉造影,确诊或排除肺血栓栓塞症。②肺功能检查,可进一步明确呼吸困难类型。肺功能检查见持续气流受限是慢性阻塞性肺疾病的必备条件。③支气管激发试验或运动试验阳性、支气管舒张试验阳性、峰值呼气流速(PEF)昼夜波动率≥20%。这三者有其一即可考虑为支气管哮喘急性发作。

(四)病情严重程度评估与判断

可以通过评估患者的心率、血压、血氧饱和度、意识以及患者的呼吸形态、异常呼吸音、体位、讲话方式、皮肤颜色等,初步判断患者呼吸困难的严重程度。

1. 讲话方式 患者一口气不间断地说出话语的长度是反映呼吸困难严重程度的一个指标。能说完整的语句表示轻度或无呼吸困难,说短语为中度呼吸困难,仅能说单一词汇常为重度呼吸困难。

2. 体位 体位也可以提示呼吸困难的程度。可平卧为没有或轻度呼吸困难,可平卧但愿取端坐位常为中度呼吸困难,无法平卧可能为严重呼吸困难。

3. 气胸威胁生命的征象 气胸的患者如出现下列中任何一项,即为威胁生命的征象:张力性气胸、急剧的呼吸困难、低血压、心动过速、气管移位。

4. 急性肺血栓栓塞症病情危险程度 包括:①低危 PTE(非大面积),血流动力学稳定,无右心室功能不全和心肌损伤,临床病死率 <1%。②中危 PTE(次大面积),血流动力学稳定,但出现右心室功能不全及/或心肌损伤,临床病死率 3%~5%。③高危 PTE(大面积),以休克和低血压为主要表现,即体循环动脉收缩压 <90mmHg,或较基础值下降幅度≥40mmHg,持续 15min 以上,临床病死率 >15%。

5. 哮喘急性发作时病情严重程度的分级 见表 7-15。

6. ARDS 的分度 ARDS 可分为轻度、中度、重度,具体标准参见第十三章第一节"急性呼吸窘迫综合征"。

7. 心源性肺水肿与 ARDS 的鉴别要点 见表 7-16。

表 7-15 哮喘急性发作时病情严重程度的分级

临床特点	轻度	中度	重度	危重
气短	步行、上楼时	稍事活动	休息时	
体位	可平卧	喜坐位	端坐呼吸	
讲话方式	连续成句	常有中断	单字	不能讲话
精神状态	可有焦虑/尚安静	时有焦虑或烦躁	常有焦虑、烦躁	嗜睡、意识模糊
出汗	无	有	大汗淋漓	
呼吸频率	轻度增加	增加	常 >30 次/min	
辅助呼吸肌活动及三凹征	常无	可有	常有	胸腹矛盾运动
哮鸣音	散在,呼吸末期	响亮、弥漫	响亮、弥漫	减低乃至无
脉率	<100 次/min	100~120 次/min	>120 次/min	脉率变慢或不规则
奇脉(深吸气时收缩压下降)	无,<10mmHg	可有,10~25mmHg	常有,>25mmHg	无

Note:

续表

临床特点	轻度	中度	重度	危重
使用 β₂ 激动剂后 PEF 占预计值或个人最佳值	>80%	60%~80%	<60% 或绝对值 <100L/min 或作用持续时间 <2h	
PaO₂（吸空气）	正常	≥60mmHg	<60mmHg	<60mmHg
PaCO₂（吸空气）	<45mmHg	≤45mmHg	>45mmHg	>45mmHg
SaO₂	>95%	91%~95%	≤90%	≤90%
pH			可降低	降低

表 7-16　心源性肺水肿与 ARDS 的鉴别要点

	急性心源性肺水肿	ARDS
病史	年龄一般 >60 岁 心血管疾病史	年龄一般 <60 岁 感染，创伤等病史
体征	颈静脉充盈、怒张 左心增大，心尖抬举 可闻及第三、四心音 下肢水肿 双下肺湿啰音多，实变体征不明显 不能平卧	颈静脉塌陷 脉搏洪大 心率增快 无水肿 湿啰音，不固定，后期实变体征较明显能平卧
心电图	动态 ST-T 变化，心律失常、左室肥厚	窦性心动过速，非特异性 ST-T 改变
X 线胸片	心脏增大 向心性分布阴影、肺门增大 支气管周围血管充血间隔线，胸腔积液	心脏大小正常 外周分布浸润阴影 支气管充气象征常见
治疗反应	对强心、利尿和扩血管等治疗反应明显	对强心、利尿和扩血管等治疗反应差
肺毛细血管楔压	>18mmHg	≤18mmHg

四、急救与护理

（一）急救原则

呼吸困难的急救原则是保持呼吸道通畅，纠正缺氧和 / 或二氧化碳潴留，纠正酸碱平衡失调，为基础疾病及诱发因素的治疗争取时间，最终是否改善呼吸困难取决于病因治疗。呼吸困难的急救流程见图 7-4。

（二）护理措施

1. 即刻护理措施　任何原因引起的呼吸困难均应以抢救生命为首要原则。①保持呼吸道通畅。②氧疗：给予鼻导管、面罩或鼻罩吸氧。COPD 伴有 CO₂ 潴留和肺栓塞合并通气功能障碍时应先给予低流量吸氧。哮喘急性发作时，可先经鼻导管吸氧，如果缺氧严重，应经面罩或鼻罩给氧。ARDS 患者一般高浓度给氧，尽快提高氧分压（PaO₂）。③建立静脉通路，保证及时给药。④心电监护：监测心率、心律、血压、呼吸和血氧饱和度。⑤准确留取血标本：采血查动脉血气、D 二聚体、血常规等。⑥取舒适体位：嘱患者安静，取半坐卧位或端坐卧位，昏迷或休克患者取平卧位，头偏向一侧。⑦备好急救物品：如患者呼吸困难严重，随时做好气管插管或气管切开、机械通气的准备与配合工作，备好吸引器等抢救物品和抢救药品。⑧做好隔离措施：对可疑呼吸道传染性疾病，应注意做好隔离与防护，防止交叉感染。

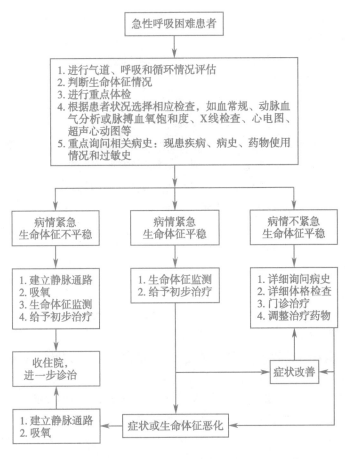

图 7-4 呼吸困难急救流程图

2. 用药护理 遵医嘱及时给予各种治疗用药。

（1）控制感染：呼吸困难伴有呼吸道和肺部感染，遵医嘱应用抗生素，注意观察有无药物过敏反应。

（2）解痉、平喘：①β_2 受体激动剂（如沙丁胺醇、特布他林和非诺特罗），可舒张支气管平滑肌，是控制哮喘急性发作的首选药物。哮喘急性发作时因气道阻塞影响口服吸入法治疗的效果，可经皮下或静脉途径紧急给药。应用时注意观察患者有无头痛、头晕、心悸、手指颤抖等不良反应。②茶碱类，具有舒张支气管平滑肌作用，并具有强心、利尿、扩张冠状动脉、兴奋呼吸中枢和呼吸肌作用。静脉滴注时浓度不宜过高，注射速度不宜超过 0.25mg/（kg·min），以免引起心动过速、心律失常、血压下降，甚至突然死亡等中毒反应。③糖皮质激素，是控制哮喘发作最有效的药物，可分为吸入、口服和静脉用药，重度或严重哮喘发作时应及早遵医嘱应用激素。④肾上腺素，支气管哮喘发作紧急状态下时，可遵医嘱给予 0.1% 肾上腺素 0.3~0.5ml 皮下注射，以迅速解除支气管痉挛。

（3）维持呼吸：呼吸兴奋剂可应用于伴有 CO_2 潴留并有呼吸中枢抑制的患者，如不能改善缺氧状态，应做好人工机械通气的准备。应用呼吸兴奋剂时，应保持呼吸道通畅，适当提高吸氧浓度，静脉滴注时速度不宜过快，注意观察呼吸频率、节律、神志变化以及动脉血气的变化。

（4）维持血压：肺栓塞、气胸的患者，往往会有血流动力学的改变，心率加快，血压下降甚至休克，应遵医嘱及时给予多巴胺或多巴酚丁胺等血管活性药物治疗心力衰竭、休克，维持体循环和肺循环稳定。

（5）止痛：剧烈胸痛影响呼吸功能时，遵医嘱给予止痛药物治疗。

（6）纠正酸中毒：严重缺氧可引起代谢性酸中毒，遵医嘱静脉滴注或缓慢静脉注射 5% 碳酸氢钠。

3. 病情观察

（1）监测生命体征和呼吸功能：注意监测心率、心律、血压的变化，有无血流动力学障碍。观察呼吸频率、深度和节律改变，注意监测血氧饱和度和动脉血气分析情况。

Note:

（2）观察氧疗效果：氧疗过程中，应注意观察氧疗效果。如吸氧后呼吸困难缓解、发绀减轻、心率减慢，表示氧疗有效。如果意识障碍加深或呼吸过度表浅、缓慢，可能为 CO_2 潴留加重。应定期及时按医嘱复查动脉血气分析，根据动脉血气分析结果和患者的临床表现，及时按医嘱调整吸氧流量或呼吸机参数设置，保证氧疗效果。

4. 肺栓塞的护理　如果呼吸困难是由于肺栓塞引起，除上述护理外，还应给予如下护理：

（1）镇静：绝对卧床休息，保持安静，防止活动致使其他静脉血栓脱落。

（2）胸痛护理：观察胸痛的部位、诱发因素、疼痛严重程度，必要时遵医嘱给予止痛药物。

（3）溶栓治疗的护理：①保证静脉通路畅通。②用药护理：溶栓和抗凝治疗的主要药物不良反应为出血。应密切观察患者有无出血倾向，如牙龈、皮肤黏膜、穿刺部位等。观察患者有无头痛、头晕、恶心、呕吐、神志改变等脑出血症状。动、静脉穿刺时，要尽量选用小号针头，穿刺后要充分压迫止血，放松压迫后要观察是否继续出现皮下渗血。③溶栓后护理：按医嘱抽血查凝血时间、动脉血气分析，描记心电图，以判断溶栓效果及病情变化。

（4）其他处理：做好外科手术和介入治疗的准备。

5. 支气管哮喘急性发作的护理　如果呼吸困难是由于哮喘急性发作引起，应尽快配合采取措施缓解气道阻塞，纠正低氧血症，恢复肺功能，预防哮喘进一步恶化或再次发作，防治并发症。遵医嘱给予 β_2 受体激动剂、氨茶碱、抗胆碱药、糖皮质激素等，解除支气管痉挛。维持水、电解质与酸碱平衡，注意补充液体，纠正因哮喘持续发作时张口呼吸、出汗、进食少等原因引起的脱水，避免痰液黏稠导致气道堵塞。部分患者可因反复应用 β_2 受体激动剂和大量出汗而出现低钾、低钠等电解质紊乱，应及时按医嘱予以纠正。并发呼吸衰竭者，遵医嘱给予鼻（面）罩等无创伤性辅助通气。若无效，做好有创机械通气治疗的准备与配合，对黏液痰栓阻塞气道的患者必要时可行支气管肺泡灌洗术。

6. ARDS 的护理　关键是做好氧疗护理，绝大多数 ARDS 患者需要机械通气，详情可参阅第十三章第一节"急性呼吸窘迫综合征"。

7. 慢性阻塞性肺疾病急性发作的护理　在控制性氧疗、抗感染、祛痰、止咳、松弛支气管平滑肌等治疗措施的基础上，协助患者咳嗽、咳痰，必要时给予吸痰，保持呼吸道通畅。

8. 气胸的护理　积极配合医生采取胸腔穿刺排气减压、胸腔闭式引流甚至是手术探查修补裂口的措施排除胸腔内气体，闭合漏口，促进患肺复张，减轻呼吸困难。

9. 心理护理　呼吸困难患者因为突然发病，几乎都存在恐惧心理，应关注患者的神情变化，给予恰当的病情告知、安慰与心理支持，使其尽可能消除恐惧，保持情绪平稳，有良好的遵医行为。

10. 做好转运工作　急诊处理后需手术或住院的患者，应做好转运的准备工作。根据病情，准备氧气、监护仪、简易呼吸器、除颤器等必要的转运抢救设施，安排相应的工作人员护送至手术室或病房。

（李　丽）

第五节　窒　息

———————————————— 导入案例与思考 ————————————————

患者，男，25 岁。因"咳嗽、咯血 1h"急诊就诊。查体：T 36.1℃，P 88 次/min，R 24 次/min，BP 125/80mmHg。患者神志清楚，张口瞪目，呼吸困难，烦躁不安，面色青紫。

请思考：

1. 该患者很可能发生了何种情况？

2. 目前，该患者的首优护理问题是什么？现场医护人员应立即采取哪些救护措施？

窒息是常见的危重症之一，一旦发生，可迅速危及生命，应立即采取相应措施，判明原因，积极进行抢救。本部分主要讨论气道阻塞引起的窒息。

一、概述

窒息（asphyxia）指人体的呼吸过程由于某种原因受阻或异常，所产生的全身器官组织缺氧，二氧化碳潴留而引起的组织细胞代谢障碍、功能紊乱及形态结构损伤的病理状态，可大致分为窒息前期、吸气性呼吸困难期、呼气性呼吸困难期、终末呼吸期以及呼吸停止期，在窒息过程的任何阶段，皆可发生心搏骤停。窒息前期一般持续 30~60s，此时机体发生呼吸障碍，为氧气吸入的障碍，但因机体可利用残余氧，患者在短时间内无症状。吸气性呼吸困难期持续 60~90s，此时机体新陈代谢不断消耗体内的残余氧并导致二氧化碳潴留，体内缺氧加重，同时在二氧化碳的刺激下，呼吸加深加快，以吸气过程最为明显，呼吸呈喘气状，心跳加快，血压上升。随后，体内二氧化碳持续增加，呼吸加剧，出现呼气强于吸气运动，机体颜面青紫肿胀，颈静脉怒张，呈典型的窒息征象，并可能出现意识丧失、肌肉痉挛、甚至出现失禁现象，此时为呼气性呼吸困难期，持续约 60s，患者可出现呼吸停止，表现为"假死"状态。由于严重缺氧和过多的二氧化碳积蓄，呼吸中枢再度受刺激而兴奋，呼吸活动又暂时恢复，呈间歇性吸气状态，鼻翼扇动，同时血压下降，瞳孔散大，肌肉松弛，此为终末呼吸期，持续 1 至数分钟。在呼吸停止期，患者表现为呼吸停止，但尚有微弱的心跳，可持续数分钟至数十分钟，最后心搏停止而死亡。

二、病因与发病机制

引起窒息的原因各异，但发病机制都是由于机体的通气受限或吸入气体缺氧导致肺部气体交换障碍，引起全身组织、器官缺氧进而导致体内酸碱失衡、各脏器功能不全、衰竭而死亡。根据病因可分为：①气道阻塞性窒息，分泌物或异物部分或完全堵塞气道致使通气障碍所引起的窒息。②中毒性窒息，如 CO 中毒。大量的 CO 经呼吸道进入血液，与血红蛋白结合形成碳氧血红蛋白，阻碍氧与血红蛋白的结合与解离，引起组织缺氧造成的窒息。③病理性窒息，包括肺炎与溺水等所致的呼吸面积的丧失，以及脑循环障碍引起的中枢性呼吸停止，主要表现为 CO_2 和其他酸性代谢产物蓄积引起的刺激症状及缺氧导致的中枢神经麻痹症状交织在一起。

三、病情评估

（一）气道阻塞的原因判断

通过病史、血气分析、胸部平片、纤维支气管镜检查，可判断出不同原因引起的窒息。

（二）临床表现

气道阻塞的患者常呈吸气性呼吸困难，出现"四凹征"（胸骨上窝、锁骨上窝、肋间隙及剑突下软组织）。根据气道是否被完全阻塞可分为：

1. 气道不完全阻塞 患者张口瞪目，有咳嗽、喘气或咳嗽微弱无力，呼吸困难，烦躁不安；皮肤、甲床和口腔黏膜、面色青紫。

2. 气道完全阻塞 患者面色灰暗青紫，不能说话及呼吸，很快失去反应，陷入呼吸停止状态。如不紧急解除窒息，将很快死亡。

（三）气道阻塞引起窒息的严重程度分级

1. Ⅰ度 安静时无呼吸困难，当活动时出现轻度的呼吸困难，可有轻度的吸气性喉喘鸣及胸廓周围软组织凹陷。

2. Ⅱ度 安静时有轻度呼吸困难，吸气性喉喘鸣及胸廓周围软组织凹陷，活动时加重，但不影响睡眠和进食，无烦躁不安等缺氧症状，脉搏尚正常。

3. Ⅲ度 呼吸困难明显，喉喘鸣声较响亮，吸气性胸廓周围软组织凹陷显著，并出现缺氧症状，如烦躁不安、不易入睡、不愿进食、脉搏加快等。

Note：

4. Ⅳ度 呼吸极度困难。患者坐立不安、手足乱动、出冷汗、面色苍白或发绀、心律不齐、脉搏细速、昏迷、大小便失禁等。若不及时抢救,则可因窒息导致心搏停止而死亡。

四、急救与护理

(一)急救原则

当窒息发生时,保持呼吸道通畅是关键,其次是采取病因治疗。对于气道不完全阻塞的患者,应查明原因,采取病因治疗和对症治疗,尽早解除气道阻塞。对于气道完全阻塞的患者,应立即解除窒息,或做好气管插管、气管切开或紧急情况下环甲膜穿刺的准备。窒息急诊流程见图7-5。

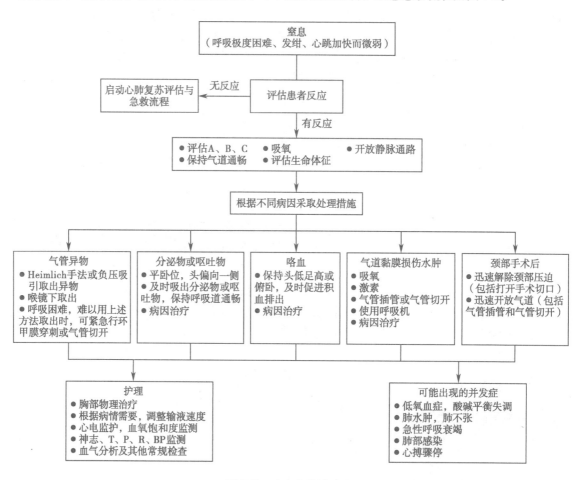

图7-5 **窒息急救流程图**

(二)护理措施

1. 即刻护理措施 ①迅速解除窒息因素,保持呼吸道通畅。②给予高流量吸氧,使血氧饱和度恢复至90%以上,必要时建立或重新建立人工气道,给予人工呼吸支持或机械通气。③建立静脉通路,遵医嘱给予药物治疗。④监测生命体征,给予心电、血压、呼吸、血氧饱和度监护,遵医嘱采动脉血做血气分析。⑤备好急救物品,如吸引器、呼吸机、气管插管、喉镜等开放气道用物。

2. 根据窒息的严重程度,配合给予相应的救治与护理

(1)Ⅰ度:查明病因并进行针对性治疗,如由炎症引起,按医嘱应用抗生素及糖皮质激素控制炎症。若由分泌物或异物所致,尽快清除分泌物或取出异物。

(2)Ⅱ度:针对病因治疗,多可解除喉阻塞。

(3)Ⅲ度:严密观察呼吸变化,按医嘱同时进行对症治疗及病因治疗。经保守治疗未见好转、窒息时间较长、全身情况较差者,应及早做好配合气管插管或气管切开的准备。

（4）Ⅳ度：需立即行气管插管、气管切开或环甲膜穿刺术，应及时做好吸痰、吸氧及其相关准备与配合工作。

气管阻塞或气道异物引起的窒息，如条件允许，即使Ⅲ度、Ⅳ度呼吸困难，也可把握好时机，有效清理呼吸道或将异物取出后即可缓解呼吸困难，而不必首先行气管插管或气管切开术。

3. 气道异物的护理 气道异物有危及生命的可能，应尽早配合取出异物，以保持呼吸道通畅，防止窒息及其他并发症的发生。可使用 Heimlich 手法（参阅本书本教材第二章第四节）排除异物，或经内镜（直接喉镜、支气管镜、纤维支气管镜）取出异物。如确实存在难以取出的异物，应做好开胸手术、气管切开的准备。对有明显气道阻塞的患者，紧急情况下可行环甲膜穿刺或切开术，以开放气道。

4. 喉阻塞的护理 喉阻塞患者的护理重点是保持呼吸道通畅。对舌后坠及喉阻塞者，可使用口咽通气管开放气道。如窒息由气管狭窄、下呼吸道梗阻所致，应立即做好施行气管插管或气管切开术的准备，必要时准备配合给予机械辅助通气。

5. 淹溺的护理 参见第十章第三节"淹溺"。

6. 大咯血窒息时的紧急处理 如为肺部疾病所致大咯血，有窒息前兆症状时，应立即将患者取头低足高 45° 的俯卧位，头偏向一侧，轻拍背部以利引流；及时吸出口腔内的血块，畅通呼吸道；在解除呼吸道阻塞后按医嘱给予吸氧、呼吸兴奋剂，以改善缺氧。

7. 严密观察病情变化 随时注意患者呼吸、咳嗽及全身情况，如患者窒息后呼吸急促、口唇发绀、烦躁不安等症状仍不能改善或逐渐加重，应准备继续进行抢救。

8. 术前准备 必要时，做好经纤维支气管镜或喉镜取异物的术前准备。

9. 心理护理 嘱患者安静休息，避免剧烈活动，对精神紧张的患者，做好患者的解释和安慰工作。

（李　丽）

第六节　严重心律失常

导入案例与思考

患者，女，51 岁。自诉心慌、胸痛，由家属陪同前往急诊科就诊。既往有"心慌"症状发作，但数分钟后自行缓解。查体：P 187 次/min，BP 87/59mmHg，SpO_2 94%。心电图示：QRS 波形态与时限均正常，节律规则。

请思考：

1. 该患者发生了哪种心律失常？

2. 该患者的血流动力学状态是否稳定？为什么？

3. 救治过程中，可给予患者哪些药物治疗？为什么？

一、概述

心律失常（cardiac arrhythmia）指心脏冲动的频率、节律、起源部位、传导速度或激动次序的异常。心律失常按其发生机制，可分为冲动形成异常和冲动传导异常两大类；按照心律失常发生时心率的快慢，可分为快速型心律失常与缓慢型心律失常两大类。快速型心律失常指心率 >100 次/min，缓慢型心律失常指心率 <60 次/min；可导致临床症状的快速型心律失常通常心率 ≥150 次/min，缓慢型心律失常通常心率 <50 次/min。心室率过快或过慢，均可使心脏有效射血功能不全，血流动力学不稳定而导致生命危险。可以迅速导致晕厥、心绞痛、心力衰竭、休克甚至心搏骤停的心律失常称之为严重心律失常或危险性心律失常。严重心律失常是临床常遇到的一类急危重症，如快速型心律失常中的心室颤动（ventricular fibrillation，VF）、室性心动过速（ventricular tachycardia，VT）、尖端扭转型

室性心动过速(torsades de pointes)、心房颤动(atrial fibrillation, AF)、室上性心动过速(supraventricular tachycardia, SVT)以及缓慢型心律失常中的二度Ⅱ型房室传导阻滞和三度房室传导阻滞等。如果不能及时识别和处理,患者可在短期内出现心搏骤停而导致死亡。本节主要针对常见的严重心律失常进行讨论。

二、病因与发病机制

(一)病因

心律失常的病因可分为遗传性和后天获得性。遗传性心律失常多为基因突变导致的离子通道病,使得心肌细胞离子流发生异常;后天获得性心律失常包括生理性因素和病理性因素。严重心律失常可由下列病理状况引起:①器质性心脏病变,急性冠脉综合征、心肌病、先天性心脏病、病态窦房结综合征等。②药物中毒,洋地黄、奎尼丁、胺碘酮等。③电解质紊乱,低血钾、高血钾、低血镁等。④长QT综合征等。

(二)发病机制

心律失常的发生机制包括冲动形成异常和/或冲动传导异常。冲动形成异常,也即自律性异常,指具有自律性的心肌细胞如窦房结、结间束、房室结和希氏束-浦肯野纤维系统等,因自主神经兴奋性改变或其内在病变,导致不适当的冲动发放;或无自律性的心肌细胞,如心房和心室肌细胞,在病理状态下出现异常自律性,如心肌缺血、药物、电解质紊乱、儿茶酚胺增多等均或导致自律性异常增高而形成各种快速型心律失常。冲动传导异常包括折返激动、传导阻滞和异常传导等,折返是快速型心律失常最常见的发病机制。折返机制形成的心动过速的特征是发作呈突发突止,且常由期前收缩诱发,也易被期前收缩或快速程序刺激终止。

三、病情评估

(一)评估程序

1. 初步评估 评估任何严重心律失常患者的第一步是确定是否存在脉搏。如果没有脉搏,立即进行心肺复苏。如果存在脉搏,判断患者血流动力学状态是稳定还是不稳定,血流动力学不稳定的心律失常往往需要立即处理。

2. 进一步评估 快速型心律失常患者血流动力学稳定时,评估心电图,确定QRS波是宽还是窄,是规则还是不规则。规则的窄QRS波(<0.12s)心动过速常为室上性心动过速。规则的宽QRS波(>0.12s)心动过速可能为室性心动过速。快速心房颤动可表现为不规则的窄QRS心动过速。伴随差异性传导的心房颤动、预激综合征伴心房颤动、尖端扭转型室速等亦可表现为不规则的宽QRS心动过速。

(二)健康史评估

询问患者是否曾经患有心律失常、器质性心脏病、心悸、电解质紊乱等病史。病史采集通常能帮助判断:①心律失常的类型。②心律失常的诱发因素,如烟、酒、咖啡、运动及精神刺激等。③心律失常发作的频度、起止方式、发作时的症状和体征。④相关病史,包括心脏疾病病史;是否有引起心脏病变的全身性疾病,如甲亢;服药史,尤其是抗心律失常药物和影响电解质代谢的药物;人工心脏起搏器植入史;心律失常对药物和非药物方法的反应。

(三)临床表现

评估患者有无心悸、头晕、乏力、胸闷等症状。如果患者出现晕厥、持续胸痛、低血压(SBP在90mmHg以下)或其他休克征象,则为血流动力学不稳定状态。这种状态指可能有重要器官受损或有发生心搏骤停的危险。

(四)辅助检查

1. 心电图检查

(1)室上性心动过速:①心率150~250次/min,节律规则。②QRS波形态与时限均正常,但发生预激综合征、室内差异性传导或束支传导阻滞时,QRS波形态异常。③P波呈逆行性(Ⅱ、Ⅲ、aVF导联倒置),常埋藏于QRS波内或位于其终末部分,P波与QRS波保持固定关系。④起始突然,通常由一个房性期前收缩触发,其下传的PR间期显著延长,随之引起心动过速发作(图7-6)。

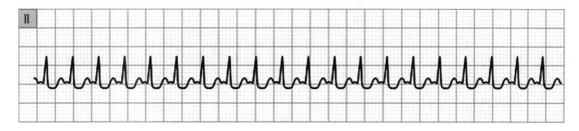

图7-6　室上性心动过速

(2) 心房颤动:心电图表现为P波消失,代之小而不规则的基线波动,形态与振幅均变化不定,称为f波,频率350~600次/min;心室率极不规则;QRS波形态通常正常,当心室率过快,发生室内差异性传导时,QRS波群可增宽变形(图7-7)。

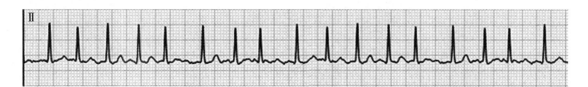

图7-7　心房颤动

(3) 室性心动过速:心电图表现为3个或以上的室性期前收缩连续出现;宽大畸形QRS波群,时限超过0.12s;ST-T波方向与QRS波主波方向相反;心室率通常为100~250次/min;心律规则,亦可略不规则;心房独立活动与QRS波无固定关系,形成房室分离;偶可见心室激动逆传夺获心房。根据发作时QRS波群形态,又可分为单形性室性心动过速和多形性室性心动过速(图7-8、图7-9)。

(4) 尖端扭转型室性心动过速:心电图表现为QRS波群的振幅与波峰呈周期性改变,宛如围绕等电位线连续扭转,频率200~250次/min,QT间期通常超过0.5s,U波显著(图7-10)。

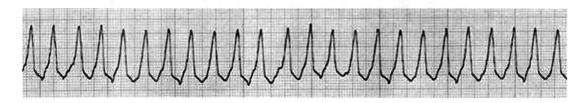

图7-8　单形性室性心动过速

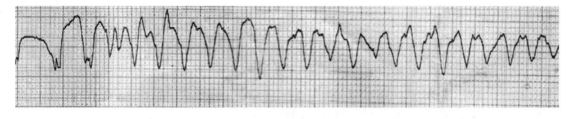

图7-9　多形性室性心动过速

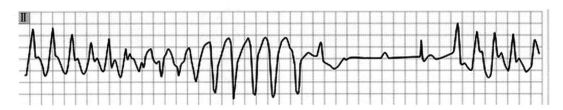

图 7-10　尖端扭转型室性心动过速

（5）心室颤动：心电图表现为 P 波、QRS 波、T 波均消失，心电波形、振幅与频率均极不规则，频率为 250~500 次 /min（图 7-11）。

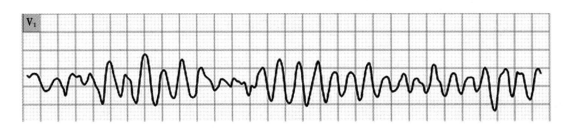

图 7-11　心室颤动

（6）二度 Ⅱ 型房室传导阻滞：心电图表现为 PR 间期恒定，部分 P 波后无 QRS 波群（图 7-12）。如 QRS 波群正常，阻滞可能位于房室结内；如 QRS 波群增宽，形态异常时，阻滞位于希氏束 - 浦肯野系统。

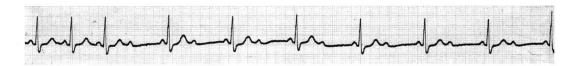

图 7-12　二度 Ⅱ 型房室传导阻滞

（7）三度（完全性）房室传导阻滞：①P 波与 QRS 波群各自成节律、互不相关。②心房率快于心室率，心房冲动来自窦房结或异位心房节律（房性心动过速、扑动或颤动）。③心室起搏点通常在阻滞部位下方，如位于希氏束及其近邻，心室率为 40~60 次 /min，QRS 波群正常，心律也较稳定；如位于室内传导系统的远端，心室率可低至 40 次 /min 以下，QRS 波群增宽，心室律亦常不稳定（图 7-13）。

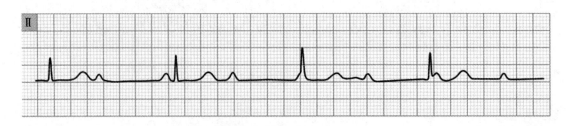

图 7-13　三度房室传导阻滞

2. 动态心电图检查　连续记录患者 24~72h 的心电图。目的：①了解心悸与晕厥等症状的发生是否与心律失常有关。②明确心律失常发作与日常活动的关系及昼夜分布特征。③协助评价抗心律失常药物的疗效、起搏器或植入型心律转复除颤器的疗效以及是否出现功能障碍等。

3. 心脏超声检查　可以协助诊断有无器质性心脏病，如心肌病、先天性心脏病、急性心肌梗

Note:

死等。

4. 实验室检查 有助于明确心律失常的病因,判断是否有低血钾、高血钾、低血镁等离子紊乱,检查心肌生化标志物,协助急性心肌梗死的诊断。

(五)病情严重程度评估与判断

心律失常的严重程度主要取决于心律失常类型、心率快慢、持续时间、有无血流动力学变化及潜在心脏疾病。如阵发性室上性心动过速严重程度取决于心率快速程度与持续时间。心房颤动(简称房颤)病情的轻重取决于心室率的快慢,如快速房颤(心室率超过 120 次 /min),患者出现心悸、胸闷等现象,则需要处理。心室率超过 150 次 /min,患者可发生心绞痛与充血性心力衰竭。心室率超过 180 次 /min,可能引起心室颤动。室性心动过速病情严重程度因发作时心率、持续时间、有无血流动力学变化而不同。非持续性室性心动过速(发作时间小于 30s)的症状和病情较轻微,一般可自行终止。持续性室性心动过速(发作时间超过 30s)常伴有明显血流动力学障碍与心肌缺血的症状,常需药物或电复律终止。尖端扭转型室性心动过速是多形性室性心动过速的一个特殊类型,可进展为心室颤动和猝死。心室颤动是心室静止前的心电图征象,临床表现为意识丧失、抽搐、呼吸停止甚至死亡。三度房室传导阻滞的症状取决于心率的快慢与伴随的基础病变,心室率过低(<40 次 /min)时,患者将有发生晕厥的危险。

四、急救与护理

(一)急救原则

尽快终止心律失常,改善血流动力学状态,积极治疗原发病。根据心律失常的种类以及血流动力学状态可给予气道、呼吸和循环支持,必要时进行药物治疗、起搏、电复律等处理。具体流程可参考《2020 AHA 心肺复苏与心血管急救指南更新》中的快速型心律失常急救流程图和缓慢型心律失常急救流程图(图 7-14、图 7-15)。

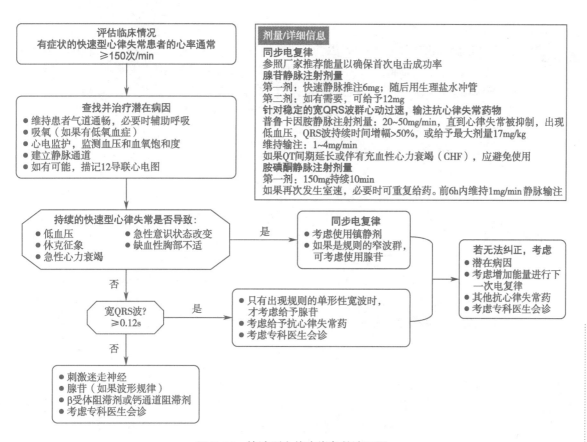

图 7-14 **快速型心律失常急救流程图**

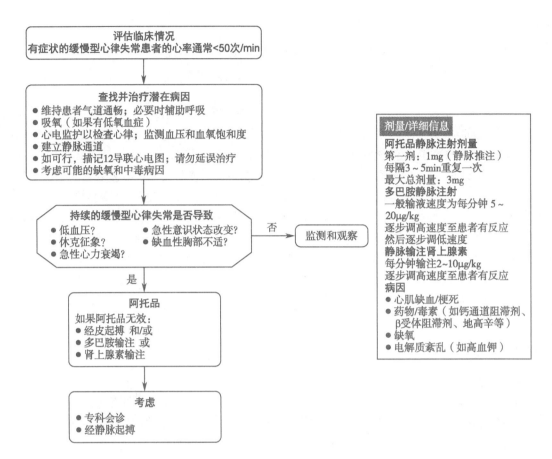

图 7-15　缓慢型心律失常急救流程图

（二）护理措施

1. 即刻护理措施　包括：①立即协助患者采取舒适、安静卧位休息。②保持气道通畅,存在低氧血症时,给予氧气吸入,保证血氧饱和度≥94%。③立即描记 12 导联心电图,必要时描记 18 导联心电图,协助心律失常的诊断。④对严重心律失常的患者,遵医嘱给予心电监护,注意电极位置应避开电复律时电极板放置区域和心电图胸前导联位置。⑤除颤器置于患者床旁,呈完好备用状态。

2. 快速型心律失常的处理

（1）血流动力学稳定的快速型心律失常:对于血流动力学稳定的心动过速患者,立即描记与评估12 导联心电图,确定 QRS 波群时限,判断 QRS 波是窄还是宽。

1）规则的窄 QRS 波心动过速:多为室上性心动过速,如血流动力学稳定,可先尝试刺激患者迷走神经的方法,如按摩颈动脉窦(患者取仰卧位,先行右侧按摩,每次 5~10s,无效再按摩左侧,切忌双侧同时按摩)、采取 Valsalva 动作(深吸气后屏气再用力做呼气动作)、刺激恶心反射或咽反射、压迫眼球、冷水面部浸浴等方法。如无效,遵医嘱给予药物治疗。药物治疗首选腺苷,起效迅速,副作用即使发生也很快消失。腺苷无效时可改用维拉帕米,这两类药物有效率达 90% 以上,但对于合并心绞痛、支气管哮喘、室性心律失常、年龄大于 60 岁者慎用或禁用腺苷。如合并心力衰竭、低血压,尚未明确室上性心动过速诊断时,不宜选用钙通道阻滞剂,宜选用腺苷。亦可遵医嘱给予普罗帕酮、胺碘酮等药物治疗;或协助患者办理住院手续,准备接受经食管心房调搏复律和导管射频消融术等其他治疗。

2）不规则的窄 QRS 波心动过速:多为房颤。主要是积极预防血栓栓塞、转复并维持窦性心律及控制心室律。①房颤患者的栓塞发生率较高,华法林是房颤抗凝治疗的有效药物,口服华法林,使凝血酶原时间国际标准化比值(INR)维持在 2.0~3.0,能安全而有效地预防脑卒中发生。②将房颤转复为窦性心律的方法包括药物复律、电复律及导管消融治疗。Ⅰa(奎尼丁、普鲁卡因胺)、Ⅰc(普罗帕酮)或Ⅲ类(胺碘酮、伊布利特)抗心律失常药物均可能转复房颤,成功率约 60%。胺碘酮,致心律

Note:

失常发生率最低,是目前常用的维持窦性心律药物,特别适用于合并器质性心脏病的患者。奎尼丁可诱发致命性室性心动过速,目前已很少使用;Ⅰ$_c$类药亦可致室性心律失常,严重器质性心脏病患者不宜使用。药物复律无效时,可改用电复律。对于症状明显、药物治疗无效的阵发性房颤,导管消融可以作为一线治疗。此外,外科迷宫手术也可用于维持窦性心律。③对于心房颤动伴快速心室率,最初的治疗目标是减慢心室率,可遵医嘱给予静脉注射 β 受体阻滞剂、钙通道阻滞剂或洋地黄制剂。

3) 规则的宽 QRS 心动过速:多为室性心动过速,在做好专科医生会诊准备的同时,可遵医嘱给予静脉注射抗心律失常药物,首选药物为胺碘酮,也可以使用普鲁卡因胺、利多卡因等。对于血流动力学尚稳定但持续时间超过 24h 或药物治疗无效的 VT 可选择电复律。

4) 不规则的宽 QRS 心动过速:做好专科医生会诊的准备。如出现尖端扭转型室性心动过速,应立即遵医嘱给予硫酸镁,并做好随时进行心肺复苏的准备。

(2) 血流动力学不稳定的快速型心律失常:如快速型心律失常患者伴有晕厥、持续的胸部不适或疼痛、低血压或其他休克征象,应立即准备进行同步电复律。对于规则的窄波,通常给予初始能量为 50~100J 的双相波同步电复律;对于不规则的窄波,通常给予初始能量为 120~200J 的双相波同步电复律;对于规则的宽波,通常给予初始能量为 100J 的双相波同步电复律,如果首次电击无效,可采用逐级提高模式增加电击能量。如果可能,对清醒的患者,按医嘱给予镇静剂,但不要延误对血流动力学不稳定患者进行电复律。房颤给予紧急复律治疗时,可选用静脉推注肝素或皮下注射低分子肝素抗凝。

(3) 心室颤动:立即进行心肺复苏,尽早实施非同步直流电除颤,遵医嘱给予肾上腺素和抗心律失常药,具体参见第五章“心搏骤停与心肺脑复苏”。

3. 缓慢型心律失常的处理　对于心动过缓患者,在气道开放良好和呼吸顺畅的前提下,如果出现血流动力学不稳定的表现,应遵医嘱给予静脉注射阿托品 0.5mg,必要时重复使用,最大剂量不超过 3mg。如果患者对阿托品没有反应,应做好专科会诊和起搏治疗的准备,等待起搏治疗期间,如果患者出现低血压,可遵医嘱静脉输注肾上腺素、多巴胺或异丙肾上腺素等药物。

4. 病情观察　注意了解引发心律失常的原因、发作时的症状、持续的时间及患者发作时的心理状态。当患者主诉头晕、乏力时,应注意观察患者是否伴有血流动力学不稳定。当患者出现胸痛、胸闷甚至心绞痛发作时,说明冠状动脉灌注减少。如果出现了呼吸困难,说明患者可能出现了心力衰竭。如果患者出现头痛、恶心、肢体活动及语言障碍、下肢疼痛,应高度警惕患者发生了血栓栓塞事件。应对患者的主诉给予高度重视,为尽快救治患者提供最佳的时机。

5. 用药护理　遵医嘱及时、正确使用抗心律失常药物。应用抗心律失常药物时,应注意获取基线生命体征数据,观察药物的疗效和不良反应。

6. 持续心电、血压监护　给予心电、血压监护,严密监测心率、心律和血压的变化。如出现以下变化,应及时与医生联系,随时做好急救处理的准备。

(1) 心率:低于 50 次 /min 或大于 150 次 /min。

(2) 心律:①频发室性期前收缩(每分钟 5 次以上),或室性期前收缩呈二联律。②连续出现 2 个以上多源性室性期前收缩,或反复发作的短阵室速。③室性期前收缩落在前一搏动的 T 波之上(R on T 现象)。④室颤。⑤不同程度的房室传导阻滞。

(3) 低血压:收缩压低于 90mmHg,脉压小于 20mmHg。

(4) 阿 - 斯综合征:患者突然意识丧失、昏迷或抽搐、心音消失、血压测不到、呼吸停止或发绀、瞳孔散大。

7. 电复律治疗与护理　对血流动力学不稳定的异位性快速心律失常或心室颤动,应配合医生紧急进行直流电复律或除颤。电复律后应严密监测心率、心律的变化,如有异常及时配合医生处理。

8. 介入治疗准备　及时按医嘱做好心脏起搏、导管射频消融治疗的准备工作。

Note:

9. 健康宣教　①病因预防:注意劳逸结合、生活规律,保证充足的休息和睡眠,避免过多摄入浓咖啡、浓茶等。②用药:遵医嘱服用抗心律失常药物,不能擅自增减药物,如有异常及时就诊。③自我监测病情:学会测量脉搏的方法,了解心律失常的相关症状进行自我监测。④定期复查心电图,及早发现病情变化并及时就诊。

(李晓波)

第七节　急性胸痛

 ───────────────── 导入案例与思考 ─────────────────

　　患者,男,68 岁。因"胸痛 1h"入院。患者 1h 前于家中无明显诱因出现心前区压榨样疼痛,持续不缓解,并向左上臂和下颌放射,伴胸闷、喘憋。既往有高血压病史 10 年,心绞痛病史 3 年。查体:T 37.0℃,P 116 次/min,R 32 次/min,BP 140/95mmHg,SpO$_2$ 89%,神志清楚,左右胸壁对称,呼吸音对称,未闻及病理性杂音,腹部体格检查(−),两侧肢体血压基本一致。

　　请思考:

　　1. 急诊护士应协助医生完成哪些关键的辅助检查?

　　2. 急诊护士应该立即采取哪些护理措施?

　　3. 检查过程中,患者突然出现心率进行性增快(140 次/min),血压下降(70/40mmHg),表情淡漠,皮肤发绀,四肢湿冷,请问其可能发生了什么情况? 护士应该采取哪些急救护理措施?

───

一、概述

　　急性胸痛(acute chest pain)是急诊常见的主诉症状,是一些致命性疾病的主要临床表现,如急性冠状动脉综合征、主动脉夹层、急性肺栓塞等。急救护理的关键是能快速识别出可能导致生命危险的胸痛病因,给予及时有效的处置。

历 史 长 廊

胸痛中心的起源与发展

　　胸痛中心是急性胸痛救治网络,是为患者构建的从发病到救治的全程绿色通道,以便患者在 120min 黄金救治时间内被抢救,得到有效救治。

　　2010 年,《"胸痛中心"建设中国专家共识》正式发表,标志着我国"胸痛中心"建设正式起步。2011 年,我国开始建设和认证胸痛中心。2013 年,胸痛中心认证组织机构陆续成立,筹备中国胸痛中心自主认证工作。2015 年起由中国心血管健康联盟联合组织全国心血管病专家,成立胸痛中心认证工作委员会,制定"标准版""基层版"两套认证标准,并不断完善评审流程,相继成立了中国胸痛中心总部及中国胸痛中心联盟,加速推进胸痛中心系统化建设项目正式启动,建立起我国自主的胸痛中心建设体系。截至 2021 年 11 月,全国已有 5 000 多家医院建设胸痛中心,胸痛中心建设已覆盖全国 77% 的区、县;其中,2 000 多家医院已经通过了中国胸痛中心的认证。我国已初步形成了急性胸痛救治网络。

二、病因与发病机制

　　胸痛的病因涵盖各个系统,有多种分类方法。其中,从急诊处理和临床实用角度,可将胸痛分为致命性胸痛和非致命性胸痛两大类。致命性胸痛又可分为心源性胸痛和非心源性胸痛,其中急性冠脉综合征、主动脉夹层和急性肺栓塞属于常见的致命性胸痛。具体分类与病因见表 7-17。

表 7-17　胸痛的分类与常见病因

分类	病因
致命性胸痛	
心源性胸痛	急性冠脉综合征、主动脉夹层、心脏压塞、心脏挤压伤(冲击伤)
非心源性胸痛	急性肺栓塞、张力性气胸、食管破裂
非致命性胸痛	
心源性胸痛	稳定性心绞痛、急性心包炎、心肌炎、肥厚型梗阻性心肌病、应激性心肌病、主动脉瓣疾病、二尖瓣脱垂等
非心源性胸痛	
胸壁疾病	肋软骨炎、肋间神经炎、带状疱疹、急性皮炎、皮下蜂窝织炎、肋骨骨折、血液系统疾病所致骨痛(急性白血病、多发性骨髓瘤)等
呼吸系统	肺动脉高压、胸膜炎、自发性气胸、肺炎、急性气管 - 支气管炎、胸膜肿瘤、肺癌等
纵隔疾病	纵隔脓肿、纵隔肿瘤、纵隔气肿等
心理精神	抑郁症、焦虑症、惊恐障碍等
其他因素	过度通气综合征、痛风、颈椎病等

急性冠脉综合征(acute coronary syndromes,ACS)是以冠状动脉粥样硬化斑块破溃,继发完全或不完全闭塞性血栓形成为病理基础的一组临床综合征,包括不稳定型心绞痛(unstable angina,UA)、非 ST 段抬高型心肌梗死(non-ST segment elevation myocardial infarction,NSTEMI)和 ST 段抬高型心肌梗死(ST segment elevation myocardial infarction,STEMI);前两者又称非 ST 段抬高型急性冠脉综合征(non-ST segment elevation acute coronary syndrome,NSTE-ACS)。其中,斑块破溃若形成微栓子或不完全血栓,可诱发 UA 或 NSTEMI;若形成完全性血栓,可诱发 STEMI。这些综合征均可导致心搏骤停和死亡,因此早期识别和快速反应至关重要。

主动脉夹层(aortic dissection,AD)指动脉内的血液经内膜撕裂口流入囊样变性的主动脉中层,形成夹层血肿,并随着血流压力的驱动,沿主动脉壁纵轴延伸剥离导致的严重心血管急症。最常见病因为高血压,其他病因包括动脉粥样硬化、特发性主动脉中层退变、遗传性血管病变、先天性主动脉畸形、创伤、主动脉壁炎症反应等。

急性肺栓塞引起的胸痛与低氧血症、冠状动脉灌注减少、肺动脉高压时的机械扩张和波及壁层胸膜有关。

由于心、肺、大血管以及食管的传入神经进入同一个胸背神经节,通过这些内脏神经纤维,不同脏器疼痛会产生类似的胸痛表现。此外,内脏病变除产生局部疼痛外,尚可产生牵涉痛。其发生机制是由于内脏器官的痛觉纤维与来自皮肤的感觉纤维在脊髓后角终止于同一神经元上,通过脊髓丘脑束传入大脑,大脑皮质把来自内脏的痛觉误感觉为相应体表的痛觉。

三、病情评估

(一) 评估与判断流程

急诊接诊急性胸痛患者时,首要任务是迅速评估患者生命体征,简要收集临床病史,判断是否有

Note:

危及生命的表现,如生命体征异常、面色苍白、出汗、发绀、呼吸困难等,以决定是否需要立即对患者实施抢救;然后详细询问病史中疼痛及放射的部位、性质、持续时间、影响因素、伴发症状等,配合体格检查和辅助检查,进行综合分析与判断。需要强调的是,急诊护士面对每一例胸痛患者,均需优先排查致命性胸痛。胸痛评估与判断流程见图7-16。

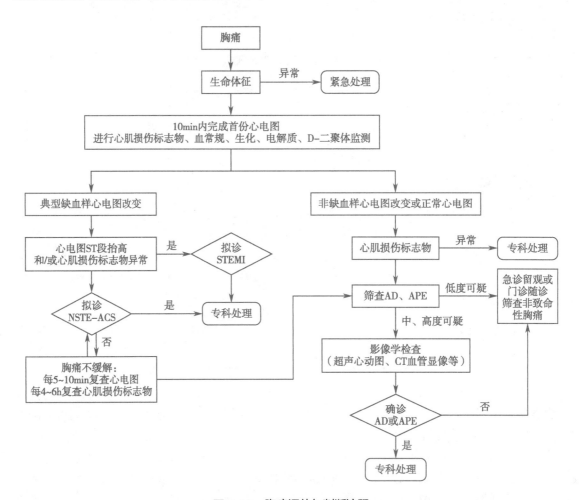

图 7-16　胸痛评估与判断流程

(二) 临床表现

1. 起病　ACS 的胸痛多在 10min 内发展到高峰,而 AD 是突然起病,发病时疼痛最严重。

2. 部位及放射　心绞痛或心肌梗死的疼痛常位于胸骨后或心前区,向左肩和左臂内侧放射,也可向左颈或面颊部放射而被误诊为牙痛。AD 随夹层血肿的扩展,疼痛可随近心端向远心端蔓延,升主动脉夹层疼痛可向前胸、颈、喉放射,降主动脉夹层疼痛可向肩胛间、背、腹、腰或下肢放射。急性肺栓塞、气胸常呈剧烈的患侧胸痛。

3. 性质　疼痛的性质多种多样,程度可呈剧烈、轻微或隐痛。典型的心绞痛和心肌梗死呈压榨样痛并伴有压迫窒息感,而非典型疼痛表现为"胀痛"或"消化不良"等非特异性不适。AD 为骤然发生的前后移行性撕裂样剧痛。急性肺栓塞有胸膜炎性胸痛或心绞痛样疼痛。

4. 持续时间及影响因素　心绞痛一般持续 2~10min,休息或含服硝酸甘油后 3~5min 内缓解,诱因包括劳累、运动、饱餐、寒冷、情绪激动等。不稳定型心绞痛还可在患者活动耐量下降,或静息状态下发作,胸痛持续时间延长,程度加重,发作频率增加。心肌梗死的胸痛持续时间常大于 30min,硝酸甘油无法有效缓解。呼吸时加重的胸痛多见于肺、心包或肌肉骨骼疾患。与进食关系密切的胸痛多见于食管疾病。

5. **伴发症状**　胸痛伴有血流动力学异常,如大汗、颈静脉怒张、血压下降或休克时,多见于致命性胸痛。胸痛伴有严重呼吸困难、发绀、烦躁不安提示呼吸系统疾病的可能性较大。恶心、呕吐可为心源性或消化系统疾病所致胸痛患者的伴发症状。

（三）体格检查

ACS 患者可无特异性临床体征,部分表现为面色苍白、皮肤湿冷、发绀、颈静脉怒张、低血压、心脏杂音、肺部啰音等。AD 累及主动脉根部,可闻及主动脉瓣杂音;夹层破入心包引起心脏压塞,可出现贝氏三联征,即颈静脉怒张、脉压减小、心音低钝遥远;夹层压迫锁骨下动脉可造成脉搏短绌、双侧收缩压和/或脉搏不对称。急性肺栓塞患者最常见体征是呼吸频率增快,可伴有口唇发绀;血压下降、休克提示大面积肺栓塞;单侧或双侧不对称性下肢肿胀、腓肠肌压痛提示患者合并深静脉血栓形成。

（四）辅助检查

1. **心电图**　心电图是早期快速识别 ACS 的重要工具,标准 12 或 18 导联心电图有助于识别心肌缺血部位、范围和程度。①STEMI 患者典型心电图:至少两个相邻导联 J 点后新出现 ST 段弓背向上抬高［V_2~V_3 导联≥0.25mV（<40 岁男性）、≥0.2mV（≥40 岁男性）或≥0.15mV（女性）,其他相邻胸导或肢体导联≥0.1mV］,伴或不伴病理性 Q 波、R 波减低;新发的完全性左束支传导阻滞;超急性期 T 波改变。②NSTE-ACS 患者典型心电图:同基线心电图比较,至少 2 个相邻导联 ST 段压低≥0.1mV 或者 T 波改变,并呈动态变化。少数 UA 患者可无心电图异常表现。上述心电图变化可随心绞痛缓解而完全或部分消失,如果其变化持续 12h 以上,提示 NSTEMI。③急性肺栓塞患者典型心电图:SⅠQⅢTⅢ征,即Ⅰ导联 S 波加深,Ⅲ导联出现 Q 波及 T 波倒置。

2. **实验室检查**　心肌肌钙蛋白 I/T（cTn I/T）是诊断心肌梗死的特异性高、敏感性好的生物性标志物,其中高敏感方法检测的 cTn I/T 称为高敏肌钙蛋白（hs-cTn）,是首选的检测指标。如果首次检测结果未见增高,应间隔 1~2h 再次采血检测,并与首次结果比较,若结果增高超过 30%,应考虑心肌损伤的诊断。若两次初始检测结果仍不能明确诊断而临床提示 ACS 可能,则在 3~6h 后重测。如无法检测 cTn,肌酸激酶同工酶（CK-MB）检测可作为替代。多数急性肺栓塞患者可出现血气分析结果的改变:PaO_2<80mmHg 伴 $PaCO_2$ 下降。血浆 D-二聚体也可升高,但该指标的敏感性高而特异性差,故若其含量低于 500μg/L,有重要的排除价值。

3. **超声心动图**　可定位主动脉夹层内膜撕裂口,显示真、假腔的状态及并发心包积液和主动脉瓣关闭不全的改变等。

4. **CT 血管成像**　推荐作为主动脉夹层和急性肺栓塞的临床首选影像学检查。

5. **动脉造影**　对于急性肺栓塞,肺动脉造影是诊断的"金标准",但不作为首选,仅在 CT 检查难以确诊或排除诊断时,或患者需要血流动力学监测时应用。

（五）危险分层或评分

1. **ACS 危险分层**　STEMI 的 WHO 诊断标准:①胸痛持续 >20min,处理后不缓解。②心电图特征性演变。③心肌损伤标志物升高。NSTE-ACS 的 ST 特征性变化不明显,心肌损伤标志物检测意义更大。其危险分层涉及较多因素,详见表 7-18。

2. **AD 危险评分**　对于急性胸痛患者,美国心脏协会发布的《胸主动脉疾病的诊断和治疗指南》提出疑似 AD 的高危易感因素、胸痛特征和体征,如表 7-19 所示。国际急性主动脉夹层研究联盟基于上述高危因素提出 AD 危险评分,根据患者符合高危易感因素分类的类别数计 0~3 分（0 分为低危,1 分为中危,≥2 分为高危）;该评分 ≥1 分诊断为 AD 的敏感度达 95.7%。因此,对存在上述病危病史、症状及体征的初诊患者,应考虑 AD 可能,并安排合理的辅助检查以明确诊断。

3. **肺栓塞病情危险程度**　参见本章第四节"呼吸困难"相关内容。

Note：

表 7-18 NSTE-ACS 的早期危险分层

项目	高危 （至少符合以下 1 项）	中危（无高危特征， 但至少符合以下 1 项）	低危（无中、高危特征， 但至少符合以下 1 项）
病史	缺血症状在 48h 内恶化	既往心肌梗死、脑血管疾病、冠状动脉旁路移植术或使用阿司匹林	无
胸痛表现	长时间静息时胸痛(>20min)	曾有长时间静息时胸痛(>20min)，或可通过休息及舌下硝酸甘油缓解；中度或高度可疑 ACS 所致夜间心绞痛；过去 2 周内新发或恶化的 Ⅲ～Ⅳ 级心绞痛，但无长时间静息时胸痛(>20min)	过去 2 周至 2 个月内新发的心绞痛；心绞痛可由较低的负荷诱发；心绞痛频率、程度或时间延长
临床征象	缺血引起的肺水肿；新发二尖瓣反流杂音加重；第三心音、新发肺部啰音或原有啰音加重；低血压、心动过缓、心动过速；年龄 >75 岁	年龄 >70 岁	无
心电图	静息心绞痛伴一过性 ST 段改变 >0.05mV，aVR 导联 ST 段抬高 >0.1mV；新出现的束支传导阻滞；持续性室性心动过速	T 波改变；病理性 Q 波；多个导联（下壁、前壁或侧壁）静息时 ST 段下降 <0.1mV	正常或无变化
心肌损伤标志物	显著升高	轻度增高	正常

表 7-19 主动脉夹层的高危病史、症状及体征

高危病史	高危胸痛症状	高危体征
1. Marfan 综合征等结缔组织病	1. 突发疼痛	1. 动脉搏动消失或无脉
2. 主动脉疾病家族史	2. 剧烈疼痛、难以忍受	2. 四肢血压差异明显
3. 已知的主动脉瓣疾病	3. 撕裂样、刀割样尖锐痛	3. 局灶性神经功能缺失
4. 已知的胸主动脉瘤	4. 新发主动脉瓣杂音	4. 低血压或休克
5. 曾行主动脉介入或外科操作		

四、急救与护理

（一）急救原则

急性胸痛的处理原则是首先迅速识别致命性胸痛，给予积极救治，然后针对病因进行治疗。

1. ACS 的急救原则 ACS 急救流程见图 7-17。

（1）院前急救：①首先识别并确认缺血性胸痛，监测生命体征和血氧饱和度，给予生命支持措施，必要时进行 CPR 和除颤。如果血氧饱和度 <94%，按医嘱吸氧。给予嚼服阿司匹林 150~300mg，舌下含服或喷雾硝酸甘油，必要时静脉注射吗啡。②建立静脉通路。③获取 12 导联心电图，如果 ST 段抬高，将患者送往能进行心血管再灌注治疗的医院，并提前与医院沟通，请其做好相应准备。④如果考虑给予院前溶栓治疗，应排除禁忌证。

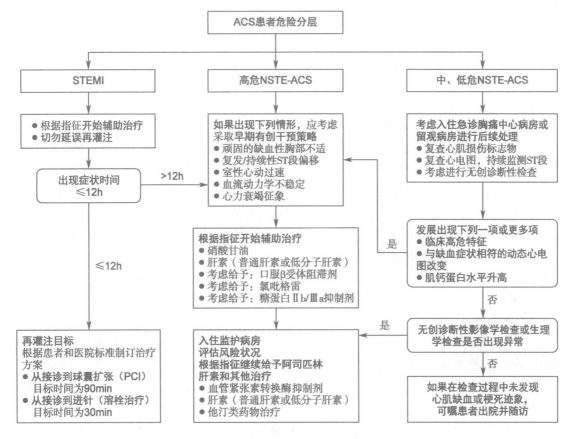

图 7-17 **ACS 急救流程图**

（2）急诊科救治：完善相关评估和治疗。根据危险分层实施救治，分别采取不同的救治措施。对于 STEMI 患者，应在治疗时间窗内行经皮冠状动脉介入治疗（percutaneous coronary intervention，PCI）：所在医院能开展 PCI 且症状出现时间 <12h，则目标时间为从接诊到球囊扩张时间 <90min；如果所在医院不能开展 PCI 但预计从接诊到球囊扩张时间 <120min，则转入 PCI 医院行直接 PCI。否则，进行静脉溶栓，目标时间是从接诊到进针时间 <30min。对于高危 NSTE-ACS 患者，根据指征开始辅助治疗；对于低危 / 中危 NSTE-ACS 患者，入院进行后续监护和可能的干预。

2. 急性主动脉夹层的急救原则 有效镇痛、控制心率和血压，减轻主动脉剪应力，降低主动脉破裂的风险。①镇痛：适当肌注或静脉应用阿片类药物（如吗啡），提高控制心率和血压的效果。②控制心率和血压：静脉用 β 受体阻滞剂是最基础的药物治疗方法，但应保证能维持最低的有效终末器官灌注。对于降压效果不佳者可联合运用其他种类降压药物。治疗目标是控制收缩压至 100~120mmHg、心率 60~80 次 /min。进一步治疗方案应根据 AD 类型、合并症、疾病进展等因素综合考虑，必要时行人工血管置换术或介入治疗。

3. 急性肺栓塞的急救原则 在呼吸循环支持治疗的基础上，以抗凝治疗为主；对于伴有明显呼吸困难、胸痛、低氧血症的大面积肺栓塞病例，采取溶栓、外科手术取栓或介入导管碎栓治疗。

（二）护理措施

1. 即刻护理措施 急性胸痛在没有明确病因前应给予：①安静卧床休息。②连接心电、血压、呼吸和氧饱和度监测仪，注意电极位置应避开除颤区域和心电图胸前导联位置。③当有低氧血症时，给予鼻导管或面罩吸氧，使血氧饱和度≥94%。④描记 12 或 18 导联心电图，动态关注 ST 段变化。⑤建立静脉通路，保持给药途径畅通。⑥按救治流程采取动脉、静脉血标本，监测血常规、血气分析、心肌损伤标志物、电解质、凝血试验、肝肾功能等。⑦对 ACS 的急性致命并发症，如室颤、无脉性室速等，准备好急救药物和抢救设备，包括肾上腺素、除颤器、气管插管等。⑧如果病情允许，协助患者按医嘱

Note：

接受 X 线胸片、CT、磁共振(MRI)等影像学检查。

2. 胸痛护理 观察胸痛的部位、性质、严重程度、有无放射痛、持续时间、伴随症状、缓解和加重因素。注意疼痛程度的变化,胸痛时表情有无面色苍白、大汗和血流动力学障碍。及时向医生报告患者疼痛变化。根据医嘱使用止痛剂,及时评估止痛的效果。

3. ACS 的护理 如胸痛的病因为 ACS,护理如下:

(1) 按医嘱应用药物:明确用药剂量、途径、适应证、禁忌证以及简单药物原理。

1) 阿司匹林:对于疑似 ACS 患者,若无阿司匹林过敏史和近期胃肠道出血,应遵医嘱立即让其嚼服阿司匹林。

2) 硝酸酯类药物:包括硝酸甘油和硝酸异山梨酯。对于阿司匹林无法缓解的胸痛患者,若血流动力学稳定,每 3~5min 让其舌下含服 1 片硝酸甘油,可重复给予 2 次,总共服用 3 次,含服时确保舌下黏膜湿润,尽可能取坐位,以免加重低血压反应。若胸痛仍未缓解,准备给予硝酸甘油静脉滴注,注意定期调整滴注速度,监测血流动力学和临床反应,使血压正常患者平均动脉压下降 10%,高血压患者平均动脉压下降 20%~30%。特别需要注意的是,对于心室前负荷不足的患者应慎用或不用硝酸甘油,这些情况包括:下壁心肌梗死和右室心肌梗死、低血压、心动过缓、心动过速、过去 24~48h 用过磷酸二酯酶抑制剂。

3) 吗啡:对于硝酸酯类药物治疗无反应或尽管给予最强抗缺血治疗胸痛仍反复发作的患者,应及时报告医生,准备静脉注射吗啡治疗。可能有前负荷依赖或 NSTE-ACS 的患者应慎用吗啡。

4) β 受体阻滞剂:排除低血压、心动过缓、心力衰竭的 ACS 患者按医嘱给予 β 受体阻滞剂,降低过快心率和高血压,减轻心肌耗氧。

5) 氯吡格雷:具有血小板抑制剂作用,起效快、使用安全。高危 ACS 保守治疗患者或延迟性 PCI 患者在早期辅助治疗中按医嘱给予氯吡格雷可改善预后,尤其适合对阿司匹林过敏的 ACS 高危人群应用。

(2) 再灌注心肌的治疗与护理:起病 3~6h,最多在 12h 内,做好使闭塞的冠状动脉再通的准备,使心肌得到再灌注,减小心肌坏死的范围。

1) PCI 治疗:①建议行直接 PCI 的情况有:STEMI 患者发病 12h 内或伴有新出现左束支传导阻滞;伴严重急性心力衰竭或心源性休克(不受发病时间限制);发病 12~24h 具有临床或心电图进行性缺血证据。②溶栓后 PCI:所有患者溶栓后 24h 内送至 PCI 中心;溶栓成功后 3~24h,或溶栓后出现心源性休克或急性严重心力衰竭时,行冠状动脉造影并对梗死相关血管行血运重建;溶栓治疗失败患者行急诊补救性 PCI;溶栓成功后若出现再发缺血、血流动力学不稳定以及危及生命的室性心律失常或有再次闭塞证据时,建议行急诊 PCI。③PCI 术前护理:协助医生向患者及家属介绍 PCI 目的、方法;按医嘱抽取血常规、凝血试验、心肌损伤标志物、肝肾功能等化验,做好手术区域的备皮,备好便携式给氧设施及必要的抢救药品与物品,尽快护送患者到介入导管室。

2) 溶栓治疗的护理:①评估溶栓治疗的适应证和禁忌证。②按医嘱准确给药,如尿激酶(UK)、链激酶(SK)和重组组织型纤维蛋白溶酶原激活剂(rt-PA)。③监测血压的改变。④按医嘱随时做心电图,及时了解再灌注心律失常和 ST 段的改变。⑤溶栓治疗最严重的并发症是颅内出血,密切观察患者是否发生严重头痛、视觉障碍、意识障碍等,动、静脉穿刺后要注意延长按压局部时间至不出血为止。⑥按医嘱及时抽取和送检血液标本,及时了解化验和特殊检查结果。⑦注意观察有无药物不良反应,如寒战、发热等过敏反应。

(3) 并发症的监测与处理

1) 心律失常的监测与处理:注意观察监护仪及心电图的心率(律),及时识别各种心律失常,并迅速配合医生给予及时处理(参见本章第六节"严重心律失常")。

2) 心源性休克的监测与处理:密切观察患者的呼吸、血压、心率、皮肤颜色、温度及潮湿度等表现。如果患者出现心率持续增快、血压有下降趋势（<90mmHg），血氧饱和度低于94%，皮肤颜色苍白或发绀，四肢湿冷，表情淡漠等症状，应高度警惕发生心源性休克的可能，应及时通知医生配合给予必要的处理。

心源性休克的处理：①补充血容量，按医嘱补充液体，注意按输液计划调节滴速，观察有无呼吸困难、颈静脉充盈、恶心、呕吐、心前区疼痛加重等表现。②及时按医嘱给予药物，如血压低于90mmHg，及时给予血管活性药物（如多巴胺）等药物静脉滴注。用药时注意观察血压和输液部位的皮肤，根据医嘱和血压具体情况调节输液速度。需要时，按医嘱采取措施纠正酸中毒及电解质紊乱，保护肾功能。③密切观察病情变化，注意观察药物作用与副作用，密切观察心率（律）、血压、血氧饱和度、尿量和患者状况，准确记录出入水量，及时向医生报告病情变化情况。

3）急性左心衰竭的监测与处理：如患者出现不能平卧、呼吸困难、咳嗽、发绀、烦躁等心力衰竭症状时，立即准备按医嘱采取紧急措施。

急性心力衰竭的处理：①病情监测，进行心电、血压、血氧饱和度监测，描记12导联心电图，留取动脉血气分析、脑钠肽、血常规、血糖、电解质和心肌损伤标志物等各种血标本，协助患者接受X线胸片、超声心动图检查；对于肺、体循环淤血及水肿者严格控制饮水量和静脉输液速度，监测液体出入量，使水出入量保持负平衡。②改善气体交换，患者置于坐位或半坐位，保持呼吸道通畅，给予高流量吸氧，如 PaO_2 持续低于60mmHg而难以纠正时，应做好使用机械通气治疗的准备。③开放静脉通路，至少开放2条静脉通路，并保持通畅，必要时采用深静脉穿刺置管，以随时满足用药所需。④遵医嘱给予各种抢救药物，如静脉注射吗啡，镇静，减轻恐惧感，同时亦可降低心率，减轻心脏负荷；应用氨茶碱，解除支气管痉挛，缓解呼吸困难；给予洋地黄制剂，增加心肌收缩力和心输出量；应用硝酸甘油、硝普钠等血管扩张剂静脉滴注，扩张周围血管，减少静脉回心血量；给予呋塞米静脉注射，利尿，减少循环血量。在给药过程中，注意按药物用法给药，血管活性药物一般应用微量泵注入控制输液速度，防止低血压。随时监测血压变化，观察药物作用及其病情变化。

（4）心理护理：注意关心体贴患者。抢救过程中适时安慰和鼓励患者，有针对性地告知相关抢救措施，减轻患者的恐惧感，取得患者及家属的配合，积极配合救治，增强对治疗的信心。

（5）健康指导：在救治ACS患者的同时，结合患者病情和不同特点对患者和家属实施健康教育和康复指导，包括改变生活方式，如合理膳食、适当运动、控制体重、戒烟戒酒，避免诱发因素，做好病情自我监测，强化预防意识。

4. 主动脉夹层的护理　如胸痛的病因是主动脉夹层，护理如下：

（1）按医嘱给予药物治疗

1）降压治疗：降压可以减轻或缓解患者胸痛，防止主动脉破裂，争取手术机会。一般静脉持续应用微量泵给予扩血管药物，如硝普钠，同时配合应用β受体阻滞剂或钙通道阻滞剂，将收缩压控制在相应安全水平。用药过程中要密切监测血压变化，避免血压出现骤降或骤高，根据血压变化调节药物剂量，使血压维持在相对稳定和安全的水平。

2）镇痛治疗：如果患者胸痛剧烈，应及时报告医生，遵医嘱给予吗啡等治疗，观察并记录胸痛缓解情况，密切监测有无心动过缓、低血压和呼吸抑制等不良反应。

（2）密切观察病情变化：严密监测四肢血压和心率（律）的变化，观察胸痛缓解或加重情况；关注辅助检查结果，了解病情严重程度与发展趋势；出现任何异常情况，及时向医生报告。主动脉夹层极易发生夹层破裂而危及生命，应随时做好抢救的准备。

（3）按医嘱为患者做好接受介入治疗或住院接受外科手术治疗的准备，按要求为转运过程中可能发生的病情变化做好充分的准备。

5. 急性肺栓塞的护理　如胸痛病因是急性肺栓塞，其护理参见本章第四节"呼吸困难"。

（王毅欣）

Note：

第八节　高、低血糖症

———————————————— 导入案例与思考 ————————————————

唐某,女,18 岁。因"发热、腹痛伴恶心呕吐 2d"入院。既往 1 型糖尿病多年,皮下注射胰岛素控制血糖。2d 前患者因"上呼吸道感染",出现高热、食欲减退、腹痛、恶心、呕吐,呕吐物为胃内容物。今晨患者出现烦躁和嗜睡交替,体温 39℃,急诊入院。查体:T 39.2℃,P 100 次 /min,R 22 次 /min,BP 90/60mmHg,嗜睡,呼之能醒,皮肤干燥,呼吸深大,可闻及烂苹果气味。实验室检查:指尖随机血糖 19.6mmol/L,尿糖(+++),尿酮体(++++),血气分析:pH 7.1。

请思考:

1. 该患者很可能发生了何种情况?

2. 现场医护人员应立即采取哪些抢救措施?

3. 救治过程中,应给予哪些护理措施?

——

糖尿病(diabetes mellitus,DM)是一组由多病因引起的以慢性高血糖为特征的代谢性疾病,是由于胰岛素分泌(或)作用缺陷引起,典型的症状为"三多一少",即多尿、多饮、多食及体重减轻。长期代谢紊乱可引起多系统及器官的功能减退和衰竭,成为致死或致残的主要原因;病情严重或应激时可发生急性严重代谢紊乱,如糖尿病酮症酸中毒、高渗高血糖综合征、低血糖症等。

一、高血糖症

(一)糖尿病酮症酸中毒

糖尿病酮症酸中毒(diabetic ketoacidosis,DKA)为最常见的糖尿病急性并发症,也是内科常见的危象之一,以高血糖、酮症、代谢性酸中毒和脱水为主要表现,是体内胰岛素不足和拮抗胰岛素激素分泌过多而引起的代谢紊乱综合征。

1. 病因与发病机制　1 型糖尿病患者有自发 DKA 倾向,DKA 也是 1 型糖尿病患者死亡的主要原因之一。2 型糖尿病患者在一定诱因作用下也可发生 DKA。最常见的诱因为感染,其他诱因包括胰岛素突然治疗中断或不适当减量、各种应激情况(饮食不当、创伤、手术、妊娠和分娩、脑卒中、心肌梗死、精神刺激等)、酗酒以及某些药物(如糖皮质激素、拟交感药物等),另有 2%~10% 原因不明。

胰岛素不足和拮抗胰岛素激素分泌不适当增高(如胰高血糖素、儿茶酚胺类、皮质醇和生长激素)是 DKA 发病的主要原因。糖尿病加重时,胰岛素缺乏引起糖、脂肪、蛋白质三大营养物质代谢紊乱,血糖升高,脂肪分解加速,大量脂肪酸在肝脏组织经 β 氧化产生大量乙酰辅酶 A;因糖代谢紊乱,草酰乙酸不足,乙酰辅酶 A 不能进入三羧酸循环进行氧化供能,而缩合成酮体(乙酰乙酸、β- 羟丁酸和丙酮三者的统称)。同时因蛋白质合成减少,分解增加,血液中成糖、成酮氨基酸均增加,引起血糖、血酮进一步升高。早期血酮升高称酮血症,当酮体超过机体的氧化能力时,血中酮体升高并从尿中排出称酮尿症,统称为糖尿病酮症。乙酰乙酸、β- 羟丁酸为较强有机酸,大量消耗体内储备碱,初期血 pH 正常,属代偿性酮症酸中毒,晚期血 pH 下降,为失代偿性酮症酸中毒。当代谢紊乱进一步加剧,出现意识障碍时,则为糖尿病酮症酸中毒昏迷。主要病理生理改变包括酸中毒、严重脱水、电解质平衡紊乱、周围循环衰竭、肾功能衰竭和中枢神经系统功能障碍。

2. 病情评估

(1)评估病情

1)病史及诱发因素:评估患者有无糖尿病病史或家族史,有时患者可能不清楚是否患有糖尿病。

1 型糖尿病患者常无明显诱因即发生 DKA, 2 型糖尿病患者发生 DKA 的诱因可有感染、降糖药物应用不规范、胰岛素抗药性、拮抗激素分泌过多、应激状态、糖尿病未控制或病情加重等, 但亦可无明显诱因。

2) 临床表现: 早期"三多一少"症状加重; 酸中毒失代偿后, 患者出现四肢乏力、食欲减退、恶心、呕吐、口干, 伴头痛、烦躁、嗜睡等症状, 呼吸深快, 呼气中有烂苹果味 (丙酮)。随着病情的迅速发展, 出现严重失水, 皮肤干燥且弹性差、眼眶下陷、尿量减少、心率加快、脉搏细速、四肢发冷、血压下降。晚期各种反应迟钝, 甚至消失, 患者出现不同程度的意识障碍, 最终导致昏迷。少数患者临床表现为腹痛, 似急腹症。

3) 辅助检查: ①尿。尿糖、尿酮体均呈阳性或强阳性, 可有蛋白尿及管型尿。②血。血糖明显升高, 多数为 16.7~33.3mmol/L, 超过 33.3mmol/L 时常伴有高渗状态或肾功能障碍; 血酮体 >1.0mmol/L 为高血酮, >3.0mmol/L 提示可能有酸中毒; CO_2 结合力降低; 酸中毒失代偿后动脉血 pH 下降。

(2) 病情判断: 当尿酮体阳性, 同时血糖增高, 血 pH 降低者, 无论有无糖尿病史均高度怀疑 DKA。根据酸中毒的程度, DKA 分为轻、中、重度。轻度指仅有酮症而无酸中毒, 即糖尿病酮症; 中度指除酮症外, 伴有轻度至中度的酸中毒, 即 DKA; 重度指酸中毒伴随意识障碍, 即 DKA 昏迷, 或无意识障碍, 但二氧化碳结合力低于 10mmol/L。

3. 急救与护理

(1) 急救原则: DKA 一旦明确诊断, 应及时给予相应急救处理。①尽快补液以恢复血容量、纠正失水状态, 是抢救 DKA 的首要措施。②给予胰岛素, 降低血糖。③纠正电解质及酸碱平衡失调。④积极寻找和消除诱因, 防治并发症, 降低病死率。具体措施包括防治感染、脑水肿、心力衰竭、急性肾衰竭等。糖尿病酮症酸中毒的急救流程见图 7-18。

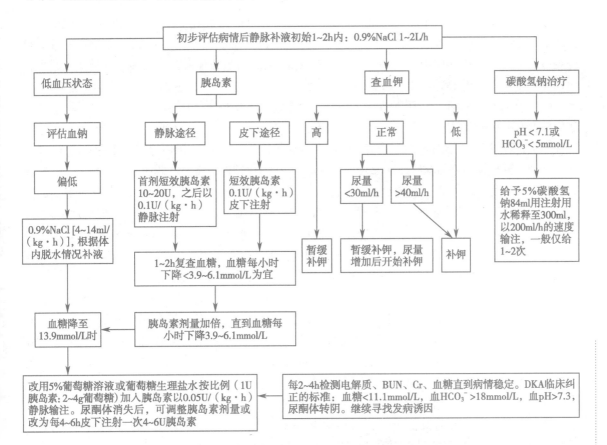

图 7-18 **糖尿病酮症酸中毒的急救流程**

Note:

（2）护理措施

1）即刻护理措施：保持呼吸道通畅，防止误吸，必要时建立人工气道。如有低氧血症伴呼吸困难，给予吸氧 3~4L/min。立即监测血糖、留取尿标本，建立 2 条以上静脉通路补液，采集动脉血标本行血气分析。

2）补液：对抢救 DKA 患者十分关键，补液治疗不仅能纠正失水，快速恢复肾灌注，还有利于降低血糖、排出酮体。通常先补充生理盐水。补液量和速度的管理非常重要，DKA 失水量超过体重的 10%，可根据患者体重和失水程度来估算。如患者无心力衰竭，开始时补液速度较快，在 2h 内输入 0.9% 氯化钠 1 000~2 000ml，以尽快补充血容量，改善周围循环和肾功能。以后根据血压、心率、每小时尿量、周围循环情况及有无发热、呕吐、腹泻等决定补液量和速度，老年患者及有心、肾疾病患者必要时监测中心静脉压，以便调节输液速度和量。第 2~6h 输液 1 000~2 000ml。第一个 24h 输液量总量一般为 4 000~6 000ml，严重失水者可达 6 000~8 000ml。如治疗前已有低血压或休克，快速输液不能有效升高血压，应遵医嘱输入胶体溶液并采取其他抗休克措施。补液途径以静脉为主，胃肠道补液为辅，鼓励清醒患者多饮水，昏迷患者可通过胃管补液，但不宜用于有呕吐、胃肠胀气或上消化道出血者。

3）胰岛素治疗：目前均采用小剂量（短效）胰岛素治疗方案，即每小时给予每公斤体重 0.1U 胰岛素，使血糖快速平稳下降而又不发生低血糖，同时抑制脂肪分解和酮体生成，通常将短效胰岛素加入生理盐水中持续静脉滴注。血糖下降速度一般以每小时下降 3.9~6.1mmol/L（70~110mg/dl）为宜，每 1~2h 复查血糖，若 2h 后血糖下降不理想或反而升高，且失水已基本纠正，胰岛素剂量可加倍。当血糖降至 13.9mmol/L 时，可按医嘱开始输入 5% 葡萄糖溶液，按比例加入短效胰岛素，此时仍需每 4~6h 复查血糖，调节输液中胰岛素比例。患者尿酮体消失后，可根据其血糖、进食情况等调节胰岛素剂量或改为每 4~6h 皮下注射一次胰岛素，使血糖水平稳定在较安全的范围内。病情稳定后过渡到胰岛素常规皮下注射。

4）纠正电解质及酸碱平衡失调：轻、中度 DKA 经输液和胰岛素治疗后，酮体水平下降，酸中毒随代谢紊乱的纠正而恢复，一般不必补碱。血 pH<7.1，HCO_3^-<5mmol/L 的严重酸中毒影响心血管、呼吸和神经系统功能，应给予相应治疗，但补碱不宜过多、过快，以防诱发或加重脑水肿、血钾下降和反跳性碱中毒等。应采用小剂量等渗碳酸氢钠（1.25%~1.4%）溶液静脉输入，补碱的同时应监测动脉血气情况。

DKA 患者有不同程度失钾，治疗前的血钾水平不能真实反映体内缺钾程度，补钾的时间、速度和量应根据血钾水平和尿量来制订：治疗前血钾低于正常，立即开始补钾；血钾正常、尿量 >40ml/h，也立即开始补钾；血钾正常、尿量 <30ml/h，暂缓补钾，待尿量增加后再开始补钾；血钾高于正常或无尿时，暂缓补钾。氯化钾部分稀释后静脉输入、部分口服。在治疗过程中需定时监测心电、血钾和尿量，调整补钾量及速度，病情恢复后仍需继续口服钾盐数天。对于治疗前血钾正常、偏低或因少尿升高的患者，警惕治疗后可出现低血钾，严重者可发生心律失常；血钠、血氯可降低，血尿素氮和肌酐增高。

5）严密观察病情：在抢救患者的过程中需注意治疗措施之间的协调，重视病情观察，防治并发症，尤其是脑水肿和肾衰竭等，以维持重要脏器功能。①生命体征的观察：严重酸中毒可使外周血管扩张，导致低体温和低血压，并降低机体对胰岛素的敏感性，故应严密监测患者体温、血压的变化，及时采取措施。②心律失常、心力衰竭的观察：血钾过低、过高均可引起严重心律失常，应密切观察患者心电监护情况，尽早发现，及时治疗。年老或合并冠状动脉病（尤其是心肌梗死）、补液过多可导致心力衰竭和肺水肿，应注意预防。一旦患者出现咳嗽、呼吸困难、烦躁不安、脉搏加快，特别是在昏迷好转时出现上述表现，提示输液过量的可能，应立即减慢输液速度，并立即报告医生，遵医嘱给予及时处理。③脑水肿的观察：脑水肿是 DKA 最严重的并发症，病死率高，可能与补碱不当、长期脑缺氧和血糖下降过快、补液过多等因素有关，需密切观察患者意识状态、瞳孔大小以及对光反射。如 DKA 患者经治疗后血糖下降、酸中毒改善，但昏迷反而加重，或患者虽然一度清醒，但出现烦躁、心率快等，要警惕脑水肿的可能。④尿量的观察：密切观察患者尿量的变化，准确记录 24h 液体出入量。DKA 时失水、休克，或原来已有肾脏病变等，均可引起急性肾衰竭，肾衰竭是本症主要死亡原因之一，要注意预防。

尿量是衡量患者失水状态和肾功能的简明指标,如尿量 <30ml/h 时,应及时通知医生,给予积极处理。

6) 积极处理诱因,预防感染,遵医嘱应用抗生素。

7) 其他:及时采血、留取尿标本,监测尿糖、尿酮、电解质及血气分析等结果。加强基础护理,昏迷患者应勤翻身,做好口腔和会阴护理,防止压力性损伤和继发性感染的发生。

(二)高渗高血糖综合征

高渗高血糖综合征(hyperosmolar hyperglycemic syndrome,HHS),是糖尿病急性代谢紊乱的另一类型,临床以严重高血糖、高血浆渗透压、脱水为特点,无明显酮症酸中毒,患者可出现不同程度的意识障碍或昏迷(<10%)。部分患者可有酮症。多见于老年 2 型糖尿病患者,约 2/3 患者发病前无糖尿病病史或糖尿病症状较轻。

1. 病因与发病机制　最初表现常被忽视,诱因为引起血糖增高和脱水的因素,包括急性感染、外伤、手术、脑血管意外、水摄入不足或失水、透析治疗、静脉高营养疗法以及使用糖皮质激素、免疫抑制剂、利尿剂、甘露醇等药物,有时在病程早期因未确诊糖尿病而输入大量葡萄糖溶液或因口渴而摄入大量含糖饮料可诱发本病。

HHS 的发病机制复杂,未完全阐明。各种诱因下,升糖激素分泌增加,进一步抑制胰岛素的分泌,加重胰岛素抵抗,糖代谢紊乱加重,血糖升高导致渗透性利尿,大量失水,失水多于失盐,血容量减少,血液浓缩,渗透压升高,导致细胞内脱水和电解质紊乱,脑细胞脱水和损害导致脑细胞功能减退,引起意识障碍甚至昏迷。

2. 病情评估

(1) 评估病情

1) 病史:评估有无糖尿病病史及诱发 HHS 的因素,如应激、摄水不足、失水过多、高糖摄入、使用易诱发 HHS 的药物等。

2) 临床表现:本病起病缓慢,可从数日到数周,主要表现为多尿、多饮,有食欲减退或不明显的多食。随着病程进展,出现严重的脱水和神经精神症状,患者反应迟钝、烦躁或淡漠、嗜睡,渐陷入昏迷。患者晚期尿少甚至尿闭。就诊时严重脱水,表现为皮肤干燥和弹性减退,眼球凹陷,唇舌干裂,脉搏快而弱,卧位时颈静脉充盈不良,立位时血压下降。可出现神经系统损害的定位体征,易误诊为脑卒中。与 DKA 相比,脱水更严重,神经精神症状更明显。

3) 辅助检查:血糖达到或超过 33.3mmol/L(一般 33.3~66.8mmol/L),尿糖强阳性,尿酮体阴性或弱阳性,血浆渗透压达到或超过 320mOsm/L(一般为 320~430mOsm/L),即高度提示本病。血钠常正常或偏高。尿酮体阴性或弱阳性,一般无明显酸中毒,可与 DKA 相鉴别,但有时两者会同时存在。

(2) 病情判断:对于昏迷的老年人,脱水伴有尿糖或高血糖,特别是有糖尿病史并使用过利尿剂、糖皮质激素、苯妥英钠或普萘洛尔者,应高度警惕发生高渗高血糖综合征的可能。一旦发生,即应视为危重症。出现以下表现者提示预后不良:①昏迷持续 48h 尚未恢复。②血浆高渗透状态于 48h 内未能纠正。③昏迷伴癫痫样抽搐和病理反射征阳性。④血肌酐和尿素氮持续增高不降低。⑤合并革兰氏阴性菌感染。⑥出现横纹肌溶解或肌酸激酶升高。

3. 急救与护理

(1) 急救原则:HHS 需给予紧急处理,有条件应尽快收住重症监护室。处理原则为:尽快补液以恢复血容量,纠正失水状态及高渗状态,降低血糖,同时积极寻找和消除诱因,防治并发症,降低病死率。高渗高血糖综合征的急救流程见图 7-19。

(2) 护理措施

1) 即刻护理措施:立即给予吸氧,保持呼吸道通畅。建立 2~3 条静脉通路予以补液。遵医嘱采集血、尿标本进行急诊相关检查。

2) 补液:HHS 失水比 DKA 更严重,失水量可以达到体重的 10%~15%,应积极谨慎补液以恢复血容量,纠正高渗和脱水状态,24h 补液量可达 6 000~10 000ml。目前多主张先静脉输入等渗盐水(0.9%

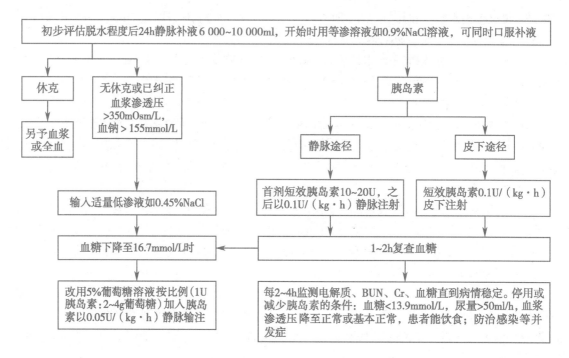

图 7-19　高渗高血糖综合征的急救流程

氯化钠),以便较快扩张微循环而补充血容量,迅速纠正低血压。若血容量恢复,血压上升而渗透压和血钠仍不下降时,应注意按医嘱改用低渗氯化钠溶液(0.45% 氯化钠)。补液的速度宜先快后慢,最初 12h 补液量为失液总量的 1/2,其余在 24~36h 内补入,并加上当日的尿量。视病情可给予经胃肠道补液。

3）胰岛素治疗与护理:宜应用小剂量短效胰岛素。大剂量胰岛素因使血糖降低过快而易产生低血糖、低血钾和促发脑水肿,故不宜使用。高血糖是维持血容量的重要因素,因此监测血糖尤为重要。当血糖降至 16.7mmol/L 时,开始输入 5% 葡萄糖溶液并在每 2~4g 糖加入 1U 胰岛素,当血糖降至 13.9mmol/L,血浆渗透压≤330mOsm/L 时,应及时报告医生,按医嘱停用或减少胰岛素。

4）严密观察病情:与糖尿病酮症酸中毒的病情观察基本相同,此外仍需注意以下情况:①补液量过多、过快时,可能发生肺水肿等并发症。②补充大量低渗溶液,有发生溶血、脑水肿及低血容量休克的危险,应随时注意观察患者的呼吸、脉搏、血压、神志、尿量和尿色情况。一旦发现尿液呈红色,为发生溶血,立即停止输入低渗液体,报告医生,遵医嘱给予对症处理。

5）基础护理:患者绝对卧床休息,注意保暖。昏迷者应保持气道通畅,保持皮肤清洁,预防压力性损伤和继发性感染。

二、低血糖症

低血糖症(hypoglycemia)是由多种原因引起的以静脉血浆葡萄糖(简称血糖)浓度低于正常值状态,临床上以交感神经兴奋和脑细胞缺糖为主要特点的综合征。一般引起低血糖症状的静脉血浆葡萄糖阈值为 2.8~3.9mmol/L,对于反复发作的低血糖,这一阈值会更低。当血糖降低时,出现交感神经兴奋的症状,持续严重的低血糖将导致患者昏迷,可造成永久性的脑损伤,甚至死亡。

(一)病因与发病机制

低血糖症是多种原因所致的临床综合征。按病因不同,可分为器质性及功能性;按照低血糖发生与进食的关系,分为空腹低血糖和餐后低血糖两种临床类型。空腹低血糖常见于使用胰岛素治疗、口服磺脲类药物、高胰岛素血症、胰岛素瘤、重症疾病(肝衰竭、心力衰竭、肾衰竭等)、升糖激素缺乏(皮质醇、生长激素、胰高糖素等)等;餐后低血糖常见于 2 型糖尿病患者初期餐后胰岛素分泌高峰延迟、碳水化合物代谢酶的先天性缺乏、倾倒综合征、肠外营养治疗等。

人体内血糖的正常维持有赖于消化道、肝脏、肾脏及内分泌腺体等多器官功能的协调一致。人体通过神经 - 体液调节机制来维持血糖的稳定。其主要的生理意义在于保证对脑细胞的供能,脑细胞所需的能量几乎完全直接来自于葡萄糖,而且本身没有糖原储备。当血糖降到 2.8~3.0mmol/L 时,体内胰岛素分泌减少,而升糖激素如肾上腺素、胰升糖素、皮质醇分泌增加,肝糖原产生增加,糖利用减少,引起交感神经兴奋,大量儿茶酚胺释放。当血糖降到 2.5~2.8mmol/L 时,由于能量供应不足使大脑皮质功能抑制,皮质下中枢功能异常。

(二) 病情评估

1. 评估病情

(1) 临床表现:低血糖症常呈发作性,发作时间及频率随病因不同而有所差异。临床表现可归纳为中枢神经低血糖症状和交感神经兴奋两组症状。

1) 交感神经过度兴奋症状:表现为心悸、面色苍白、出汗、颤抖、饥饿、焦虑、紧张、软弱无力、流涎、四肢冰凉、震颤、血压轻度升高等。糖尿病患者由于血糖快速下降,即使血糖高于 2.8mmol/L,也可出现明显的交感神经兴奋症状,称为"低血糖反应(reactive hypoglycemia)"。

2) 中枢神经系统症状:主要为脑功能障碍症状,是大脑缺乏足量葡萄糖供应时功能失调的一系列表现。表现为注意力不集中、思维和语言迟钝、头晕、视物不清等。大脑皮层下受抑制时可出现躁动不安,甚而强直性惊厥、锥体束征阳性。波及延髓时进入昏迷状态,各种反射消失。如果低血糖持续得不到纠正,常不易逆转甚至死亡。

部分患者虽然低血糖但无明显症状,往往不被察觉,极易进展成严重低血糖症,陷于昏迷或惊厥称为未察觉低血糖症(hypoglycemia unawareness)。如老年糖尿病患者出现低血糖时,常不表现为交感神经兴奋症状,临床上对这类患者更需高度警惕。由于老年糖尿病患者神经反应性减弱,对低血糖的反应阈值下降,易出现严重低血糖现象,未察觉低血糖的发生风险较非老年糖尿病患者更高。而反复发生低血糖可能进一步减弱神经反应性,患者甚至在不出现交感神经兴奋症状的前提下直接进入昏迷。若夜间发生上述情况,因很难被察觉,未及时得到救治,更危及生命。

低血糖时临床表现的严重程度取决于以下因素:①低血糖的程度。②低血糖发生的速度及持续时间。③机体对低血糖的反应性。④年龄等。

知 识 拓 展

低血糖的分类

《中国 2 型糖尿病防治指南(2020 年版)》增设了低血糖分级。Ⅰ级低血糖:血糖 <3.9mmol/L 且 ≥3.0mmol/L。Ⅱ级低血糖:血糖 <3.0mmol/L。Ⅲ级低血糖:没有特定的血糖界限,伴有意识和 / 或躯体改变的严重事件,需要他人帮助的低血糖。

(2) 辅助检查:血糖测定多低于 2.8mmol/L,但长期高血糖的糖尿病患者血糖突然下降时,虽然血糖高于此水平仍会出现低血糖反应的症状。

2. 病情判断　可依据 Whipple 三联征(Whipple's triad)确定低血糖:①低血糖症状。②发作时血糖低于正常值(如 2.8mmol/L)。③供糖后低血糖症状迅速缓解。

(三) 急救与护理

1. 急救原则　及时识别低血糖症、迅速升高血糖、去除病因和预防再发生低血糖。低血糖症的急救流程见图 7-20。

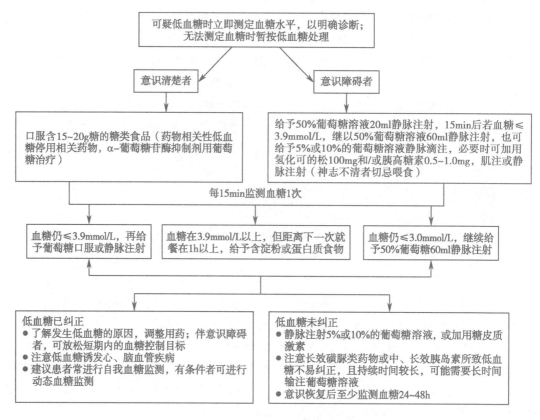

图 7-20　低血糖症的急救流程

（1）紧急复苏：遇有昏迷、心率加快者立即采取相应复苏措施。立即测定血糖,遵医嘱进行其他相关检查。

（2）升高血糖：根据病情口服含糖溶液或静脉注射 50% 葡萄糖,必要时遵医嘱采用抑制胰岛素分泌的药物治疗。

（3）去除病因：及早查明病因,积极治疗原发病。

2. 护理措施

（1）即刻护理措施：立即检测血糖水平。对意识不清者,应注意开放气道,保持呼吸道通畅。必要时,给予氧气吸入。

（2）补充葡萄糖：意识清楚的轻、中度患者,口服含 15~20g 糖的糖水、含糖饮料,或进食糖果、饼干、面包、馒头等即可缓解。15min 后监测若血糖仍≤3.9mmol/L,再给予 15g 葡萄糖口服。重者和疑似低血糖昏迷的患者,应及时测定毛细血管血糖,甚至无需血糖结果,及时给予 50% 葡萄糖溶液 20ml 静脉注射,15min 后若血糖仍≤3.9mmol/L,继以 50% 葡萄糖溶液 60ml 静脉注射,也可给予 5% 或 10% 的葡萄糖溶液静脉滴注,必要时可遵医嘱加用氢化可的松和 / 或胰高糖素肌内或静脉注射。意识不清者,切忌喂食以避免窒息。昏迷患者清醒后,或血糖仍≥3.9mmol/L,但距离下次就餐时间在 1h 以上,给予含淀粉或蛋白质食物,以防再次昏迷。

（3）严密观察病情：严密观察生命体征、意识变化、心电图、尿量等。定时监测血糖,意识恢复后,继续监测血糖至少 24~48h;同时注意低血糖症诱发的心、脑血管意外事件,要注意观察是否有出汗、嗜睡、意识模糊等再度低血糖状态,以便及时处理。

（4）加强护理：意识不清患者按昏迷常规护理。抽搐者除补充葡萄糖外,按医嘱可酌情使用适量镇静剂,注意保护患者,防止外伤。

（5）健康教育：低血糖症纠正后,对患者及时实施糖尿病教育,指导糖尿病患者合理饮食、进餐和自我检测血糖方法,让患者知晓在胰岛素和口服降糖药治疗过程中可能会发生低血糖,指导患者携带

Note:

糖尿病急救卡,对于儿童或老年患者的家属也要进行相关的培训,教会患者及亲属识别低血糖早期表现,并掌握自救方法。

(刘雪松)

第九节　急 性 腹 痛

导入案例与思考

　　患者,女,26 岁。患者 1d 前,在路边餐馆吃饭后出现上腹疼痛,呈阵发性并伴有恶心、呕吐,呕吐物为胃内容物,数小时后转移至右下腹,今日因腹痛不缓解来急诊科就诊。查体:T 38.7℃,P 120 次 /min,R 24 次 /min,BP 100/70mmHg,全腹压痛以右下腹麦氏点周围为主,无明显肌紧张,肠鸣音 10~15 次 /min。辅助检查:Hb 162g/L,WBC 24.6×10⁹/L,中性分叶核粒细胞百分比86%,中性杆状核粒细胞百分比 8%;便常规:稀水样便,WBC 3~5/ 高倍,RBC 0~2/ 高倍。

　　请思考:

　　1. 该患者最可能的诊断是什么?

　　2. 如何进行病情评估?

　　3. 该患者需要给予哪些护理措施?

一、概述

　　急性腹痛(acute abdominal pain)指在 1 周之内,由各种原因引起的腹腔内外脏器急性病变而表现在腹部的疼痛,是临床上常见的急症之一。急性腹痛具有发病急、变化多、进展快的特点,如处理不及时,极易发生严重后果,甚至危及患者生命。护士细致的评估、严密的观察和及时的护理,对把握患者抢救时机和疾病的疗效与预后起到重要的作用。

二、病因与发病机制

(一)病因

　　腹痛的病因可分为器质性和功能失调性两类。器质性病变包括急性炎症、梗阻、扩张、扭转、破裂、损伤、出血、坏死等;功能失调性因素有麻痹、痉挛、神经功能紊乱、功能暂时性失调等。

　　1. 腹腔脏器病变引起的腹痛　①急性炎症:如急性胃炎、急性胃肠炎、急性坏死性肠炎、急性肾盂肾炎、自发性腹膜炎等;急性胰腺炎、急性阑尾炎、急性胆囊炎、急性化脓性胆管炎、腹腔内各种脓肿、急性盆腔炎、急性附件炎、急性泌尿系感染以及急性细菌性或阿米巴性痢疾等。②急性梗阻或扭转:常见急性肠梗阻(包括肠套叠、肠扭转)、腹内 / 外疝,胆道、肾、尿路结石嵌顿性绞痛,胆道蛔虫症、肠系膜或大网膜扭转、急性胃或脾扭转、胃黏膜脱垂症、卵巢囊肿蒂扭转等。③急性穿孔:消化性溃疡急性穿孔、胃肠道癌或胆囊穿孔、肠炎症性疾病急性穿孔、子宫穿孔、外伤性胃肠穿孔等。④急性腹腔内出血:如腹部外伤所致肝、脾、肾等实质脏器破裂,肝癌等破裂;异位妊娠、卵巢或黄体破裂等。⑤血管病变:如腹主动脉瘤、肾梗死、肠系膜动脉急性栓塞或血栓形成、肠系膜静脉血栓形成、急性门静脉或肝静脉血栓形成、脾梗死、夹层动脉瘤等。⑥其他:如急性胃扩张、痛经、肠易激综合征、腹壁皮肤带状疱疹等。

　　2. 腹腔外脏器或全身性疾病引起的腹痛　以胸部疾病所致的放射性腹痛和中毒、代谢疾病所致的痉挛性腹痛为多见,常伴有腹外其他脏器病症,而无急性腹膜炎征象。①胸部疾病:如不典型心绞痛、急性心肌梗死、急性心包炎、主动脉夹层、肋间神经痛、肺脓肿、下肺肺炎、胸膜炎、气胸等。②代谢及中毒疾病:如铅、汞、砷、酒精中毒,尿毒症、糖尿病酮症酸中毒、低钙血症等。③变态反应性疾病:如腹型过敏性紫癜、腹型风湿热。④神经源性疾病：如脊柱结核、末梢神经炎、带状疱疹、腹型癫痫、胃肠功能紊乱、神经功能性腹痛等。

（二）发病机制

1. 躯体神经痛（somatic pain）　脏层腹膜虽然没有感觉受体，但近脏器的肠系膜、系膜根部、小网膜及膈肌等均有脊髓性感觉神经，当病变累及其感觉神经时产生冲动，并上传至丘脑，被大脑感知。躯体神经痛较剧烈，定位较准确，与体位有关，变换体位常可使疼痛加重。

2. 内脏神经痛（visceral pain）　多由消化道管壁平滑肌突然痉挛或强力收缩，管壁或脏器突然扩张，急性梗阻、缺血等刺激自主神经的痛觉纤维传导所致，常为脏器本身的疼痛。

3. 牵涉痛（referred pain）　也称放射痛或感应性痛，是由某种病理情况导致身体某一局部疼痛。疼痛部位非病变所在部位，但与病变脏器的感觉常来自于同一节段的神经纤维。

三、病情评估

（一）评估病情

1. 快速评估全身情况　护士接诊后首先应评估患者的全身情况，初步判断病情的轻、重、缓、急，以决定是否需要做急救处理。对危重患者，应重点评估神志、生命体征、腹痛相关症状体征等（包括回答问题能力、表情、血压、脉搏、体位、疼痛程度等）。若患者表情痛苦、面色苍白、脉搏细速、呼吸急促、大汗淋漓、仰卧不动或蜷曲侧卧、明显脱水，常提示病情较重，应先急救处理，待情况允许再做详细检查。

2. 评估一般情况　①年龄：青壮年以急性胃穿孔、阑尾炎、肠梗阻、腹部外伤所致脏器破裂出血等多见。中老年以胃肠道癌肿及并发症、胆囊炎、胆石症及血管疾病等发病率高。②性别：溃疡病穿孔、急性阑尾炎、肠梗阻、尿路结石以男性多见，而胆囊炎、胰腺炎则女性多见。③既往史：了解既往有无引起急性腹痛的病史，如溃疡病、阑尾炎等，有无类似发作史，有无腹部外伤史、手术史，有无心、肺等胸部疾病和糖尿病、高血压史等。女性应了解月经、生产史。育龄期女性停经且发生急性腹痛并伴休克者，应高度警惕异位妊娠破裂内出血。

3. 详细询问腹痛相关信息

（1）诱发因素：胆囊炎或胆石症常于进食油腻食物后发作；急性胰腺炎发作前常有酗酒、高脂饮食、暴饮暴食史；部分机械性肠梗阻与腹部手术有关；溃疡病穿孔在饱餐后多见；剧烈活动或突然改变体位后突发腹痛可能为肠扭转；腹部受暴力作用引起剧痛伴休克者，可能是肝、脾破裂所致。

（2）疼痛部位：最早发生腹痛及压痛最明显的部位常是发生病变的部位，可帮助推断可能的病因，见表 7-20。

表 7-20　**疼痛部位与病变脏器**

疼痛部位	病变脏器
右上腹	肝、胆、胃、十二指肠、结肠肝曲、右肾、右膈下、右肺、胸膜
左上腹	胃、胰、脾、结肠脾曲、左膈下、左下肺、左肾、胸膜
脐部或脐周	小肠、网膜、肠系膜、淋巴结
脐下	膀胱、子宫、盆腔
右下腹	阑尾、回肠、回盲部、右输尿管、右卵巢
左下腹	乙状结肠、降结肠、左输尿管、左卵巢
弥漫性或部位不定	急性弥漫性腹膜炎（原发性或继发性）、机械性肠梗阻、急性出血性坏死性肠炎、血卟啉病、铅中毒、腹型过敏性紫癜等

(3) 疼痛的起病方式、性质和程度

1) 疼痛的起病方式、性质：①炎症性急性腹痛，以腹痛、发热、压痛或腹肌紧张为主要特点。一般起病较缓慢，多由轻渐重，剧痛呈持续性并进行性加重，炎症波及脏器腹膜和壁层腹膜时，呈典型局限性或弥漫性腹膜刺激征。常见于急性阑尾炎、胰腺炎、胆囊炎、腹膜炎、盆腔炎等。②穿孔性急性腹痛，以突发持续腹痛、腹膜刺激征，可伴有气腹或肠鸣音消失为主要特点。突然起病，呈剧烈的撕裂或刀割样痛，后呈持续性，范围迅速扩大。常见于外伤、炎症或癌肿侵蚀导致的空腔脏器破裂，如溃疡穿孔、胃癌穿孔、胆囊穿孔、外伤性肠穿孔等。③梗阻性急性腹痛，以阵发性腹痛、呕吐、腹胀、排泄功能障碍为主要特点。多为突然发生，呈阵发性剧烈绞痛，当梗阻器官合并血运障碍或炎症时，常呈持续性腹痛，阵发性加重。常见于肾、输尿管结石，胆绞痛、胆道蛔虫病、肠梗阻、肠套叠、嵌顿性疝、卵巢囊肿蒂扭转等。④出血性急性腹痛，以腹痛、失血性休克与急性贫血、隐性（内）出血或显性（外）出血（呕血、便血、尿血）为主要特点。疼痛起病较急骤，呈持续性，但不及炎症性或穿孔性腹痛剧烈，由于大量积血刺激导致急性腹膜炎，但腹膜刺激症状较轻，有急性失血症状。常见于消化性溃疡出血、肝脾破裂出血、胆道出血、肝癌破裂出血、腹主动脉瘤破裂出血、异位妊娠破裂出血等。⑤损伤性急性腹痛，以外伤、腹痛、腹膜炎或内出血综合征为主要特点。因受暴力着力点不同，可有腹壁伤、空腔脏器伤及实质脏器伤造成的腹痛，原发性休克恢复后，常呈急性持续性剧烈腹痛，伴恶心、呕吐。⑥绞窄与扭转性急性腹痛，又称缺血性急性痛。疼痛呈持续性，因受阵发牵拉，可有阵发性绞痛加剧，常可触及压痛性包块，有频繁干呕、消化道排空症状，随着坏死的发生可出现腹膜刺激征。⑦功能性紊乱及全身性疾病所致急性腹痛，疼痛常无明显定位，呈一过性、间歇性或不规律性，腹痛虽然严重，但体征轻，腹软，无固定压痛和反跳痛，常有精神因素或全身性疾病史，如肠道易激综合征、胃肠神经症、腹型癫痫、过敏性紫癜等。

急性腹痛多发病急、患者痛苦，应注意鉴别，尽早明确病因（表7-21）。

表7-21 **急性腹痛的鉴别**

	腹痛部位及放射痛	伴随症状
胃、十二指肠溃疡急性穿孔	突发上腹部刀割样疼痛，迅速蔓延至全腹	肝浊音界消失，腹膜刺激症状明显，呈板状腹
急性胆囊炎	位于右上腹，向右肩及右腰背部放射	发热、Murphy征阳性
急性胰腺炎	多位于左上腹，疼痛剧烈，呈持续性，可向肩背部放射	恶心、呕吐，呕吐后腹痛不缓解，血清和尿淀粉酶明显升高
急性阑尾炎	转移性右下腹痛和右下腹固定压痛	
急性肠梗阻	腹痛、腹胀、恶心呕吐和肛门排气排便停止	梗阻初期肠蠕动活跃，肠鸣音增强；出现肠坏死时，肠鸣音减弱或消失
急性胆管炎	上腹痛、寒战、高热、黄疸	休克、精神症状
急性盆腔炎	下腹部疼痛，腹部有压痛和反跳痛，一般压痛点比阑尾点偏内、偏下	发热，阴道分泌物增多，直肠指检有宫颈提痛、后穹窿触痛，穿刺可抽出脓液
异位妊娠	有停经史，突发下腹疼痛，伴腹膜炎体征	血HCG阳性，阴道不规则流血，宫颈呈蓝色，后穹窿穿刺抽出不凝血

2) 疼痛程度：腹痛程度可反映腹内病变的轻重，但疼痛的个体敏感性和耐受程度差异较大，影响其评价。刀割样剧痛可能为化学刺激引起，如空腔脏器急性穿孔；梗阻性疾病为剧烈疼痛，如肠扭转、卵巢囊肿蒂扭转、肾绞痛等；脏器破裂出血性疾病引起的腹痛略次之，如脾破裂、肝破裂、宫外孕等；炎症性疾病引起的腹痛较轻，如阑尾炎、肠系膜淋巴结炎等。

(4) 与发作时间、体位的关系：餐后痛可能由于胆、胰疾病，胃部肿瘤或消化不良所致；饥饿痛发作呈周期性、节律性多见于胃窦、十二指肠溃疡;子宫内膜异位者腹痛与月经周期有关;卵泡破裂者腹痛发作在月经间期。如果某些体位使腹痛加剧或减轻,有可能成为诊断的线索,如胰腺疾病患者前倾坐位或膝胸位时疼痛减轻;胃黏膜脱垂患者左侧卧位可使疼痛减轻;腹膜炎患者活动疼痛加剧,蜷缩侧卧疼痛减轻;反流性食管炎患者烧灼痛在躯体前屈时明显,而直立位时减轻。

（5）伴随症状

1）消化道症状:①恶心、呕吐,可由严重腹痛引起,常发生于腹痛后。急性胆囊炎、溃疡病穿孔均可伴有恶心、呕吐。急性胃肠炎、胰腺炎发病早期有频繁呕吐,高位肠梗阻呕吐出现早,低位肠梗阻或结肠梗阻呕吐出现晚或不出现;呕吐物的性质及量与梗阻部位有关,如呕吐宿食不含胆汁则为幽门梗阻,呕吐粪水样物常为低位肠梗阻。②排便情况,腹痛伴有呕吐,肛门停止排气、排便多见于肠梗阻;腹痛伴有腹泻,多见于急性肠炎、痢疾、炎症性肠病、肠结核等;果酱样便是肠套叠的特征;绞窄性肠梗阻、肠套叠、溃疡性结肠炎、坏死性肠炎、缺血性疾病常伴有血便。

2）其他伴随症状:①休克,腹痛同时伴有贫血者可能是腹腔脏器破裂(如肝、脾或异位妊娠破裂);不伴贫血者见于胃肠穿孔、急性胆管炎、绞窄性肠梗阻、肠扭转、急性胰腺炎等。②黄疸,多见于急性胆管炎、胆总管结石、壶腹部癌或胰头癌。③发热,外科疾病一般是先腹痛后发热,而内科疾病多先有发热后有腹痛。如伴发热、寒战者,多见于胆道感染、腹腔或腹内脏器化脓性病变、下肺炎症或脓肿等。④血尿、排尿困难,多见于泌尿系感染、结石等。⑤盆腔炎症或积液、积血时可有排便次数增多、里急后重。

4. 体格检查　需重点评估腹部情况。腹部体格检查时嘱患者取仰卧位,双腿屈曲,充分暴露全腹,然后对腹部进行视、触、叩、听四个方面的检查。①视诊:全腹膨胀是肠梗阻、腹膜炎晚期表现。不对称性腹胀可见于肠扭转、闭袢性肠梗阻。急性腹膜炎时腹式呼吸运动减弱或消失。注意有无胃肠蠕动波及胃肠型,腹股沟区有无肿块等。②触诊:是最重要的腹部检查,应着重检查腹膜刺激征,腹部肌紧张、压痛与反跳痛的部位、范围和程度。压痛最明显之处往往就是病变所在,是腹膜炎的客观体征。炎症早期或腹腔内出血表现为轻度腹肌紧张,较重的感染性病变如化脓性阑尾炎、肠穿孔表现为明显肌紧张。胃、十二指肠、胆道穿孔时,腹壁可呈板状腹,但随着时间延长,腹腔内渗液增加而使腹膜刺激征反而减轻。年老体弱、肥胖、小儿或休克患者,腹膜刺激征常较实际轻。③叩诊:先从无痛区开始,叩痛最明显处常是病变部位。肝浊音界消失提示胃肠道穿孔导致膈下游离气体。移动性浊音表示腹水或积血。④听诊:判断胃肠蠕动功能,一般选择脐周听诊。肠鸣音活跃、音调高、有气过水音提示机械性肠梗阻。肠鸣音消失或减弱多见于急性腹膜炎、肠麻痹和血运性肠梗阻。上腹部振水音可能提示幽门梗阻或胃扩张。

5. 辅助检查

（1）实验室检查:①血常规,白细胞总数和中性粒细胞计数增多提示感染性疾病;血红蛋白及红细胞进行性减少提示有活动性出血可能。②尿常规,白细胞增多表示感染,尿中大量红细胞提示肾绞痛、泌尿系肿瘤和损伤。糖尿病酮症酸中毒可见尿糖、尿酮体阳性。③大便常规,糊状或水样便,含少量红、白细胞可能为细菌性食物中毒引起的急性肠炎;黏液脓血便提示痢疾可能;血便提示有消化道出血;大便隐血阳性提示消化道肿瘤。④血生化,血、尿或腹水淀粉酶增高常是急性胰腺炎;血肌酐、尿素氮升高提示肾功能不全;人绒毛膜促性腺激素有助于异位妊娠诊断。

（2）X线检查:胸部X线检查可显示肺、胸膜及心脏病变。腹部透视和摄片检查如发现膈下游离气体,提示胃肠穿孔;肠内有气液平面,肠腔内充气较多,提示肠梗阻;怀疑有尿路病变可摄腹部平片或做静脉肾盂造影。

（3）超声检查:是首选检查方法,对肝、胆、胰、脾、肾、输尿管、阑尾、子宫及附件、膀胱等形态、大小、占位病变、结石、异位妊娠、腹水、腹腔内淋巴结及血管等病变等均有较高的诊断价值。还可在超声指引下进行脓肿、腹水及积血等穿刺抽液。

（4）内镜检查:是消化道病变常用的诊断和治疗方法,包括胃镜、十二指肠镜、胆道镜、小肠镜和结肠镜等。在明确消化道出血的病因的同时可行内镜下止血或病灶切除。

（5）CT 和 / 或 MRI 检查：对病变定位定性有很大价值，可以帮助了解病变的部位、性质、范围以及与周边脏器的关系，优点是不受肠管内气体的干扰。CT 是评估急腹症的又一个安全、无创而快速有效的方法，特别是对判断肝、胆、胰等实质性脏器病变，十二指肠和主动脉病变方面较超声检查更具优势。PET-CT 检查对肿瘤的诊断更加敏感。

（6）直肠指检：盆位阑尾炎可有右侧直肠壁触痛，盆腔脓肿或积血可使直肠膀胱凹窝呈饱满感、触痛。

（7）其他检查：疑腹腔有积液或出血，可进行腹腔诊断性穿刺，吸取液体进行常规检查和细胞学检查，可以确定病变性质；阴道后穹窿穿刺主要用于判断异位妊娠破裂出血、盆腔脓肿或盆腔积液。40 岁以上患者，既往无慢性胃病史，突然发作上腹痛应常规做心电图，以识别有无心脏及心包病变。

（二）病情判断

急性腹痛可根据病情严重程度分为三类。①危重：患者由于腹主动脉瘤破裂、异位妊娠破裂合并重症休克等原因，导致呼吸困难、脉搏细弱、严重贫血貌，对此类患者需立即实施抢救。②重：患者发生消化道穿孔、绞窄性肠梗阻、卵巢囊肿蒂扭转等，导致持续腹痛伴器官功能障碍，对此类患者应在尽快完成各项相关检查、改善一般情况后，准备急诊手术和相关治疗。③普通：存在潜在危险性，通常患者体征平稳，对此类患者常规处置即可，但还应细致观察，及时发现危及生命的潜在病因，如消化性溃疡、胃肠炎等，也可能有结石、恶性肿瘤的可能性。需要强调的是，面对每一例腹痛患者，均需重视并优先排查。

四、急救与护理

（一）急救原则

虽然引起急性腹痛病因不同，但急救原则基本相似，即挽救生命、减轻痛苦、积极对因治疗和预防并发症。

1. 手术治疗　手术是急腹症的重要治疗手段。对病因明确，有手术指征者，应及时手术治疗，如肠梗阻、内脏穿孔或出血、急性阑尾炎等。

2. 非手术治疗　主要适用于病因未明、腹膜炎症状不严重的患者，给予纠正水、电解质紊乱，抗感染、防治腹胀、防止休克等对症支持措施。对病因已明确而不需手术治疗、疼痛较剧烈的患者，应适当使用镇痛剂。

3. 不能确诊的急腹症患者　要遵循"四禁"原则，即禁食、禁灌肠、禁忌止痛、禁用泻药。经过密切观察和积极治疗后，腹痛不缓解，腹部体征不减轻，全身状况无好转反而加重的患者可行剖腹探查术，明确病因。

> ### 知 识 拓 展
>
> #### 病因未明的急腹症患者需警惕的情况
>
> 　　诊断不明的急性腹痛患者，切忌主观片面、放任自流，应严肃追踪观察、严密护理和严格做好临床交接工作，尤其是对下述情况更应该提高警惕：①特殊的阑尾炎，如老、幼、孕妇或异位阑尾炎。②易被忽略的妇女嵌顿疝或股疝。③绞痛后尚可排便的肠梗阻，如肠套叠、不全肠梗阻或高位肠梗阻。④外伤史很轻或无外伤史的自发性肝、脾破裂，肝或脾包膜下血肿继发大出血等。⑤无胃病史或无气腹的消化性溃疡穿孔、出血，早期症状轻的小穿孔或穿孔后暂时好转期的患者。⑥多发性损伤患者。尤其是易被忽略的并发闭合性腹部损伤。⑦某些病史不详的患者如休克、昏迷和婴幼儿等。

（二）护理措施

1. 即刻护理措施　应首先处理威胁生命的情况,如腹痛伴有休克应及时配合抢救,迅速建立静脉通路,及时补液纠正休克。如有呕吐,应取适当体位,头偏向一侧,以防误吸。对于病因明确者,遵医嘱积极做好术前准备。对于病因未明者,遵医嘱暂时实施非手术治疗措施。

2. 控制饮食及胃肠减压　对于病情较轻且无禁忌证者,可给予少量流质或半流质饮食。病因未明或病情严重者,必须禁食。疑有空腔脏器穿孔、破裂,腹胀明显或肠梗阻患者须行胃肠减压,应注意保持引流通畅,观察与记录引流液的量、色和性状,及时更换减压器,胃肠减压期间做好口腔护理。对于病情严重,预计较长时间不能进食者,按医嘱应尽早给予肠外营养。

3. 维持体液平衡　遵医嘱给予输液,补充电解质和能量合剂,纠正体液失衡,并根据病情变化随时调整补液方案和速度。有腹腔内出血或休克者,应快速输液并输血,以纠正血容量。准确记录出入水量,对意识障碍或伴休克者,应留置导尿管,并根据尿量调整输液量和速度。

4. 遵医嘱给予抗生素控制感染　急腹症多由腹腔内炎症和脏器穿孔引起,常伴有感染,是抗生素治疗的确定指征。一般先予以经验性用药,宜采用广谱抗生素,且主张联合用药。待细菌培养明确病原菌及药敏试验后,尽早针对性用药。

5. 严密观察病情变化　观察期间要注意综合分析病情变化,特别是对病因未明的急性腹痛患者,严密观察极为重要。内容包括:①意识状态及生命体征。②腹痛部位、性质、程度、范围以及腹膜刺激征的变化、胃肠功能状态(饮食、呕吐、腹胀、排便、肠蠕动、肠鸣音等)。③腹腔异常,如腹腔积气、积液、肝浊音界变化和移动性浊音。④全身情况及重要脏器功能变化。⑤新的症状与体征等。

6. 对症处理　对诊断不明或治疗方案未确定的急性腹痛患者,慎用吗啡、哌替啶类镇痛药,以免掩盖病情,可通过分散患者的注意力、改变体位等来缓解疼痛;空腔脏器损伤者行胃肠减压缓解疼痛。对诊断明确者,可根据病情遵医嘱给予镇静解痉药或镇痛药,同时注意评估镇痛效果和观察不良反应。高热者可给予物理降温或药物降温。

7. 卧床休息　尽可能为患者提供舒适体位。一般状况良好或病情允许时宜取半卧位或斜坡卧位。注意经常更换体位,防止压力性损伤等并发症。对生活自理能力下降或缺失者加强生活护理;对意识障碍或躁动者,做好保护性约束;对长期卧床者,做好皮肤的护理。

8. 稳定患者情绪,做好心理护理　急性腹痛往往给患者造成较大的恐惧,应注意对患者及家属做好解释安慰工作,对患者的主诉采取同情性倾听,主动关心患者,加强交流,向其解释引起腹痛的可能原因,为其做各项检查和治疗前耐心解释,使其能正确认识疾病的发展过程,并创造良好氛围,减少环境改变所致恐惧感。

9. 术前准备　对危重患者应在不影响诊疗的前提下尽早做好必要的术前准备,一旦治疗过程中出现手术指征,立刻完善术前准备,送入手术室。

（刘雪松）

思 考 题

---

1. 急性发热的常见病因、急救原则、护理措施是什么?

2. 简述急性脑卒中患者的急救生存链、FAST评估方法和急救护理关键要点。

3. 休克不同时期的临床表现要点有哪些? 如何对休克患者做好病情监测和急救护理?

4. 简述呼吸困难严重程度的评估要点、急救原则和即刻护理措施。

5. 简述窒息严重程度的评估要点、即刻护理措施和急救要点。

6. 如何判断心律失常患者血流动力学是否稳定? 窄QRS波心动过速及宽QRS波心动过速急救流程有何异同?

7. 简述急性冠脉综合征的急救流程。急性冠脉综合征可能会出现哪些并发症？应该如何进行护理？

8. 如何评估糖尿病酮症酸中毒的程度？

9. 高渗高血糖综合征的护理要点有哪些？

10. 如何进行低血糖的病情评估并进行有效救治？

11. 如何对急性腹痛患者进行病情评估？对不能明确诊断的急性腹痛患者应如何护理？

第三篇

灾害和损伤急救护理

NURSING

第八章

灾 害 护 理

08章 数字内容

───── 学 习 目 标 ─────

● 知识目标:

1. 掌握灾害、突发公共事件的定义,灾害的分级和特点、灾害医学救援准备的要素以及灾害现场的急救护理要点。

2. 熟悉灾害医学救援演练的基本过程,灾害现场检伤分类的目的、原则、类型和标识。

3. 了解灾害医学救援预案的编制原则、灾害护理教育现状。

● 能力目标:

1. 能运用所学知识对民众开展灾害医学救援科普。

2. 能及时判断伤员伤情,并进行灾害现场的检伤分类。

3. 能配合团队开展灾害现场医学救援。

● 素质目标:

1. 具有灾害救援所需的快速反应、独立思考及团队协作的专业素质。

2. 在开展灾害救援时具有高度的责任心、同理心,严格遵守护理职业操守。

近年来,世界范围内灾害的频发,造成了人员伤亡、财产损失、生态环境破坏以及严重的社会危害。由于灾害的危害性、复杂性、特殊性和不可预测性,如何使伤员得到及时救助和治疗,降低死亡率和伤残率的发生,已成为全球共同亟待解决的严峻而复杂的课题。护士作为灾害医学救援队伍中的主力军之一,掌握灾害现场救援知识和技术,对于减少灾害所致人员伤亡、提高受灾人群的健康水平具有重要意义。

第一节　概　　述

一、相关概念

(一) 灾害

世界卫生组织(word health organization,WHO)将灾害(disaster)定义为"一种对社区或社会功能的严重损害,包括人员、物资、经济或环境的损失和影响,这些影响超过了受灾社区或社会应用本身资源的应对能力"。联合国"国际减灾十年"专家组对灾害的定义:灾害是一种超出受影响社区现有资源承受能力的人类生态环境的破坏。灾害目前没有统一的定义,但认可度较高的定义中几乎都涉及两个要素:一是灾害为自然或人为的破坏性事件,大多数具有突发性的特点;二是其规模和强度超出受灾地区的自救或承受能力。

灾害有时也被称为灾难,两者的概念相似但稍有差别。一般认为,灾害的发生原因主要是自然因素,而灾难的社会性突出。另外,灾害比灾难危害程度稍低,受灾范围较小,若继续扩张和发展,则可发展成灾难,常可导致大量人员伤亡、巨大经济损失或严重的环境污染等严重后果。

(二) 突发公共事件

在我国法律法规和政府颁布的文件中,常用"突发公共事件"或"突发事件"来代表与灾害相似的事件。2006 年国务院发布的《国家突发公共事件总体应急预案》中突发公共事件指突然发生,造成或者可能造成重大人员伤亡、财产损失、生态环境破坏和严重社会危害,危及公共安全的紧急事件。2007 年《中华人民共和国突发事件应对法》中突发事件指突然发生,造成或者可能造成严重社会危害,需要采取应急处置措施予以应对的自然灾害、事故灾难、公共卫生事件和社会安全事件。

知 识 拓 展

突发公共事件的分类与分级

《国家突发公共事件总体应急预案》中根据事件的发生过程、性质和机制,将突发公共事件分为四类。

1. 自然灾害　主要包括水旱灾害、气象灾害、地震灾害、地质灾害、海洋灾害、生物灾害和森林草原火灾等。

2. 事故灾难　主要包括工矿商贸等企业的各类安全事故、交通运输事故、公共设施和设备事故、环境污染和生态破坏事件。

3. 公共卫生事件　主要包括传染病疫情、群体性不明原因疾病、食品安全和职业危害、动物疫情,以及其他严重影响公共健康和生命安全的事件。

4. 社会安全事件　主要包括恐怖袭击事件、经济安全事件和涉外突发事件等。

各类突发公共事件按照性质、严重程度、可控性和影响范围等因素,分为四级:Ⅰ级(特别重大)、Ⅱ级(重大)、Ⅲ级(较大)、Ⅳ级(一般)。

Note:

二、灾害的分类与特点

(一) 分类

1. 按发生原因分类

(1) 自然灾害:如地震、洪水、冰灾、滑坡、泥石流、海啸、台风、龙卷风、森林火灾、干旱、沙尘暴、火山活动等。

(2) 人为灾害:如交通事故、建筑物事故、工伤事故、卫生灾害、科技事故、矿山灾害、爆炸、战争及恐怖袭击所致灾害等。

2. 按发生顺序分类
许多灾害,特别是等级高、强度大的自然灾害发生以后,常常诱发出一连串的其他灾害接连发生,这种现象叫灾害链。

(1) 原生灾害:灾害链中最早发生的起作用的灾害,如地震、洪水等。

(2) 次生灾害:由原生灾害所诱导出来的灾害,如地震引起的泥石流等。

(3) 衍生灾害:灾害发生之后,破坏人类生存的和谐条件,由此诱导出一系列其他灾害,如地震后发生的停产、通信交通破坏、社会恐慌等。

3. 按发生方式分类

(1) 突发灾害:发生突然、难以预测,造成巨大危害的灾害,如地震、火山爆发等。

(2) 渐变灾害:发生缓慢,但影响时间长、面积大,且具有一定隐蔽性的灾害,如土地沙漠化、水土流失等。

(二) 灾害的特点

灾害的特点主要表现为以下四个方面:

1. 突发性 发生突然,前兆现象一般不明显,预测、预报和预防比较困难,需要采取应急处置措施予以应对。

2. 群体性 灾害往往短时间内造成大规模、大批量的伤员需要救治。

3. 复杂性 灾害种类繁多,其发生是一个动态过程,导致伤员病种多样、伤情复杂、变化迅速。

4. 破坏性 灾害造成或者可能造成严重社会危害,对人类健康和生存造成深远影响。

三、灾害护理能力要求

根据 2019 年国际护士理事会(international council of nurses, ICN)牵头制定的《灾害护理核心能力 2.0 版》,灾害护理能力的主要内容包括:

(一) 准备和计划(preparation and planning)

护理人员定期参与应急灾害培训与演习,做好物资准备,开展公众教育,同时加强与政府相关部门、其他医疗人员以及社区的合作,识别灾害可能带来的危害,帮助制订计划,降低相关风险。

(二) 沟通(communication)

护理人员在救援地点或紧急救援过程中传递必要信息,记录所做出的决策。

(三) 事件管理系统(incident management systems)

响应国家、组织、机构要求的灾害事件管理系统,与政府相关部门、其他医疗人员以及社区等合作,促进该系统的有效运转。

(四) 安全与保障(safety and security)

在灾害事件中维护自身和他人的安全,保障身心健康。

(五) 评估(assessment)

动态收集伤员、家庭、社区及灾害事件的相关数据,为护理干预提供依据。

(六) 干预(intervention)

根据评估结果对灾害事件管理范围内的伤员、家庭、社区采取护理干预措施。

Note:

(七) 恢复(recovery)

采取相应的措施以促进伤员、家庭、社区恢复到灾前的状态或更高水平。

(八) 法律与道德(law and ethics)

依据护理实践的相关法律法规开展工作,识别灾害所带来的道德、伦理问题,保护和尊重伤员、家庭、社区的价值理念和权利。

(张　华　王毅欣)

第二节　灾害医学救援准备

一、灾害医学救援准备的要素

(一) 组织准备

科学的组织指挥是灾害医学救援的关键,对灾害医学救援进行组织准备是为了通过加强政府、组织和相关部门的技术与管理能力,让准备工作达到最佳的状态,以应对任何灾害和突发状况。为了有效预防、避免、减少和减缓灾害/突发事件对生命与健康造成的危害及保障公共安全,应在政府的组织领导下建立一个开放性的灾害医学救援管理体系,由具备独立实施灾害医学管理活动的医疗卫生机构组成,涉及卫生行政部门及各类医疗卫生机构、非政府组织、企业、社会公众、军队和武警卫勤组织,以及国际社会相关救援组织的协调与分工。灾害医学救援管理体系建设应遵循统一指挥、综合协调、分类管理、分级负责和属地管理为主的基本原则,处理好与国家应急指挥机构、地方政府应急指挥部、现场指挥部、军队武警及各医疗卫生救援机构之间的关系。在组织准备过程中,党政群领导、医疗机构与企业领导等应制订政策和计划,并加强应急措施,以减少灾害损失和挽救生命。准备工作是否有效取决于对潜在风险的了解程度和相应对策,同时也取决于政府机构、非政府组织及广大民众能在何种程度上利用这些信息来应对紧急情况。卫生行政部门和医疗机构的组织准备应概括说明其将如何应对最有可能遇到的灾害,确认其应对角色与责任,并为事件准备、应对、恢复工作提供流程图。

(二) 预案准备

灾害医学救援预案是做好灾害医学响应和救援的必备要素之一。有效的救援计划始于灾害风险评估,包括风险认知、灾害分析、易损性评估、应对能力评估四个相互关联的部分。灾害医学救援准备能否发挥作用取决于科学的计划和不断的演练,应根据不同的特定区域、不同的灾情制订具有科学性、可操作性、体系性和一定开放性的救援预案,并可根据不断变化的情况进行修订和补充。有效的预案需整合整个灾害响应系统、应急管理机构、公共安全机构、医疗机构、企业和社会团体,充分考虑资源的稀缺性和操作的连续性。许多风险和灾害的发生形式不同,但其引发的问题类似,需要类似的干预措施,因此,在制订防灾计划和应急预案时应使用"全灾难/全健康"的做法。"全灾难"指对风险和突发事件可能造成的多种影响进行的准备安排。"全健康"指对所有类别的灾害风险建立统一的防范和应对平台,列入所有医疗卫生相关的能力,保证包括紧急医疗、药品、环境卫生、传染病防治等公共卫生的各个方面均得到良好解决。

(三) 救援队伍准备

灾害及突发公共卫生事件会引起大量人员伤亡,需要有一支准备完善、能满足需求的医学救援队伍。灾害医学救援队伍是灾害医学救援体系的重要组成部分,是防范和应对灾害/突发事件的重要力量。有多种灾害救援队伍分类方法,如根据组建级别可分为国家救援队、部门救援队、省市级救援队;根据救援装备可分为重型救援队和轻型救援队;根据救援任务可分为行业救援队和综合性救援队。灾害医学救援队伍的组建需遵循统一指挥、纪律严明,反应迅速、处置高效,平战结合、布局合理的原则,救援队伍中应涵盖急诊、重症、内科、外科、妇儿、护理、麻醉、流行病学等领域的医务人员及卫生应急管理、宣传等方面的行政人员,职称结构合理,医护比例合适。一般来说,救援人员应具备 5 年以上的工作经历。对救援队伍的准备除了人员准备,还包括能力准备。强化培训和定期演练是确保灾害现场救援效果的重要保证。培训内容包括通用技能、基本技能和专业技能,如外语、通信设备的使用、野外生存、体能和心理、检伤分类、心肺复苏、救援医疗设备、救援运行机制等。培训可采取讲座、虚拟仿真、现场演练等多种途径与方式。应急救援队伍平时在各自的工作岗位,定期参加培训和演练等救援专业培训,一旦收到集结通知,须迅速就位出发,高效开展救援。

(四) 物资准备

物资准备包括救援中的医学装备和后勤装备,充裕的药品器材、实施设备和生活物资是灾害医学救援保障的基础。医学装备是用于紧急医学救援的,有卫生专业技术特征的仪器设备、器械、耗材和医学信息系统等的总称,是开展现场医学救援和日常培训演练的物资基础,其配置合理是保障灾害医学救援效果的必要条件。灾害医学救援装备应具备时效性、移动性、通用性、易维护性和多功能性的特征,满足实效化、模块化、机动化、集成化的要求,实施动态分级分层配置。后勤装备包括帐篷、服装、工具、办公设备、水电供应、交通运输、安全防护用具、生活保障物资等。灾害医学救援物资准备时应根据不同灾害类型确定物资准备的范围、品种和数量,选择坚固耐用、轻便易携带、综合性好、适应性强的物资,以共性物资为基础,针对不同类型灾害 / 突发事件设立分包,之后根据救援队伍等级配备不同数量的物资包。不同类型灾害制订不同的物资保障预案。承担灾害医学救援任务的医疗机构应建立储备仓库储存,实施专人负责、专类入库、定期维护及管理。

(五) 通信准备

灾害通信是利用流程和技术,为社区、受响应机构运输资产与接收设施提供及时、相关、准确的信息,是灾害紧急应变系统的核心机制之一,不仅是提供政府内部应变的重要信息管理,也是面对新闻媒体及满足广大民众灾害信息需求的重要机制。从早期预警通知到全面响应行动,适当的通信准备应在灾害发生之前做好,并根据系统基础需求进行改变。一个有效的沟通系统是灾害管理成功与否的关键因素,应急管理和事件响应有赖于灵活的通信和信息系统,能为响应人员和机构提供通用的操作流程图。与灾害管理有关的通信最重要的原则是预备、高效和备用计划。灾害的多样性导致医学救援充满不确定性,灾害 / 突发事件不仅产生大量的人员伤亡,也对我们所依赖的电力网、手机信号塔和网络连接等基础设施造成严重破坏。医学救援时的挑战包括停电、移动信号服务中断、急救服务部署与资源分配、医疗通信与记录等的失败。因此,应急通信准备包含两个含义:一方面指能够在任何时间和任何地点迅速部署指挥通信系统;另一方面要求所构建的通信系统可以提供稳定、灵活的通信手段,在指挥中心和灾害救援现场之间实时交互语言、数据、视频等信息。此外,良好的灾害管理不仅为大众提供合适的信息,也为应急响应机构、媒体和公众之间搭建一座桥梁。确保应急响应成功的一个关键便是向公众提供准确、及时的信息。因此,在灾害 / 突发事件来临前,就应该建立与媒体沟通的适当策略,也可邀请媒体融入沟通计划中,邀请媒体参与防灾训练以及由救援负责人组成的救援网络中。

(六) 教育与培训准备

有效的教育和培训可将灾害的影响和恢复成本降至最低。防灾准备包括社区民众、公共安全人员、医疗服务人员、灾害管理人员等各级各类灾害救援响应人员的教育和培训。执法人员、消防人员和基层急救医疗技术人员是灾害 / 突发事件发生时的初级救援响应人员,在最低限度上为首先面对事故的人,这些救援人员在遭遇危险环境后负责识别及提供有用信息,其培训目标是确立对救援行动的基本认知,如对需要其他专业资源的判断与报告、现场控制的维持和自我防护措施的应用。参与救援或灭火行动或危险品事件处置的医护人员和消防队员是灾害现场的高级救援响应人员,属于执行级别的灾害救援人员,须有效地处理他们的工作职责及指挥官分配的其他任务,应具备丰富的事故指挥系统工作经验,遵守统一指挥,遵守各个系统整合及执行的程序。该层级的救援响应人员应建立足够的沟通、事件管理和协调等多个响应机制,具备伤病员的检伤分类、治疗和转送能力及自我防护能力、灾民疏散管理能力。救援服务的管理人员和灾害管理官员为计划和管理级别的救援响应人员,应知晓执行级别响应人员的目标,负责给这一级别培训的人员很可能会在紧急响应行动中成为负责下属紧急医疗人员安排的领导层的一部分。

二、灾害医学救援预案

灾害医学救援预案是为了保证迅速、有序、有效地开展医学救援行动,最大限度降低灾害对民众生命健康的危害,针对可能发生的突发灾害事件而预先制订的有关医学救援的应急管理、指挥、救援计划及具体处置计划或方案等。

(一) 预案编制原则

灾害医学救援预案编制前首先应组建编制队伍,对灾害风险和救援能力进行分析,预案草案完成后应组织专家评估与论证,经审核后方可发布。预案的编制须遵循以下原则:

1. **目的性原则**　灾害医学救援预案的制订是回答如何减少突发灾害事件人员伤亡问题的,因此,预案的制订必须以最大限度减少人员伤亡、保障人民的生命健康安全为中心。此外,预案不仅要能满足当前已知灾害救援的需要,还应充分考虑未来可能的未知灾害的救援需要。

2. **全局性与系统性原则**　灾害医学救援预案应与灾害救援的全局相适应,充分考虑与其他部门、组织的配合与协调和补充,预案应成体系,以便满足救援的各种需要。

3. **实用性原则**　对救援工作中的救援队伍、装备、运输、后勤保障、通信等提出设想和要求,其内容不仅理论上可行,还须在实践上可行,具备充分的现实可操作性。

4. **科学性原则**　预案的内容应遵循灾害医学救援的内在科学规律,针对不同类型灾害做相应科学规划调整,需对搜寻、检伤分类、心肺复苏、止血包扎固定搬运、后送转移、损伤控制手术等多个专项行动方案进行科学规划,并充分考虑救援过程中次生灾害的防御、预警和物资保障等内容。

5. **权威性原则**　预案中应明确灾害伤害综合评估的机制、应急响应的步骤、预案启动的条件和启动权的归属、预警机制、救援信息的发布机制、救援工作步骤,以及执行与遵从责任体系,以保证预案具有一定的权威性和法律保障。

6. **从重、从大与分级原则**　以可能发生的最高级别事故考虑,分级制订、分组管理与实施。

(二) 预案编制要素

1. **预案名称**　名称中体现预案执行的范围,针对灾害事件的名称须规范、统一。

2. **总则**　说明预案编制的目的、工作原则、编制依据及适用灾害事件的范围等。

3. **组织体系和职责**　以灾害事件应急响应过程为主线,应急准备及保障机构为支线,明确灾害发生、预警、响应、结束、善后处置等环节的主管部门和协助部门,确定各部门和人员的职责、权力及义务。

4. **预警及预防机制**　包括灾害事件医学信息监测与报告、预警预防行动措施、预警级别及发布机制等。

5. **灾情分级**　即根据灾害发生的规模大小及其造成的医学危害程度,对灾害进行分级,并设定相应的医学救援响应级别。

6. **应急响应**　包括分级响应流程、信息共享和处理、通信保障、救援指挥、紧急处置、救援人员与民众的安全防护、社会力量参与及管理、救援效果及灾害医学事件后果评估、新闻信息共享、救援反应终止等内容。

7. **后期处置**　包括善后处置、社会医学救助、伤害保险、伤害调查报告、救援工作总结等内容。

8. **保障措施**　包括通信与信息、救援装备、救援技术储备、公众灾害自救互救教育、救援演练等。

9. **预案管理与更新**　明确救援预案管理和更新的主管部门、预案更新的条件、流程等。

此外,在灾害医学救援预案中,还应包括责任与奖惩、附则和附录等内容,对救援工作的责任与贡献、专业术语、人员通信录等进行说明。

三、灾害医学救援演练

灾害医学救援预案一旦制订,必须经过演练,进行严格测试,以反映可能会遇到的实际状况和可利用的资源与人力。各单位应合理规划演练的频次、规模、形式、时间和地点等。

(一) 演练的类型

1. 根据演练规模划分　可分为局部演练、区域性演练和全国性演练。局部演练,针对特定地区,可根据区域特点,选择特定的突发事件,如某种具有区域性的自然灾害,演练一般不设计多级协调。区域性演练,针对某一行政区域,一般是省级区域,演练设定的突发事件可以比较复杂,如某一灾害或事故形成的灾害链,往往设计多级、多部门的协调。全国性的演练,一般针对较大范围突发事件,如影响多个区域的大规模传染病,设计地方与中央和职能部门的协调。

2. 根据演练内容与尺度划分　可分为单项演练和综合演练。单项演练,类似部队的课目操练,如模拟某一灾害现场的设备救援设计的操作或针对特殊建筑物废墟的人员搜救等,也可以是单一事故处理过程的演练。综合演练相对复杂,需要模拟救援人员的派出,一般包括应急反应的全过程,有大量的信息注入,包括对实际场景的模拟、单项实战演练、对模拟事件的讨论解决等。

3. 根据演练形式划分　可分为模拟场景演练、实战演练和模拟与实战结合的演练。模拟场景演练,以桌面练习和讨论形式对救援过程进行模拟和演练,信息注入的方式包括灾害描述、事件描述等。演练一般通过分组讨论的形式,达到提高救援反应能力和救援管理水平的目的。实战演练,可包括单项或综合性的演练,涉及实际的应急、救援处理。模拟与实战结合的演练则是对前两者的综合。

(二) 演练的基本过程

灾害医学救援演练一般包括以下步骤:

1. 制订演练计划　编制演练计划时,首先应确定演练的目的,明确举办救援演练要解决的问题和预期达到的效果。其次是分析演练需求,根据风险事件和应急预案确定演练人员与技能、需检验的设备及需完善的流程与职责,并根据需求、经费、资源和时间等条件的限制确定演练范围。最后再制订演练准备和实施的具体日程计划,编制经费预算及经费来源。

2. 设计演练方案　设计演练方案时首先需根据简单化、具体化、可量化、可实现的原则确定演练目标,再设计演练情境和实施步骤,包括场景概要和场景清单。根据演练目标设计合理的评估标准和方法,可以采取定量和/或定性方法。最后还应详细编制演练人员手册、演练控制与评估指南、演练宣传方案、演练脚本。对于重大的综合性、示范性和风险较大的演练,演练组织还应组织评估人员对该方案进行评估审核,以确保方案的科学可行性及演练的顺利实施。

3. 演练动员与培训　在正式开展演练前,应对参与演练的人员进行动员和培训,以保障所有参与演练人员积极主动,熟悉本次演练的目的与流程,以及自己的具体岗位和职责,并掌握本岗位所需的各种技能。

4. 演练保障　演练保障包括人员、经费、场地、物资与器材、通信、安全六方面内容。在演练的准备过程中,演练组织单位和参与单位应合理安排工作,保障相关人员参加演练活动的时间。演练组织单位的年度财务预算中应纳入演练经费,确保演练经费专款专用、节约高效。根据演练文案,对演练场地进行现场勘察,以确保情境真实与安全,并尽可能避免干扰民众生活。对物资和器材逐一确认,并测试通信设施,保障演练过程中及时可靠的信息传递。

5. 演练实施　演练正式启动前应举行一个简短的启动仪式,由演练总指挥宣布演练开始,演练总指挥对整个演练过程进行指挥与监控,根据医学救援预案,应急指挥机构或人员指挥参与演练人员开展模拟灾害事件的医学救援活动,总策划则按照演练方案对演练过程进行控制。在演练实施过程中,应安排专人记录演练开始和结束的时间,演练过程中人员的表现,意外情况与处置情况,以及演练控制情况,可以通过文字、图片及影像等形式进行记录。对于大型综合性、示范性救援演练,组织单位可安排专人对演练过程进行解说。演练完毕,由演练总策划发出结束信号,总指挥宣布结束,所有人员停止演练活动,按照预定方案疏散或现场集合总结反馈。遇到突发状况,可根据情况提前结束演练。

6. 演练总结与归档 演练总结包括现场综合和事后总结,所有演练活动后,组织单位应根据演练记录对照演练方案全面分析演练实施过程中参与演练人员的表现、演练目标实现情况、演练组织与演练保障等情况,对预案的合理性与可操作性、指挥人员的指挥协调能力、参演人员的救援处置能力、设施设备的完好性与适应性、演练目标的达成情况、对完善预案的建议等内容进行评估与评价。通过评估与评价,不断发现问题,总结经验与教训,持续改进与完善预案,推动灾害医学救援实践工作和教育培训工作。组织单位在演练结束后需把演练计划、实施方案、评估总结报告等资料归档保存,并对参演人员进行考核评价。

(李 丽)

第三节 灾害现场医学救援

导入案例与思考

某地发生 7.4 级地震,卫生行政部门立即派遣紧急医学救援队前往震区。救援队在现场发现 30 名伤员,其中 3 人疑似颈椎损伤,2 人肋骨骨折伴有开放性气胸,5 人头部外伤伴流血,2 人骨盆骨折,2 人腹部开放性伤口并有左小腿闭合性骨折,14 人软组织损伤,2 人死亡。

请思考:

1. 作为一名参与该地震现场医学救援的护士,应如何对这些伤员进行检伤分类与标识?
2. 如何合理安排这些伤员的现场救援?

一、灾害医学救援组织体系

2006 年以来,我国颁布《国家突发公共卫生事件应急预案》《国家突发公共事件医疗卫生救援应急预案》《突发公共卫生事件应急条例》《国家自然灾害救助应急预案》等法规,使得灾害医学救援逐步规范化、制度化。为有效执行上述制度,应建立完备的灾害医学救援组织体系。

(一) 医疗卫生救援领导小组

国务院卫生行政部门成立突发公共事件医疗卫生救援领导小组,领导、组织、协调、部署特别重大突发公共事件的医疗卫生救援工作。国务院卫生行政部门卫生应急办公室负责日常工作。省、市(地)、县级卫生行政部门成立相应的突发公共事件医疗卫生救援领导小组,领导本行政区域内突发公共事件医疗卫生救援工作,承担各类突发公共事件医疗卫生救援的组织、协调任务,并设立机构负责日常工作。

(二) 医疗卫生救援专家组

各级卫生行政部门应组建专家组,对突发公共事件医疗卫生救援工作提供咨询建议、技术指导和支持。

(三) 医疗卫生救援机构

各级各类医疗机构承担突发公共事件的医疗卫生救援任务。

(四) 现场医疗卫生救援指挥部

各级卫生行政部门根据实际工作需要在突发公共事件现场设立现场医疗卫生救援指挥部,统一指挥、协调现场医疗卫生救援工作。

二、灾害现场医学救援原则

(一)安全原则
确保在安全的前提下开展救援,争取最大化的救援效果。

(二)快速反应原则
灾害救援具有时效性,需要救援人员坚持"时间就是生命"的理念快速反应,在最佳救治时机采取最适宜的救治措施。

(三)统一指挥原则
灾害现场救援需要多部门配合,强调整体救治,实行统一指挥。

(四)先救命后治伤原则
对危及生命的伤情,应充分利用现场条件,采取先救命后治伤、先重伤后轻伤的原则,予以紧急救治。

(五)先分类再后送原则
先检伤分类,待伤情稳定或好转后,再进行后送。

知 识 拓 展

DISASTER Paradigm™

美国国家灾害生命支持基金会(national disaster life support foundation,NDLSF)在其灾害急救核心课程的标准化教学用书中建议将灾害应对范例(DISASTER Paradigm™)作为一种实用有效的助记工具和现场医学救援组织管理工具,以便于响应人员识别灾害响应及灾害恢复的关键要素,加强灾害现场医学救援中个人与机构沟通的一致性。它包括:

D 发现(detection):需求远超出现有资源? 谁负责监测灾害发生?

I 启动灾害管理系统(incident management):你的角色是什么? 谁负责指挥事件处理?

S 安全与保卫(safety and security):现场是否安全? 是否能够进入?

A 危险评估(assess hazards):火灾? 危险品? 放射物质? 建筑物坍塌? 断落的电线?

S 支持(support):是否需要外界救援? 当前的可用资源能否承载当地卫生安全需求?

T 检伤分类与治疗(triage and treatment):是否有相应预案、程序和资源用于伤员的快速检伤分类和及时治疗? 需要什么样的公共卫生干预措施?

E 疏散(evacuation):是否有足够的运输工具参与疏散? 灾区群众是否得到妥善疏散和安置?

R 恢复(recovery):重要的基础设施是否受损? 伤员和灾区群众短期和长期的健康需求是什么?

三、灾害现场检伤分类

(一)目的
检伤分类(triage)指根据伤病员需要得到医疗救援的紧迫性和救治的可能性决定哪些人优先治疗的方法,可分为急救伤员分类、ICU 伤员分类、突发事故伤员分类、战场伤员分类、大规模伤员分类等。其中突发事故伤员分类、战场伤员分类和大规模伤员分类适用于灾害救援时的伤员分类,目的是在救援人员、仪器设备、药品资源有限的情况下分配急救优先权和确定需转送的伤员,让尽可能多的伤员获得最佳的治疗效果。

(二)原则
1. 简单快速原则　每名患者平均分类时间≤1min。

2. **分类分级原则** 灵活掌握分类标准,根据分类标准对患者进行分类,并据此安排救护顺序、合理调配救护资源。

3. **救命优先原则** 患者出现大出血、呼吸道梗阻、张力性气胸等致命性损伤,且可以通过简单的现场急救技术缓解时,可先救后分或边救边分。

4. **自主决策原则** 护理人员有权根据现场需求及可用资源,自主决定患者流向和医学处置类型。

5. **重复检伤原则** 护理人员须每隔一定时间对患者进行动态伤情评估。

6. **公平有效原则** 为挽救更多患者,兼顾公平性和有效性是现场检伤分类的基本伦理原则。

(三)类型

1. **收容分类** 是接收伤员的第一步,目的是帮助伤员脱离危险环境,快速识别需优先抢救的伤员,将伤员安排到相应区域接受进一步检查和治疗。

2. **救治分类** 是决定救治顺序的分类。主要是将轻、中、重度伤员分开,以便确定救治优先权。应首先评估伤员的伤情严重程度,确定相应的救护措施,还需结合伤员数量和可利用的救护资源决定救治顺序。

3. **后送分类** 是决定伤员转运到确定性医疗机构顺序的分类。应根据伤员伤情的紧迫性和耐受性、需采取的救护措施、可选择的后送工具等因素,决定伤员的后送顺序、后送工具及目的地。

(四)常用方法

1. **START**(simple triage and rapid treatment) 最为常用,是基于呼吸、心跳及意识状况的检伤分类方法,见图8-1。

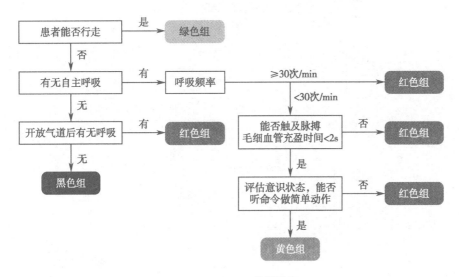

图8-1 START 分类流程

2. **Jump START** 是对 START 修正后用于受伤儿童(1~8 岁)检伤分类的方法,见图8-2。分组方法和分类依据与 START 相似,但基于儿童的生理特点对分类依据做出了调整。

3. **SALT** 是集检伤分类、紧急救治、后续处置与转送为一体的,适用于大规模伤亡事件的预检分诊系统,包括分类(sort)、评估(assessment)、挽救生命(life-saving intervention)以及处置/转送(treatment/transport),见图8-3。

(五)常用标识

为便于相关救护人员了解伤病员检伤分类结果,分类人员通常在检伤分类后将不同颜色的卡片或胶带悬挂或贴于伤病员身体的醒目位置。不同的检伤分类方法,分类标识有所不同,例如 START、SALT 分别采用红、黄、绿、黑和红、黄、绿、灰、黑的标识。

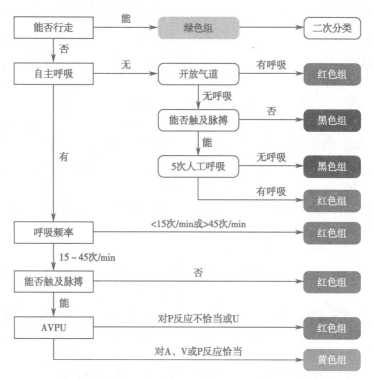

A:表示"清醒";V:表示"对声音刺激有反应";P:表示"对疼痛刺激有反应";
U:表示"对任何刺激无反应"。

图 8-2　Jump START 分类流程

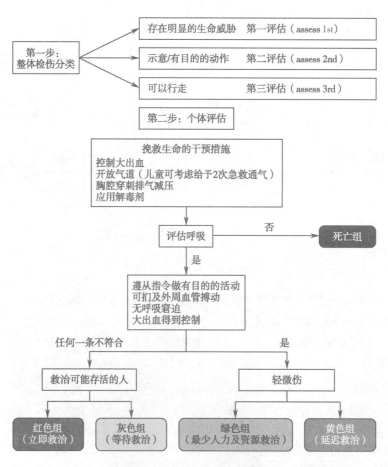

图 8-3　SALT 分类流程

1. START 和 Jump START 法 共红、黄、绿、黑 4 种标识。

(1) 红色标识(危重伤):第一优先。伤情非常紧急,危及生命,生命体征不稳定,需立即给予基本生命支持,并在 1h 内转运到确定性医疗单位救治。

(2) 黄色标识(中重伤):第二优先。生命体征稳定的严重伤,有潜在生命危险,此类伤员允许在一定时间内延缓处理和后送,在 4~6h 内得到有效救治。

(3) 绿色标识(轻伤):第三优先。伤情不紧急,损伤较轻,能够行走,可能不需要立即入院治疗。

(4) 黑色标识(致命伤):指已死亡、没有生还的可能性、治疗为时已晚的伤员。

2. SALT 法 共红、黄、绿、灰、黑 5 种标识。

(1) 红色标识(急需抢救者):通过紧急处理可以存活。

(2) 黄色标识(可延迟处理者):需要治疗,但可延迟处理而不影响生存率。

(3) 绿色标识(轻微伤者):轻微受伤或者生病,无需治疗也可存活。

(4) 灰色标识(姑息治疗者):目前存活但在现有医疗资源下存活率低。

(5) 黑色标识(死亡者):无自主呼吸,已死亡。

四、灾害伤员转运与途中监护

(一) 转运前准备

1. 正确掌握转运指征和时机

(1) 转运指征:①伤情需要,现场处理后出现并发症或救援能力有限。②伤员或家属要求,转运前需仔细评估确认伤员不会因搬动和转运而使伤情恶化甚至危及生命。符合以上条件之一者即可转运。

(2) 暂缓转运指征:①休克未纠正、血流动力学不稳定者。②颅脑外伤疑有颅内高压、可能发生脑疝者。③颈髓损伤有呼吸功能障碍者。④心脏等重要脏器功能衰竭者。⑤胸、腹部损伤后伤情不稳定,随时有生命危险者。⑥被转运伤员或家属依从性差。有以上情况之一者应暂缓转运。

2. 转运前的注意事项 ①做好必要的医疗处置,严格掌握转运的指征,确保转运途中伤员的生命安全。②转运顺序:危及生命需立即治疗的严重创伤者 > 可能有生命危险需急诊救治者 > 需要医学观察的非急性损伤者 > 不需要医疗帮助或现场已死亡者。③向伤员及家属交代病情,告知转运的必要性和途中可能存在的风险,征得同意并签字后实施转运。④准备好转运工具、急救设备及药品。⑤转运前对每一位伤员进行全面评估和处理,注意保护伤口。做好伤员情况登记和伤情标记,并准备好相关医疗文件。⑥转运方和接收方应保持联系,及时沟通转运与接收的注意事项。

(二) 转运中护理要点

1. 做好不同转运工具的准备 根据用于转运伤病员的陆上、水上或航空等运输工具所具备条件的不同,做好准备工作。若有多辆运输工具要做好统一编号,备好各种物资、器械、药材、护理用具和医疗文件等。

2. 做好患者准备 评估伤病员的病情及有无晕车史等,遵医嘱给予止痛、止血、镇静、防晕车等药物。

3. 妥善安置患者 对于经水、陆、空等不同途径转运的伤病员,应做好登车、登船和登机工作。对于有上下铺的运输工具,应将出血、骨折、截瘫、昏迷等伤员安排在下铺,每台车、飞机或每节车厢安排 1~2 名轻伤员,协助观察和照顾重伤员。

4. 做好途中护理

(1) 徒步转运患者的护理:通常采用担架转运伤病员,转运时应做到:①安置合理体位,一般取平卧位,如有特殊伤情,可根据病情采取合适体位。②防止坠伤,妥善系好固定带,行进过程中使担架平稳,防止颠簸,防止伤员从担架上跌落,造成二次伤害。③加强病情观察,应使伤员的头部在后、足部在前,方便病情观察,发现异常变化及时处理。

(2) 陆地转运患者的护理:①安置合理体位,防坠床。②加强病情观察,保证途中治疗。

（3）水上转运患者的护理：①防晕船，晕船者预先口服茶苯海明（乘晕宁）。②防窒息，有昏迷、晕船呕吐者头转向一侧，随时清除呕吐物。③妥善固定，使用固定带将伤员固定于舱位上。④保持自身平衡，妥善实施护理操作。⑤做好病情观察及其他护理措施，同陆地转运护理。

（4）空运患者的护理：①合理安放伤病员的位置，大型运输机中伤员可横放两排，中间留出过道，休克者应头部朝向机尾。②加强呼吸道护理，高空中温度和湿度均较低，对气管切开者应用雾化器、加湿器等湿化空气。对使用气管插管者，应定期监测气囊压力，以免在高空中气囊过度膨胀压迫气道黏膜造成缺血性坏死。③特殊伤情的护理，外伤导致脑脊液漏者，因气压低漏出量会增加，需用多层无菌纱布保护，及时更换敷料，预防逆行感染。中等量以上气胸或开放性气胸者，空运前应反复抽气，或做好胸腔闭式引流，使气体减少至最低限度。④其他护理工作同陆地转运护理。

5. 做好下车时的护理　安排危重患者先下车，清点伤病员总数，做好交接。

（张　华　李　丽）

思 考 题

1. 简述灾害和突发公共事件的概念。
2. 简述灾害医学救援准备的要素。
3. 简述灾害医学救援预案的编制原则与编制要素。
4. 简述灾害医学救援演练的基本过程。
5. 试述如何对中学生开展地震灾害救援培训。
6. 简述灾害现场医学救援原则。
7. 如何应用 START 和 SALT 方法对伤病员进行检伤分类？

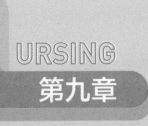

URSING
第九章

严 重 创 伤

09章 数字内容

--- 学 习 目 标 ---

知识目标：

1. 掌握创伤、损伤、创伤严重程度评分、多发伤、复合伤等概念，多发伤的早期创伤评估以及急救与护理要点，掌握复合伤的急救与护理要点，掌握创伤救护基本技术的适应证、物品准备、操作要点及其注意事项。

2. 熟悉不同创伤机制损伤特点及危重创伤的监护要点，不同复合伤的病因、发病机制、临床特点和治疗原则。

3. 了解创伤团队运作流程。

能力目标：

1. 能使用不同的创伤评分判断创伤患者的严重程度。

2. 能及时识别需进行紧急救护的创伤伤员并提供合理有效的急救措施。

3. 能配合其他救护人员对伤员进行紧急救护。

素质目标：

具有准确识别和综合判断创伤患者的伤情严重程度，实施适当紧急救护措施的高阶思维，最大限度争取抢救时间，挽救患者生命。

过去的 20 多年中,创伤导致的死亡人数增加了 46%,占全球死亡总数的 9%。它已成为全球范围内威胁人类健康的第四大因素,是 44 岁以下青壮年的首位致死原因。提高院前急救水平、规范院内救治流程是降低创伤死亡率的关键,积极开展创伤救治与预防是急危重症护理学的重要任务。

第一节 概 述

一、相关概念

创伤(trauma)有广义和狭义两个概念。广义的创伤也称为损伤(injury),指人体受外界某些物理性(如机械性、高热、电击等)、化学性(如强酸、强碱、农药及毒剂等)或生物性(如虫、蛇、犬等动物咬蜇)致伤因素作用后所出现的组织结构的破坏和 / 或功能障碍。狭义的创伤指机械性致伤因素作用于机体,造成组织结构完整性的破坏和 / 或功能障碍。严重创伤指危及生命或肢体的创伤,常为多部位、多脏器的多发伤,病情危重,伤情变化迅速,死亡率高。

目前认为创伤的死亡具有 3 个高峰时间段:第 1 死亡高峰为伤后数分钟内,约占死亡人数的50%,往往死于现场,死亡原因多为心脏破裂、大出血、严重的脑或脑干损伤及脊柱损伤等。第 2 死亡高峰在伤后数分钟到数小时后内,约占死亡人数的 30%,多数死于急诊室,死因主要为颅内血肿、血气胸、肝脾破裂、骨盆骨折伴大出血等。第 3 死亡高峰在伤后数天至数周,约占死亡人数的 20%,这个阶段基本上在重症监护室,死因主要为严重感染和多器官功能障碍。第 2 死亡高峰受院前急救和医院急诊科救治的影响较大,这一阶段的救治质量和速度将直接关系到患者的生死存亡,如抢救及时部分可免于死亡。因此,充分发挥急救医疗服务体系(EMSS)的作用尤为重要。

二、致伤机制及分类

(一) 致伤机制

致伤机制指能量从外界转移到人体造成损伤的过程。损伤的程度取决于外界能量类型(钝性、穿透性、热力等)、传递的速度和传递到人体的部位。能量是导致物理损伤的最主要因素,而产生能量的来源多种多样,包括机械能量、热力学能量、化学能量、电力学能量和放射学能量等(表 9-1)。

表 9-1 能量来源和致伤机制

能量成分	致伤机制
机械能量	车辆碰撞
	摩托车碰撞
	火器伤、高处坠落、暴力
热力学能量	热、蒸汽、火
化学能量	植物和动物毒素
	化学物质
电力学能量	闪电
	暴露于电线、插座、插头
放射学能量	光线(太阳光)
	声波(爆炸)
	电磁波(X 线暴露)
	放射性排放(核泄漏)

此外,还可以根据不同的致伤因素和损伤类型划分致伤机制。

1. **爆炸伤** 指由于大量气体的压缩,对暴露于爆炸所产生的压力区域中的个体引起的伤害。爆炸伤的特征是伴随爆炸冲击波,释放出大量的压力和热能。虽然爆炸伤一般常见于军事行动及恐怖袭击,但其仍然广泛存在于各个不同的领域,也发生于工厂(或仓库等)或有爆炸条件的环境中(如烟花爆竹、军事)。

2. **坠落伤** 从一定高度坠落或跳落时,患者如果以足部或头部降落着地,被称之为轴向负荷,其能量是从机体着落点传递到中轴骨骼上。四肢远端及脊柱的骨折往往与个体足部首先着地有关。头部及颈椎损伤则是由于头部首先着地引起的,如在泳池跳水等所致损伤。坠落伤中最常见的骨折部位分别为椎骨、骨盆、股骨、胫腓骨、踝部、双上肢和双手。

3. **烧伤** 是由热力、化学、电力或放射等能量传递热量所引起的损伤,往往表现为细胞蛋白凝血功能的异常。

4. **刀伤** 由点状或锋利的物体通过向前推进的力刺入、划过或掉落造成。刀刺伤组织受损的程度取决于物体的长度,造成伤害时的力度以及进入的角度。如果是狭窄的点状物(如冰锥),可以导致微观组织损伤;如果物体是锋利且扁平(如匕首),将会磨损并碾压组织伤口;如果是钝物(如斧头),伤口上会有更大面积的组织破坏,造成开放性损伤的同时也造成了一定程度的闭合性损伤。

(二)创伤分类

创伤所涉及的范围很广,可累及各种组织和器官,部位可遍及全身,可以从不同角度对创伤进行分类。

1. **根据致伤因素分类** 可分为刺伤、坠跌伤、火器伤、冷武器伤、挤压伤、挫伤、烧伤、冻伤、化学伤、放射损伤及多种因素所致的复合伤等。

2. **根据损伤类型分类** 根据伤后皮肤或黏膜是否有伤口分为开放性和闭合性创伤。

(1)开放性创伤:指皮肤或黏膜表面有伤口,伤口与外界相交通。常见的如擦伤、撕裂伤、切割伤、砍伤、刺伤、贯通伤、盲管伤(只有入口没有出口)、反跳伤(入口和出口在同一个点上)、切线伤(致伤物沿体表切线方向擦过所致的沟槽状损伤)、开放性骨折、火器伤等。

(2)闭合性创伤:指皮肤或黏膜表面完整,无伤口。常见的如挫伤、扭伤、挤压伤、震荡伤、关节脱位或半脱位、闭合性骨折、闭合性内脏伤等。

3. **按损伤部位分类** 可分为颅脑伤、颌面颈部伤、胸部伤、腹部伤、骨盆部伤、脊柱脊髓伤、上肢伤、下肢伤、多发伤等。

4. **按受伤组织与器官的多少分类** 根据受伤组织器官的多少分为单发伤、多发伤。

三、创伤伤情评估

伤情评估是正确救治创伤患者的起点,也是所有处置措施及后续决策的基础,包括初级评估和进一步评估。

(一)初级评估

初级评估的首要目的是通过评估患者的气道、呼吸、循环和意识状况,迅速确定是否存在威胁生命的情况,并采取必要的抢救措施,详见本章第三节多发伤创伤的救护。

(二)进一步评估

进一步评估主要是对头颈、颌面、胸、腹、四肢、脊柱和骨盆等各部位伤的伤情进行判断,具体如下:

1. **头颈部创伤评估**

(1)颅脑创伤

1)临床表现:常表现为意识障碍、瞳孔改变、颅内压增高、运动障碍和神经系统体征。如合并颅底骨折,可出现皮下瘀斑、脑脊液外漏和脑神经损伤症状。颅内压持续增高,易发生脑疝。"中间清醒期"则是硬脑膜外血肿者的典型症状。

2)评估要点:除初始评估外,视诊整个头面部,触诊并检查所有头皮裂伤,检查患者神志、瞳孔大小和对光反射。严密监测生命体征,观察患者有无剧烈头痛、恶心呕吐等颅内压增高的症状。当颅内压急剧增高时,患者会出现心率变慢、呼吸减慢、血压升高,称之为"库欣反应"。若患者有头痛、发热、颈项强直等"脑膜刺激"的表现,考虑出现蛛网膜下腔出血。有条件者应进行颅内压、脑灌注压及神经电生理监测。

(2)颈部创伤:所有钝性损伤都应考虑可能存在颈椎损伤。判断气管位置并保持颈椎轴线稳定,评估是否有颈后中线疼痛或压痛,是否存在肢体活动、感觉减退和障碍,同时也应密切关注颈部血管损伤情况。

2. 颌面部创伤评估

(1)临床表现:常表现为肿胀、疼痛、出血、组织缺损和面部畸形等,若伤及面神经可能发生面瘫。如伤情严重、出血多、疼痛剧烈则易发生休克。

(2)评估要点:监测生命体征的变化,观察是否出现烦躁不安、出汗、口唇发绀、鼻翼扇动和呼吸困难等窒息征象,是否出现面色苍白、无力、眩晕、出汗、呼吸浅快、脉搏快弱以及血压下降等休克体征,鉴别是否合并颅脑损伤。

3. 胸部创伤评估

(1)临床表现:创伤区域触痛、压痛;发生肋骨骨折时可触及骨擦感;发生气胸和血胸时,听诊患侧呼吸音减弱或消失;多根多处肋骨骨折,会使局部胸壁失去肋骨支撑而软化,并出现"反常呼吸",称为连枷胸。当发生反常呼吸时,纵隔由于两侧胸膜腔压力不等发生移位,可随呼吸运动而左右摆动,称"纵隔扑动"。

(2)评估要点:动态监测生命体征的变化,重点观察呼吸的频率、节律和幅度,有无气促、呼吸困难、发绀和缺氧等症状。观察胸腔引流液的颜色、性状和量,有无气管移位或皮下气肿的情况。关注是否存在心脏压塞和张力性气胸。

4. 腹部创伤评估

(1)临床表现:包括腹痛、腹胀、恶心呕吐,以及严重损伤时腹腔内大量出血导致的失血性休克,空腔脏器破裂穿孔导致的腹腔感染等。

(2)评估要点:严密监测意识、生命体征和皮肤黏膜的变化,测定血红蛋白及红细胞压积,评估有无休克早期征象和感染表现。观察腹痛的特点、部位、持续时间、伴随症状,有无放射痛和进行性加重;有无腹膜刺激征及其程度和范围;评估腹腔内脏器的损伤情况,有条件者监测腹腔压力。

5. 四肢创伤评估

(1)临床表现:可有休克、肿胀、畸形、疼痛或伴血管损伤。局部表现为疼痛、肿胀和肢体功能障碍,活动时疼痛加剧。骨折的专有体征有畸形、异常活动、骨擦音和骨擦感。若发生骨筋膜室综合征,可表现为患肢感觉异常,肌肉在主动屈曲或被动牵拉时出现疼痛,肌腹处有压痛。

(2)评估要点:监测患者的意识和生命体征,观察患肢固定和愈合情况,患肢的远端感觉、运动和末梢血运循环等。

6. 脊柱创伤评估

(1)临床表现:局部疼痛,活动受限,伴有脊髓损伤患者会出现损伤平面以下的完全或不完全感觉和运动障碍;腹膜后血肿刺激腹腔神经丛,使肠蠕动减慢,会出现腹痛、腹胀,甚至肠麻痹症状。体征有局部压痛和肿胀、活动受限和脊柱畸形。

(2)评估要点:监测生命体征的变化,脊髓高位损伤患者会表现出心率慢、血压低,脊髓损伤48h内因脊髓水肿可造成呼吸抑制。评估是否出现躯体及肢体感觉和运动障碍。

7. 骨盆创伤评估

（1）临床表现：髋部肿胀、疼痛，不敢坐起或站立。伴有大出血或严重内脏损伤患者可有休克早期表现。常见体征有骨盆分离试验与挤压试验阳性，肢体长度不对称，会阴部瘀斑。

（2）评估要点：密切监测全身情况，包括意识、生命体征、尿量、皮肤黏膜、出血征象等，必要时行中心静脉压或肺动脉楔压等有创血流动力学监测；观察有无腹痛、腹胀、呕吐，观察肠鸣音的变化及有无腹膜刺激征，警惕腹膜后血肿的发生；观察有无血尿、排尿困难或无尿，以判断膀胱、尿道损伤情况。如有疼痛、出血，协助肛门指诊，判断有无直肠损伤；观察有无括约肌功能障碍，下肢某些部位感觉减退或消失，肌肉萎缩无力或瘫痪等表现，判断有无腰骶神经丛与坐骨神经损伤。

四、急救与护理

（一）急救原则

对创伤患者的急救，必须强调时效性，处理需要遵循时间原则，分秒必争。伤后 1h 又被称为"黄金 1 小时"，越早给予确切治疗，患者的预后越好。有文献报道，创伤早期采取快速有效的评估和复苏措施，可以将可预防性死亡的比例从 35% 降低至 10% 以下。具体处置创伤患者时，应遵循优先顺序原则，首先保障气道、呼吸、循环的安全，通过有针对性的快速评估，判断患者气道、呼吸、循环是否稳定，任何一处有问题都应立即采取措施进行生命支持。随后，通过评估具体创伤部位的伤情，判断严重程度并采取相应的救治与护理措施。

（二）各部位创伤护理措施

1. 头颈部创伤 患者平卧，保护颈椎，注意保暖。发生呕吐时，头偏向一侧，防止误吸。出现活动性出血时及时给予止血措施，预防失血性休克的发生。保持呼吸道通畅，及时清理呼吸道，舌后坠者放置口、鼻咽通气管，给予氧气吸入或呼吸机辅助通气，将血压控制在合适范围，以保证患者有足够的脑灌注量。对于严重颅脑创伤患者（GCS≤8 分），推荐平均动脉压≥80mmHg。如怀疑颈部损伤则全程制动，及早识别脊髓休克并给予相应措施。

2. 颌面部创伤 对颌面部创伤合并急性呼吸道梗阻的抢救，要迅速明确病因、解除梗阻，必要时行环甲膜穿刺或切开。处置颌面部急性出血，应采取相应的止血措施，及时补充血容量，积极防治失血性休克。同时预防窒息、感染等并发症。

3. 胸部创伤 评估伤情，迅速辨别和处理危及生命的损伤，如张力性气胸、大量血气胸。对于行胸腔闭式引流的患者，配合置管后，关注引流气体、液体情况。如存在连枷胸、反常呼吸，应实施固定，稳定呼吸形态。

4. 腹部创伤 腹部创伤需控制明显的外出血，警惕实质性脏器损伤造成的内出血，防治休克。穿透性损伤如伴腹内脏器或组织自腹壁伤口脱出，勿强行还纳，以免加重腹腔污染。诊断未明确之前应禁饮禁食；防止肠内容物进一步漏出；尽早行胃肠减压。维持体液平衡。

5. 四肢、脊柱和骨盆创伤 如为四肢创伤，尽快制动和固定，避免二次损伤。有活动性出血者，可加压包扎止血，开放足够的静脉通路，确保循环安全，大血管出血者可使用加压止血带。严密观察肢端有无剧痛、麻木、皮温降低、皮肤苍白或青紫、脉搏减弱或消失等血液灌注不足的表现，警惕骨筋膜室综合征和周围血管、神经损伤的发生。若出现骨筋膜室综合征，应及时切开减压，严禁局部按摩、热敷，以免加重组织缺血和损伤。脊柱创伤需早期稳定，卧于硬板床上，并注意轴线翻身。使用颈托或支具固定颈椎，对疑有脊柱骨折者应尽量避免移动。使用骨盆固定带减少骨盆容积，控制出血，减轻疼痛。警惕腹膜后血肿、股动脉损伤和血栓形成。

五、创伤团队及其工作流程

鉴于创伤患者病情复杂，救治工作量大，并且时间紧迫，需要在单位时间内尽快给予明确性治疗，因此需要医护及辅助人员共同合作,创伤团队应运而生。

(一)国内外创伤团队

欧美等国家十分重视创伤救治体系建设,在不断完善创伤救治体系的过程中,形成了相应的团队模式并且配备独立的专科培训体系以保证创伤团队配合过程中的默契性及专业能力。不同等级的创伤中心其创伤团队的人力资源配置不同,以美国 I 级创伤中心为例,其 I 级创伤团队共有 10 人,包括主要医师、评估医师、支持医师、创伤团队指挥、巡回护士、主要护士、循环护士、实验室技师、呼吸治疗师、X 线技师。在抢救患者的过程中,团队成员各司其职,其团队成员站位图见图 9-1。

我国近年来依托现有的医院分级体系,结合地域特点,参考欧美创伤中心的经验,积极建设创伤中心,并开展了创伤团队人员构成及工作职责标准研究。各地通过论证和探索,相继提出了 4 医 3 护、3 医 3 护、2 医 2 护、1 医 2 护等不同模式的创伤团队标准。以 3 医 3 护 I 级创伤团队为例,团队成员共有 6 人,其中护士为 3 名,包括创伤专科护士 1 名、抢救护士 2 名(分别负责循环与记录)。整个创伤团队中除创伤专科护士由固定人员担任外,循环护士和记录护士由当日急诊抢救室在岗护士担任,指挥者则由当日急诊值班最高级医生担任。在人力资源不够充沛时,也可采取 2 医 2 护,甚至 1 医 2 护的模式,但其工作职责与内容不变。如某些医院没有亚专科创伤护士,创伤专科护士可由高年资急诊护士代替,另一名护士完成循环、记录等工作并配合医生早期评估、损伤控制并共同完成转运等。

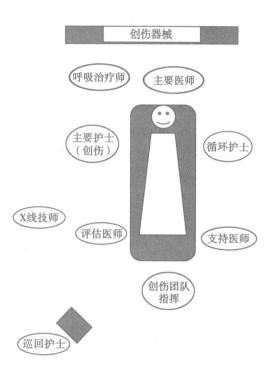

图 9-1 美国 I 级创伤中心团队成员站位图

(二)创伤团队工作流程

对于不同分诊级别的创伤患者,创伤团队将采取对应级别的工作流程。例如,对于急诊分诊级别为 1、2 级的患者,如表现为创伤性心搏骤停,GCS≤8 分或收缩压 <90mmHg,发生创伤后呼吸障碍需要建立高级气道,头颈部或躯干贯通伤等,则立即启动最高级的创伤团队工作流程。具体步骤如下:①预检士立即通知创伤专科护士并开通绿色通道。②创伤专科护士确认主管医生和值班医生到场,电话通知当日最高级别的急诊医生。提醒全体成员做好防护,协助医生进行标准创伤评估。③循环护士建立静脉通道,抽取血标本,留置导尿,准备各类操作用物。④记录护士完善护理病历,做好输血核对工作,并对有特殊要求的治疗措施进行时间提醒。⑤医生 1 站在患者头部,判断气道(意识、呼吸),根据伤情进行颈托固定、头面部止血、插胃管、中心静脉置管等操作,记录病历,开住院证。⑥医生 2 站在患者右侧,进行初步评估、进一步评估,完成床边快速 B 超、胸管、尿管操作,使用骨盆固定带、胸带,协助止血、支具固定,共同转送患者。⑦指挥者负责集合创伤团队并对其分工,进行相关谈话,发布增加特殊检查项目、置入中心静脉导管 / 胸管、备血和输血等指令,指导团队成员使用止血药,需要时共同转送患者,请专科会诊并根据情况调整团队成员的角色。

(王 飒 金静芬)

第二节　创伤评分

创伤严重程度评分(trauma scaling),简称创伤评分,是将患者的生理指标、解剖指标和诊断名称等作为参数并予以量化和权重处理,再经数学计算得出分值以显示患者全面伤情严重程度及预后的多种方案的总称。目前已建立的创伤评分系统,按其适用范围和目的可分为院前评分和院内评分两大类,前者着重于患者的去向和现场处理;后者着重于指导治疗、估计患者的预后和评估救治质量。本节仅介绍其中常用的几种创伤评分法。

一、院前评分

(一)修正创伤评分

修正创伤评分(revised trauma score,RTS)是目前较常采用又简便的院前创伤严重度评分方法。评分具体情况如表9-2所示,由收缩压(systolic blood pressure,SBP)、呼吸频率(respiratory rate,RR)和格拉斯哥昏迷评分(Glasgow coma scale,GCS)三项指标构成,各赋予一定分值。其中,GCS评分通过对患者睁眼反应、语言反应、运动反应等进行评估后赋分(表9-3),三个部分分数相加即可得到总分。正常人GCS总分可为满分即15分,创伤伤员GCS总分最低可为3分,分值越低意味着伤情越重。

表9-2　修正创伤评分表(RTS)

呼吸频率 /(次·min⁻¹)	收缩压 /mmHg	GCS 分值	分值
10~29	>89	13~15	4
>29	76~89	9~12	3
6~9	50~75	6~8	2
1~5	<50	4~5	1
0	0	3	0

表9-3　格拉斯哥昏迷评分

睁眼(E)		语言(V)		运动(M)	
自动睁眼	4	正常交谈	5	遵嘱动作	6
呼唤睁眼	3	答非所问	4	对疼痛刺激可定位	5
疼痛刺激睁眼	2	可说出单词	3	疼痛刺激肢体回缩	4
无睁眼	1	可发声	2	疼痛刺激肢体屈曲	3
		无发音	1	疼痛刺激肢体伸展	2
				无反应	1

RTS分为两个版本,其一是用于现场指导分类,称为T-RTS(Triage-RTS),T-RTS = GCS+SBP+RR(各单项为赋值分)。RTS分值范围为0~12分,总分低于11分或任一单个项目分值低于4分,属于重伤患者,RTS评分愈低伤情愈重。其二是在此基础上再将GCS分值、SBP和RR分别配以一个权重系数,其RTS值 =0.936 8×GCS+0.732×SBP+0.290 8×RR(各单项为赋值分),又称之为MTOS-RTS,更能反映生理功能紊乱,可用于创伤结局预测。

RTS简单、便捷,但RTS评分对某些隐匿型致命创伤以及迟发性内脏损伤难以进行准确的评估,且其变化与损伤部位关系密切,对多发伤、复合伤的评价效果较差,严重创伤患者容易造成漏诊。

（二）CRAMS 计分法

CRAMS 计分法也是比较常见的院前创伤评分系统，评定范围包括循环（circulation，C）、呼吸（respiration，R）、腹部（abdomen，A）、活动（motor，M）和语言（speech，S）五个方面。CRAMS 评分法按轻、中、重度异常分别赋值 2、1 和 0 分，其总分值为五个项目相加的总和。后经 Clemmer TP 等对其进行了修正（表 9-4），使其准确度得到了提高。CRAMS 分值越低，死亡率越高，分值≥7 分属轻伤，死亡率为 0.15%；≤6 分为重伤，死亡率为 62%。在欧美国家，根据创伤救治水平划分为三级创伤中心，级别越高，中心救治水平越高。评分≤4 分的重伤患者需要被送往 I 级创伤中心，其生存率明显增加。

表 9-4　修正后的 CRAMS 评分

项目	记分		
	2	1	0
循环	毛细血管充盈正常和 SBP≥100mmHg	毛细血管充盈迟缓或 SBP≤100mmHg	无毛细血管充盈或 SBP≤85mmHg
呼吸	正常	费力、浅或 RR>35 次 /min	无自主呼吸
胸腹	均无疼痛	胸或腹有压痛	连枷胸、板状腹或深的胸腹穿透伤
运动	正常（遵指令动作）	只对疼痛刺激有反应	无反应
语言	正常（对答切题）	言语错乱、语无伦次	发音听不懂或不能发音

（三）院前指数

院前指数（prehospital index，PHI）又称现场指数，是一种以生理指标为参数的评分方法，主要适用于 15 岁以上的创伤患者，是以收缩压、脉搏、呼吸、意识状态 4 项指标作为评分依据，每项指标分别记 0~5 分，总分 0~20 分，分值越高伤情越重，0~3 分为轻伤，4~20 分为重伤，伴胸腹穿透患者另加 4 分，见表 9-5。PHI 主要应用于创伤严重程度的评定、患者分流处理及预后判断，特别适用于突发大批患者的合理处置。PHI 判断重伤的灵敏度高，但缺点是不够精准，由于脉率及呼吸记分跨度大，4 分以上即为重伤，可能导致被判重伤过多，缺少定量的评价标准，在研究和判断预后方面欠缺。

表 9-5　院前指数评分表

计分	收缩压（SBP）/mmHg	脉搏 /（次·min⁻¹）	呼吸	意识	穿透伤
0	>100	51~119	正常	正常	
1	86~100				
2	75~85				
3		≥120	用力或浅	模糊或烦躁	
4					胸或腹部
5	0~74	≤50	<10 次 /min 或需插管	言语不能理解	

二、院内评分

（一）简明损伤分级法

简明损伤分级法（abbreviated injury scale，AIS）计分形式为"×××××.×"。小数点前的 6 位数为损伤的诊断编码，小数点后的 1 位数为伤情评分（有效值 1~6 分），如果还包括损伤定位和损伤原因

Note:

编码的话,其完整编码是 15 位(图 9-2)。左 1 表示身体区域,用 1~9 分别代表头部(颅和脑),面部(包括眼和耳),颈部,胸部,腹部及盆腔脏器,脊柱(颈、胸、腰),上肢,下肢、骨盆和臀部,体表(皮肤)和热损伤及其他损伤。左 2 代表解剖类型,用 1~6 分别代表全区域、血管、神经、器官(包括肌肉/韧带)、骨骼及头部-意识丧失。左起 3、4 位数代表具体解剖结构或在体表损伤时表示具体的损伤性质,序号为 02~99。左起 5、6 位数表示某一具体部位和解剖结构的损伤类型、性质或程度(按轻重顺序),从 02 开始,用 2 位数字顺序编排以表示具体的损伤,同一器官或部位,数字越大代表伤势越重。左起第 7 位(即小数点后面一位):AIS 1 为轻度伤;AIS 2 为中度伤;AIS 3 为较严重伤;AIS 4 为严重伤;AIS 5 为危重伤;AIS 6 为极重伤。而器官/部位不明确或资料不详的损伤编码为 AIS9。

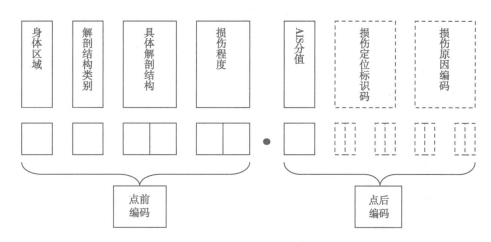

图 9-2 AIS 编码格式

AIS 评分的特点:①以解剖学损伤为依据,每个损伤部位只有一个 AIS 评分。②AIS 评分比较细致,在无准确的损伤资料的前提下无法编码确定 AIS 值。③AIS 于总分为单纯的累加,无法真实地反映整体伤情的严重程度,仅适用于单个损伤的评定,不能单纯用于预计损伤死亡率。

(二)损伤严重度评分

损伤严重度评分(injury severity score,ISS)是以解剖损伤为基础的相对客观和容易计算的方法,适用于多部位、多发伤和复合伤患者的伤情评估。ISS1974 年由 Baker 等在 AIS 评分的基础上推出,是目前应用最广泛的创伤严重程度评价指标,主要用于多发伤患者伤情严重度评估。其评分方法把人体分为六个区域(表 9-6),并进行编码,选择其中损伤最严重的 3 个区域,计算出每一区域之最高 AIS 值的平方,其值相加即为 ISS 值。ISS 的有效范围为 1~75 分,ISS 分值越高,则创伤越严重,死亡率越高。一般将 ISS 为 16 分时作为重伤的解剖标准,其死亡率约 10%;ISS<16 分,定为轻伤,死亡率较低。16~25 分为重伤,>25 分为严重伤。

表 9-6 ISS 的区域编码

编码	ISS 身体区域	所包括的具体损伤范围
1	头部或颈部	包括脑或颈椎损伤、颅骨或颈椎骨折,窒息归入头部
2	面部	口、眼、鼻、耳和颌面骨骼
3	胸部	胸腔内脏、横膈、胸廓、胸椎以及溺水
4	腹部或盆腔内脏器	腹腔内脏、腰椎
5	肢体或骨盆	四肢、骨盆肩胛带的损伤
6	体表	任何部位体表的裂伤、挫伤、擦伤和烧伤,体温过低或高压电击伤

注:ISS 所分区域不必与 AIS 的区域相一致。

Note:

ISS 评分结合了解剖部位和损伤程度两种因素,对多发伤严重程度的评估具有简单易行的优点,能够整体、快速地反映患者整体伤情的严重程度,帮助医护人员更准确地研究和预测创伤后患者的死亡率。但是 ISS 同样也存在一些缺陷,且当同一解剖部位出现多处分值时,只能取一处损伤最严重的评分,即最高分。因为 ISS 总分为三个最严重解剖部位 AIS 评分的平方和,所以 AIS 评分的 1 分之差可导致 ISS 总分发生巨大变化。此外,它不能反映患者的生理变化、年龄、伤前健康状况对损伤程度和预后的影响。

(王　飒　金静芬)

第三节　多发性创伤的救护

一、概述

多发性创伤(multiple injuries),简称多发伤,指在同一致伤因素作用下,人体同时或相继有两个或两个以上的解剖部位的损伤,其中至少一处损伤危及生命。根据我国首届全国多发伤学术会议建议,多发伤指单一因素造成两个或两个以上解剖部位(根据 AIS-90 版所指的 9 个部位)的损伤,其严重程度视 ISS 值而定,凡 ISS>16 者为严重多发伤。国外多发伤指 AIS≥3 的损伤超过 2 个部位,其 ISS≥18 分。

多发伤需要与以下概念相区别:①多处伤指同一解剖部位或脏器发生两处或两处以上的创伤。②复合伤指两种以上的致伤因素同时或相继作用于人体所造成的损伤。多发伤是临床常见严重创伤,是致死、致残和脏器功能障碍的重要原因,临床救治面临在黄金时间内确定性止血、骨折固定、血肿清除等原发性损伤救治的严峻挑战,随后更需要积极防治多器官功能障碍综合征(multiple organ dysfunction syndrome,MODS)、凝血功能紊乱(coagulation disorders)、脓毒症(sepsis)等严重并发症,后期需要多次计划性手术、康复治疗等。

多发伤绝非伤情简单的叠加,更是对全身多系统产生深远影响的严重创伤,需要多学科参与,常常分阶段处理。多发伤更多强调严重威胁生命并导致并发症发生风险很高的创伤,由多学科团队负责其急诊复苏、紧急手术、ICU 治疗、稳定后的确定性手术等整体化救治已成为多发伤救治的标准模式。

二、病因、病理生理与临床特点

(一)病因及病理生理特点

多发伤的病因多种多样,可为钝性损害和锐器伤。平时多发伤以交通事故最常见,其次是高处坠落,还有挤压伤、刀伤、塌方等,其发生率占全部创伤的 1%~1.8%。战时多发伤的发生率为 4.8%~18%,有时甚至高达 70%。创伤发生后,在致伤因子作用下,为维持自身内环境的稳定,机体迅速产生各种局部和全身性防御反应。其病理生理特点如下:

1. **局部反应**　创伤的局部反应主要表现为局部炎症反应,即局部红、肿、热、痛。其轻重程度与致伤因素的种类、作用时间、组织损害程度和性质、污染程度和是否有异物存留等有关。对多发伤,因局部组织细胞损伤较重,多存在组织破坏及细胞严重变性坏死,加之伤口常有污染、异物存留,局部微循环障碍、缺血、缺氧及各种炎性介质和细胞因子释放而造成的继发性损伤,从而使局部炎症反应更为严重,血管通透性及渗出更加明显,炎症细胞浸润更为显著,炎症持续时间可能更长,对全身的影响将更大。一般情况下,局部反应在伤后 3~5d 后趋于消退,炎症反应被抑制。

2. **全身反应**　严重创伤可以通过炎症介质及细胞因子网络,使局部损伤影响到全身,即致伤因素作用于人体后引起的一系列神经内分泌活动增强,继而引发全身炎症反应综合征(systemic inflammatory response syndrome,SIRS),由此产生各种功能和代谢改变,是一种非特异性全身性应激反应。

(1) 神经内分泌系统变化:伤后机体的应激反应首先表现为神经内分泌系统的改变。创伤应激反应是机体在伤后对有害刺激所做出的维护机体内环境稳定的综合反应或防御反应,最终目的是保证重要脏器的有效灌注,但这种自我代偿能力有限。其诱发因素包括休克、组织损伤、器官功能障碍、创伤并发症、精神与疼痛刺激等。

(2) 代谢变化:创伤应激反应通过神经内分泌系统,引起肾上腺皮质激素、儿茶酚胺、胰高血糖素、肿瘤坏死因子、白细胞介素及生长激素等分泌增加,介导创伤代谢反应,表现为多发伤患者早期氧摄取、氧输送都明显增加,使机体处于高分解代谢、高能量消耗状态,一般持续14~21d。创伤后能量代谢可增加50%~100%,甚至更高。伤后葡萄糖异生增加,糖原分解加快,胰岛素分泌抑制加上胰岛素抵抗,导致血糖升高。脂肪分解加速,创伤早期由糖原提供能量,此后主要由脂肪、蛋白质提供能量。伤后早期蛋白质分解代谢增加,产生负氮平衡,至10d左右进入蛋白质合成期,开始正氮平衡。

(3) 免疫功能变化:严重多发伤可引起机体免疫功能紊乱,表现为免疫功能抑制,导致机体对感染的易感性增加,易发生脓毒症或过度的炎症反应损害引起SIRS,两者是创伤最常见和最严重的并发症,也是创伤后期患者主要死因。创伤后可通过污染的伤口、肠道细菌移位和侵入性导管等多个途径使感染率上升。

(4) 体温变化:创伤后发热是炎性介质作用于下丘脑体温中枢所致。若体温中枢直接受损,则可发生中枢性高热或体温过低。在创伤性休克时,体温可表现为过低;创伤后3~5d内可因大量的坏死组织产生吸收热,一般体温在38.5℃以下;而合并感染时体温则会明显升高。

(5) 多器官功能障碍综合征(MODS):创伤容易诱发MODS,其机制是创伤直接损害内皮细胞的结构及功能、缺血和再灌注损伤、激活炎症细胞和体液因子,引起过度的应激和炎症反应,削弱或破坏机体的局部屏障和全身防御系统,导致感染或脓毒症。

(二) 临床特点

多发伤不是各部位创伤的简单叠加,而是伤情彼此掩盖、有互相作用的综合征。

1. 死亡率高　多发伤常伴有严重生理紊乱和病理变化,机体对这些严重紊乱代偿能力小,且涉及多部位、多脏器,每一部位的伤情重,创伤反应强烈持久,以致很快出现多器官功能障碍或衰竭。因此,创伤早期病死率高。多发伤受伤部位越多,死亡率越高。据统计,多发伤有两处、三处、四处和五处患者,其死亡率分别为49.3%、58.3%、60.4%和71.4%,颅脑伤伴休克者死亡率达90%。

2. 休克发生率高　因多发伤损伤范围广,往往失血量大,休克发生率高且出现早,以低血容量性休克最常见,尤其是胸腹联合伤,为67%;后期常为感染性休克。通常多发伤休克发生率不低于50%,且多为中、重度休克。有时低血容量性休克与心源性休克同时存在(由严重心、胸外伤所致)。

3. 严重低氧血症发生率高　多发伤早期低氧血症发生率可高达90%,尤其是颅脑伤、胸部伤伴有休克或昏迷者,PaO_2可降至30~40mmHg。严重创伤可直接导致或继发急性肺损伤,甚至急性呼吸窘迫综合征(ARDS)。低氧血症可加重组织器官损伤和多系统器官功能障碍。部分患者缺氧表现不明显,仅有烦躁不安,容易漏诊,如此时给予强止痛剂,很容易导致呼吸停止。

4. 容易发生漏诊和误诊　多发伤受伤部位多,如果未能按多发伤抢救常规进行伤情判断和分类很易造成漏诊。多数情况下多发伤是闭合伤与开放伤同时存在,一些经验不足的救护人员常会将注意力集中在开放性外伤或易于察觉的伤情上,而忽视了隐蔽的甚至更严重的创伤。多部位多系统的创伤同时存在,加之有些患者由于耐受力很强或有意识障碍,容易造成救护人员的忽略,或某些损伤的早期表现不明显而未被引起重视,从而发生漏诊或误诊。

5. 感染发生率高　开放性损伤、消化道破裂或呼吸道等闭合性损伤一般都有污染,如污染严重、处理不及时或不当、免疫力低下,很容易发生局部感染及肺部感染,重者迅速扩散为脓毒血症等全身感染。特别是对创伤部位较深且污染较重者,还应注意合并厌氧菌感染可能。

6. 多器官功能障碍发生率高　多发伤不仅原发的各部位损伤严重,而且由于创伤时多伴有组织的严重损伤,存在大量的坏死组织,可造成机体严重而持续的炎症反应,加之休克、应激、免疫功能紊乱及全身因素的作用,极易引起急性肾衰竭、ARDS、心力衰竭甚至是多器官功能衰竭。衰竭的脏器数目越多,死亡率越高。据统计,一个、两个、三个脏器衰竭死亡率分别为25%、50%、75%,四个及以上的脏器衰竭无一生存。

7. 因伤情复杂而治疗困难　因多发伤所累及的脏器或深部组织的严重程度不同,有时两个部位的创伤都很严重,均需要立即处理,就会出现确定救治顺序的困难。如处理不当,需优先处理的创伤没有获得优先处理,将有可能造成病情加重甚至死亡。

8. 并发症发生率高　应激性溃疡、凝血功能障碍和脂肪栓塞综合征等并发症发生率也明显增高。

三、早期创伤评估

快速标准地进行创伤评估并了解创伤护理的知识和技能是急诊护士必须具备的基本能力,高级创伤生命支持(advanced trauma life support,ATLS)及中国创伤救治培训中创伤初始评估分为两个阶段,即初级评估(primary assessment)和进一步评估(secondary assessment)。具体时间轴流程见文末彩图9-3。

(一) 初级评估

初级评估的目的:①确认是否存在致命性损伤并需要处理。②明确潜在的损伤。③判定处理患者的优先次序。④根据评估实施恰当的救护,以降低死亡率及伤残率,改善预后。

初级评估包括ABCDE,即气道及颈椎保护(airway with simultaneous cervical spine protection,A)、呼吸(breathing,B)、循环(circulation,C)、神经系统(disability,D)及暴露与环境控制(exposure and environmental controls,E)。

1. 气道及颈椎保护

(1) 气道评估:对于神志改变(GCS≤8分),伴有颌面部及颈部损伤的患者,应重点评估其气道有无不畅或阻塞。观察颌面部、口腔情况,如口腔内有无舌阻塞、呕吐物、血液、食物或脱落牙齿、口腔软组织水肿等。

(2) 保护颈椎:很多致伤机制都有可能让患者存在脊髓损伤的危险,亦可在事故发生后转运或现场初次处理过程中受到二次伤害。因此,在气道管理的同时评估和保护脊髓尤为重要。评估时让患者保持仰卧位,移除其头部物品,如帽子、头盔等,保持身体轴向稳定,并固定颈椎位置,严禁患者自行活动。置颈托(没有使用者)或检查已置颈托是否合适。

2. 呼吸　一旦气道是安全的,即开始评估患者的呼吸。暴露患者的胸部,观察有无自主呼吸、胸廓起伏、呼吸频率和形态、使用辅助呼吸肌、是否胸式呼吸、皮肤颜色、胸廓软组织及骨骼的完整性、双侧呼吸音情况,同时查看是否存在气管移位、颈静脉怒张、胸廓塌陷、反常呼吸等。

3. 循环　通过触摸大动脉搏动判定脉搏强度(正常、微弱、强烈)和频率(正常、慢、快),测量血压,观察是否有明显的外出血、皮肤颜色和温度、毛细血管再充盈情况,以判断患者的循环状态。

4. 神经系统　主要评价患者的意识水平、瞳孔大小和对光反应、有无偏瘫或截瘫等。①用AVPU法快速判断清醒程度,即A:清醒;V:对语言刺激有反应;P:对疼痛刺激有反应;U:对疼痛刺激无反应。②检查手指和脚趾的感觉和运动功能。③评估瞳孔的大小、形状及对光反射。若患者清醒程度欠佳或有肢体瘫痪,可在进一步评估中进行详细的检查。

5. 暴露与环境控制　将患者完全暴露以便无遗漏地全面检查伤情,特别是枪伤、腹部及骨盆的创伤(可以引起严重的失血性休克),同时一些开放性的骨折也有可能因为暴露不充分而被忽视。暴露检查时应注意:①小心安全地为患者脱掉衣服和鞋袜,但切记所有衣物将可能作为司法证据,需要妥善保存,并且应注意保护创伤团队成员自身的安全。②如果患者在受伤时曾暴露于污染或有害的环境中,需要对患者进行必要的清洁处理。③暴露过程中要注意为患者保温,避免过低体温引发心律失常、凝血障碍、昏迷和心输出量降低等。

（二）进一步评估

在了解损伤机制并完成初级评估及其维持生命的干预措施后,可开始进行进一步评估,即从头到脚的评估(head-to-toe assessment),评估过程中始终保持颈椎固定。

1. 头面部评估　观察及触摸头面部、口、鼻、耳是否有裂伤、撕裂伤、挫伤、穿刺伤,是否有出血、膨隆或血肿、淤青、疼痛或肌紧张、骨擦音,是否有外来物或穿刺异物,观察是否有鼻部溢液或出血,触诊鼻中隔位置,观察瞳孔大小、形状、活动、对光反应,判断视力及听力。

2. 颈部评估　让团队成员 1 人固定颈部,另 1 人移去前部颈托,观察及触诊颈部,查看气管是否居中,颈部是否有肿胀、皮下气肿、压痛及出血,评估结束后放回前部颈托。

3. 胸部评估　观察胸廓呼吸运动是否对称,胸部是否有外伤、出血、压痛,胸部挤压试验是否阳性,是否存在捻发音及皮下气肿,是否有外来物或穿刺异物,同时听诊两侧呼吸音是否对称存在、消失、降低或异常(啰音、哮鸣音、噼啪音),听诊心音并叩诊胸部判断是否存在过清音及浊音。

4. 腹部评估　观察腹部整体形状、轮廓,是否有外伤、出血、异物等,听诊肠鸣音,顺时针触诊腹部四象限查看是否存在腹部紧张、压痛及反跳痛、包块或液波震颤,叩诊是否存在移动性浊音。注意评估腹痛和腹胀、腹膜炎的范围与程度。

5. 骨盆及外生殖器评估　观察及触诊骨盆及外部生殖器,查看是否有外伤、出血、失禁、异物、骨擦音。观察尿道口是否有出血,轻柔地触诊骨盆(挤压和分离试验),若明确骨盆骨折(pelvic fracture)勿行该试验。骨盆骨折本身易致低血压、失血性休克,伴有腹内脏器损伤、膀胱破裂、尿道、直肠损伤等容易加重休克,评估时应加以重视。

6. 四肢评估　观察及触诊四肢及各关节形状、轮廓并与对侧进行比较,查看是否有肿胀、畸形、压痛、出血、异物,判断四肢肌力、活动度及其神经血管情况,触诊双侧股动脉、腘窝动脉、足背动脉、肱动脉及桡动脉。

7. 检查后背部　三名医护人员使用轴线翻身的方法,翻身过程中避免将患者翻至已知可见损伤侧,以防加重患者的疼痛及对受伤侧肢体造成二次损伤。查看后背部,双侧季肋区及臀部、大腿后部是否有裂伤、擦伤、撕裂伤、挫伤、水肿及瘢痕等;触诊脊椎、后背部是否有畸形、肿胀、压痛。

（三）多发伤伤情的再评估

多发伤是一种变化多端的动态损伤,对于其损伤范围和伤情严重程度,经过全身系统检查后得出的初期估计多不够全面,原因有以下 3 点:①有的深部而隐匿的损伤在早期评估时其体征还不明显。②继发性损伤的发生。③外伤后果,如出血性休克和其他应激反应的动态表现。④对治疗的反应。因此,对多发伤患者的伤情及体征进行继续、详细的再观察及再评估是十分重要的。再评估的重点包括如下方面:

1. 腹膜后脏器的损伤　如十二指肠破裂、胰腺损伤等,因位于胃、结肠后,破裂后早期肠内容外渗不多,胰腺渗漏可被后腹膜覆盖,故腹部体征出现较为缓慢,早期不易确诊。

2. 注意隐匿性大出血　如胸部挤压伤后迟发性血气胸,迟发最长可达数天甚至几十天,且出血量大,平均可引流出血液 1 000~1 500ml。骨盆骨折及闭合性腹部损伤也可引起腹膜后隐性大出血,有时甚至可达 3 000ml 以上,但往往由于其他病情的掩盖,且后腹膜血肿常无特殊的症状和体征,而腹腔穿刺多为阴性,故不易早期发现。

3. 软组织损伤合并邻近脏器破裂　如腰背部软组织损伤并发腹膜后结肠破裂,早期常无腹部症状及体征,直至局部伤口有粪便渗出、局部蜂窝织炎、全身败血症时才被发现,因此在多发伤的躯干软组织损伤,在全身系统检查或连续观察及再评估中,都应视其可能存在严重脏器损伤,应反复持续再评估。

Note:

（四）重点评估内容

在初级评估及进一步评估中，需要重点关注是否存在危及生命的情况：①严重颅脑损伤。②张力性气胸与大量血胸。③连枷胸与反常呼吸。④外伤性主动脉破裂。⑤腹部内脏器官破裂出血。⑥血流动力学不稳定性骨盆骨折及股骨骨折。

四、急救与护理

多发伤病情一般都比较危重，其处理是否及时和正确直接关系到患者的生命和功能恢复。因此，必须十分重视创伤的急救与护理。

（一）急救原则

整个过程中可以按 VIPCO 程序进行抢救。①V（ventilation）：保持呼吸道通畅、通气和充分给氧。在处理多发伤患者时，特别是头、颈、胸部创伤患者时，维持呼吸道通畅必须占最优先的位置。②I（infusion）：迅速建立静脉通路，保证输液、输血，扩充血容量及细胞外液等抗休克治疗。多发伤休克主要的病理变化是有效循环血量不足、微循环障碍。当患者已呈现出明显休克状态时，预计失血量在 1 000~2 000ml 以上，因此，恢复血容量和纠正缺氧处于同等重要的位置，对已有休克症状患者迅速建立多个静脉通道，开始液体复苏。③P（pulsation）：监测心泵功能，监测心电和血压等。如发现心搏骤停者，应立即心肺复苏。多发伤患者除低血容量休克外，亦要考虑到心源性休克，特别是伴有胸部外伤的多发伤，可因气胸、心肌挫伤、心脏压塞、心肌梗死或冠状动脉气栓而导致心脏衰竭。有些患者低血容量休克和心源性休克可同时存在。针对病因给予胸腔闭式引流、心包穿刺以及控制输液量或应用血管活性药等措施。④C（control bleeding）：控制出血，包括紧急控制明显或隐匿性的出血。对于明显的外在出血，可以通过局部加压止血、抬高患肢的方法控制出血。隐匿性出血判断往往比较困难，如骨折患者可能有大量血液丢失在软组织里。因此，在处理多发性骨折休克的患者时，需要考虑各骨折部位丢失在软组织里的血液，如较为严重的骨盆骨折。同时，在大量快速输血、输液的情况下，仍出现不能解释的低血压，应高度警惕胸、腹、腹膜后有大出血的可能，明确诊断后可紧急手术止血。⑤O（operation）：急诊手术治疗。严重多发伤手术处理是创伤治疗中的决定性措施，而且手术控制出血是最有效的复苏措施。危重患者应抢在伤后的黄金时间（伤后 1h）内尽早手术治疗。

（二）院内护理措施

经现场急救被送到医院急诊科后，分诊护士应立即确定分诊分级，开通绿色通道，对患者进行创伤评估，迅速采取针对性的措施进行救治，配合医生明确诊断，尽快手术。在评估和处理严重多发伤患者时，应特别注意遵守标准的预防措施，如穿保护衣、戴手套、眼镜、面罩等。

1. 创伤气道的建立　低氧血症和失血是创伤患者早期死亡的最常见原因。气道损伤或梗阻与创伤患者低氧血症的发生密切相关。在创伤救治中，应注意保持气道通畅，确保有效的氧供。气道梗阻发生即可呈现急剧突发，也可表现为隐匿渐进，及时准确评估并采取相应急救措施，可改善患者预后，可按照"CHANNEL 原则"进行评估。①C（crash airway，崩溃气道）：崩溃气道指患者处于深度昏迷、濒临死亡、循环崩溃的状态，不能保证基本的通气氧合，需按紧急气道处置。②H（hypoxia，低氧血症）：首先需要纠正低氧血症。对于自主呼吸节律尚稳定的患者，可以经鼻导管或面罩进行氧疗；若自主呼吸不稳定或通气氧合情况仍不正常，需给予球囊面罩通气。③A（artificial airway，人工气道）：对于尚能维持通气氧合的患者，仍需根据情况判断是否需要建立人工气道。④N（neck mobility，颈部活动度）：气管插管需要调整体位至嗅探位以便增加插管成功率。关注患者有无合并颈部疾患，包括颈部活动受限、颈部损伤、颈部制动、体位配合困难等。⑤N（narrow，狭窄）：各种原因导致气管内径减小甚至完全阻塞会增加气管插管的难度。⑥E（evaluation，评估）：用 3-3-2 法则评估口轴、咽轴、喉轴三轴线的相关性，即张口大于 3 指，颏至下颌舌骨处大于 3 指，甲状软骨上窝至下颌舌骨处大于 2 指。⑦L（look externally，外观）：快速观察外观，如是否为颈部短粗等特征。若气道已出现局部或全面阻塞，则在保护患者颈椎的同时开放气道，并清除口中异物或呕吐物，但要尽量避免刺激呕吐。

Note:

知识拓展

常见创伤气道损伤类型

颌面部损伤:因解剖结构被破坏,气道失去组织支撑,或出血、水肿、异物吸入,造成气道阻塞。

上、下颌骨骨折:双侧下颌骨骨折和联合处骨折可造成上呼吸道梗阻,而骨髁部骨折影响患者张口,加大气道建立难度。上颌骨 LeFort Ⅱ型、Ⅲ型和Ⅳ型骨折较易造成气道损伤,需避免二次损伤。

喉及气管损伤:气管、环状软骨、喉部组织和/或神经等损伤症状可能很细微,但后果十分严重。由颈部钝伤引起的部分或完全的气管横断可仅有声音嘶哑,但可能在压迫环状软骨进行快速诱导插管时才变得严重甚至致命。

2. **循环支持、控制出血**　大部分多发伤患者都存在不同程度的休克,尤其当患者已经出现血压偏低,应尽快进行液体复苏以恢复有效血容量。迅速用 16~18G 留置针建立 2 条及以上静脉通路,常选用肘前静脉(如肘正中静脉或贵要静脉)、颈外静脉,注意不要在受伤肢体的远端选择静脉通路,以避免补充的液体进入损伤区内。常用的复苏液体可分为晶体液、胶体液和晶胶混合液,晶体液又分为等渗液和高渗液。积极的液体复苏疗法是多发伤早期救治的关键环节,但对于胸腹部活动性内出血尚未得到控制的患者,则不主张快速提升血压至正常水平,即所谓的"限制性液体复苏"策略。限制性液体复苏亦称低血压性液体复苏或延迟液体复苏,指机体处于有活动性出血的创伤失血性休克时,通过限制液体输注速度和输液量,使血压维持在相对较低的水平(即允许性低血压),直至彻底止血。

此外,需要控制显的外部出血,加压包扎伤口敷料。对大血管损伤经压迫止血后应迅速做好手术止血的准备。尽快备血及输血,补充有效循环血量。遵医嘱留置导尿,观察每小时尿量。若患者出现创伤性心搏或呼吸骤停,立刻进行心肺复苏,并尽快找出原因,如多发肋骨骨折或胸骨骨折、张力性气胸或大出血,必要时协助进行开胸手术。若发现心脏压塞,协助进行心包穿刺。

3. **保温和复温**　低体温、凝血功能障碍、代谢性酸中毒是导致严重创伤患者死亡的三大主要原因,而其中低体温又在很大程度上将导致或加重 DIC 和酸中毒的发生,是创伤患者一个重要的损伤机制,往往会增加其死亡率。对已经低体温或高风险患者除进行被动复温外,应积极采取被动复温及主动复温相结合的综合性复温方法,帮助患者恢复到正常体温。

4. **加强生命体征监测和辅助检查**　获取患者的血压、脉搏、呼吸频率、氧饱和度和体温参数,同时配合医生进行诊断性操作或辅助检查,如描记心电图、监测血氧饱和度、抽血化验、配血、育龄妇女妊娠试验等。必要时,可置胃管以预防呕吐、减轻对肺部压力,协助超声及放射影像检查等。

5. **损伤控制性复苏**　严重创伤和多发伤除创伤打击(第一次打击)外,还因创伤引发的病理生理改变造成一系列损伤(第二次打击)。如果按常规处理,将导致严重代谢性酸中毒、凝血功能障碍和低体温,使病情迅速恶化,最终导致死亡。生理状态不稳定的多发伤大出血极易出现这种结局。1983年,Stone 等提出了损伤控制(damage control, DC)理论。1993年 Rotondo 等正式提出损伤控制外科概念,明确提出救治严重创伤和多发伤损伤控制方法。

严重创伤处理中损伤控制策略包括 3 个基本理念:①避免再损伤和伤势恶化。②暂时控制与分期处理。③积极完全纠正或控制伤情发展。步骤:①第一阶段初始简化手术。②第二阶段为 ICU 复苏治疗。③第三阶段确定性修复重建手术。损伤控制性复苏则要求迅速识别大出血和潜在大出血的患者,积极寻找出血部位并控制出血;允许性低血压复苏;预防和识别低体温;预防和识别、纠正酸中毒;早期补充各种凝血药物,早期使用止血药,纠正创伤性凝血病等。

6. **注重人性化关怀**　无论患者是否清醒,护士在评估过程中均应注重患者疼痛评估及内心感受。疼痛是创伤征兆的一部分,如处理不当会引发心率加快、浅表血管收缩、面部肌肉收缩、恶心、呕吐等。应注意昏迷的患者仍可能感到疼痛；受伤和检查过程可导致疼痛。护士应观察患者的体征、面部表情、流泪等情况，及时发现患者不适及不安情绪。鼓励家属陪同患者，共同参与创伤患者救治及知情同意，评估及了解家庭成员的需求和愿望。

7. **防治感染**　遵循无菌操作原则，按医嘱使用抗菌药物。开放性创伤需加用破伤风抗毒素血清治疗。

8. **支持治疗**　主要是维持水、电解质和酸碱平衡，保护重要脏器功能，并给予营养支持。

9. 配合医生对各脏器损伤的治疗。

10. **信息沟通**　协助创伤团队中辅助科室人员、会诊人员沟通与联系，与指挥者及时沟通，参与并监测严重多发伤患者转运过程。

（王　飒　金静芬）

第四节　复合伤的救护

———————————————— 导入案例与思考 ————————————————

患者，男，46岁。因"锅炉爆炸致胸、腹部损伤，胸闷、出血1h"急诊入院。查体：意识清，T 36.7℃，P 127次/min，BP 67/49mmHg，SpO_2 82%。皮肤广泛烧伤，黏附大量黑色粉尘、铁屑，右前下胸壁有一12cm×5cm伤口伴活动性出血，可见肋骨骨折断端、右肺及心包；腹部平坦，腹肌紧张，明显压痛。左前臂、左小腿各有一7cm×5cm伤口。X线示右肺高密度影，右胫腓骨骨折，左尺桡骨骨折；B超示右胸腔、腹腔内积液。血常规：WBC $14.6×10^9$/L，RBC $6.6×10^{12}$/L，Hb 71g/L。

请思考：

1. 该患者很可能发生了何种类型的创伤？

2. 如何进行病情评估及判断？

3. 需对该患者实施哪些救护措施？

一、概述

（一）概念与致伤特点

1. **概念**　复合伤（combined injury）指两种或两种以上不同性质的致伤因素同时或相继作用于机体所造成的复合性损伤。不同性质的致伤因素，指能引起独立的、特定的一类损伤的因素，如致烧伤的热能（其中有不同的热能源，如火焰、沸水、蒸汽、光辐射等）；致放射损伤的射线（其中有不同的射线，如α射线、β射线、γ射线、X射线、中子等）；致机械性损伤的多种暴力、机械力（其中有冲击波撞击力、穿透力、挤压力等）；致特殊损伤的多种致伤因素（如激光、微波、次声、粒子束）等。

2. **致伤特点**　①一伤为主：主要致伤因素在疾病的发生发展中起主导作用。②复合效应：复合效应是复合伤不同于单一伤的最重要特点，指机体遭受两种或两种以上不同性质致伤因素的作用后所发生不同因素之间和致伤因素与机体之间的综合性反应，称为复合伤的"复合效应"，这种效应往往不是简单相加，而是存在着损伤与抗损伤、协同叠加和拮抗消减等病理反应的复杂综合变化。大量研究表明，复合伤的复合效应很多情况下表现为"相互加重"，但在有些情况下也可表现为不加重，甚至减轻。例如，合并了12Gy放射损伤和15% Ⅲ度烧伤的放烧复合伤患者，伤后48h内较单一放射损伤重，而伤后72h因肠上皮再生修复，则较同期单一放射损伤恢复得快而好。此外，复合效应可表现在整体、组织脏器、细胞和分子的不同层次水平，也可表现在重要的病理过程中。在病理发展的不同阶段，不同脏器组织的变化在轻重致伤因素作用先后及间隔时间不同的时候，实际发生和表现出的复合效应也不尽相同。

（二）病因与命名

1. 病因 复合伤常见于工矿事故、交通事故、火药爆炸、严重核事故等各种意外。致伤因素有热能、射线、机械力及激光、微波、化学物中毒等。煤矿瓦斯、锅炉、鞭炮厂爆炸中多合并有烧伤、冲击伤和挤压伤。交通事故中常合并挤压伤、机械性损伤和烧伤。核电站事故中，中重度以上放射病均合并烧伤。核爆炸中复合伤发生率高、伤类杂、伤情重、发展快、诊治难，是核战争造成减员和伤亡的重要原因，复合伤伤员也成为核爆炸事故中救治的重要对象。

历 史 长 廊

切尔诺贝利核电站爆炸

1986 年 4 月 26 日凌晨 1 点 23 分（UTC+3），切尔诺贝利核电站的第四号反应堆发生爆炸。连续的爆炸引发了大火并散发出大量高能辐射物质至大气层中，这些辐射尘涵盖了大面积区域，所释放出的辐射线剂量是第二次世界大战时期投放至广岛的原子弹的 400 倍以上。辐射危害严重，导致事故后 3 个月内有 31 人死亡，之后 15 年内有 6 万 ~8 万人死亡，13.4 万人遭受各种程度的辐射疾病折磨，方圆 30km 地区的 11.5 万多民众被迫疏散。

2. 命名 复合伤因各种单一伤的不同组合，伤类十分复杂，需进行合理命名。命名规律如下：

（1）突出复合伤主要损伤的命名：如烧伤复合伤、创伤复合伤、放射复合伤等。

（2）按所复合的主要损伤和次要损伤，依次简略命名：如主要损伤为烧伤，次要损伤为冲击伤，则称"烧冲复合伤"。如有三种损伤复合，可也按此命名，如"放烧冲复合伤""烧放冲复合伤"等。

（3）按致伤因素类别命名：如多种化学毒剂引起的复合伤称"毒剂复合伤"。核武器爆炸时产生四种杀伤因素（放射损伤、冲击伤、烧伤和机械性损伤）所产生的多种复合伤统称核爆炸复合伤（combined injury from unclear explosions）。

（4）按是否包括某些或某一特殊损伤而分类和命名：是否包括这种特殊损伤，对整体伤情具有重要的以致决定性的影响。如战时核爆炸与平时核事故所发生的复合伤，根据是否包括放射损伤而区分和命名为"放射复合伤"和"非放射复合伤"。

（三）伤情评估与判断

复合伤具有致伤因素"多"、伤情"重"、伤类"杂"、救治"难"的总体特点。绝大多数复合伤为突然发生，伤情来势凶猛、变化迅速，严重者甚至在短时间内死亡。常见于群体突发事件，可能造成重大人员伤亡。护士必须掌握检伤分类和急诊护理评估方法，立即识别危及伤者生命的状况，准确判断疾病或损伤的症状，最大限度地挽救伤者生命，降低伤残率。

1. 受伤史 根据事故发生的相关信息、伤员周围情况，推算出杀伤范围、致伤因素和发生的复合伤类型。

2. 临床表现 复合伤的致伤因素复杂，损伤部位及情况多有不同，由于损伤部位、致伤因素强度及种类的不同，临床表现也各不相同。如肺冲击伤可伴有胸闷、咳嗽或呼吸困难等；放射复合伤可因血管通透性增强、血小板减少，引起广泛性出血。另外，由于小肠黏膜上皮，尤其是隐窝的干细胞库对射线十分敏感，大剂量放射线照射后，患者常表现出胃肠道功能紊乱、食欲减退、恶心、呕吐、腹泻等严重的消化道症状。挤压伤的患者常发生以肢体肿胀、肌红蛋白尿、高钾血症为特点的急性肾衰竭。爆炸冲击伤常伤及内脏，造成胃出血、肝脾破裂等。其临床特点如下：

（1）局部创面或伤口特点：局部创面情况可有助于间接推测发生的伤情，如烧伤、冲击伤体表创面为轻伤，但内脏损伤多较重。放射复合伤时，烧伤和创伤局部改变的特点是炎症反应减弱，组织坏死更加严重，外观表现渗出减少、干燥、色暗、伤口收缩不良，坏死组织脱落迟缓。

（2）全身性反应特点：①应激反应严重。由于神经 - 内分泌反应调控机制，机体处于高代谢、高动

Note:

力循环、高血糖、负氮平衡状态,内环境严重紊乱。②休克发生率高。③伤后感染发生早且发生率高,创伤应激引起全身炎症反应综合征,导致机体免疫功能抑制,机体易感性增高,易发生真菌感染。④易发生多器官功能衰竭。

要害部位大出血、休克(失血性休克、感染性休克、创伤性休克和烧伤引起的休克)、有害气体急性中毒或窒息、急性肺水肿、肺出血、急性心力衰竭、多器官功能障碍等是复合伤伤者主要致死原因,病情评估过程中应重点关注。

3. 辅助检查

(1) 实验室检查:放射复合伤时白细胞计数明显下降,辐射量越大,白细胞计数下降越快;烧伤复合伤时白细胞增多,血清谷草转氨酶水平升高,升高程度与烧伤程度成正比。

(2) 其他检查:①心电图,心率增快,P波高尖,ST段上升或下降,T波低平、倒置。②X线、CT检查,对诊断骨折、胸腹部冲击伤、呼吸道烧伤和异物定位有价值。③肺分流量和血气分析,肺部损伤时,肺分流量显著升高,血氧分压有明显的变化。④超声、脑电图、穿刺,超声对肺部的冲击伤和腹部的损伤有辅助诊断意义;脑电图对颅脑损伤有帮助;腰椎穿刺对颅内压和脑脊液的检查有一定意义。

4. 病情判断　患者有明确的受伤史和致伤因素,例如生产事故、交通事故、大量射线伤害、火灾等;外在伤口明显,如烧伤;有全身症状,如意识障碍、耳鸣、呼吸障碍、心力衰竭等,基本可以明确诊断。

为了及时有效地进行急救、诊断、后送和治疗,必须对复合伤伤情进行分度。复合伤的分度是以各单一伤的伤情为基础,以中等以上损伤复合后常出现复合效应(主要是相互加重)为依据而加以划分的,可分为轻度、中度、重度和极重度四级,具体见表9-7。

表9-7　复合伤伤情分度

复合伤	分度标准(具备下列条件之一者)
极重度	一种损伤达极重度;二种重度损伤;重度放射损伤加中度烧伤;一种重度损伤加二种中度损伤
重度	一种损伤达重度;三种中度损伤;中度放射损伤加中度烧伤
中度	一种损伤达中度
轻度	二种或三种损伤均为轻度

(四) 急救原则

复合伤时由于多有复合效应存在,可互相累及致使病情加重,特别是有多脏器复合伤时,病情严重,发展变化快,给救治和护理增加了一定的困难,应予以高度重视,并按下述原则开展急救:

1. 总原则　救命第一、救伤第二,迅速而安全地使伤员撤离现场,不增加新的损伤。

2. 优先处理危及生命的复合伤　重要血管和脏器损伤、开放性颅脑损伤和颅内出血、严重挤压伤和各种原因引起的大出血、窒息、心搏骤停等严重威胁伤员生命时,在处理主要致伤因素损伤的同时,优先予以紧急处理,同时兼顾休克的防治,以降低伤员死亡率。对于不危及生命或肢体存活的复合伤,应待患者病情平稳后再进行进一步处理。

3. 首先处理主要矛盾　主要致伤因素损伤的治疗与其他合并伤的治疗相互影响时,应坚持主要矛盾优先处理、兼顾其他损伤的救治原则。

4. 合理安排手术顺序　主要根据受伤器官的严重性和重要性区别对待,一般是按紧急、急性和择期的顺序。如果同时都属紧急或急性时,则首先是行紧急气管切开手术、颅脑损伤手术。手术过程中,先行无菌手术(闭合伤手术),再行污染手术(包括开放伤和空腔脏器破裂)。

5. 加强早期脏器保护　复合伤患者内脏器官损伤往往出现较早,如不及时给予治疗,其功能恢复会相对较慢,影响伤员的救治和预后。

6. 重视一般感染和特殊感染的防治　复合伤尤其是合并烧伤、开放性损伤和空腔脏器损伤时，伤员受感染风险明显增加，故应及早遵医嘱使用有效的抗生素，防治需氧菌和厌氧菌感染。同时，应注意破伤风等特殊感染，及早给予破伤风抗毒素或免疫球蛋白。

二、烧冲复合伤的救护

烧冲复合伤（burn-blast combined injury）指人员同时或相继受到热能和冲击波的直接或间接作用而发生烧伤和冲击伤的复合伤。由核爆炸、炸药爆炸或其他爆炸所产生的冲击波，作用于人体引起的损伤，称为冲击伤（blast injury）。

（一）病因与致伤机制

1. 病因　烧冲复合伤在常规战争与平时瓦斯、炸药、锅炉等爆炸事故中均可发生。在物质爆炸的瞬间迅速形成一个巨大能量释放的化学反应过程，引起高温高压气体的迅速膨胀，造成周围介质的破坏、变形和移位，爆炸源周围的空气介质迅速膨胀形成 3 个压缩波，它们相互重叠形成 3 个冲击波。此外，爆炸同时周围的温度也急剧升高，破片变速飞散，这些致伤因素与冲击波引起重叠及复合损伤。因此，在临床上烧冲复合伤表现为单纯冲击波损伤者往往较少，绝大多数是以复合性损伤的形式表现出来。

2. 致伤机制

（1）热力：爆炸源爆炸瞬间可产生巨大的能量，使周围气体温度急剧升高，形成高温热力，造成体表烧伤；吸入高温的蒸汽或烟雾可致呼吸道烧伤。

（2）冲击波致伤：冲击波致伤包括原发性损伤、继发性损伤及三次损伤三种机制。冲击波超压和负压主要引起含气脏器（如肺、胃肠道和听器）损伤，动压可使人员产生位移或抛掷，引起实质脏器破裂出血、肢体骨折和颅脑脊柱损伤。肺是容易受冲击伤的内脏器官，由于冲击伤外部征象不明显，且冲击波致伤的伤情复杂，发展迅速，所以对胸部爆炸伤要引起足够的重视。

（3）复合效应：烧伤本身就可引起一系列继发性反应，如应激性溃疡、全身性炎症反应综合征，甚至脓毒症和多器官功能障碍，而冲击波在其超压、负压及动压作用下，通过产生压力差、内爆效应、破裂效应、惯性、抛掷和撞击等，可进一步造成实质及空腔脏器的损伤。烧冲复合伤的伤情与结局主要取决于烧伤的严重程度，而重度烧冲复合伤往往表现出两种损伤因素相互加重，互相促进，即所谓复合效应的结果。

（二）伤情评估与判断

1. 受伤史　应首先根据核爆炸的当量、方式和伤员离爆心的距离进行群体判定。百万吨级核爆炸时除远距离可发生单纯烧伤、屏蔽条件下可发生单纯冲击伤外，极大多数伤员将发生烧冲复合伤；十万吨级核爆炸时较远距离主要发生烧冲复合伤，也发生烧放冲复合伤，特别在核爆高度较低的情况下可发生放射复合伤；对万吨以下核爆炸则基本上可不考虑烧冲复合伤。

2. 临床表现　烧冲复合伤患者同时呈现烧伤和冲击伤的临床表现及一些综合性症状和体征。这些表现因烧伤程度、冲击伤涉及的组织器官损伤严重程度不同而有所不同。

（1）全身情况和症状：在冲击波作用的瞬间产生的动压抛掷、撞击、直接挤压，可导致伤者坠落、位移、脏器破裂出血、骨折、碎片伤，以及爆炸中心的火焰和灼热气体引起的皮肤烧伤与吸入性损伤。如合并颅脑损伤时可表现为神情淡漠、反应迟钝、嗜睡等意识障碍；合并胸腹脏器伤时则出现各种胸腹伤的相关症状。

（2）烧伤创面：烧伤深度不同，临床表现也不同。烧伤和外伤发生在同一部位时，局部反应常较单一伤更剧烈，循环障碍严重，创面组织水肿显著，持续时间也较长，局部组织坏死较重，并发症多，骨髓炎和气性坏疽发生率较高，伤口愈合多较单纯外伤延缓。当伴有呼吸道烧伤时，表现为口鼻周围深度烧伤、鼻毛烧焦、口唇肿胀、口腔及咽部红肿、局部有水疱、刺激性咳嗽、痰中有炭灰、吞咽困难等；随后发生气管支气管炎，表现为刺激性咳嗽、声嘶、呼吸困难和 / 或哮鸣等，并有疼痛感。

(3) 冲击伤的临床表现：①听器冲击伤，主要表现为耳聋、耳鸣、眩晕、耳痛、头痛、外耳排液等症状。检查可发现鼓膜破裂、听骨骨折、听力障碍。②肺脏是冲击波作用的主要靶器官。肺部受冲击伤后血管通透性增加，主要表现肺出血、肺泡和间质水肿、肺泡破裂、通气和换气功能障碍，或造成难以逆转的低氧血症。③腹部冲击伤后最常见的临床表现有腹痛、恶心呕吐、腹膜刺激征及休克等。如仅有内脏轻度挫伤，腹痛在 3~4d 后逐渐消失；如有内脏破裂，持续腹痛并伴有压痛、反跳痛、腹肌强直等腹膜刺激征。结肠或直肠损伤患者可出现直肠流出鲜血。肠穿孔的患者可出现膈下积气、气腹和肝浊音界消失，同时可有肠鸣音消失等。

(4) 休克、感染：重度以上烧冲复合伤伤后均有持续性发热，全身感染严重，常出现继发性休克。全身感染是烧冲复合伤的主要并发症，也是致死的主要原因。

(5) 常见并发症：①多器官功能障碍综合征（MODS）。烧冲复合伤作为第一次打击，造成低血容量性休克、低灌注、缺血再灌注损伤，虽然患者度过了休克，但心、肺、肝、肠等器官仍处于"隐性休克"、缺血缺氧状态，乏氧代谢产生乳酸、大量氧自由基释放。体内各型免疫细胞处于"激活"状态。若发生严重感染，可导致脓毒症和 MODS。②心肺功能障碍。光辐射和冲击波直接作用的损伤效应，伤者常感觉胸闷、胸痛、心前区不适、咳嗽、咳痰沫痰、呼吸困难。患者心跳常表现先缓慢，40~50 次/min，持续 2~3h，而后加快至 200 次/min，出现心律失常和心力衰竭等征象。③肾脏损伤。严重烧冲复合伤时肾功能障碍十分突出，常出现少尿、血尿、无尿、血尿素氮持续升高，甚至发生急性肾损伤。④造血功能变化。烧冲复合伤时血小板数量减少、功能降低。严重伤情时伤后白细胞可一直处于低下状态。血红蛋白值在休克期一般均有所升高，而且比单纯冲击伤或单纯烧伤更为显著。随着病程发展，血红蛋白值持续下降，贫血也比较严重。

3. 辅助检查

(1) 血象和生化指标：烧冲复合伤时血清谷草转氨酶（SGOT）的升高程度与伤情比较一致。重度以上伤情大多有明显升高，伤后 1d SCOT 超过 300U 多为极重度伤情，而中度伤情可无明显变化。极重度烧冲复合伤时血中非蛋白氮（NPN）显著升高，伤后 3d 平均为伤前的 276%。NPN 的极度升高表明伤情严重，肾脏可能发生肾小球缺血病变。二氧化碳结合力迅速降低，伤后 3d 内降至 14mmol/L 以下者，说明伤情严重。

(2) 特殊检查：①心电图。烧冲复合伤时心电图变化的概率较高，如 P 波增高、低电压、ST 段移位及倒置等。这些变化在一定程度上反映心脏及肺脏病变，但属非特异性，可作为判断整体伤情严重程度的参考。②肺分流量和血气分析。肺部受冲击伤后肺分流量显著增高，其变化比血氧分压更敏感，在很大程度上可反映肺部损伤程度。严重肺损伤时动脉血氧饱和度下降，对观察伤情发展有参考价值。③影像检查。X 线检查对诊断骨折、胸部冲击伤（气胸、肺出血和肺水肿等）、腹部冲击伤（气腹等）、呼吸道烧伤和异物的定位等有特殊价值。烧冲复合伤早期 X 线胸片显示肺纹理增多、增粗、模糊，透光度降低，密度不均及浅淡的块状或片状云絮状阴影，肺大疱及液气胸，纵隔气肿以及肋骨骨折。伤后 6h 内胸部 CT 检查显示肺大疱局灶性肺气肿、胸腔积液、纵隔气肿，密度增高的云絮状影提示肺泡及间质出血、水肿。④其他。听器检查应列为常规，怀疑血管空气栓塞时应做眼底检查。肺冲击伤时也可做超声波检查；脑电图、脑血流图都可提供参考，必要时可进行腰椎穿刺行颅内压和脑脊液检查。

4. 伤情判断

应在结合病史的基础上进行，尽量做到全面细致，既要重视烧伤的存在，又不能遗漏重要脏器的冲击复合伤。首先应判明有无危及生命的复合伤，如内脏大出血、呼吸道梗阻、心搏骤停等。迅速判断烧伤面积和深度，是否合并吸入性损伤，判明休克的严重程度。冲击伤有外轻内重和伤情变化快的特点，可从烧伤严重程度推断冲击伤伤情。尽可能做较全面的体格检查和辅助检查，如实验室检查、X 线、B 超、CT 检查等，必要时重点复查，注意多发伤的可能性。以单一损伤的严重程度为基础，以 2 种损伤复合后互相影响或叠加为依据对烧冲复合伤的伤情进行分级。①轻度烧冲复合伤：指烧伤和冲击伤均为轻度伤情，一般在 2~3 周痊愈。②中度烧冲复合伤：指中度烧伤复合中、轻度冲击伤，一般在 1 个月痊愈。③重度烧冲复合伤：指重度烧伤复合轻度或中度冲击伤，少数情况下中度烧伤复合中度冲击伤也可划分到此类,伤员常伴有不同程度的休克,临床表现比较严重,伤情叠加效应较为明显。④极重度烧冲复合伤:指极重度烧伤复合不同程度冲击伤,少数情况下为重度烧伤复合中度或重度冲击伤,伤员均发生休克,多于伤后 1~2d 内死亡,治疗得当个别伤员可能存活。此伤情分级标准对临床治疗具有一定的指导意义。烧伤的伤势标准见表 9-8。冲击伤的伤势标准见表 9-9。

表 9-8　烧伤伤势标准

伤势	标准
轻度	Ⅱ 度烧伤总面积在 10% 以下
中度	Ⅱ 度烧伤面积在 11%~30%,或Ⅲ度烧伤面积在 10% 以下
重度	烧伤总面积 31%~50%,或Ⅲ度烧伤面积 11%~20%,或总面积、Ⅲ度烧伤面积虽未达到上述范围,但已发生休克、吸入性损伤或有较重复合伤者
极重度	烧伤总面积在 50% 以上,或Ⅲ度烧伤面积在 20% 以上,或存在较重的吸入性损伤、复合伤等

表 9-9　冲击伤的伤势标准

伤势	鼓膜	呼吸	发绀	口鼻分泌物	胸部听诊	肺出血水肿范围
轻度	破裂	–	–	–	–	<10%
中度	破裂	加快	–	少量泡沫样分泌物	散在捻发音或湿啰音	10%~30%
重度	破裂	明显呼吸困难	–	较多的粉红色或大量粉红色泡沫样分泌物	广泛性湿啰音	30%~50%
极重度	破裂	极度呼吸困难	明显严重发绀	泡沫样分泌物,甚至从口鼻喷出	广泛性湿啰音或广泛性湿啰音	>50%

(三) 急救与护理

烧冲复合伤不仅包括体表烧伤、创伤,而且内脏也发生一系列病理变化,救治过程较单纯烧伤病例更为困难。

1. 急救原则　烧冲复合伤的急救原则是在积极抗休克、纠正低血容量的同时,防止继发损伤,处理危及生命的复合伤。依据现场条件及时处理大出血、窒息等危及生命的并发症,不危及生命的复合伤可暂不处理。尽快将伤员转运至有条件的后方单位,接受进一步诊治。

2. 护理措施

(1) 迅速脱离致伤环境,就近急救和转运。热力烧伤时立即脱去着火的衣服,如来不及脱衣服时可就地迅速卧倒,慢慢滚动压灭火焰。尽量避免剧烈活动,以减轻心肺负担和避免加重出血。

(2) 及早判断复合伤的部位、类型、程度,做全面细致的检查。

(3) 给氧、保持呼吸道通畅:清除口鼻分泌物;呼吸停止者给予人工辅助呼吸;对于舌后坠的昏迷患者可用口咽通气道维持通气;对于有呼吸道烧伤、严重呼吸困难的伤员做气管切开。

(4) 止血:有伤口出血者做加压包扎止血,对肢体大动脉出血者可用止血带止血,并加上明显标记,优先后送。

(5) 迅速建立静脉通路,给予液体治疗:烧冲复合伤较单纯烧伤的补液量需充足,复苏补液基本上可按单纯烧伤的预计量补充,但要适当补充晶体液及一定量的全血。特重型患者要求快速补液,力争前 2h 输入 2 000~2 500ml 液体。先以乳酸钠林格氏液为主,减轻休克程度和时间,随之以全血、血浆为主,提高胶体渗透压,减少血浆外渗。在复苏过程中密切监测尿量[1~2ml/(kg·h)]、血细胞压积、电解质、氧饱和度及血流动力学参数。为改善烧冲复合伤早期心肌收缩力及心搏出量,扩张肾及肠系膜血管,提高肾血流量及肾小球滤过率,可静脉滴注微量多巴胺或多巴酚丁胺等血管活性药物。

(6) 创面处理:烧伤创面处理是贯穿于整个治疗过程的重要环节。一般处理原则为保护创面,减少渗出;预防和控制创面感染,选用适当的创面外用抗菌剂;尽快清除失活组织,并用各种方法封闭创面;积极预防烧伤后期瘢痕挛缩畸形,争取最大程度地恢复功能和外貌。

(7) 积极有效地防治肺水肿和脑水肿:①严格卧床休息。②早期给氧,可间断高流量 20%~30% 乙醇湿化给氧,加压给氧,必要时气管插管行机械通气。③严格控制输液速度和输液量。④使用甘露醇或呋塞米进行脱水。

(8) 抗感染:针对性地选用抗生素,调节机体免疫功能,尽快预防或控制感染。

(9) 防治低血钾、DIC 和多器官功能障碍等并发症。

(10) 预防:在发现爆炸前如来不及躲避,应立即就地或在附近凹地处卧倒,足向爆炸点,这样可以使身体处在扇形冲击波以外的死角区,能够减轻或免遭冲击波的损伤。

三、化学复合伤的救护

化学复合伤(chemical combined injury)指化学致伤因素合并其他致伤因素同时或相继作用于机体引起的损伤。多见于战时使用军用毒剂,也可见于民用化学致伤因素,最常见的是农药、强酸、强碱、工业有害气体与溶剂。

(一) 病因与致伤机制

毒剂中毒合并创伤时中毒程度明显加重。合并其他损伤时可使其毒剂的致死量减少到原来的 1/15~1/10。毒剂的类型不同,中毒机制也不同。

1. **神经性毒剂** 如沙林、梭曼、维埃克斯(VX)等。它们可以经呼吸道、皮肤、眼睛、消化道和伤口侵入机体引起中毒。液体毒剂落入伤口时比通过完整的皮肤吸收更快。神经性毒剂进入人体后能迅速与胆碱脂酶结合,使其丧失活性,从而引起神经系统的活动紊乱,出现瞳孔缩小、流涎、多汗、呼吸困难、肌颤、惊厥等症状,严重者可迅速死亡。

2. **糜烂性毒剂** 如路易氏剂等,能直接损伤细胞组织。皮肤染毒时出现水疱、糜烂,故称糜烂性毒剂,可使皮肤、眼睛及呼吸道等部位发生化学性烧伤,并可吸收引起全身中毒。

3. **全身中毒性毒剂** 如氢氰酸、氯化氢等,主要通过吸入引起中毒,造成机体组织中毒性缺氧,导致全身功能障碍。

4. **窒息性毒剂** 如光气、双光气。只能通过呼吸道吸入中毒,引起中毒性肺水肿。

5. **刺激性毒剂** 有西埃斯(CS)、苯氯乙酮、亚当氏剂等。对眼和上呼吸道黏膜有强烈刺激作用,引起流泪、喷嚏、恶心呕吐等症状,一般不引起死亡。

6. **失能性毒剂** 如毕兹(BZ),主要通过吸入引起中毒,表现为思维和运动功能障碍。

(二) 伤情评估及判断

1. **受伤史和中毒史** 创伤伤情容易发现,但必须了解伤员的中毒史,特别要详细询问伤员受伤当时是否嗅到特殊的化学气味,是否在化学袭击区或污染区内停留或饮用污染的水源或者食物,是否发现特殊的炮火袭击现象等。

2. **临床表现** 要仔细观察伤员中毒和复合伤两方面的临床表现。化学中毒可以有特殊的临床表现。如沙林、梭曼、VX 等神经性毒剂中毒者伤口染毒局部可出现明显肌颤;路易氏剂有天竺葵气味,染毒当时伤口处立即发生局部剧痛,10~20min 后伤口严重充血、水肿及有水疱形成;氢氰酸、氯化氢等中毒后呼吸困难,严重者呼吸衰竭,呼气带有苦杏仁味;光气、双光气有干稻草或生苹果味,主要损害支气管系统,染毒后出现咳嗽、胸闷、流泪,继而发生中毒性肺水肿;CS 可有辣椒味,苯氯乙酮有荷花香味,亚当氏剂无特殊气味,染毒时引起流泪、喷嚏、胸闷、胸痛、牙痛、头疼、皮肤损害等,严重者引起肺水肿、烦躁、肌无力。BZ 中毒时出现眩晕、头痛、嗜睡、幻觉、狂躁、木僵、昏迷等,同时出现口干、瞳孔散大、皮肤潮红、心率增快等阿托品类作用。有机磷化合物中毒者可能有瞳孔缩小和流汗、流涎等表现;氰化物中毒伤员有缺氧的表现和面色鲜红的特点。创伤伤员局部常有明显的伤口和出血,疼痛、压痛、传递痛也比较突出。有胸部冲击伤时会出现胸痛、咳嗽、咳血性泡沫痰及呼吸困难;闭合性颅脑损伤时有脑震荡、脑挫伤、颅内血肿的临床表现。化学毒剂复合伤的伤员常有明确的体征变化。如当有骨折存在时,伤处疼痛、出血、肿胀及活动障碍、肢体淤血、变形等;复合伤肢体挤压伤时伤肢显著肿胀,变实而少弹性,麻木或瘫痪,远端动脉搏动减弱或消失;有内脏出血时可能出现血压下降甚至休克等。

3. 辅助检查 化学毒剂中毒多可以通过检测一些特异性的化学或生物化学指标予以支持。如有机磷中毒者全血胆碱酯酶活力会有明显下降;氰化物中毒者血液氰离子浓度和尿硫氰酸盐浓度升高。复合伤也有特异性辅助检查指标,如肺出血时 X 线检查肺野内呈片状阴影;胸腔积血时肺野下部可见上缘呈弧形的阴影;复合肢体挤压伤时可出肌红蛋白尿。对于中毒的伤员,化学毒剂的种类一般要以化学侦检的结果作为最后确诊依据。

4. 伤情判断 根据伤口情况,以及患者身上的气味对毒物中毒进行初步诊断。例如,芥子气中毒时大蒜气味明显,如果伤口沾染芥子气会出现红肿、水疱,进入伤口周围组织有可能出现坏死,通过毒物对伤口的影响和毒物气味、性状初步判定患者的染毒种类。结合初步判断,直接取衣服或者伤口内的毒物组织做相应的毒物鉴定。

(三)急救与护理

化学复合伤毒剂伤和创伤会相互加重,造成机体抵抗力减弱,创伤部位再生和修复减慢,而伤口染毒,毒剂很快经伤口吸收,危及伤员生命。所以在急救时必须抓住主要矛盾,采取相应措施。

1. 急救原则 受伤后应立即使用抗毒剂;为防止伤员继续中毒应采取防护措施;及时对伤员进行创伤止血、包扎、固定,尽快撤离染毒区,送外科或中毒中心处理。

2. 护理措施

(1)立即清除毒物:①皮肤染毒,消毒时先用纱布、手帕等蘸去可见液滴,避免来回擦拭扩大染毒范围,然后用消毒剂消毒。消毒剂对局部皮肤有一定刺激,消毒 10min 后应用清水冲洗局部。无消毒剂时,肥皂水、清水、碱水等都可以应急消毒使用。大面积皮肤染毒时可以全身清洗消毒。②伤口染毒,立即除去伤口内毒剂液滴,四肢伤口上方扎止血带,用消毒液加数倍水或大量清水反复冲洗伤口,简单包扎,半小时后放开止血带。③眼染毒,立即用 2% 碳酸氢钠液或大量清水彻底冲洗。④经口中毒,立即催吐,最好用 2% 碳酸氢钠液、0.02%~0.05% 高锰酸钾溶液,每次 500ml 反复洗胃 10 余次,洗胃后用活性炭粉 10~20g 混于一杯水中吞服。洗胃液及呕吐物及时予以消毒处理。⑤经呼吸道吸入中毒:立即转移到通风环境,给氧,必要时给予高压氧吸入。

(2)及时实施抗毒疗法:根据毒剂种类,可通过外涂、口服、吸入或者静脉等途径应用抗毒剂,具体见表 9-10。

表 9-10 **常用的抗毒剂**

毒剂类型	抗毒剂
神经性毒剂	阿托品、东莨菪碱、氯解磷定等
糜烂性毒剂	硫代硫酸钠(用于硫芥)、二巯丙醇、二巯丙磺钠等(用于路易氏剂)
全身性毒剂	亚硝酸异戊酯(吸入)、亚硝酸钠、硫代硫酸钠、EDTA 等
窒息性毒剂	乌洛托品、氧气雾化吸入氨茶碱、DXM、普鲁卡因等合剂
刺激性毒剂	抗烟剂(氯仿、酒精、氨水等合成)吸入、滴眼、外涂,二巯基类
失能性毒剂	毒扁豆碱、解毕灵

(3)重要伤情的处理:当合并有危及生命的伤情时要及时采取救治措施。对呼吸困难或呼吸停止的伤员要立刻进行人工呼吸;有伤口出血时要采取包扎、止血、输血等措施;有开放性气胸时应立即严密封闭包扎伤口。

(4)保护重要器官功能:正压人工呼吸是维持中毒者生命,使其他救治措施能发挥作用的重要手段。在染毒区内,通过有复苏管的防毒面具做口对口人工呼吸或用带滤毒罐的风箱或复苏器。专用的复苏车可同时给10人以上进行正压人工呼吸。在染毒区外可用口对口人工呼吸或口对鼻人工呼吸法。对昏迷伤员用顺位引流、吸痰器等清除口、鼻、气管分泌物和呕吐物,必要时气管插管或气管切开。有呼吸困难、发绀时应给氧。心搏骤停时做胸外按压,有条件时使用除颤器。呼吸、循环功能抑制者可给中枢兴奋剂和咖啡因。

(5)防治并发症:中毒性休克伴有肺水肿时禁忌输血和等渗盐水,可输入高渗葡萄糖、吸氧并注意保暖。出血性休克和中毒性休克同时存在时,无血液浓缩,不仅应输液,也可输血。有电解质和酸碱平衡紊乱或脱水征象者应根据具体情况输液,但输入量不宜过多、过快,以防发生脑、肺水肿。同时注意纠正电解质和酸碱失衡,以利于抗毒剂发挥较好疗效。要及时使用抗生素,防止感染。

四、放射复合伤的救护

放射复合伤(radiation combined injury)指人体同时或相继遭受光辐射、冲击波、早期核辐射和放射性沾染等引起的两种或两种以上不同的复合伤,其中以放射损伤为主。因伤情重、发展快、诊治难,是伤亡的重要原因。

(一)病因与致伤机制

1. 病因 放射复合伤是核战争和核事故中多见的伤类,其中合并烧伤、冲击伤较多见。放射复合伤可分为三类。①放烧冲复合伤:以放射损伤为主复合烧伤与冲击伤,即由三种不同性质的物理因素同时引起的复合伤。②放烧复合伤:以放射损伤为主复合烧伤,即由电离辐射与光辐射两种杀伤因素所致的复合伤。③放冲复合伤:以放射损伤为主复合冲击伤,即由电离辐射与冲击波同时所致的复合伤。

2. 致伤机制

(1)放射复合伤时放射损伤起主导作用,伤情轻重主要取决于辐射剂量。随着辐射剂量增大,伤情严重,死亡率升高,存活时间缩短。

(2)放射损伤与烧伤、冲击伤的复合效应:①休克,放射损伤在复合其他损伤后可发生休克。如放射损伤合并烧伤时常发生早期休克,成为早期死亡的重要原因。根据日本广岛、长崎伤员的调查资料,复合伤休克发生率为20%左右。②炎症和免疫,放射复合伤使免疫功能(主要是细胞免疫)低下,常早期发生严重感染,甚至导致早期败血症、脓毒血症。③代谢,血浆蛋白减少、电解质紊乱、体重减轻等较单一伤类者重。④造血功能受损和出血,造血功能受损贯穿于全过程,复合伤可能会加重造血组织的破坏。血小板减少,血管通透性增加,出血发生得更早、更严重。⑤组织修复,组织修复延迟,伤口愈合不良。

(二)伤情评估与判断

1. 放射性物质接触史 调查核爆炸的方式、当量、伤员当时所处的状况(距爆心的距离、防护情况等)。

2. 临床表现

(1)放射复合伤中创面伤口愈合延迟:①因炎症反应减弱,局部白细胞浸润减少,外观表现创面渗出减少、干燥、色暗、伤口收缩不良,坏死组织脱落迟缓。②易并发感染,出血、组织坏死更加严重,甚至发生创面溃烂,坏死组织中可有大量细菌繁殖。③烧伤、创伤和骨折的愈合时间推迟,肉芽组织形成不良,脆弱、苍白、易出血。骨折时骨痂形成慢,容易发生假关节。

(2)胃肠系统损伤明显,胃肠道功能紊乱,食欲减退、厌食、恶心、呕吐、腹泻等消化道症状,腹泻常为水样便或血水样便。有时可发生肠套叠、肠梗阻。

(3)造血系统损伤加重,外周白细胞数进行性下降,红细胞破坏和贫血,且有出血倾向。

Note:

(4) 全身反应:休克、感染。

3. 辅助检查　白细胞总数、中性粒细胞和淋巴细胞三项数值均降低。淋巴细胞染色体畸变检测可估计放射损伤程度。

4. 伤情判断　根据复合伤的伤情判断标准,放射复合伤由轻度到极重度,其核辐射剂量分别为1、2、3 和 4Gy 以上。

（三）急救与护理

1. 急救原则　放射复合伤的治疗应重视抗休克和保护心功能,早期外科处理和创伤促愈,控制感染和调节免疫;控制肠源性感染和恢复肠道功能;保护造血和促进造血重建,尽早应用抗辐射药物。

2. 护理措施

(1) 自救互救措施:①迅速脱离放射污染区。②局部洗消皮肤暴露部位的沾染。③清水冲洗鼻孔及口腔,佩戴防护面罩。④催吐。⑤用力咳出痰液。

(2) 现场救护:①救护人员进行个人防护,如戴口罩、围毛巾、扎好袖口裤脚等,有条件的穿特制的防护服,防止进一步沾染。②迅速去除致伤因素,伤情允许的情况下先洗消再处理,且将洗消的污水和污物深坑掩埋。③根据伤情针对性地进行急救处理,如止血、止痛、包扎、骨折固定、开放气道、治疗气胸、抗休克等。④迅速撤离现场,关闭辐射区,伤员按照病情的轻重缓急转送。

(3) 创面、伤口处理:①洗消,现场可以用大量清水冲洗污染伤口,伤口上方扎止血带,减少出血量。对沾染伤口应用剪刀剪去其周围毛发,勿用剃刀;以等渗盐水或 1∶5 稀释的漂白粉液彻底清洗,勿用乙醇;清洗消毒时应先覆盖伤口,避免冲洗液带放射性物质流入伤口。②清创后伤口一般进行延期缝合。③骨折应及早复位,固定时间应根据临床及 X 线检查结果适当延长。④若需手术治疗及早在初期和假愈期内进行,争取极期前创面、伤口愈合;极期时除紧急情况外(如血管结扎术和穿孔修补术等),原则上禁止实施手术;凡能延缓的手术,应推迟到恢复期。⑤麻醉时可选择静脉复合、局麻和硬膜外麻醉,有严重肺冲击伤者不用乙醚麻醉,防止加重肺部症状。

(4) 早期抗辐射处理:遵医嘱早期使用抗放射药物(如胱胺、半胱胺、雌激素类、中药制剂 408 片等);还可应用阻吸收和促排泄的方法,如皮肤用盐水、苯扎溴铵、柠檬酸钠、二乙烯三胺五乙酸(UIDA)冲洗液等冲洗;胃肠道选用含漱、催吐或洗胃、导泻或口服吸附沉淀剂(氢氧化铝、褐藻酸钠等);呼吸道可用雾化吸入法、祛痰法等。促排出可用促排灵、喹胺酸或疏基络合剂,还应多饮水和用利尿剂。

(5) 积极抗休克,防治感染和出血。

(6) 维持体液平衡和营养支持。

(刘雪松)

第五节　创伤救护基本技术

导入案例与思考

李某,男,30 岁。不慎从建筑工地约 6m 高的脚手架上坠落,背部着地,伤员诉背部、右髋部等全身多处疼痛。查体:面色苍白、皮肤湿冷;一钢筋从左大腿中部穿过导致穿透伤,钢筋穿透处有活动性出血,右下肢胫腓骨开放性骨折,骨折断端外露。工友呼叫"120"后救者迅速到达现场。

请思考:

1. 如何对出血部位进行止血?

2. 如何对于钢筋穿透部位进行现场处理?

3. 如何对右下肢进行紧急处理?

4. 对该伤员进行搬运时需做哪些准备及搬运时有哪些注意事项?

一、止血术

出血是创伤伤员急救时首先要关注的问题。根据血管损伤的种类,出血可分为动脉出血、静脉出血和毛细血管出血。动脉血氧含量高,血色鲜红,出血呈喷涌状或随心搏节律喷射,出血速度快、压力高、流量大,伤员可在短时间内因大量失血而危及生命。静脉血氧含量少,血色暗红,出血速度稍慢、量中等,呈缓慢流出,比动脉出血易控制。但当曲张的静脉或大的静脉损伤时,也可见大量出血。毛细血管出血呈渗出性,危险性小。对于上述出血伤员,均需尽快采取措施止血。因此,止血术(hemostasis)是急救术中非常重要的技术,其目的在于控制出血、维持有效循环血量、防止休克发生。

【适应证】

有外出血的伤口均需止血。有严重出血者应立即止血,同时呼救。

【物品准备】

常用的止血材料有创口贴、无菌敷料、止血敷料、止血带(tourniquets,TQ)、三角巾、绷带等。紧急情况下可就地取材,使用如干净的毛巾、手绢、布料、领带、衣服等。值得关注的是,止血带和绷带除了经典的橡皮止血带、弹力绷带等外,军队目前广泛使用的急救止血绷带和旋压止血带,因其操作简单、止血效果切实,受到了广泛关注。例如,急救止血绷带由自黏弹性绷带、固定钩、敷料垫构成(图9-4)。敷料表面添加壳聚糖、海藻酸钙纤维等药物,具有促进凝血、抗感染等功效,且不粘连伤口。

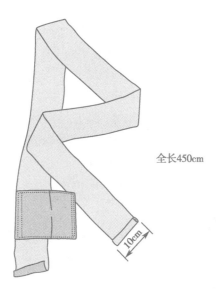

全长450cm

10cm

图9-4 急救止血绷带

【操作方法】

常用的止血方法有指压止血法、直接压迫止血法、包扎止血法、填塞止血法和止血带止血法等。施救者应根据伤员的出血部位、出血量、伤口情况选择合适的止血方法。

(1)指压止血法:是用手指、手掌或拳头压迫伤口近心端动脉至骨骼表面部位,以阻断动脉血运,达到临时止血的目的。实施指压止血法时应准确掌握按压部位,压迫力度以伤口不出血为宜。如手指出血时可同时压迫指根部两侧的指动脉达到止血目的。该法存在较多缺点,包括:①因动脉血供常有侧支循环,故止血效果有限。②施救者需十分清楚出血区供血动脉走行,可能会因实施该法导致其他有效止血方法实施延迟。故目前主张指压止血法不作为首选推荐。

(2)直接压迫止血法:是目前最快速、有效、安全的止血方法,大部分的外伤出血可以用此法止血。首先快速检查伤口内有无异物,如有浅表、附着的异物可将其取出。如有异物嵌入或插入,不能盲目取出。然后将无菌敷料或干净的纱布、毛巾等作为敷料覆盖到伤口上,用手直接持续用力压迫止血。如果敷料被出血浸透,不用取下原有敷料,再用敷料在原有敷料上覆盖,继续压迫止血。直接压迫止血法实施的同时可采用加压包扎止血法,以提高止血效果和维持有效止血时间。

(3)包扎止血法:对于伤口表浅,仅有小血管或毛细血管损伤,出血量少时可采用创口贴止血法或敷料包扎止血法。对于体表及四肢的小动脉,中、小静脉或毛细血管出血,可采用加压包扎止血法。包扎伤口前应快速检查伤口,如有浅表、附着的异物可将其取出。如有异物嵌入或插入,应保留异物,采用间接加压包扎止血法。

1)创口贴止血法:将自黏创口贴的一边先粘贴在伤口的一侧,然后向对侧拉紧粘贴另一侧。

2)敷料包扎止血法:用无菌纱布、清洁布料等敷料覆盖伤口,覆盖面积要超过伤口周边至少3cm,用胶布、绷带、三角巾等对敷料进行固定。

3）直接加压包扎止血法：将无菌敷料或衬垫覆盖在伤口上，覆盖面积要超过伤口周边至少 3cm，用绷带、三角巾、网套等在包扎伤口的敷料上施加一定压力，从而达到止血目的。急救止血绷带的操作基本同包扎术的急救创伤绷带。

4）间接加压包扎止血法：对于伤口内有异物（如匕首、玻璃片等）残留时，应保留异物，并在伤口边缘用敷料等将异物固定，然后用绷带、三角巾等对伤口边缘的敷料进行加压包扎。

（4）填塞止血法：对于四肢或躯干有较深、较大的伤口或盲管伤、穿透伤可用消毒的纱布等敷料填塞在伤口内，再用加压包扎法包扎，见图 9-5。

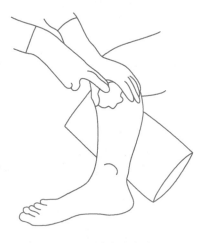

图 9-5　**填塞止血法**

（5）止血带止血法：适用于四肢有较大血管损伤、伤口大、出血量多，采用直接压迫或加压包扎止血法等方法不能有效止血时，尤其适用于伤员有多处损伤、伤口不易处理、灾难环境、战场、群体伤现场等情况。止血带主要通过在伤口近心端施加足够的压力，以阻断动脉、静脉血流而达到止血目的。目前常用的止血带有橡皮止血带、卡式止血带、充气式止血带、旋压止血带等，在紧急情况时也可使用绷带、三角巾、布条等代替，制作成布带止血带。

1）橡皮止血带：是传统常用止血带之一，近年来其安全性、有效性、操作便捷性、舒适性等受到挑战，已不作为首选止血带推荐。具体操作方法（图 9-6）：以左手的拇指、示指和中指持止血带的头端，将长的尾端绕肢体一圈后压住头端，再绕肢体一圈，用左手示指和中指夹住尾端后将尾端从两圈止血带下拉出，形成一个活结。如需放松止血带，只需将尾端拉出即可。

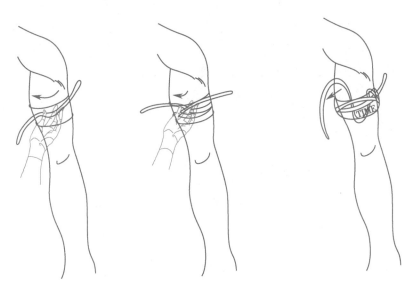

图 9-6　**橡皮止血带止血法**

2）卡式止血带（也称表带式止血带）：具有快速自动锁紧和松解、可单手操作等优点，但目前研究显示其存在止血效果不确切、沾血后解扣困难等缺点，已逐步被淘汰。

3）充气式止血带（也称气囊止血带）：充气式止血带分为电动充气式和手动充气式两种，止血原理同血压计袖带，特点是压迫面积广、压力均匀可控、操作简单、安全性高，是院内急救和骨科手术的首选止血带。电动充气式止血带由于需要电源、携带不便等原因主要用于手术室。手动充气式止血带可以通过手动充气，便于携带、压力可控、可用于院前急救及伤员转运、检查过程。使用时将止血带缠在衬垫上，充气后起到止血作用。

Note：

4）旋压止血带：源于战场急救，有使用方便、止血效果可靠、便于携带等优点，是目前多项指南中推荐使用的院前急救首选止血带。它由摩擦带扣、旋棒、固定带、自黏带和 C 型锁扣组成。具体操作方法：将止血带环套于肢体，拉紧自黏带，转动旋棒加压并固定于 C 型锁扣内，见图 9-7A。旋压止血带通过旋转旋棒增加布带局部压力以达到止血目的，见图 9-7B。

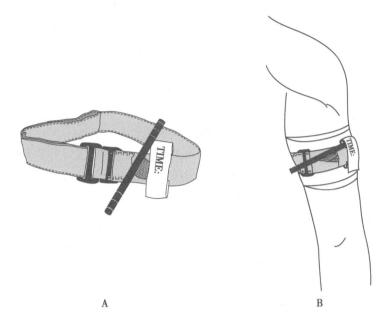

A   B

图 9-7　旋压止血带止血法

5）布带止血带（也称绞棒止血带）：布带止血带止血原理与旋压止血带类似，在没有上述止血带的紧急情况下可临时使用。具体操作方法（图 9-8）：将三角巾、围巾或领带等布料折成 10~15cm 宽的带状，绕伤肢 2 圈后打个活结，取绞棒（木棍、筷子、笔等）穿在布带的外圈内，提起绞棒拉紧，将绞棒按顺时针方向拧紧，将绞棒一端插入活结环内，最后拉紧活结并与另一头打结固定。

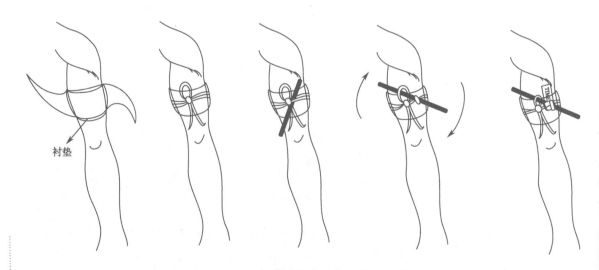

衬垫

图 9-8　布带止血带止血法

【注意事项】
（1）进行止血操作时，应戴橡胶手套，做好自我防护。
（2）实施包扎止血前，不能将药棉、有绒毛的布类或日常用的纸巾直接覆盖于伤口。

（3）各止血法实施的同时抬高伤处肢体可提高止血效果。

（4）止血带使用不当可造成神经、软组织或肌肉的损伤，甚至危及伤员生命，因此使用止血带时应掌握以下注意事项：

1）材料选择：禁止使用铁丝、电线、细绳等代替止血带。

2）部位准确：止血带应扎在伤口的近心端、伤口上 5~10cm 处，上肢约在上臂的上 1/3 处，下肢约在大腿的中上部，避免置于肘关节、膝关节、伤口或被刺穿的部位。院前、野外以及战场环境下无法快速确定伤口时，推荐上肢尽量靠近腋下，下肢尽量靠近腹股沟，遵循"高而紧"的原则。

3）保护皮肤：橡皮止血带不能直接扎在皮肤上，使用止血带前，应先在止血带下放好衬垫。

4）压力适当：扎止血带松紧度要适宜，以出血停止、远端摸不到动脉搏动、止血带最松状态为宜。使用过程中应根据实际情况动态评估，必要时调整压力。肢体止血所需止血带压力大小与止血带袖带宽度有关，在达到同样止血效果情况下，袖带越宽时所需压力越低。在使用电动充气止血带时，推荐的压力标准为上肢设置高于收缩压 70mmHg，下肢为设置高于收缩压 100mmHg 为宜。

5）标记明显：使用止血带的伤员应在其手腕或胸前衣服上做明显的标记，注明止血带使用的时间（24h 制，精确到分钟），以便后续医护人员继续处理。

6）控制时间：使用止血带时间越短越好，使用止血带后应尽快转送伤员至医院接受确定性救治。如客观情况导致 2h 内无法将伤员送到医院且其他有效的替代止血办法，则在得到正规救援前，不推荐解除止血带。

7）做好松解准备：院前状态下，止血带一旦使用则不建议松开，除非有替代的有效止血措施。在松止血带前应补充血容量，做好抗休克和止血用器材的准备。

二、包扎术

快速、准确、轻柔、牢固地将伤口用纱布、绷带、三角巾或其他现场可以利用的布料等包扎，是创伤急救的重要措施。包扎术的目的包括：①保护伤口、防止进一步污染。②压迫止血、减轻疼痛。③保护脏器、血管、神经、肌腱等重要解剖结构。④固定敷料和骨折位置，以利于转运。

【适应证】

体表各部位的伤口除需采用暴露疗法者（如厌氧菌感染、犬咬伤等）外，一般均需包扎。

【物品准备】

常用的包扎材料有无菌敷料、尼龙网套、各种绷带、三角巾、四头带或多头带、胸带、腹带、胶布等。在紧急情况下可就地取材，用干净的衣服、毛巾、床单、领带、围巾等作为临时包扎的材料。值得注意的是，军队目前使用更为广泛的是急救创伤绷带。它与急救止血绷带结构类似，由头端套环、加压环、固定钩、敷料垫、弹力绷带等构成（图 9-9），具有适体性好、操作简捷等优点，自救时可单手完成操作。在国外已被广泛用于院前伤员的急救。

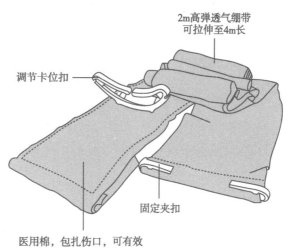

图 9-9 **急救创伤绷带**

【操作方法】

常用的包扎方法有尼龙网套包扎法、普通绷带包扎法、急救创伤绷带包扎法、三角巾包扎法、胸带包扎法、腹带包扎法等。

（1）尼龙网套包扎法：尼龙网套具有弹性较好、使用方便等优点，头部及四肢伤口均可使用该方法进行包扎。包扎前先用敷料覆盖伤口并固定，再将尼龙网套套在敷料上（图9-10）。使用过程中应避免覆盖伤口的敷料和尼龙网套移位。

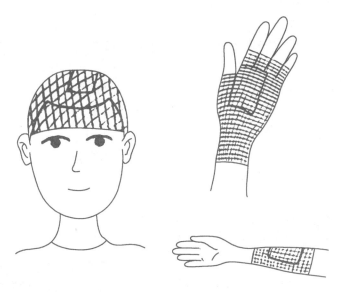

图 9-10　尼龙网套包扎法

（2）普通绷带包扎法：绷带包扎是包扎术的基础，有加压止血、减少组织液的渗出和促进组织液的吸收、促进静脉回流、固定敷料和夹板、制动止痛等作用。常用的普通绷带有纱布绷带、弹力绷带、自黏绷带、石膏绷带等。其中，纱布绷带有利于伤口渗出液的吸收，弹力绷带适用于关节部位损伤的包扎，自黏绷带在包扎结束时可以自黏固定绷带末端，石膏绷带可以协助骨折固定。

具体操作方法：在使用绷带前，应以无菌敷料覆盖伤口。使用绷带时，一手拿绷带的头端并将其展平，另一手握住绷带卷，由伤员肢体远端向近端包扎，用力均匀。在开始包扎时应先固定绷带，即起始端稍做倾斜环绕第一圈，然后将第一圈斜出的角压入环形圈内环绕第二圈（图9-11）。包扎完毕后应在同一平面环绕 2~3 周，然后将绷带末端剪成两股打结或用胶布固定。绷带包扎的常用方法、适用范围见表 9-11，绷带包扎常用方法见图 9-12。

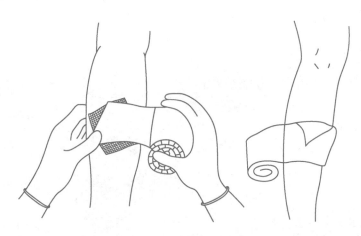

图 9-11　普通绷带包扎起始法

表 9-11 普通绷带包扎的常用方法

名称	包扎方法	适用范围
环形包扎法	将绷带做环形缠绕	包扎的开始与结束时,包扎粗细均匀部位如颈、腕、胸、腹等
蛇形包扎法	以环形包扎法起始,再以绷带宽度为间隔,斜行向上,各周互不遮盖	固定夹板、简单固定或需要由一处迅速延伸至另一处时
螺旋形包扎法	以环形包扎法起始,再稍微倾斜螺旋向上缠绕,环绕时每周压住前一周的 1/3~1/2	包扎直径基本相同的部位如四肢、躯干等
螺旋反折包扎法	以环形包扎法起始,再螺旋向上缠绕时每一圈均将绷带向下反折,并遮盖上一周的 1/3~1/2;反折时,以左手拇指按住绷带上面的正中处,右手将绷带向下反折,向后绕并拉紧。反折部应位于同一轴线并避开伤口或骨突处	肢体上下直径不等的部位,如小腿、前臂等
8 字形包扎法	以环形包扎法起始,在伤处上下,将绷带自下而上、再自上而下,重复做 8 字形旋转缠绕,每周遮住上一周的 1/3~1/2	屈曲的关节处,如手、踝、肘、膝盖等
回返式包扎法	以环形包扎法起始,由助手或自己一手在一侧将绷带固定住,反折后绷带由后部经肢体顶端或截肢残端向另一侧,也由助手或自己的一手在此侧将绷带固定住,再反折,如此反复包扎,每一来回均覆盖前一来回的 1/3~1/2,直至包住整个伤处顶端,最后将绷带再环绕数周把反折处压住固定	头顶部、肢体末端或断肢等

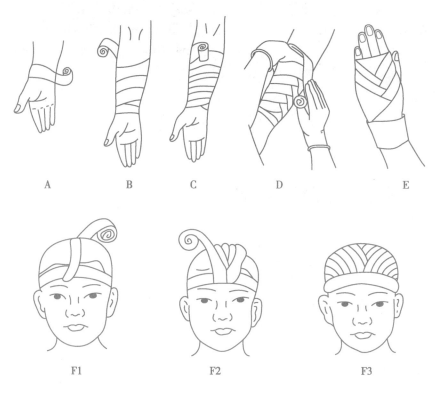

A　　　B　　　C　　　D　　　E

F1　　　F2　　　F3

图 9-12 普通绷带包扎常用方法

A. 环形包扎法;B. 蛇形包扎法;C. 螺旋形包扎;D. 螺旋反折包扎法;E. 8 字形包扎法(手部);
F. 回返式包扎法(头部)。

Note:

（3）急救创伤绷带包扎法：具有大、中、小等不同型号，适用于头、躯干、四肢等全身几乎所有体表部位的伤口包扎。基本操作方法：用绷带的敷料垫覆盖伤口区域；将绷带卷轴缠绕一周，绷带穿过加压环并反向拉紧；继续缠绕，使绷带完全覆盖敷料垫；将绷带末端的固定钩挂于上一层绷带上（图9-13）。自救时可首先将头端套环套入伤肢，再按照上述步骤进行操作。

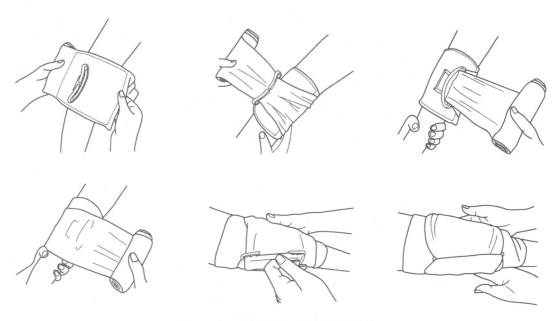

图9-13 急救创伤绷带基本操作方法

（4）三角巾包扎法：常用的三角巾为底边130~135cm，两边各85cm的等腰三角形，顶角上有一长约45cm的带子（图9-14A）。把三角巾的顶角折向底边中央，然后根据需要可将三角巾折叠成10~15cm或其他宽度的条带状（图9-14B）。燕尾式指将三角巾的两底角对折并错开，形成夹角（图9-14C）。将2块三角巾顶角打结在一起可成蝴蝶式（图9-14D）。包扎前应在伤口垫上敷料，包扎时需要达到边要固定、角要拉紧、中心伸展、敷料贴实的要求。

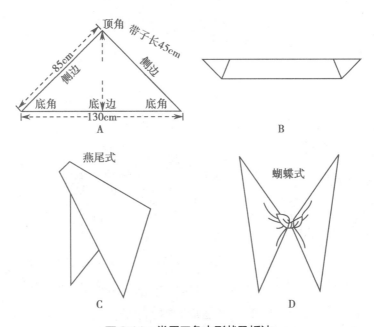

图9-14 常用三角巾形状及折法

A. 常用三角巾形状；B. 条带状；C. 燕尾式；D. 蝴蝶式。

1) 头面部:①头顶部包扎法(图 9-15A、图 9-15B),将三角巾的底边折叠成两横指宽,正中置于伤员前额齐眉处,顶角经头顶垂于枕后,将三角巾的两底角经耳上拉向头后部,在枕骨下方交叉,压住顶角后再绕回额前齐眉处打结。最后将顶角拉紧,折叠后嵌入底边内。头顶部三角巾包扎要点为齐眉露耳、枕后交叉、额前打结。②面具式包扎法(图 9-15C、图 9-15D),三角巾顶角打结套在颌下,罩住面部及头部,将底边两端拉紧至枕后交叉,再绕回前额打结。在眼、鼻、口部各剪一小口。

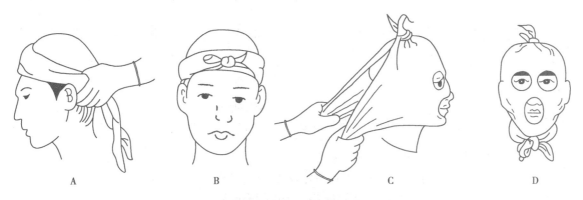

图 9-15　三角巾头面部包扎法
A、B. 头顶部包扎法;C、D. 面具式包扎法。

2) 肩部:①单肩燕尾巾包扎法(图 9-16A),将三角巾折叠成燕尾式,燕尾夹角约 90°,燕尾夹角对准伤侧颈部,大片在后压住小片,燕尾底边两角绕上臂上部打结,拉紧燕尾两尾角,分别经胸、背部至对侧腋下打结。②双肩燕尾巾包扎法(图 9-16B、图 9-16C),将三角巾叠成两燕尾等大的燕尾巾,夹角约 100°,将夹角朝上对准颈后正中部,燕尾披在双肩上,两燕尾角分别经左右肩拉到腋下与燕尾底角打结。

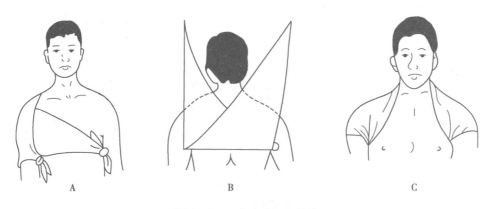

图 9-16　三角巾肩部包扎法
A. 单肩燕尾巾包扎法;B. 双肩燕尾巾包扎法;C. 双肩燕尾巾包扎法。

3) 胸部:①单侧胸部三角巾包扎法(图 9-17A、图 9-17B),将三角巾顶角越过伤侧肩部,垂于背后,使三角巾底边中央位于伤部下方,底边向上反折约两横指,两底角拉至背后打结,再将顶角上的带子与底角打结处拉紧并打结。②双侧胸部燕尾巾包扎法(图 9-17C、图 9-17D),将三角巾折成燕尾巾,燕尾夹角约 100°,在底边反折一道后横放于胸前,夹角对准胸骨上凹,两燕尾角向上过肩,将顶角系带与燕尾底边在背后打结,将燕尾角系带拉紧绕横带后上提并与另一燕尾角打结。

4) 臀(腹)部:①单臀(腹部)三角巾包扎法,将三角巾折叠成燕尾式,燕尾夹角约 60° 朝下对准外侧裤线,伤侧臀部的大片在后,压住前面的小片,顶角与底边中央分别过腹腰部到对侧打结,两底角包绕伤侧大腿根部打结。侧腹部包扎时,将三角巾的大片置于侧腹部,压住后面的小片,其余操作方法与单侧臀部包扎相同。②双臀蝴蝶巾包扎法,用两块三角巾连接成蝴蝶巾(将两三角巾顶角打结),将打结部放在腰骶部,底边的上端在腹部打结后,下端由大腿后方绕向前,与各自的底边打结。

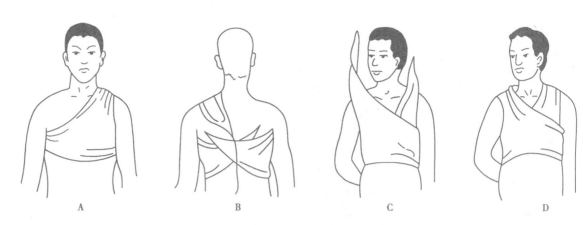

图 9-17　三角巾胸部包扎法
A、B. 单侧胸部三角巾包扎法;C、D. 双侧胸部燕尾巾包扎法。

5)四肢:①上肢三角巾包扎法,将三角巾一底角打结后套在伤侧手上,结的余头留长些备用,另一底角沿手臂后方经背后拉至对侧肩上;顶角包裹伤肢后,顶角带子与自身打结;将包好的前臂屈到胸前,拉紧两底角打结。②上肢悬吊包扎法,将三角巾折叠成带状,悬吊伤肢,两底角于颈后打结,即为小悬臂带(图 9-18A)。将三角巾一底角置于健侧肩部,伤侧肘屈曲(使肘关节位于功能位),将前臂放在三角巾上;将三角巾另一底角向上反折至伤侧肩部;在两底角在颈后打结;将三角巾顶角向肘部反折或用安全别针固定,此为大悬臂带(图 9-18B)。③手(足)三角巾包扎法(图 9-19),将手(足)放在

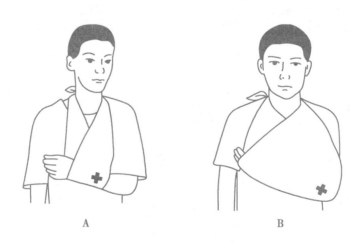

图 9-18　上肢悬吊包扎法
A. 小悬臂带;B. 大悬臂带。

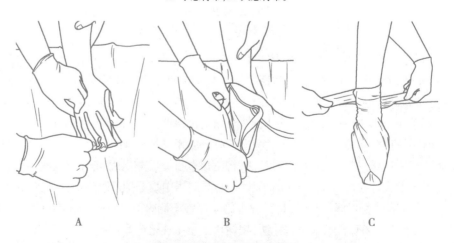

图 9-19　三角巾手部包扎法

三角巾上,手指或脚趾对准顶角;在指缝(趾缝)间置入敷料;将顶角折回盖在手背或足背上,折叠手(足)两侧三角巾使之符合手(足)的外形,然后将两底角绕腕(踝)部打结。④足与小腿三角巾包扎法,将足放在三角巾的一端,足趾朝向底边,提起顶角和较长的一底角包绕小腿后于膝下打结,再用短的底角包绕足部,于足踝处打结。

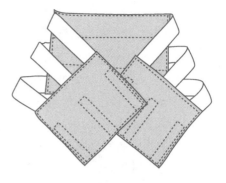

图 9-20 医用腹带

(5) 腹带包扎法:腹带由透气棉布、两侧数条宽松紧带、自粘魔术贴等结构组成,见图 9-20。使用时,伤员平卧,把腹带从伤员腰下递至对侧,将腹带的大片置于腹前,将设有松紧带和魔术贴刺毛面的固定带粘于腹带大片的魔术贴圆毛面上,注意松紧适度。

(6) 胸带包扎法:胸带比腹带多两根竖带。包扎时先将两竖带从颈旁两侧下置于胸前,再交叉包扎横带,压住竖带,最后固定于胸前。

【注意事项】

(1) 做好防护:禁止用未戴手套的手直接触及伤口。包扎时伤肢取功能位、皮肤皱褶处与骨隆突处要用棉垫或纱布做衬垫。

(2) 处理伤口:包扎前应先检查伤口,简单清创并盖上消毒敷料。避免用水冲洗伤口(有特殊处理要求的伤口除外);保护好脱出体外的内脏,禁止还纳。

(3) 注意血液循环:包扎方向应从远心端向近心端,以利于静脉血液回流。包扎四肢时,应将指(趾)端外露,以便于观察血液循环、神经和运动功能(手指、足趾末端损伤者)。

(4) 打结位置恰当:部分包扎法要打结,结应放在肢体外侧面,严禁打在伤口、骨隆突处和易于受压的部位。

(5) 包扎效果确切:包扎要牢固,松紧适宜。包扎部位要准确、严密,不遗漏伤口。有包扎过紧的表现时(如指端皮肤发紫、麻木或感觉消失)应立即松解,重新包扎。

(6) 松解方法得当:解除包扎时应先解开固定结或取下胶布,然后以两手相互传递松解。必要时可用剪刀或刀片剪开。

三、固定术

固定术主要用于骨折伤员,固定的目的包括:制动,减轻疼痛;避免骨折断端处血管、神经、周围组织的继发性损伤;便于转运。

【适应证】

所有四肢骨折均应进行固定,锁骨、脊柱、骨盆等出现骨折时也应进行相应的固定。

【物品准备】

夹板和石膏绷带是四肢骨折最常用的固定材料,其他部位骨折固定可能需要用到锁骨固定带、颈托、脊柱板等。

(1) 夹板:包括木质、金属、充气性塑料夹板或以树脂为材料制成的可塑性夹板。其中最为常用的卷式夹板一般卷成圆柱状,方便携带,是一种由高分子材料与金属材料复合而成的软式夹板,柔中带有强度,X 线可透。卷式夹板尺寸可以根据不同的要求用剪刀裁剪或生产,也可根据需要塑造成型,附体性好,感觉舒适。适用于四肢、颈等部位骨折的外固定,配合绷带一起使用,起到肢体或关节的快速固定作用。

(2) 石膏绷带:主要由纱布绷带和熟石膏粉制成,经水浸泡后可在一定时间内硬化定型,有很强的塑形能力,稳定性好。石膏绷带的类型有传统医用石膏绷带、粘胶石膏绷带和高分子石膏绷带(高分

Note:

子夹板)等。高分子石膏绷带因具有硬化快、透 X 线性能好、防水、透气、重量轻、硬度大等优势,临床应用越来越广泛。石膏绷带主要用于伤员入院后骨折固定。

(3) 其他:紧急情况下可因地制宜,使用健侧肢体、树枝、竹片、木棒、厚纸板、雨伞等代替,选用夹板代替物时应注意代替物需足够的牢固。固定时还需要使用敷料,如棉布、纱布、衣服等,同时可能需要三角巾、绷带、腰带、头巾、绳子等。

【操作方法】

(1) 四肢骨折固定术

1) 上臂骨折固定术:无夹板时,伤侧上臂自然下垂,用三角巾大悬臂带法固定在胸前,伤肢与躯干之间加衬垫后用另一条三角巾(需超过骨折上下两端)将伤肢固定于躯干。卷式夹板固定时,将卷式夹板对折,放于肱骨内外侧,夹板一端置于腋下,另一端置于肩关节,外侧夹板多余部分剪掉或卷曲在肩关节,分别在腋窝、肘关节、肩关节处加垫敷料;可使用弹力绷带,按照先从骨折的下部即远心端开始包扎,环形缠绕 2~3 圈,再将绷带自下而上缠绕至肩关节为止;还可将三角巾折成约三指宽的条带,按先上后下的顺序固定骨折上、下端,缠绕肢体两周后在外侧夹板边缘打结;屈曲肘关节(使肘关节位于功能位),用小悬臂带法将上肢悬吊于胸前,见图 9-21 左侧。使用普通夹板固定时,若有一块夹板,夹板置于上臂外侧;有两块夹板时,夹板分别置于上臂的外侧(从肘部到肩部)和内侧(从肘部到腋下),其余方法同上,见图 9-21 右侧。

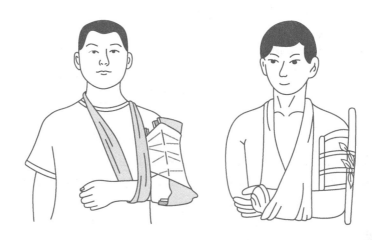

图 9-21　上臂骨折夹板固定

2) 前臂骨折固定术:无夹板时,将伤侧肘关节屈曲,手端略高,用三角巾悬挂于胸前,再用一条三角巾将伤侧上臂固定于躯干。无夹板时也可用伤员自己的衣服固定,用衣服托起伤肢,将伤肢固定于躯干。卷式夹板固定时,根据伤员前臂长度(肘关节至腕关节)展开夹板并塑形;将卷式夹板放置在伤员前臂掌、背部,前端跨过腕关节,后端兜住肘关节,夹板多余部分弯曲在手心处,在关节部位加垫敷料;用自黏弹性绷带,按照先从骨折的下部即远心端开始包扎,环形缠绕 2~3 圈,再将绷带自下而上缠绕至肘关节为止,屈肘 90°,最后用自黏弹性绷带将伤侧前臂悬吊于胸前,也可用大悬臂带将上肢悬吊于胸前,见图 9-22 左侧。使用普通夹板固定时,使伤侧肘关节屈曲(使肘关节位于功能位),拇指向上。只有一块夹板时置于前臂下侧;有两块夹板时,分别置于前臂内、外侧,加衬垫后用绷带固定骨折的上、下端和手掌部,再用大悬臂带将上肢悬吊于胸前,见图 9-22 右侧。若使用充气式夹板,可将夹板套于前臂,通过充气孔充气固定。

3) 大腿骨折固定术:救护者位于伤员的伤侧肢,取出 2 块卷式夹板展开,沿长轴方向塑形以增加强度;将 1 块夹板放置于伤肢内侧,多余部分在足底折回,再将 1 块夹板放于伤肢外侧,上端至髋关节(髂嵴),下端至踝关节,在髋关节外侧、膝关节内外侧、大腿根部、踝关节等部位加棉垫;取三角巾折

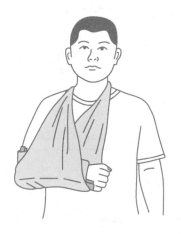
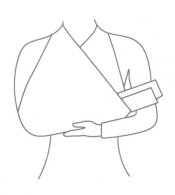

图 9-22　前臂骨折夹板固定

成三指宽的条带,在骨折上端绕肢体两圈后于外侧夹板上缘打结,同样方法固定骨折下端、髋关节、膝关节,最后固定踝关节;踝关节采用 8 字形固定,将三角巾中段放置在前脚掌正中,拉紧两端在足背交叉绕踝关节一周后于外侧夹板上缘打结固定,使脚掌与小腿成直角功能位,见图 9-23 左侧。使用普通夹板时,若有两个夹板,长夹板置于腋窝至足跟,短夹板置于大腿根部至足跟;在腋下、大腿内侧、膝关节、踝关节等骨隆突部放衬垫,空隙处用柔软物品填实;用宽带固定 7 个部位,先固定骨折上端、下端,再固定腋下、腰部、髋部、小腿及踝部,其中足踝部用绷带 8 字形固定,见图 9-23 右侧。若只有一块夹板则放于伤腿的外侧,从腋下至足部,内侧夹板用健肢代替,固定方法同上。若无夹板,可将两下肢并紧,中间加衬垫,用宽条带依次固定骨折上端、下端、小腿和踝关节固定踝关节时采用 8 字形固定。

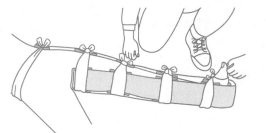
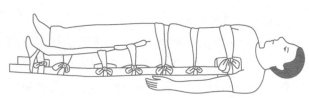

图 9-23　大腿骨折夹板固定

　　4)小腿骨折固定术:救护者位于伤员的伤侧肢,取出两块卷式夹板展开并塑形;将一块夹板放置在伤员小腿内侧(或外侧),上端越过膝关节约 10cm,下端多出部分沿足底折向对侧,再将另一块夹板以同样方式放置对侧;沿夹板长轴方向内弯以增加强度,在膝关节两侧,踝关节两侧加棉垫;可用自黏弹性绷带,按照先从骨折的下部即远心端开始包扎,环形缠绕 2~3 圈,再将绷带自下而上,在踝关节处做 8 字形旋转缠绕,最后将绷带缠绕至膝关节上端为止;还可将三角巾折叠成约三指宽的条带,按顺序依次固定骨折上端、下端、膝关节、踝关节,固定踝关节时采用 8 字形固定,见图 9-24 左侧。使用普通夹板时,取两个夹板,长夹板置于患腿外部从髋关节至外踝,短夹板从大腿根部内侧至内踝;在髋关节、膝关节、踝关节、大腿内侧等处放置棉垫保护,空隙处用柔软物品填实;用宽带固定 5 个部位,先固定骨折上端、下端,再固定髋部、大腿及踝部,足踝部用绷带 8 字形固定,使脚掌与小腿成直角功能位,见图 9-24 右侧。无夹板时,也可用大腿无夹板固定的方法。

　　(2)锁骨骨折固定术:可使用锁骨固定带,伤员取坐位挺胸,固定人员用一膝顶在伤员背部两肩胛骨之间,两手把伤员的肩逐渐往后拉,使胸尽量前挺,然后安放锁骨固定带并调节松紧度。现场若无

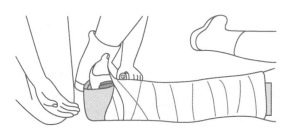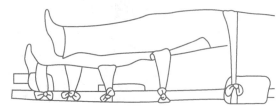

图 9-24　小腿骨折夹板固定

锁骨固定带,可用两条三角巾分别折成宽带进行固定。一条三角巾宽带悬吊承托伤侧肘部,另一条三角巾宽带在伤肢肘部上方将伤肢固定于躯干,见图 9-25。

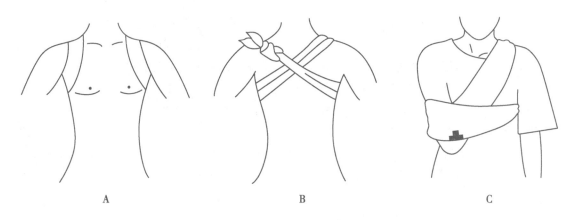

图 9-25　锁骨骨折固定
A. 锁骨固定带固定术;B. 锁骨固定带固定术;C. 三角巾固定术。

(3) 脊柱骨折固定术

1) 颈椎骨折固定术:颈托与脊柱板联合使用,适用于有颈椎损伤者。①使用颈托:先用手固定伤员头部为正中位;将五指并拢,测量伤员锁骨至下颌角之间的宽度(颈部高度),根据伤员颈部的高度选择合适的颈托或调节颈托至合适的宽度;先将颈托上固定红点对准一侧下颌角,固定颈托于下颌部,另一侧从颈后环绕,两端粘贴固定,见图 9-26。②使用脊柱板:保持伤员身体长轴为一直线,救护员协力将伤员侧翻,然后在其身下放置脊柱固定板,将伤员平移至脊柱固定板上;将头部固定,双肩、骨盆、双下肢及足部用宽带固定在脊柱板上,避免运送途中颠簸或晃动。

2) 胸腰椎骨折固定术:单纯胸椎、腰椎骨折时,禁止伤员站立、坐起或脊柱扭曲,以免加重损伤。固定方法同颈椎骨折的脊柱板固定术,因无颈椎骨折,可不必使用颈托。

(4) 骨盆骨折固定术:伤员仰卧位,在双侧膝下放置软垫,膝部屈曲以减轻骨盆骨折引起的疼痛;将三角巾一底角从腰后置入对侧,将三角巾顶角从臀下、会阴部拉出;将三角巾两底角在前腹部拉紧打结,在会阴处垫衬垫后将三角巾顶角带子拉向腹前并打结在两底角打结处。双膝间放置衬垫,用绷带捆扎固定,见图 9-27。

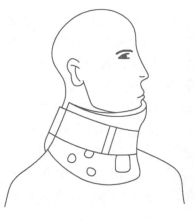

图 9-26　　颈托的使用

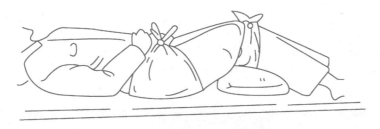

图 9-27　骨盆骨折固定

(5) 肋骨骨折固定术:闭合性肋骨骨折时伤员取坐位,在伤侧胸壁加厚衬垫,衬垫覆盖需过前后中线;伤员深呼气并屏气,用 3 条 10cm 左右的宽带自下而上呈叠瓦状进行固定,于健侧腋前线或腋后线打结。

【注意事项】

(1) 先救命再固定:严重创伤伤员先评估其意识、呼吸、脉搏及大出血情况,优先处理致命损伤。如有出血和伤口,应先止血和包扎,再行骨折固定术。露出的骨折断端在未经清创时不可还纳至伤口内。

(2) 加足衬垫:夹板不可直接接触皮肤,其间要加衬垫,尤其在夹板两端、骨隆突处和悬空部位应加厚垫。

(3) 夹板长度合适:夹板长度与宽度要与骨折的肢体相适应。夹板长度须超过骨折上、下两个关节,即"超关节固定"原则;固定时除骨折部位上、下两端外,还要固定上、下两关节。

(4) 固定效果确切便于观察:固定应松紧适度,牢固可靠,但不影响血液循环。固定四肢时,要将指(趾)端露出,以便观察末梢血液循环、感觉、运动情况。

(5) 注意保护患肢:固定后应尽量避免不必要的活动。

四、搬运术

搬运术是指将伤员从事发现场移动到担架、救护车的过程。搬运术的目的是使伤员尽快脱离危险环境,防止病情加重或再次损伤;改变伤员所处环境,以利于抢救;尽快使伤员获得专业的救护以挽救生命,减少伤残。搬运过程中要求救护人员掌握正确的救护搬运知识和技能。

【适应证】

活动受限的伤员。

【物品准备】

担架是搬运的常用工具,目前常用的担架有很多种类型。

(1) 折叠楼梯担架:适用于在狭窄的走廊、曲折的楼梯等处的搬运。

(2) 铲式担架:常用于脊柱损伤伤员的搬运。

(3) 真空固定垫:可以自动(或打气/抽气)成型,并将其固定在垫中,再用担架搬运。

(4) 漂浮式吊篮担架:可使固定于其上的伤员头部完全露在水面上,适用于海上救护。

(5) 脊柱固定板:适用于脊柱骨折伤员的搬运。

(6) 帆布担架:适用于有内科疾病者。

此外,紧急情况下还可以使用徒手搬运或借助椅子等搬运,或用临时制作的替代工具,如毛毯、绳索、门板等自制简易担架用于搬运,但不可因寻找搬运工具而贻误搬运时机。

Note:

知识拓展

担架的种类

担架按其结构和功能不同可分为简易担架、通用担架和特殊用途担架。

简易担架一般采用两根结实的竹竿配合毛毯、衣物等结实的织物制成。

通用担架也称标准担架,外形有直杆式(用于大型救护所及医院)、两折式(用于阵地抢救)和四折式(用于特种部队)。具体种类包括:用于楼梯的楼梯担架;用于直升机转运的应急带轮担架;用于头部和脊椎损伤伤员的铲式担架和脊柱板担架;轻便易携带的软式手提担架。

特殊用途担架是针对特殊气候、地形、伤员伤情特点等设计使用的。具体种类包括:用于颅脑伤或胸外伤伤员的充气式担架;用于水上救援的漂浮式担架和篮形担架;用于海上舰船之间高架索转运伤员的斯托克斯担架;用于舰艇狭窄空间的罗宾逊担架;用于狭窄地形的SKED担架等。

【操作方法】

(1) 伤员的移动

1) 从驾驶室移出伤员:一名救护者双手抱住伤员头部两侧,向上轴向牵引颈部,有条件者戴上颈托;另一名救护者轴向牵引伤员双踝部,使双下肢伸直;第三、四名救护者双手托伤员肩背部及腰臀部,使伤员脊柱保持中立位,平稳将伤员搬出。

2) 从倒塌物下移出伤员:迅速清除压在伤员身上的泥土、砖块、水泥板等倒塌物,清除伤员口腔、鼻腔中的泥土及脱落的牙齿,保持呼吸道通畅;一名救护者双手抱紧伤员头部两侧并向上轴向牵引颈部,另一名救护者轴向牵引伤员双踝部,使双下肢伸直;第三、四名救护者双手托伤员肩背部及腰臀部,使伤员脊柱保持中立位,四人同时用力,平稳将伤员搬出。在未能清除压在伤员身体上重物的情况下,禁忌用力拖拉伤员,以免造成进一步损伤。

3) 床至平车之间的转移:如需将伤员在床和平车之间相互转移,可使用单人、双人或多人搬运法。

目前临床常使用过床易(也称医用过床器)。过床易是以中部可折叠的长方形支架为中心,长轴的两端有把手,外面有一层光滑、防水的布类材料,能够来回拉动。滑材由硬度强,承受力大、韧性好、不易变形的材料制成。具体操作方法(图9-28):将伤员由床移至平车,先使平车与床平行并紧靠床边,平车与床的平面处于同一水平面,固定平车,床侧(甲)和平车侧(乙)各站一人。由甲两手各扶持伤员的肩部和臀部,将伤员侧搬向甲侧30°左右;乙将过床易滑入伤员身体下方1/3或1/4处;甲托住伤员的肩部和臀部向上45°左右用力慢慢将伤员推向乙侧,先向上用力,再向对侧轻推;乙托住伤员的肩部和臀部,并向自己侧轻拉。当伤员完全过渡到平车上时,乙两手扶持伤员的肩部和臀部,将伤员侧搬向乙侧,并侧卧30°左右;甲将过床易由伤员身体下方取出。

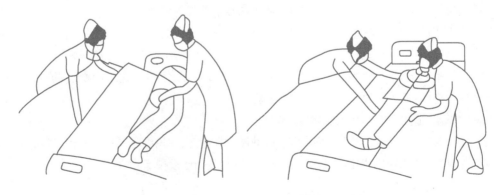

图9-28　过床易的使用

(2) 常用搬运方法

1) 徒手搬运：适用于转运路程较近、现场无担架、病情较轻的伤员。①单人搬运法：包括扶持法、抱持法、爬行法、侧身匍匐法、牵拖法和背负法等。②双人搬运法：有椅托式搬运法、拉车式搬运法、平抬(平抱)搬运法和轿桥式搬运法等。③多人搬运法：三人可并排将伤员平抬起，齐步向前。如有第四人可负责固定头部。多于四人时可面对面，将伤员水平抱起，进行搬运。

2) 椅子搬运：适用于搬运时空间有限，无法使用担架的场所。如狭窄的楼梯或电梯，可搬运呼吸困难、无下肢骨折且无法配合的伤员。搬运时先让伤员坐在一个轻而牢固的椅子上并固定好。两名救护者可位于伤员的左右两侧，由一人指挥，两人协同用力抬起椅子。两名救护员也可位于伤员的前后两侧，由一人指挥，两人协同抬起椅子前行。前行过程中应保持伤员面向行进方向，见图 9-29。

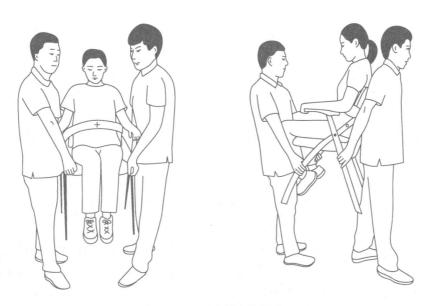

图 9-29 **双人椅子搬运法**

3) 担架搬运：是最常用的搬运方法，适用于病情较重、不宜徒手搬运、转移路途较远的伤员。担架搬运由 3~4 人组成一组，将伤员移上担架，伤员头部向后，足部向前，以便后面的担架员能随时观察病情变化；伤员要固定于担架上；担架员脚步行动要一致，平稳向前；向高处抬时，前面的担架员要放低，后面的担架员要抬高；向低处抬时则相反。一般情况下伤员应采取平卧位，昏迷伤员头部应偏向一侧。

(3) 特殊伤员搬运方法

1) 腹腔脏器脱出伤员的搬运(图 9-30)：将伤员双腿屈曲，腹肌放松，防止内脏继续脱出。已脱出的内脏严禁回纳至腹腔，以免引起感染。用干净的湿敷料覆盖在外溢的肠管处，再用保鲜膜覆盖湿敷料，如无干净湿敷料可直接用保鲜膜覆盖外溢的肠管；取腰带或者三角巾做成略大于脱出物的环行圈，围住脱出的内脏；再用大小合适的碗(盆)或其他合适的替代物将内脏和环行圈一并扣住；将三角巾折叠成宽带绕腹部固定碗(盆)并于健侧腹部侧方打结；最后用腹部三角巾包扎法包扎。包扎后伤员取仰卧位，下肢屈曲，双膝间加衬垫，固定双膝，膝下垫枕；注意观察伤员病情，保持呼吸道通畅、腹部保暖，然后再进行搬运。

2) 骨盆骨折伤员的搬运：搬运前先固定伤员骨盆(参见固定术内容)，三名救护者位于伤员的同侧下蹲，一人位于伤员胸部，一人位于腿部，一人专门保护骨盆。三人双手平伸，同时用力，抬起伤员，放于硬质担架并固定；伤员膝微屈，膝下加垫，骨盆两侧用沙袋或衣物等固定，防止途中晃动。

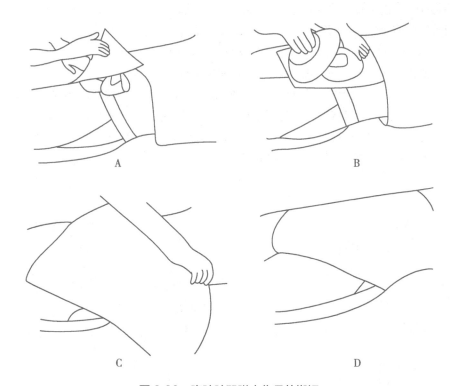

图 9-30　腹腔脏器脱出伤员的搬运
A. 覆盖外溢肠管;B. 保护肠管;C. 三角巾腹部包扎;D. 三角巾腹部包扎。

3）脊柱、脊髓损伤伤员的搬运:搬运此类伤员时,应保持伤员脊柱伸直,严禁颈部与躯干前屈或扭转。对于颈椎伤的伤员,一般由 4 人一起搬运,1 人在伤员的头部,双手掌抱于头部两侧轴向牵引颈部,另外三人在伤员的同一侧(一般为右侧),分别在伤员的肩背部、腰臀部、膝踝部。双手掌平伸到伤员(身体下)的对侧,4 人同时用力,保持脊柱为中立位,平稳将伤员抬起,放于脊柱板上。上颈托和头部固定器,再用带子分别将伤员胸部、腰部、下肢固定于脊柱板上。对于胸、腰椎伤的伤员,可由 3 人于伤员身体同侧搬运,方法与颈椎损伤伤员相同,见图 9-31。

4）伤口异物伤员的搬运(图 9-32):应先包扎伤口,妥善固定好刺入物后方可搬运。搬运途中避免震动、挤压、碰撞,防止刺入物脱出或继续深入。刺入物外露部分较长时,应有专人负责保护。

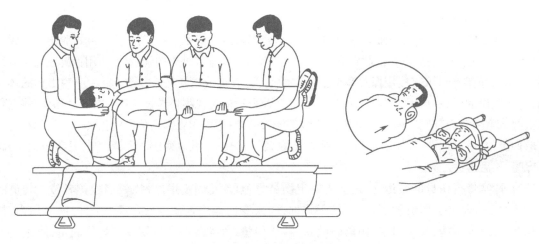

图 9-31　脊柱、脊髓损伤伤员的搬运

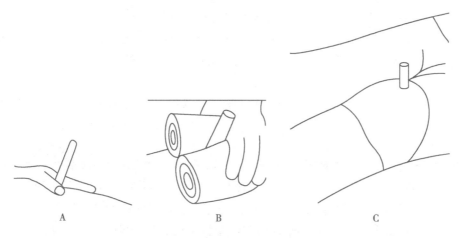

图 9-32　**伤口异物伤员的搬运**
A. 固定异物；B. 固定异物；C. 包扎后搬运。

【注意事项】

(1) 做好准备：搬运前应做好必要的准备，对创伤做必要的止血、包扎、固定等处理。

(2) 方法得当：根据现场环境、伤员情况、救护人员的数量和体力、转运路程的远近等选择合适的搬运方式。

(3) 观察病情：搬运过程中应随时观察伤员病情变化，防止皮肤压伤或缺血坏死。如采用双人抬担架方法搬运时，伤员头部在后，有利于病情的观察。

(4) 确保安全：搬运过程中应将伤员妥善固定在搬运设备(如担架或椅子上)，防止头颈部扭动和过度颠簸，防止搬运过程中发生二次损伤。用汽车转运时，伤员和担架均需固定于汽车上，防止汽车起动、刹车时造成伤员损伤。搬运动作应轻巧、敏捷、步调一致，避免强拉硬拽、震动等。

(5) 保护脊柱：怀疑有脊柱骨折时应注意始终保持脊柱的轴线位，防止脊髓损伤；转运应采用硬质担架(如脊柱板)，不可使用软担架。

五、清创术

创伤患者可有各类伤口，分为清洁伤口、污染伤口和感染伤口。对于不同类型的伤口，处理原则有所不同：①清洁伤口可直接缝合，如无菌手术切口。②一般情况下开放性创伤所致伤口早期为污染伤口，此时往往有细菌污染而尚未构成感染，可进行清创术，直接缝合或者延期缝合。③感染伤口一般需要充分引流后再做其他处理。清创术指清除创伤或感染伤口内无生命或受污染的组织，直至周围健康组织暴露出来的技术。其目的是及时、正确地采用手术方法清理伤口以修复重要组织，使开放污染的伤口变为清洁伤口，防止感染，为伤口的愈合创造良好条件。清创时间越早越好，伤后 6~8h 内清创一般可达到一期愈合。

【适应证】

(1) 伤后 6~8h 以内的新鲜伤口。

(2) 污染较轻，不超过 24h 的伤口。

(3) 头面部伤口，一般在伤后 24~48h 以内，争取清创后一期缝合。

【物品准备】

帽子、口罩、无菌手套、无菌手术包、麻醉用物、无菌软毛刷、肥皂水、无菌生理盐水、3% 过氧化氢溶液、75% 乙醇或 0.5% 聚维酮碘、0.5% 苯扎溴铵(新洁尔灭)、止血带、无菌敷料或纱布、绷带等。

【操作方法】

(1) 操作前评估

1) 评估伤员总体情况：综合评估伤员病情，如有严重创伤或已有休克迹象，应及时采取急救措

 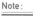

施。评估伤员及家属心理 - 社会情况,取得清醒伤员的积极配合,签署有创操作知情同意书。

2) 评估伤口情况:可通过 X 线摄片等方法评估伤口内或附近有无骨折。评估伤口的形状、大小、边缘、深度、出血、污染等情况,有无外露组织、异物存留及伤道位置等。同时要判断有无重要血管、神经、肌腱和骨骼损伤。刺伤和投射物(如子弹、炮弹弹片)所致的损伤应注意寻找入口和出口,有时伤道复杂,出口和入口不在一条线上,甚至偏离入口甚远,或无出口时,应注意多处损伤和内部损伤的可能。有些深部伤口无法探查,如头部外伤后有鼻腔、耳道流出脑脊液者提示有颅底骨折。

(2) 操作步骤

1) 清洗伤口周围皮肤:术者戴手套,用无菌纱布覆盖伤口,剃除伤口边缘至少 5cm 以内的毛发。更换覆盖伤口的无菌纱布,戴无菌手套,用无菌软毛刷蘸肥皂液刷洗伤口周围皮肤,至清洁为止。每次刷洗后用生理盐水冲洗。每次刷洗都需要更换毛刷、手套及覆盖伤口的无菌纱布。

2) 清洗伤口:除去覆盖伤口的纱布,先用生理盐水冲洗伤口,轻轻除去伤口内的污物和异物,然后用 3% 过氧化氢溶液冲洗伤口,待创面呈现泡沫后,再用生理盐水冲洗干净。

3) 消毒伤口周围皮肤:擦干皮肤残留的生理盐水,用酒精或聚维酮碘在伤口周围消毒。洁净或轻微污染伤口消毒范围为伤口边缘至少 15cm 内所有皮肤。重度污染或感染伤口清创时应由外周距离伤口至少 15cm 处向伤口边缘消毒。消毒后铺无菌巾准备手术。

4) 探查伤口:术者按常规洗手、穿手术衣、戴无菌手套。依解剖层次由浅入深探查伤口,识别组织活力,检查有无血管、神经、肌腱与骨骼损伤。探查伤口过程中如有大出血,应予以止血。如四肢创面有大量出血,可用充气式止血带止血,记录使用止血带的压力及时间。

5) 皮肤清创:切除已失去活力的皮肤组织。对边缘不整齐、有血供的皮肤,沿伤口边缘切除 1~2mm 的区域并加以修整。彻底清除污染、失去活力、不出血的组织,直至正常出血部位为止。对撕脱伤而剥脱的皮瓣,不可盲目缝回原处,应彻底切除皮下组织,仅保留皮肤,行植皮以覆盖创面。

6) 清除失活组织:充分显露潜在的创腔,必要时切开表面皮肤,彻底清除存留其内的异物、血肿。沿肢体纵轴切开深筋膜,经关节的切口应做 S 形切开,彻底清除挫裂严重、失去活力、丧失血供的组织,尤其是坏死的肌肉,应切至出血、刺激肌肉组织有收缩反应为止。

7) 组织清创:①血管清创:如血管仅受污染而未断裂,可将污染的血管外膜切除。如血管完全断裂、挫伤、血栓栓塞的肢体重要血管,则需将其切除后吻合或行血管移植。挫伤严重的小血管予以切除,断端结扎。②神经清创:对轻度污染者,以生理盐水棉球小心擦拭;污染严重者,将污染的神经外膜小心剥离切除,并尽可能保留其分支。③肌腱清创:严重挫裂、污染、失去活力的肌腱应予以切除,而未受伤的肌腱应小心加以保护。

8) 再次清洗伤口:经彻底清创后,用生理盐水再次冲洗伤口 2~3 次,然后以 0.1% 苯扎溴铵溶液浸泡伤口 3~5min。若伤口污染严重、受伤时间较长,可用 3% 过氧化氢溶液浸泡,最后用生理盐水冲洗。更换手术器械、手套,伤口周围消毒后重新铺无菌巾。

9) 组织修复:①血管修复:重要血管损伤清创后,应在无张力下一期吻合。若缺损较多,可行自体血管移植修复。②神经修复:神经断裂后,力争一期缝合修复。如有缺损,可游离神经远、近端或屈曲邻近关节使两断端靠拢缝合。缺损大于 2cm 时行自体神经移植。若条件不允许,可留待二期处理。③肌腱修复:创缘平整、无挫裂伤的肌腱,可在清创后缝合。

10) 伤口引流:伤口表浅、止血良好、缝合后无死腔,一般无须放置引流物。伤口深、损伤范围大且重、污染严重的伤口和有死腔、可能有血肿形成时,应在伤口低位或另外做切口放置引流物,并保持引流通畅。

11) 缝合伤口:组织损伤及污染程度较轻、清创及时(伤后 6~8h 以内)彻底者,可一期缝合。缝合不宜过密、过紧,以伤口边缘对合为度。有皮肤缺损者可行植皮术。若有血管、神经、肌腱、骨骼等重要组织外露者,宜行皮瓣转移修复伤口,覆盖外露的重要组织。最后用乙醇消毒皮肤,覆盖无菌纱布,并妥善包扎固定。

【注意事项】

(1) 及时清创：伤口清创应及时，不宜因故延迟清创。

(2) 观察病情：清创过程中注意观察伤员病情变化，尤其是血压、心率、神志等，及时有效处理潜在致命性损伤。

(3) 预防感染：遵医嘱合理使用抗生素和破伤风抗毒素预防感染。

(4) 术后体位：术后应适当抬高伤肢，以利血液和淋巴回流。

(5) 术后观察：注意定期观察伤肢血供、感觉和运动功能。观察伤口有无红肿、压痛、渗液及分泌物等感染征象，一旦出现应拆除部分乃至全部缝线敞开引流。

(胡化刚)

思 考 题

1. 多发性创伤早期评估的主要内容是什么？

2. 简述创伤患者常用的创伤评分方法。

3. 多发性创伤急救基本原则是什么？

4. 复合伤与多发伤的区别有哪些？

5. 不同复合伤伤员的救护措施有哪些异同？

6. 如何对复合伤伤员进行病情评估？

7. 止血带使用、包扎术、固定术、搬运术的注意事项有哪些？

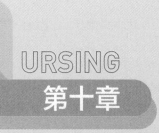

第十章

环境及理化因素损伤

10章 数字内容

───────── 学 习 目 标 ─────────

知识目标:

1. 掌握中暑、电击伤、淹溺、冷损伤的概念、救治原则与救护措施,烧伤的急救护理措施、动物咬伤的急救原则和狂犬病的护理、急性高原病的病情评估和护理措施。

2. 熟悉中暑、电击伤、淹溺、冷损伤的临床表现,烧伤、动物咬伤的病情评估,急性高原病的发病机制。

3. 了解中暑、电击伤、淹溺、冷损伤的病因与发病机制,烧伤对机体的影响和烧伤的分期,动物咬伤的发病机制,发生急性高原病的高危因素。

能力目标:

1. 能及时识别中暑、电击伤、淹溺、冷损伤患者受伤的类型,并能正确进行现场急救处理,配合医生进行院内救治并完成护理工作。

2. 能准确评估烧伤面积和严重程度,识别急性高原反应、高原肺水肿和高原脑水肿。

3. 能对烧伤、动物咬伤、急性高原病患者实施恰当的紧急救护。

素质目标:

具有处置环境及理化因素损伤所需的整体护理思维,以及应急应变与团队协作的职业素质。

人类所处的自然环境、生活环境和生产环境中存在许多危害身心健康的因素,包括物理、化学和生物损伤因素。环境及理化因素损伤是院前急救和临床急诊中的常见病和多发病。环境及理化因素损伤所致的疾病种类多,病情危急,既往健康的人遭遇此类损伤也会很快出现危及生命的病理生理变化,这要求施救者对病情做出快速反应、准确判断和有效救治。

第一节 中 暑

———————— 导入案例与思考 ————————

患者,男,18 岁,学生。因"高热、意识障碍 5h"急诊入院。查体:T 41℃,P 130 次 /min,律齐,BP 90/60mmHg,深昏迷,双侧瞳孔等大等圆,直径 1.5mm,对光反射迟钝,皮肤干燥,双肺呼吸音正常,未闻及干、湿啰音,双下肢阵发性抽搐,大、小便失禁。患者平素体健,连续多日参加学校军训。

请思考:

1. 该患者最可能发生了什么情况?

2. 为进一步明确诊断,需要首先做哪些检查?

3. 医务人员应采取哪些急救措施?

一、概述

中暑(heat illness)指人体在高温环境下,由于水和电解质丢失过多、散热功能障碍所引起的以中枢神经系统和心血管功能障碍为主要表现的热损伤性疾病。它是一种威胁生命的急症,可因中枢神经系统和循环功能障碍导致永久性脑损害、肾衰竭甚至死亡。

二、病因与发病机制

(一) 病因

1. 机体产热增加 在高温或在强热辐射下从事长时间劳动,机体产热增加,容易发生热蓄积,如果没有足够的防暑降温措施就容易发生中暑。

2. 机体散热减少 在湿度较高和通风不良的环境下从事重体力劳动可发生中暑。

3. 机体热适应能力下降 热负荷增加时机体会产生应激反应,通过神经内分泌的各种反射调节来适应环境变化,维持正常的生命活动,当机体这种调节能力下降时,对热的适应能力下降,机体容易发生代谢紊乱而发生中暑。

中暑发生与高温、高湿、无风环境 3 个环境因素密切相关,对高温环境不能充分适应,或在室温 >32℃、湿度 >60%、长时间通风不良的环境中进行剧烈运动,又无充分防暑降温措施时极易发生。常见诱因包括年老、体弱、营养不良、疲劳、肥胖、饮酒、饥饿、失水、失盐、近期有过发热、穿紧身不透气衣裤、水土不服、甲状腺功能亢进、糖尿病、帕金森病、心血管病、广泛皮肤损害、先天性汗腺缺乏症、应用阿托品等。

(二) 发病机制

正常人体在下丘脑体温调节中枢的控制下,体内产热与散热处于动态平衡,体温维持在 37℃左右。当环境温度在 35℃以下时,通过辐射、传导与对流途径散发的热量约占人体总散热量的70%。当空气干燥、气温超过 35℃时,蒸发散热几乎成为机体最重要、也是唯一的散热方式。当机体产热大于散热或散热受阻,则体内就有过量热蓄积,产生高热,引起组织损害和器官功能障碍。

外界环境温度增高时机体大量出汗,引起失水、失盐。当机体以失盐为主或仅补充大量水而补盐不足时,造成低钠、低氯血症,可导致肌肉痉挛;大量液体丧失会导致失水、血液浓缩、血容量不足,若同时发生血管舒缩功能障碍,则易发生外周循环衰竭;当外界环境温度增高,机体散热绝对或相对不足,汗腺疲劳,引起体温调节中枢功能障碍,导致体温急剧增高,产生严重的生理和生化异常而发生热射病。实验证明,体温达42℃以上可使蛋白质变性,温度超过50℃数分钟细胞即死亡。

三、病情评估

(一)健康史

重点询问患者是否存在引起机体产热增加、散热减少或热适应不良的原因,如有无在高温环境中长时间工作、未补充水分等情况。

(二)临床表现

临床上依照症状轻重可将中暑分为先兆中暑、轻症中暑和重症中暑,统称为热致疾病。

1. 先兆中暑　在高温环境下工作一段时间后,出现大汗、口渴、头晕、头痛、注意力不集中、眼花、耳鸣、胸闷、心悸、恶心、四肢无力、体温正常或略升高,不超过38℃。及时将患者转移到阴凉通风处安静休息,补充水、盐,短时间即可恢复。

2. 轻症中暑　除上述先兆中暑症状加重外,体温升高至38℃以上,早期出现面色潮红、苍白、大汗淋漓、皮肤湿冷、脉搏细速、血压下降、心率加快等循环功能紊乱表现。如进行及时有效处理,可于数小时内恢复。

3. 重症中暑　根据热损伤因素作用于机体引起的特定病理生理表现,或者是热致疾病进展过程中特定器官或系统的受损表现,重症中暑又可分为热痉挛、热衰竭、热射病,但临床上难以严格区分,可单独或合并存在。

(1)热痉挛:指在训练中或训练后发生短暂性、间歇性肌肉痉挛,可能与钠盐丢失相关,表现为四肢肌肉、咀嚼肌、腹直肌痉挛,最常见于腓肠肌,也可发生于肠道平滑肌。无明显体温升高,无意识障碍。

(2)热衰竭:指在热应激时液体丢失所致的以有效血容量不足为特征的临床综合征,表现为多汗、疲乏、无力、眩晕、恶心、呕吐、头痛等。可有明显脱水征,如心动过速、直立性低血压或晕厥。可出现呼吸增快、肌痉挛。体温可轻度升高,无明显中枢神经系统损害表现。

(3)热射病:是由于暴露于热环境和/或剧烈运动导致机体产热与散热失衡,出现以体核温度升高>40℃和中枢神经系统异常如精神状态改变、抽搐或昏迷为特征,并伴有多器官功能损害、危及生命的临床综合征。根据发病原因和易感人群的不同,可分为经典型热射病和劳力型热射病。经典型热射病见于年老、年幼、体弱和有慢性疾病的患者,致热源主要来自外部环境,一般为逐渐起病。前驱症状不易被发现,1~2d症状加重,出现意识模糊、谵妄、昏迷等,体温升高达40~42℃,常伴有大小便失禁、心力衰竭、肾衰竭等表现。劳力型热射病见于健康年轻人,如部队官兵、运动员、消防队员、建筑工人等,在高温、高湿环境下进行高强度训练或从事重体力劳动一段时间后突感极度疲劳、持续头痛、运动不协调、行为不当、判断力受损、面色潮红或苍白、恶心、呕吐、晕厥等全身不适,可伴有大量出汗或无汗,继而体温迅速升高达40℃以上,出现谵妄、癫痫发作、意识水平下降和昏迷等中枢神经系统严重受损表现,也有患者缺乏先兆表现而在运动中突然晕倒或意识丧失。

(三)辅助检查

紧急行血生化检查、动脉血气分析及尿常规检查。血尿素氮、血肌酐可升高。发病早期因脱水致血液浓缩可出现血红蛋白升高、血细胞比容增加。白细胞、中性粒细胞增高,其增高的程度与中暑的严重程度相关。血清电解质检查可有高钾、低钠、低氯血症。有凝血功能异常时,应考虑弥散性血管内凝血。尿常规显示可有不同程度的蛋白尿、血尿、管型尿,严重病例常出现肝、肾、胰和横纹肌损害的实验室参数改变,尿液分析有助于发现横纹肌溶解和急性肾衰竭。心电图、胸部X线、超声、CT、

MRI 等检查对于早期发现并发症以及动态评估病情均有重要价值。

（四）病情判断

通过健康史、临床表现及辅助检查，可有助于判断患者是否发生中暑，评估中暑的原因、损伤持续时间、开始施救时间、中暑的程度及生命体征。重症中暑应与脑炎、脑膜炎、脑血管意外、脓毒血症、甲状腺危象、伤寒及中毒性痢疾等疾病相鉴别，以下病史信息中任意一条加上典型临床表现中的任意一条，且不能用其他原因解释时，应考虑热射病的诊断。①患者病史信息：暴露于高温、高湿环境；高强度运动。②典型临床表现：中枢神经系统功能障碍表现（如昏迷、抽搐、谵妄、行为异常等）；体核温度（建议以直肠温度作为体核温度的标准）超过 40℃；多器官（≥2 个）功能损伤表现（肝脏、肾脏、胃肠等）；严重凝血功能障碍或弥散性血管内凝血。如果患者从病史到临床表现均符合热射病，则不能仅仅因为体温（包括体核温度）未超过 40℃ 而排除热射病。

四、急救与护理

患者从轻症中暑进展至热射病是一个逐渐加重的连续过程，应在发现异常的第一时间开始急救。急救原则为尽快脱离高温环境、迅速降温和保护重要脏器功能。

（一）现场急救

1. 先兆及轻症中暑　立即将患者安置于阴凉、通风的环境中平卧休息，口服淡盐水或含盐的清凉饮料。对有循环功能紊乱者，可静脉补充 5% 葡萄糖盐水，密切观察，直至恢复。

2. 重症中暑　现场早期处置建议"边降温边转运"原则，当降温与转运存在冲突时，应遵循"降温第一、转运第二"的原则，在现场至少实施以下关键救治措施，其中快速、有效、持续降温是最重要的。

（1）快速、有效、持续降温：①立即脱离热环境。转移患者至阴凉通风处，尽快除去全身衣物以利散热。有条件的可将患者转移至有空调的房间。②快速测量体温。测量体温是有效降温治疗的前提，建议使用直肠温度来反映体核温度，如果现场不具备测量直肠温度的条件，也可测量腋温或耳温做参考。如果腋温或耳温不高，不能排除热射病，应每 10min 测量一次体温或持续监测体温。③积极有效降温。由于病死率与体温过高及持续时间密切相关，因此，快速、有效、持续降温是首要治疗措施，可采用蒸发降温、冷水浸泡、冰敷降温、体内降温等方法。建议现场降温目标为体核温度在 30min 内降至 39.0℃ 以下，2h 内降至 38.5℃ 以下，当体核温度降至 38.5℃ 时即停止降温措施或降低降温强度，维持直肠温度在 37.0~38.5℃。若体温再次升高，应重新启动降温措施。

（2）液体复苏：现场快速建立双通道输液通路，液体首选含钠液体（如生理盐水或林格液）。在现场第 1h 输液量为 30ml/kg 体重或总量 1 500~2 000ml（如已启动冷盐水降温，其量应纳入总量管理）；之后根据患者血压、脉搏和尿量等情况调整输液速度，维持非肾衰竭患者尿量为 100~200ml/h，同时避免液体过负荷。应避免早期大量输注葡萄糖注射液，以免导致血钠在短时间内快速下降，加重神经损伤。

（3）气道保护与氧疗：昏迷患者应将头偏向一侧，保持其呼吸道通畅，及时清除气道内分泌物，防止呕吐物误吸。对于大多数需要气道保护者应尽早行气管插管术；若现场无插管条件，应先用手法维持气道开放或置入口咽/鼻咽通气道，尽快呼叫救援团队。如条件允许，现场救治过程中应持续监测脉搏血氧饱和度（SpO_2）。首选鼻导管吸氧方式，目标是维持 $SpO_2 \geq 90\%$。若鼻导管吸氧未能达标，应给予面罩吸氧。

（4）控制抽搐：可给予镇静药物使患者保持镇静，防止舌咬伤等意外伤。躁动不安的患者可用地西泮 10~20mg 静脉注射，在 2~3min 内推注结束，如静脉注射困难也可立即肌内注射。首次用药后如抽搐不能控制，则在 20min 后再静脉注射地西泮 10mg，24h 内总量不超过 50mg。抽搐控制不理想时，可在地西泮的基础上加用苯巴比妥 5~8mg/kg 肌内注射。

中暑的现场急救流程见图 10-1。

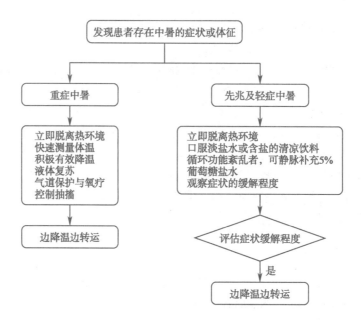

图 10-1　中暑现场急救流程图

（二）转运后送

一般先兆中暑和轻症中暑的患者经现场急救后均可恢复正常，但对疑为重症中暑的患者，应立即就近转送至有救治能力的医院，以获得更高级别的救治。转运后送指征：①体温 >40℃。②行降温措施（转移至阴凉地方、冷敷、促进空气流动等体外降温措施等）持续 15min 后体温仍 >40℃。③意识障碍无改善。④缺乏必要的救治条件。

转运过程中应做到：①密切监测体温，每 0.5~1.0h 测量一次，如有条件应测量直肠温度，同时做好生命体征的监测记录。②持续有效降温，不能因转运后送而延误降温治疗。根据条件可选择以下措施：将救护车空调温度调至最低或打开车窗，冷水全身擦拭配合持续扇风降温，体表冷敷降温，清醒能配合的患者可给予 4~10℃生理盐水口服。

（三）院内急救

早期有效治疗是决定预后的关键。有效治疗的关键点为迅速降低体核温度、血液净化、防治弥散性血管内凝血。具体救治措施为"九早一禁"，即早降温、早扩容、早血液净化、早镇静、早气管插管、早纠正凝血功能紊乱、早抗感染、早肠内营养、早免疫调理，在凝血功能紊乱期禁止手术。

1. 目标温度管理　对于在现场和后送途中已实施降温治疗的患者，如果体核温度仍高于目标温度，则应在医院内继续降温治疗；如果入院时体核温度已达到目标温度，仍应持续监测体温，避免体温过低或再次升高。

2. 循环功能监测与管理　①连续监测血压、心率、呼吸频率、血氧饱和度、中心静脉压、血气分析、乳酸、每小时尿量及尿液颜色，有条件可进行有创监测，如有创动脉压或脉搏指示持续心输出量等，以实现精准的血流动力学管理。②在现场液体复苏的基础上进一步评估循环状态和组织灌注情况，若存在循环不稳定或组织低灌注表现，应进一步评估心功能（建议床旁超声）和液体反应性（补液试验或被动抬腿试验）。根据液体反应性结果决定是否继续进行液体复苏，并在复苏过程中动态监测血压、心率、中心静脉压、中心静脉血氧饱和度、静 - 动脉二氧化碳分压差、尿量、乳酸水平，动态观察组织低灌注表现有无改善。既要充分液体复苏，又要避免液体过负荷。

3. 血液净化　连续性血液净化是热射病脏器支持的重要手段，同时也可实现血管内降温作用。具备以下一条可考虑行持续床旁血滤，如有以下两条或两条以上者应立即行血滤治疗：①一般物理降温方法无效且体温持续高于 40℃大于 2h。②血钾 >6.5mmol/L。③肌酸激酶 >5 000U/L，或上升速度超过 1 倍 /12h。④少尿、无尿，或难以控制的容量超负荷。⑤血肌酐每日递增值 >44.2μmol/L。⑥难以纠正的电解质和酸碱平衡紊乱。

4. 其他　保持呼吸道通畅,吸氧,昏迷或呼吸衰竭者行气管插管,呼吸机辅助通气;及时发现和治疗肾功能不全,防治肝功能不全和心功能不全,控制心律失常,给予质子泵抑制剂预防上消化道出血,应用抗生素预防感染等。出现躁动、抽搐者,给予镇静药,如丙泊酚、苯二氮䓬类药物。纠正凝血功能紊乱。

(四) 护理措施

1. 观察病情　监测患者的生命体征、意识、面色、四肢末梢循环、中心静脉压、肺动脉楔压、心输出量以及体外循环阻力指数、尿量及尿比重等变化。病情稳定前应持续监测体核温度,或者至少10min 测量一次,测量时应避免损伤直肠及其周边组织。通过观察末梢循环情况确定降温效果,如体温下降、四肢末梢转暖、发绀减轻或消失,则提示治疗有效。如患者高热而四肢末梢厥冷、发紫,提示病情加重。正确补液,防止补液过量而引起肺水肿和低钠血症。深茶色尿和肌肉触痛往往提示横纹肌溶解。发病 24h 可出现凝血障碍,更常见于 48~72h,需严密监测凝血酶原时间、凝血活酶时间、血小板计数和纤维蛋白原,以防弥散性血管内凝血发生。

2. 高热患者护理　①做好口腔护理,防止感染与口腔溃疡发生。②皮肤护理,高热大汗者应及时更换衣裤及被褥,保持皮肤清洁卫生,定时翻身,防止压力性损伤的发生。③高热惊厥护理,应置患者于保护床内,防止坠床和碰伤,惊厥时注意防止舌咬伤。

3. 呼吸道管理　保持气道通畅,及时清理呼吸道分泌物,充分供氧,做好机械通气治疗患者的护理。

4. 健康教育　①大量饮水,注意补充盐分和矿物质,在高温天气里,不应等到口渴时才喝水。如果需要在高温的环境里进行体力劳动或剧烈运动,至少每小时喝 2~4 杯凉水(500~1 000ml)。不饮用含酒精或大量糖分的饮料,以免导致失去更多的液体。同时,还应避免饮用过凉的冰冻饮料,以免造成胃部疼挛。②注意饮食及休息,少食高油、高脂食物,饮食尽量清淡,多吃水果蔬菜。保证充足的睡眠。③高温天气里应尽量在室内活动;户外活动时穿着合适的衣服并涂抹防晒霜,活动时间最好避开正午时段,尽量将时间安排在早晨或者傍晚。④锻炼自己的耐热能力,学会适应热环境。⑤中暑患者恢复后,数周内避免在阳光下剧烈活动。

(孙　莉)

第二节　电　击　伤

 ———————————— 导入案例与思考 ————————————

患者,男,39 岁。因"下颌、右前臂、双手、右足、右小腿电烧伤后 1h"急诊收入院。患者高空作业时,在距 35kV 高压电线约 1m 时,被电烧伤下颌、右前臂、双手、右足、右小腿,当即昏迷,心搏骤停,无大小便失禁,随后被送入医院急救。

请思考:

1. 如何对该患者实施现场急救?

2. 该患者转至医院后,护士应如何配合做好院内急救?

3. 电击伤后该患者可能发生哪些并发症?

一、概述

电击伤(electrical injury),俗称触电,指一定量的电流通过人体引起全身或局部的组织损伤和功能障碍,甚至发生心搏骤停。电击伤可以分为超高压电击伤或雷击伤、高压电击伤和低压电击伤三种类型。

二、病因与发病机制

(一)病因

电击伤常见的原因主要是缺乏安全用电的知识、违反用电操作常规、风暴、地震或火灾致电线折断等导致人体直接接触电源,或在高压电和超高压电场中,电流或静电电荷经空气或其他介质电击人体。

(二)发病机制

人体作为导电体,在接触电流时,即成为电路中的一部分。电击损伤包括电流对细胞的直接损伤和电阻产热引起的组织和器官损伤。电击伤对人体的危害与接触电流类型、电流强度、电压高低、通电时间、电流方向和所在环境的气象条件等有密切关系。

1. **电流类型** 交流电能使肌肉持续抽搐,能"牵引住"接触者,使其脱离不开电流,因而危害性较直流电大。家用低频(50~60Hz)交流电较高频电流危险,人体对交流电敏感性为直流电的3~4倍。小于250V的直流电很少引起死亡,而交流电在50V以上即可产生危险。同样500V以下的电流,交流电比直流电危险性大3倍。50~60Hz低压交流电最易产生致命性的心室颤动。

2. **电流强度** 不同强度的交流电,可产生不同的生理效应。通过人体的电流越大,对人体造成的损害越重,危险也越大。

3. **电压** 电压越高,流经人体的电流量越大,机体受到的损害也越严重。低压电击伤伴心搏骤停的情况大多不能有效复苏,多数患者在到达医院前就已经死亡。高电压易引起深部灼伤,而低电压则易导致接触肢体被"固定"于电路。220V的电压可造成心室颤动,1 000V以上电压可使呼吸中枢麻痹而致死,220~1 000V之间的致死原因两者兼有。

4. **电阻** 电流在体内一般优先沿电阻小的组织前行,引起损伤。在一定电压下,机体组织电阻越低,通过的电流越大,造成的损伤越大。人体不同组织的电阻不同,由大到小依次为骨、皮肤、脂肪、肌肉、血管和神经。皮肤干燥时电阻高,出汗、潮湿时降低。

5. **通电时间** 电流对人体的损害程度与通电时间(接触电源时间)的长短有关。通电时间越长,对机体造成的损害也越重。

6. **通电途径** 电流通过人体的途径不同,对人体造成的伤害也不同。电流从头顶或上肢流入体内,纵贯身体由下肢流出,或由一手进入,另一手流出,可致心室颤动或心搏骤停,危险性较大。电流从一侧下肢进入,由另一侧下肢流出,则危险性相对较小。

三、病情评估

(一)健康史

询问是否有直接或间接接触带电物体的病史。

(二)临床表现

电击伤的临床表现多种多样,轻者为轻度的浅表皮肤烧伤,重者为严重的多器官功能障碍和死亡。

1. **全身表现** 轻者表现为痛性肌肉收缩、惊恐、面色苍白、四肢软弱、表情呆滞、呼吸及心跳加速、头痛、头晕、心悸等,皮肤灼伤处疼痛。高压电击时常发生神志丧失,心搏骤停。有些患者可转入"假死"状态,表现为心跳、呼吸极其微弱或暂停,心电图可呈心室颤动状态,经积极治疗,一般可恢复。昏迷或心搏骤停如不及时复苏则会发生死亡。心室颤动是低压电电击后常见的表现,也是伤者致死的主要原因。组织损伤区或体表烧伤处丢失大量液体时可出现低血容量性休克。低血压、体液、电解质紊乱和严重的肌球蛋白尿可引起急性肾衰竭。因电击时肌肉剧烈收缩的机械暴力,可致关节脱位和骨折。

2. **局部表现**

(1)高压电击伤:①烧伤面积不大,但可深达肌肉、血管、神经和骨骼,有"口小底大,外浅内深"的

Note:

特征。②可有一处进口和多处出口。③肌肉组织常呈夹心性坏死。④电流可造成血管壁变性、坏死或血管栓塞，从而引起继发性出血或组织的继发性坏死。

(2) 低压电击伤：①伤口小，呈椭圆形或圆形，焦黄或灰白色，干燥，边缘整齐，与正常皮肤分界清楚。②一般不损伤内脏。③如有衣服点燃可出现与触电部位无关的烧伤。

3. 并发症和后遗症　电击伤后 24~48h 常出现心肌损伤、严重心律失常、心功能障碍；若有大量的组织损伤和溶血会引起高钾血症；低血压、电解质紊乱和严重的肌球蛋白尿引起的急性肾损伤；出现失明、耳聋、周围神经病变、上升性或横断性脊髓病变和侧索硬化症，可发生肢体瘫痪或偏瘫。

(三) 辅助检查

心电图检查可出现传导阻滞，或房性、室性期前收缩等心律失常、急性心肌损伤、非特异性 S-T 段改变。生化检查可出现心肌酶、血淀粉酶、血肌酐、尿素、血钾升高。尿液检查可见血红蛋白尿或肌红蛋白尿。

四、急救与护理

急救原则为迅速脱离电源，分秒必争地实施有效的心肺复苏。

(一) 现场急救

1. 迅速切断电源　根据触电现场情况，立即采用最安全、最迅速的方法切断电源，可用绝缘物将患者与电源分离。如在野外或远离电闸，以及存在电磁场效应的触电现场，施救者不能接近触电者，可用干燥绝缘的木柄刀、斧或锄头等物将电线斩断，中断电流，并妥善处理残端。在使触电者脱离电源的抢救过程中应注意：①避免给触电者造成其他伤害，如人在高处触电时，应采取适当的安全措施，防止脱离电源后从高处坠下。②强调确保现场救助者自身的安全。抢救者必须严格保持自己与触电者的绝缘，未断离电源前绝不能用手牵拉触电者，脚下垫放干燥的木块、厚塑料块等绝缘物品，使自己与地面绝缘。

2. 心肺复苏　①对心搏骤停和呼吸停止者，立即进行心肺复苏。②纠正心律失常，电击伤常引起心肌损害发生心律失常，最严重的是心室颤动，应尽早给予除颤。

(二) 院内急救

1. 补液　低血容量性休克和组织严重烧伤的患者，应迅速予以静脉补液，维持尿量在 50~75ml/h，同时结合周围循环情况及中心静脉压监测结果调整补液量。

2. 创面处理　①积极清除电击烧伤创面的坏死组织。②对于深部组织的损伤、坏死，伤口常需开放治疗，注射破伤风抗毒素。

3. 筋膜松解术和截肢　若肢体受高压电热灼伤，大块软组织灼伤引起的局部水肿和小血管内血栓形成，可使电热灼伤远端肢体发生缺血性坏死，需要进行筋膜松解术，减轻灼伤部位周围压力，改善肢体远端血液循环，严重时需截肢处理。

4. 对症处理　监测和防治高血钾症，纠正心功能不全，防治脑水肿，治疗急性肾功能不全，维持酸碱平衡等。有明确心肌损伤者，应给予高浓度吸氧、降低心肌耗氧、控制输液速度和输液量、应用心肌保护和营养类药物等。

电击伤的急救流程见图 10-2。

(三) 护理措施

1. 配合医生抢救　依据最新的心肺复苏指南流程对心搏骤停或呼吸停止者进行心肺复苏，尽早建立人工气道，行机械通气，充分供氧。

2. 观察病情　①注意患者神志变化，监测生命体征，测量呼吸、脉搏、血压及体温，注意判断有无呼吸抑制及窒息发生。②心律失常的监测：动态观察心电图变化，做好心电监护，及时发现心律失常。③心肌损伤的监测：根据心肌酶学检查、肌钙蛋白测定来评估判断有无心肌损伤，尤其肌钙蛋白 I 对心肌损伤有极高的特异性和敏感性。④肾功能监测：观察尿的颜色和量的变化，并准确记录。

Note:

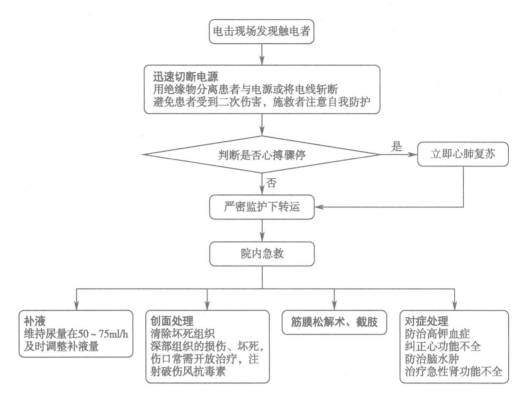

图 10-2　电击伤急救流程图

3. **用药护理**　迅速建立静脉通路,按医嘱给予输液,恢复有效循环血容量。应用抗生素预防和控制电击伤损害深部组织后所造成的感染,注射破伤风抗毒素预防破伤风发生。

4. **合并伤的护理**　因触电后弹离电源或自高空跌下,可能伴有颅脑损伤、气胸、血胸、内脏破裂、四肢与骨盆骨折等合并伤。在搬运患者过程中应注意观察有无头、颈部损伤和其他严重创伤,疑为脊柱骨折和脊髓损伤患者在搬运过程中保持脊柱在中立位。

5. **做好基础护理**　①病情严重者注意口腔护理、皮肤护理,预防口腔炎和压力性损伤的发生。②保持患者伤口敷料的清洁、干燥,防止脱落。

6. **健康教育**　①普及宣传安全用电常识,加强自我保护和相互保护的意识,掌握预防措施和安全抢救方法。②应经常对所用电器和线路进行检修。③雷雨天气应留在室内并关好门窗,不宜使用无防雷措施的电视、音响等电器。室外工作者切勿站在高处或在树下避雨;不能接触天线、水管或金属装置,不宜打伞,远离树木和桅杆。在空旷场地遇到雷电时,应立即卧倒。

(孙　莉)

第三节　淹　溺

导入案例与思考

　　患者,男,15 岁。在江里游泳时意外淹溺,被他人发现后救起。当时患者剧烈咳嗽、呼吸急促,咳出粉红色泡沫痰,全身皮肤发绀,腹部膨隆。

　　请思考:

　　1. 如何对该患者进行现场急救?

　　2. 该患者的医院内救护措施主要有哪些?

一、概述

淹溺(drowning),又称溺水,指人淹没于水或其他液体中,由于液体、污泥、杂草等物堵塞呼吸道和肺泡,或因咽喉、气管发生反射性痉挛,引起窒息和缺氧,肺泡失去通气、换气功能,使机体所处于的一种危急状态。国际复苏联络委员会定义淹溺为一种淹没或浸润于液态介质中而导致呼吸障碍的过程。

二、病因与发病机制

(一) 病因

淹溺多见于儿童、青少年和老年人,常见的原因有误落水、意外事故如遇洪水灾害等,偶有投水自杀者。

人淹没于水中后,本能地出现反射性屏气和挣扎,避免水进入呼吸道。但由于缺氧,被迫深呼吸,从而使大量水进入呼吸道和肺泡,阻滞气体交换,加重缺氧和二氧化碳潴留,造成严重缺氧、高碳酸血症和代谢性酸中毒。

(二) 发病机制

根据浸没的介质不同,分为淡水淹溺和海水淹溺两种类型(表10-1)。

1. **淡水淹溺** 一般江河、湖泊、池塘中的水渗透压较血浆渗透压低,属于淡水,约占全部淹溺的90%,其中50%发生在泳池中。浸没于淡水后,通过呼吸道和胃肠道进入体内的淡水迅速进入血液循环,血容量剧增可引起肺水肿和心力衰竭,并可稀释血液,引起低钠、低氯和低蛋白血症。低渗液体使红细胞肿胀、破裂,发生溶血,出现高钾血症和血红蛋白尿。过量的血红蛋白堵塞肾小管引起急性肾衰竭。高钾血症可致心搏骤停。淡水吸入呼吸道最重要的临床意义是肺损伤,低渗性液体经肺组织渗透迅速渗入肺毛细血管,损伤气管、支气管和肺泡壁的上皮细胞,使肺泡表面活性物质灭活,肺顺应性下降,肺泡表面张力增加,肺泡容积急剧减少,肺泡塌陷萎缩,进一步阻滞气体交换,造成全身严重缺氧。

2. **海水淹溺** 海水含钠量约是血浆的3倍以上,还有大量的钙盐和镁盐。海水淹溺时其高渗透压使血管内的液体大量进入肺泡内,引起急性肺水肿、血容量降低、血液浓缩、低蛋白血症、高钠血症,发生低氧血症。此外,海水对肺泡上皮细胞和肺毛细血管内皮细胞的化学损伤作用更易促使肺水肿的发生。高钙血症可导致心律失常,甚至心搏骤停。高镁血症可抑制中枢和周围神经,导致横纹肌无力、血管扩张和血压降低。

3. **其他** 如不慎跌入粪池、污水池和化学物贮槽时,可附加腐生物和化学物的刺激、中毒作用,引起皮肤和黏膜损伤、肺部感染以及全身中毒。

表 10-1 海水淹溺与淡水淹溺的病理改变特点比较

	淡水淹溺	海水淹溺
血容量	增加	减少
血液性状	血液稀释	血液浓缩
红细胞损害	大量	很少
血浆电解质变化	低钠、低氯、低蛋白、高钾血症	高血钠、高血钙、高血镁
心室颤动	常见	极少发生
主要致死原因	急性肺水肿、急性脑水肿、心力衰竭、心室颤动	急性肺水肿、急性脑水肿、心力衰竭

三、病情评估

(一) 健康史

详细询问陪同人员淹溺发生的时间、地点和水源性质以及现场施救情况。

（二）临床表现

缺氧是淹溺者最重要的表现，落水时间短者或人体吸入水量 2.2ml/kg 时，可出现轻度缺氧表现，如口唇及四肢末梢青紫、面部肿胀、四肢发硬、呼吸浅表。人体吸入水量在 10ml/kg 以上者，1min 内即可出现低氧血症，或落水时间长者，出现严重缺氧，表现为面色青紫，口腔、鼻腔充满血性泡沫或泥沙，四肢冰冷，昏迷，瞳孔散大，呼吸、心搏停止，甚至溺死。另有患者因冷水强烈刺激引起喉头水肿和声带关闭导致呼吸、心搏停止而死亡。

（三）辅助检查

1. 血、尿检查　淹溺者常有白细胞增高，淡水淹溺者可出现血液稀释或红细胞溶解，出现低钠、低氯血症，血钾升高，尿中出现游离血红蛋白。海水淹溺者出现血液浓缩，轻度高钠血症或高氯血症，可伴血钙、血镁增高。重者可出现弥散性血管内凝血的相关指标变化。

2. 心电图检查　淹溺者常有窦性心动过速、非特异性 ST 段和 T 波改变，病情严重时出现室性心律失常、完全性心脏传导阻滞。

3. 动脉血气分析　约 75% 患者会有明显混合型酸中毒，几乎所有患者都有不同程度低氧血症。

4. X 线检查　胸片常显示斑片状浸润，有时出现典型肺水肿征象。疑有颈椎损伤时，应进行颈椎 X 线检查。

四、急救与护理

（一）现场急救

淹溺所致死亡主要原因是缺氧，缺氧时间和程度是决定淹溺预后最重要的因素。快速、有效的现场急救，尽快对淹溺者进行通气和供氧是最重要的紧急抢救措施，可以促使自主呼吸和循环恢复。2015 年欧洲《特殊场合的心肺复苏指南》的淹溺生存链（文末彩图 10-3）包括五个关键的环节：预防淹溺、识别与求救、提供漂浮救援物、救离水中、提供医疗救护。前两环涉及淹溺预防和识别，以下主要介绍水中营救和救离后的复苏。

1. 水中营救　现场目击者在初步营救和复苏中发挥关键作用，应在保证施救者安全的前提下积极开展营救。①可将木棍、衣服、绳索等作为救援设施递送给淹溺者，并让其尽量抓住。有条件的可借助浮力救援设备或船接近淹溺者。②如果需下水营救，施救者应尽可能脱去衣裤，尤其要脱去鞋靴，迅速游到淹溺者附近，并从背后接近淹溺者，一手托着他的头颈，将面部托出水面，或抓住腋窝仰游，将淹溺者救上岸；应防止被淹溺者紧紧抱住，切忌一头扎进水里救人，因为这样可能会影响施救者的视野，并且可能增加脊柱损伤的风险。

2. 水中复苏　对于呼吸停止者，只有接受过训练的救援者在漂浮救援设施的支持下方可实施水上人工呼吸。

3. 救离水中　立即将淹溺者救离水中。在不影响心肺复苏的前提下，尽可能去除湿衣服，擦干身体，防止患者出现体温过低。

4. 初期复苏　淹溺者一旦被救离水中，应立即遵循标准基础生命支持顺序进行，首先检查患者反应，开放气道，检查有无生命迹象。淹溺的现场急救流程见图 10-4。

（1）畅通气道：迅速清除口、鼻腔中的污水、污物、分泌物及其他异物，有义齿者取出义齿，并将舌拉出，对牙关紧闭者，可先捏住两侧颊肌然后再用力将口启开，松解领口和紧裹的内衣和腰带，保持呼吸道通畅。

（2）心肺复苏：清理呼吸道后应尽快实施心肺复苏。淹溺复苏反映了快速缓解缺氧的重要性，即采用如下策略：①如没有呼吸或仅有濒死呼吸应尽快给予 2~5 次人工通气，每次吹气 1s 左右，并能看到胸廓有效的起伏运动。②由于此时肺顺应性降低以及高气道阻力，通常需要更长时间吹气。但应注意，吹气压越高越可能会造成胃的膨胀，增加反流，并降低心输出量。③如果淹溺者对初次通气无反应，应将其置于硬平面上开始胸外按压，按压 - 通气比率遵循 30：2。由于大多数淹溺者在缺氧后会出现心搏骤停,因此,单纯实施胸外按压并无效果,应予以规范的心肺复苏术。在心肺复苏术开始后应尽快使用自动体外除颤器。

5. 迅速转运　淹溺者经现场急救后,应及时转送至医院,进行下一步救治;搬运患者过程中注意有无头、颈部损伤和其他严重创伤,做好保护。

(二)院内急救

1. 机械通气　尽早进行合理有效的机械通气是淹溺救治的关键。对意识不清、呼吸急促、全身发绀、咳粉红色泡沫痰、血压下降及血氧饱和度 <85%,并有酸碱失衡、电解质紊乱的患者气管插管,并进行人工机械通气。原则是尽可能维持氧供及尽可能低的气道压,必要时可用支气管镜进行气道吸引灌洗。另外,可给予镇静剂或肌松药,降低气道压力。当患者意识清楚,呼吸恢复,循环稳定,血气分析正常,胸部 X 线检查好转再考虑撤机。

2. 纠正低血容量、水电解质和酸碱失衡　淡水淹溺者,应适当限制入水量,适量补充氯化钠溶液、血浆和白蛋白。海水淹溺者,由于大量体液渗入肺组织,血容量偏低,需及时补充葡萄糖溶液、低分子右旋糖酐、血浆,严格控制使用氯化钠溶液,注意纠正高钾血症及酸中毒。

3. 防治急性肺损伤　早期、短程、足量应用糖皮质激素,防治淹溺后急性肺损伤或急性呼吸窘迫综合征。

4. 防治脑缺氧损伤　淹溺后存在不同程度的缺氧性脑损害,尤其是发生呼吸衰竭,改善通气、维持血液中二氧化碳于正常水平及降低颅内压是关键,需根据不同病情应用甘露醇、甘油果糖、白蛋白及呋塞米等,减轻脑水肿、降低脑组织损害。

5. 防治低体温　淹溺后体温若低于 30℃,需要为患者复温,使中心温度至少达到 32~35℃,以减少脑及肺再灌注损伤。

6. 对症处理　积极防治感染及多器官功能障碍等并发症的发生。体外膜肺对救治淹溺后的难治性心搏骤停有一定效果。

(三)护理措施

1. 观察病情　密切观察血压、心率、心律、呼吸、意识和尿液的变化。观察有无咳痰,痰的颜色、性质,听诊肺部啰音。有条件者行中心静脉压监测,依据中心静脉压、动脉压和尿量情况结合分析,指导输液治疗。

2. 加强气道管理　勤翻身、叩背及清除气道分泌物,保持呼吸道通畅。

3. 液体管理　对淡水淹溺者,应严格控制输液速度,从小剂量、低速度开始,防止短时间内进入大量液体,加重血液稀释和肺水肿。

4. 复温护理　复温要求稳定、安全。复温的方法有以下几种:

(1)体表复温法:迅速将低体温者移入温暖环境,脱掉潮湿的衣服、鞋袜,采取全身保暖措施。加盖棉被或毛毯,将热水袋(注意不要直接放在皮肤上,以防烫伤)用毛巾、衣服或毯子隔开,放腋下或腹股沟;有条件者用电毯包裹躯体,亦可用热辐射(红外线和短波透热)进行复温等。

(2)中心复温法:低体温严重者,除体表复温外,也可采用中心复温法,如采用加温加湿给氧、加温静脉输液(43℃)等方法。

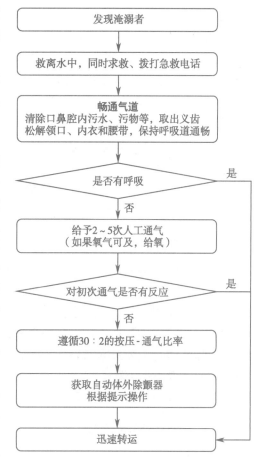

图 10-4　淹溺现场急救流程图

流程图内容:
发现淹溺者 → 救离水中,同时求救、拨打急救电话 → **畅通气道** 清除口鼻腔内污水、污物等,取出义齿松解领口、内衣和腰带,保持呼吸道通畅 → 是否有呼吸(是→迅速转运;否↓) → 给予2~5次人工通气(如果氧气可及,给氧) → 对初次通气是否有反应(是→迅速转运;否↓) → 遵循30:2的按压-通气比率 → 获取自动体外除颤器根据提示操作 → 迅速转运

5. 做好心理护理　消除患者焦虑与恐惧心理,解释治疗措施及目的,使其能积极配合。对自杀淹溺的患者应尊重其隐私,引导其积极对待人生、事业、他人等,提高心理承受能力。

6. 健康教育　①重视对初学游泳儿童的安全教育。②对从事水上作业者,定期进行健康检查。③进行水上自救相关知识和技能的训练,水上作业时应备有救生器材。④下水前要做好充分准备活动,不宜在水温较低的水域游泳。⑤乙醇会损害判断力和自我保护能力,下水作业前严禁饮酒。⑥避免在情况复杂的自然水域游泳或者在浅水区跳水或潜泳。⑦有慢性或者潜在疾病者不宜从事水活动。

(孙　莉)

第四节　冷　损　伤

一、概述

冷损伤(cold injury),也称冻伤,是低温作用于机体引起局部乃至全身的损伤,手足、耳鼻部及面颊部是最常发生的部位。冻伤可分为两类:一类称非冻结性冻伤,由 10℃ 以下至冰点以上的低温加之潮湿条件所造成,如冻疮、战壕足、浸泡足等;另一类称冻结性冻伤,大多发生于意外事故或战时,由冰点以下的低温(一般在 –5℃ 以下)所造成,发生冻结,形成冰晶体,这是区别非冻结性冻伤的病理特点。根据损伤的范围分为局部冻伤(又称冻伤)和全身冻伤(又称冻僵),冻僵又称意外低体温(accidental hypothermia),常发生于暴风雪、冰水环境中,指处在寒冷环境中的机体中心体温(CBT)低于 35℃,伴有神经和心血管系统损伤为主要表现的全身性疾病。

二、病因与发病机制

(一) 病因

大多数患者发病有区域性和季节性特点,常有以下 3 种情况:①长时间暴露于寒冷环境而无充分保暖措施和热能供给不足时,如登山、滑雪者和驻守在高山寒冷地区的边防军战士等。②年老、体弱、慢性疾病(痴呆、精神病和甲状腺功能减退)、酗酒、严重营养不良患者在低室温下易发生。③意外冷水或冰水淹溺者。

(二) 发病机制

损伤程度与寒冷的强度、风速、湿度、受冻时间以及人体局部和全身的状态有直接关系。寒冷刺激引起交感神经兴奋,外周血管收缩。随着机体暴露时间延长,组织和细胞发生形态学改变,血管内皮损伤,通透性增强,血液无形成分外渗及有形成分聚集,血栓形成,导致循环障碍和组织坏死,组织脱水及变形引起代谢障碍。

三、病情评估

(一) 健康史

重点询问患者是否存在寒冷环境中长时间暴露、未及时保暖等情况。

(二) 临床表现

1. 非冻结性冻伤

(1) 冻疮:是最常见的非冻结性损伤,由于反复低温暴露引起的慢性真皮血管炎,毛细血管系统出现功能障碍。冻疮好发于手指、手背、足趾、足跟、耳郭、面颊,局部表现为红斑、水肿,伴大小不等的结节,感觉异常、灼痒、胀痛,有时出现水疱,水疱破溃后形成浅溃疡,渗出浆液,可感染化脓。

(2) 战壕足:是长时间在潮湿、寒冷地区站立不动或少动引起的非冻结性损伤,多发生在陆军战壕中。

(3) 浸泡足:是长期浸渍于寒冷水中所引起的局部损伤,多见于海员和海军官兵。

2. 冻结性冻伤

(1) 局部冻伤:常发生在鼻、耳、颜面、手和足等暴露部位。患处温度低、皮肤苍白、麻木、刺痛。局部冻伤可分为反应前期、反应期及反应后期。

1) 反应前期(前驱期):系指冻伤后到复温融化前的阶段,主要临床表现有受冻部位冰凉、苍白、坚硬、感觉麻木或丧失。由于局部处于冻结状态,其损伤范围和程度往往难以判定。

2) 反应期(炎症期):为复温融化过程中及之后的阶段。冻伤范围、程度逐渐明显。其冻结性冻伤按严重程度分为Ⅰ~Ⅳ度,见表10-2。

3) 反应后期(恢复期):系指Ⅰ、Ⅱ度冻伤愈合后,或Ⅲ度冻伤坏死组织脱落后肉芽创面形成的阶段。可出现冻伤皮肤局部发冷,感觉减退或敏感。对冷敏感,寒冷季节皮肤出现苍白或青紫,痛觉敏感,肢体不能持重等,这些表现系由于交感神经或周围神经损伤后功能紊乱所引起。

表10-2 冻结性冻伤分度

分度	病理损害	临床表现	预后
Ⅰ度冻伤	红斑性冻伤,损害在表皮层	受冻皮肤早期苍白,复温后呈红色或紫红色,充血水肿。无水疱	1周后脱屑愈合,不留瘢痕
Ⅱ度冻伤	水疱性冻伤,损害在真皮层	复温后皮肤呈红色或暗红色,水肿明显,触之灼热,有水疱,充满橙黄色或红色透明浆液性液体,疱底鲜红	2~3周后,如无感染,可痂下愈合,少有瘢痕
Ⅲ度冻伤	坏死性冻伤,损害在全层及皮下	复温后皮肤呈紫红或青紫色,皮温较低,水肿明显,有散在的厚壁血性水疱,疱底暗红,有血性渗出	4~6周后,坏死组织脱落形成肉芽创面,愈合缓慢,愈合留有瘢痕或功能障碍
Ⅳ度冻伤	深层坏死,损害侵及肌肉、骨髓	感觉丧失,肢体痛。复温后皮肤呈紫蓝或青灰色,皮温低,水肿明显,可有厚壁血性水疱,疱液咖啡色,疱底污秽,严重时无水肿	3周左右冻区逐渐干燥变黑,组织干性坏死,自行脱落形成残端或需截肢;若感染,形成湿性坏疽甚至气性坏疽

(2) 全身冻伤(又称冻僵):①轻度,患者表现疲乏、健忘、多尿、肌肉震颤、血压升高、心率和呼吸加快,逐渐出现不完全性肠梗阻。②中度,患者表情淡漠、精神错乱、语言障碍、行为异常、运动失调或昏睡。心电图示心房扑动或颤动、室性期前收缩和出现特征性的 J 波(位于 QRS 综合波与 ST 段连接处,又称 Osborn 波)。体温在 30℃时,寒战停止、神志丧失、瞳孔扩大和心动过缓。心电图显示 PR 间期、QRS 综合波和 QT 间期延长。③严重,患者出现少尿、瞳孔对光反射消失、呼吸减慢和心室颤动;体温降至 24℃时,出现僵死样面容;体温≤20℃时,皮肤苍白或青紫、心搏和呼吸停止、瞳孔散大固定,四肢肌肉和关节僵硬,心电图或脑电图示等电位线。

(三) 辅助检查

低体温的有效诊断和处理依赖于中心体温测定,通常采用两个部位。①直肠测温:将测温探极插入直肠 15cm 深处测量。②食管测温:将测温探极放置喉下 24cm 深处测量。

做出低体温的诊断后,进行实验室评估,以判断有无潜在并发症和合并症,包括乳酸酸中毒、横纹肌溶解、感染。对于中度和重度低体温病例,还应进行血糖、心电图、基础的血清电解质(钾和钙)、肌酐、血清血红蛋白、血清乳酸、纤维蛋白原、肌酸激酶、脂肪酶、动脉血气分析和胸片等检查,以辅助诊断和治疗。

四、急救与护理

(一) 现场急救

1. 迅速脱离寒冷潮湿及低温环境和冰冻物体 将冻伤者移入温暖环境,脱掉潮湿寒冷的衣服、鞋袜。衣服、鞋袜等冻结不易解脱者,可立即用温水(40℃左右)使冰冻融化后脱下或剪开。

2. 迅速复温 伤后 2h 内,在现场条件允许的情况下尽快温水复温是急救的关键,能减轻局部冻伤,有利于全身冻伤复苏,严禁火烤、雪搓、冷水浸泡或猛力捶打冻伤部位。快速复温方法包括用 40~42℃ 恒温温水浸泡肢体或浸浴全身,水量要足够,需要在 15~30min 内使体温迅速升高至接近正常;肢端转红润、皮温达 36℃ 左右为宜。不可浸泡过久,以免增加组织代谢,不利于恢复;浸泡时可轻轻按摩未损伤的部分,帮助改善血液循环。全身冻僵浸泡复温时,一般待肛温恢复到 32℃ 左右,即应停止继续复温,因为停止复温后体温还要继续上升 3~5℃。如患者觉疼痛,可用镇静剂或止痛剂。

3. 心搏骤停者应及时实施心肺复苏。

(二) 院内急救

1. 非冻结性冻伤 冻疮部位应每日用 42℃ 温水浸泡,每次 20min,如有破溃感染者可在局部涂冻疮膏。局部用药应涂厚,每日数次温敷创面。根据创面情况每日换药,无菌纱布包扎。战壕足、浸泡足应早期治疗,可减轻感染及局部损伤,治疗方法与冻疮局部疗法相同。

2. 冻结性冻伤

(1) 局部冻伤:①Ⅰ度冻伤保持创面清洁干燥,数日后可治愈。②Ⅱ度冻伤经过复温、消毒后,创面干燥者可加软干纱布包扎;有较大的水疱者,可将疱内液体吸收后,用干纱布包扎,或涂冻伤膏后暴露。创面已感染者局部使用抗生素,采用包扎或半暴露疗法。③Ⅲ度冻伤多用暴露疗法,保持创面清洁干燥,待坏死组织边界清楚时予以切除;若出现感染,则创面应及时充分引流,防止痂下积脓;坏死组织脱落或切除后的创面应及早植皮;尽量保留有活力的组织,让其自行分离脱落,必要时可进行动脉造影,以了解肢端血液循环情况;对并发湿性坏疽者常需截肢。④Ⅲ度和广泛Ⅱ度冻伤还常需全身治疗,必要时给予抗生素、破伤风抗毒素或气性坏疽抗毒血清防治感染;冻伤常继发肢体血管的改变,可选用低分子右旋糖酐、妥拉苏林、罂粟碱等改善血液循环的药物,避免血细胞凝聚和血栓形成;也可选用活血化瘀的中药或施行交感神经阻滞术。补充高热量、高蛋白和高维生素饮食。

(2) 全身冻伤:①复温后首先要防治休克和维护呼吸功能。防治休克的主要措施包括补液、选用血管活性药等;保持呼吸道通畅、给氧和呼吸兴奋剂、防治肺部感染等。②为防治脑水肿和肾功能不全,可使用利尿剂。③纠正酸碱失衡和电解质失衡、维持营养。④全身冻伤常合并局部冻伤,需加强创面处理。

3. 并发症治疗 低体温持续时间较长时常发生非心源性肺水肿、应激性溃疡、胰腺坏死、心肌梗死、脑血管意外和深部静脉血栓形成等并发症,出现上述并发症应进行相应处理。

冻伤的急救流程见图 10-5。

(三) 护理措施

1. 密切观察血压和神志,早期维持平均动脉压≥60mmHg。持续心电监测,及时发现心律失常;通过中心体温监测评价复温疗效。

2. 维持水电解质、酸碱平衡,遵医嘱静脉输注生理盐水或 5% 葡萄糖生理盐水溶液以补充有效循环血量。

3. 发生胃扩张或肠麻痹,应行胃肠减压,以预防呕吐误吸,同时做好口腔护理等。

4. 观察尿液情况并做好肾功能监测,做好留置导尿患者的会阴护理,避免尿路感染的发生。

5. 抬高患侧肢体,冻僵的肢体不能行走,不可做攀爬或其他动作,以减少额外的创伤。应将解冻后的肢体抬高至高于心脏水平,避免水肿的发生。

6. 健康教育 宣传冻伤的预防知识。在寒冷环境中要注意防寒、防湿,保持衣着、鞋袜等干燥,沾湿者及时更换;要适当活动,避免久站或蹲地不动;尽可能减少暴露在低温中的体表面积,外露部位适当涂抹油脂。平时加强锻炼身体,增强耐寒能力,补充营养,提高机体抵抗力。对可能遭遇酷寒,如进入高海拔或高纬度地区的人员,应事先进行冷水浴、冰上运动等耐寒训练。患过冻疮者,特别是儿童,寒冷季节应在手、足、耳等部位涂擦防冻疮霜剂,并注意保暖。

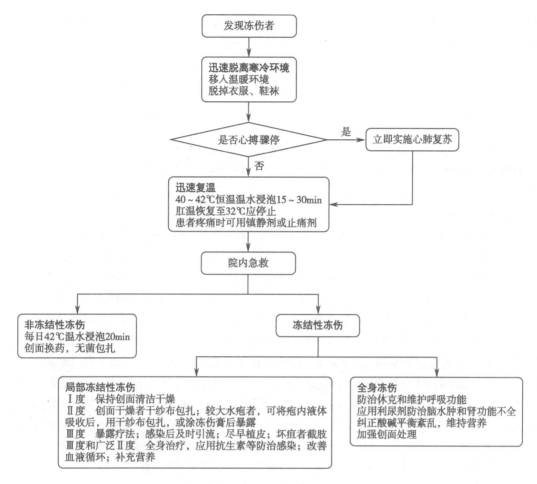

图 10-5 冻伤急救流程图

（孙 莉）

第五节 烧 伤

导入案例与思考

患者，男，23 岁，体重约 60kg。因"全身多处火焰烧伤 30min"入院。患者于 30min 前工作中被爆燃的汽油烧伤，由同事扑灭明火后送入医院急诊室。入院时查体：T 37.8℃，P 120 次 /min，R 22 次 /min；BP 90/56mmHg。患者神志清醒、精神紧张、表情痛苦，主诉烧伤伤口剧痛、口渴。专科检查可见双手、双前臂、前胸、会阴部、双大腿、双臀部烧伤明显，创面皮肤破损，触痛明显，有大小不一的水疱，其余相邻部位皮肤发红。

请思考：

1. 如何评估该患者烧伤面积？

2. 对该患者应立即采取哪些救护措施？

3. 如何制订针对该患者的补液计划？

一、概述

烧伤（burn）指由火焰、热液、高温气体、激光、炽热金属液体或固体等引起的组织损害。通常所称的烧伤一般指热力造成的烧伤,本节主要介绍热力烧伤。烧伤是常见的急诊意外损伤,轻微的烧伤一般预后良好,大面积重度烧伤者常会遗留瘢痕或肢体功能障碍。

二、病因与发病机制

(一)病因

临床常见的烧伤多由火焰引起。

(二)发病机制

烧伤所导致的机体损害和失衡其本质为组织蛋白的变性。根据烧伤病理生理特点,一般将烧伤临床发展过程分为 4 期,各期之间相互交错,烧伤越严重,其关系越复杂。熟悉烧伤分期将有利于突出各阶段的处理重点。

1. **体液渗出期** 烧伤后多种血管活性物质释放,如组胺、5- 羟色胺、激肽、儿茶酚胺、氧自由基、内皮素、肿瘤坏死因子等。上述血管活性因子的释放可引起微循环的改变和毛细血管通透性增加,从而引起体液的渗出。体液渗出的速度以伤后 6~12h 最快,持续 24~36h,严重烧伤可延长至 48h 及以上,以后逐渐稳定并开始回吸收。面积较小的浅度烧伤时,体液渗出主要表现为局部组织水肿,对有效循环血量影响不明显。若烧伤面积较大,机体代偿功能不足以弥补丢失的体液时,会出现循环血量明显下降,导致血流动力学改变,进而发生低血容量性休克。因此,较大面积烧伤的体液渗出期也称休克期。近年来发现,严重烧伤早期心肌损害即可发生,也是该期休克发生和发展的重要因素之一。

2. **急性感染期** 烧伤患者在休克期或休克发生后,即可发生局部或全身感染。烧伤早期即可有皮肤黏膜屏障功能受损,细菌在创面和渗出液中大量繁殖。同时,免疫球蛋白和补体丢失或消耗过多,导致机体免疫功能受到抑制。烧伤早期即可出现的缺血缺氧损害亦使机体易感性增加。在烧伤后水肿回吸收期(一般为烧伤后 3~10d),机体在休克后或休克状态下,内脏及各系统功能尚未恢复,局部肉芽屏障尚未形成,渗出导致大量营养物质丢失,渗液回吸收时带入的“毒素”(细菌、内毒素等)均会导致机体抵抗力降低,从而加重感染的发生发展。此期感染的致病菌可来自创面、肠道、呼吸道或静脉导管等。早期全身性感染以内源性感染为主,细菌可通过呼吸道、肠道等进入血液循环。若深度烧伤后有凝固性坏死及焦痂,在伤后 2~3 周可进入广泛组织溶解阶段及后面的脱痂阶段,致病菌易通过创面入侵机体引起感染,此阶段为烧伤后全身感染的又一高峰期。大量的渗出、休克、感染等病理变化,易导致机体脓毒症和多器官功能障碍综合征的发生。

3. **创面修复期** 创面修复过程在伤后不久即开始。创面修复所需的时间和修复程度与烧伤面积、深度、感染情况及患者个体状况等多种因素密切相关。无严重感染的浅度和部分深Ⅱ度烧伤多能自行修复。Ⅲ度和有严重感染的深Ⅱ度烧伤,靠创面边缘的上皮扩展覆盖和修复。如创面较大,不经植皮多难自愈或需时较长,愈合后易留有瘢痕和 / 或挛缩,影响外观和功能,需要植皮修复。此期应加强营养支持,促进机体修复功能和抵抗力,积极消除创面和防治感染。

4. **康复期** 深度烧伤愈合后形成的瘢痕往往会影响外观和功能,一般需要进行康复锻炼、体疗、工疗或整形以助恢复。患者经历烧伤、救治及康复的过程会对其心理造成负性影响,也需一段时间的恢复。深Ⅱ度和Ⅲ度创面愈合后,常有瘙痒、疼痛、反复出现水疱,甚至破溃和感染,形成残余创面,此现象的终止需较长时间。严重大面积烧伤愈合后,正常皮肤汗腺被毁,散热功能受损,从而导致患者在较热的环境中感到不适,常需 2~3 年适应调整过程。

三、病情评估

(一)健康史

评估患者烧伤史,主要了解烧伤的原因、受伤时间、现场情况、有无吸入性损伤、现场已经采取的急救措施及效果、转运途中情况。评估患者的年龄、性别、职业等一般情况。同时还需评估患者伤前的基础状态,如有无营养不良、呼吸系统疾病、高血压病、糖尿病等慢性疾病,是否长期应用皮质类激素治疗或接受化学治疗、放射治疗等。

(二) 临床表现

1. 烧伤面积的评估　烧伤面积指烧伤区域占人体表面积的百分比。目前临床常采用中国新九分法和手掌法评估。

中国新九分法是将全身体表面积划分为 11 个 9% 的等分,另加 1%。其中头面颈为 9%,双上肢为 18%,躯干(含会阴)为 27%,双下肢和臀部为 46%(表 10-3,图 10-6)。一般女性臀部和双足各占 6%。因儿童头部比例稍大,下肢相对短小,烧伤面积估算可按如下算法:头颈部面积 = [9+(12- 年龄)]%,双下肢面积 = [46-(12- 年龄)]%。

手掌法评估指用患者自己的手掌评估其烧伤面积。无论性别、年龄,患者五指并拢时的手掌面积约占体表面积的 1%(图 10-7)。此法适用于小面积烧伤的估计,也可辅助九分法评估烧伤面积。

表 10-3　中国新九分法

部　　位		占成人体表面积 /%		占儿童体表面积 /%
头部	发部	3	9×1=9	9+(12- 年龄)
	面部	3		
	颈部	3		
双上肢	双手	5	9×2=18	9×2
	双前臂	6		
	双上臂	7		
双下肢	双臀	5*	9×5+1=46	46-(12- 年龄)
	双足	7*		
	双小腿	13		
	双大腿	21		
躯干	躯干前	13	9×3=27	9×3
	躯干后	13		
	会阴	1		

注:* 成年女性的双臀和双足各占 6%。

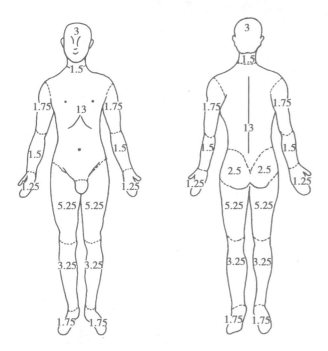

图 10-6　成人体表各部分所占百分比示意图

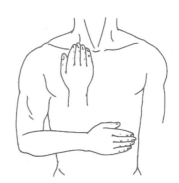

图 10-7　手掌占体表面积百分比示意图

Note:

2. **烧伤深度的评估** 烧伤深度的评估普遍采用 3 度 4 分法(表 10-4,图 10-8),即Ⅰ度、浅Ⅱ度、深Ⅱ度、Ⅲ度。Ⅰ度和浅Ⅱ度属浅度烧伤;深Ⅱ度和Ⅲ度属深度烧伤。

表 10-4 不同烧伤深度临床特点

烧伤深度		组织损伤	局部表现	预后
Ⅰ度	红斑性	表皮浅层	皮肤红斑,干燥,烧灼感	3~7d 脱屑痊愈,短期内可有色素沉着
浅Ⅱ度	水疱性	表皮全层,真皮乳头层	红肿明显,疼痛剧烈;水疱大小不一,内含淡黄色澄清液体,疱壁薄,创面基底潮红	无感染者 1~2 周内愈合,多有色素沉着,无瘢痕
深Ⅱ度	水疱性	真皮乳头层以下,深浅不一	水肿明显,痛觉迟钝,有拔毛痛;可有水疱,疱壁较厚,去疱后创面湿润、红白相间	无感染者 3~4 周愈合,常有瘢痕
Ⅲ度	焦痂型	皮肤全层,可深达皮下、肌肉或骨骼	创面蜡白或焦黄色甚至碳化,形成焦痂。硬如皮革,干燥,无渗液,痛觉消失。可见树枝状栓塞的血管	3~4 周后焦痂脱落,创面修复有赖于植皮。愈合后留有瘢痕或畸形

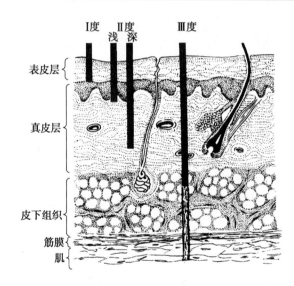

图 10-8 热烧伤深度分度示意图

3. **烧伤严重程度的评估** 为便于设计治疗方案,临床常用如下烧伤严重程度评估法:

(1) 轻度烧伤:Ⅱ度烧伤总面积在 10% 以下。

(2) 中度烧伤:Ⅱ度烧伤面积在 11%~30%,或Ⅲ度烧伤面积在 10% 以下。

(3) 重度烧伤:烧伤总面积在 31%~50%,或Ⅲ度烧伤面积 11%~20%,或总面积、Ⅲ度烧伤面积虽未达到上述范围,但已发生休克、吸入性损伤或有较重复合伤者。

(4) 特重度烧伤:烧伤总面积在 50% 以上,或Ⅲ度烧伤面积在 20% 以上,或存在较重的吸入性损伤、复合伤等。

4. **吸入性损伤的评估** 吸入性损伤又称呼吸道烧伤,除热力性致伤因素外,燃烧时烟雾中的化学物质,如一氧化碳、氰化物等化学物质被吸入下呼吸道,引起局部腐蚀或全身中毒。合并重度吸入损伤者可使烧伤死亡率增加 20%~40%。以下情况有助于吸入性损伤的评估:发生烧伤的环境密闭;头、面、颈、前胸部烧伤明显,特别是口鼻周围深度烧伤;鼻毛烧毁,口唇肿胀,口鼻有黑色分泌物;刺激性咳嗽,咳炭末样痰;声音嘶哑,吞咽困难或疼痛;呼吸困难或/和哮鸣音;纤维支气管镜检查发现气道黏膜充血、水肿、苍白、坏死、剥脱等,是诊断吸入性损伤最直接的方法。

5. 烧伤休克的评估　休克是严重烧伤的常见并发症,常危及生命。烧伤面积大、深度深、合并呼吸道烧伤或合并其他严重损伤者休克发生早且严重。早期休克以体液渗出所致有效循环血量减少、心肌损害为主要病因。休克发生后若补液延迟、吸入性损伤、严重复合伤、长途转运等将不利于休克状态的纠正。较长时间的组织缺氧既容易引发感染,也可造成多器官功能损害,不利于患者的预后。以下表现有助于烧伤休克的评估:心率增快、脉搏细弱;早期脉压变小,随后血压下降;呼吸浅快;口渴难忍(小儿更为明显);烦躁不安(脑组织供血、供氧不足所致);手脚发凉,畏寒等外周静脉充盈不良表现;尿量减少(成人尿量小于 20ml/h 常示血容量不足);实验室检查示血细胞比容增高、低血钠、低蛋白、代谢性酸中毒的表现。

6. 烧伤全身感染的评估　感染是烧伤救治中突出的问题。若感染控制不佳,可能会出现多器官并发症的发生,最终因脓毒症休克、多器官功能衰竭而死亡。

烧伤易发生感染的主要原因:创面大量坏死组织和渗液为致病菌提供了良好的培养基;严重烧伤时肠黏膜屏障发生应激性损害,肠道微生物、内毒素发生移位,成为内源性感染的重要来源;吸入性损伤提高了肺部感染的风险;静脉输液时导管感染是常见的医源性感染。

早期识别和积极治疗是防治烧伤感染的关键。以下表现有助于烧伤全身性感染的识别:性格改变,初期可有兴奋、多语、定向障碍,继而出现幻觉、迫害妄想等,或表现为淡漠;体温骤升或骤降,波动幅度较大(1~2℃)。体温骤升期常伴寒战,体温不升常提示革兰氏阴性杆菌感染;心率明显加快(成人常 >140 次/min);呼吸急促;创面骤变,可于短时间内出现创面生长停滞、创缘变钝、干枯、出血坏死等;血常规示白细胞骤升或骤降。

7. 其他评估　烧伤患者在受伤及治疗过程中往往会有不同程度的疼痛,应及时评估疼痛的位置、性质、程度等。肺部并发症多发生于伤后 2 周内,如肺部感染、肺水肿和肺不张。还需评估是否有心功能不全、肾功能不全、应激性溃疡、脑水肿等。

8. 辅助检查　评估实验室检查项目,有无白细胞计数骤升或骤降;血细胞比容、尿比重、血生化检查、电解质水平、血气分析、影像学检查等。有条件者植入中心静脉导管监测血流动力学。

(三) 心理 - 社会状态

烧伤,尤其是大面积烧伤可能会导致患者形象改变、畸形甚至功能障碍。头面部烧伤患者,往往会担心留下瘢痕而对以后的生活和工作造成不利影响,加之受伤过程和治疗过程的痛苦,患者常会出现恐惧、焦虑、绝望等负性情绪。需评估患者及家属对突发烧伤的心理承受程度、心理变化和对治疗费用的承受能力。评估患者对康复期功能锻炼知识的掌握程度。

四、急救与护理

(一) 急救原则

急救原则主要包括迅速脱离热源、评估致命损伤、积极保护创面、保持气道通畅、确保转运安全。

1. 迅速脱离热源　尽快脱离热源,除去燃烧的衣物,自救可采用就地翻滚、用水淋灭火焰或跳入安全的水中。迅速离开密闭和通风不良的现场。身上有着火点时禁忌站立、奔跑、大叫或徒手扑打火焰,以免造成更重的损伤。互救者可用非易燃物覆盖明火,如棉被、毛毯(用水浸湿效果更佳)。小面积烧伤,尤其是四肢烧伤时应立即用自来水等冷水连续冲洗或浸泡,即可防止余热继续损伤组织,也可减轻疼痛。冷水冲洗或浸泡时间应充足,一般需 0.5~1h。用冷水浸湿的毛巾、纱布等覆盖创面也能起到一定缓解疼痛的作用。

2. 评估致命损伤　迅速评估患者有无致命性损伤,如心搏骤停、复合伤、窒息、大出血、开放性气胸、严重中毒等。若有心搏骤停,应立即实施心肺复苏术。

3. 积极保护创面　去除衣物时需注意避免二次伤害,尽量剪开伤处的衣裤,不可盲目剥脱。表皮有水疱时不要刺破。创面可用干净敷料简单包扎保护,避免受压、污染和再次损伤,并尽快送医院处理。烧伤现场禁用任何有色物涂抹,以免影响对烧伤程度的判断。

Note:

4. 保持气道通畅　火焰烧伤常伴有烟雾、热力等吸入性损伤,应及时评估呼吸道情况,注意保持呼吸道通畅。合并一氧化碳中毒者应尽快转移至通风处,有条件者应给予氧气吸入。

5. 确保转运安全　轻症患者在现场紧急处理后即可转运。大面积烧伤者,如估计不能在伤后1~2h转运至医院,应考虑原地积极抗休克治疗,待休克控制后再行转运,或加做气管切开以利气道管理,保证呼吸道通畅。转运途中应建立静脉通路以持续输液,避免治疗的中断。大面积烧伤伴明显休克、需较长时间转运者应尽早实施留置导尿,以观察尿量。

6. 其他急救措施　口渴严重、烦躁不安者常提示休克严重,应通过静脉迅速补液,现场不具备静脉输液条件者,可口服含盐饮料或烧伤饮料,但应注意避免单纯饮用大量水从而引发水中毒。疼痛剧烈者酌情使用吗啡、哌替啶等。烧伤患者常有恐惧、焦虑等心理反应,应及时评估患者心理状况,给予安慰、鼓励,稳定患者情绪。

(二) 护理措施

1. 缓解疼痛　烧伤疼痛是一种特殊类型的疼痛,程度剧烈。按其发生原因、时间和强度的不同可分为烧伤急性疼痛、烧伤背景性疼痛、烧伤操作性疼痛、烧伤术后疼痛、烧伤暴发性疼痛等。应在充分评估的基础上,采用非药物和药物镇痛的方法积极镇痛。缓解患者疼痛可以减轻患者痛苦,促进康复。

2. 维持有效呼吸

(1) 严密观察呼吸情况:评估受伤史,着重了解受伤时情况,注意观察呼吸的频率、幅度、节律、呼吸音和伴随情况,注意评估有无吸入性损伤;严重吸入性损伤者应尽早行气管切开术。若患者出现刺激性咳嗽、咳炭末样痰、呼吸困难、呼吸频率增快、血氧饱和度下降、血氧分压下降等表现时,应积极做好气管插管或气管切开的准备,并加强术后护理。

(2) 保持呼吸道通畅:及时清除呼吸道分泌物,鼓励患者深呼吸、有效咳嗽、咳痰;对气道分泌物较多者,定时翻身、叩背,改变体位,以利于呼吸道分泌物排出;必要时吸痰。

(3) 给氧:吸入性损伤患者多有不同程度的缺氧表现,一般用鼻导管或面罩给氧,氧浓度在40%左右,氧流量4~5L/min。中度、重度烧伤患者也应积极氧疗,以缓解缺氧。合并一氧化碳中毒可经鼻导管高浓度或纯氧吸入,有条件者积极采用高压氧治疗。

3. 维持有效循环

(1) 严密观察各项循环指标:观察患者各项循环指标,可以根据动脉压、中心静脉压、心率、末梢循环、精神状态、血气、血乳酸等判断患者有效循环血量情况,从而判断患者休克状态。留置导尿管,观察每小时尿量、尿比重、尿pH,并注意有无血红蛋白尿。抗休克时应严密观察患者对治疗的反应,以随时调整输液的速度和成分。根据烧伤部位、面积、深度绘制伤情示意图。按烧伤面积、深度和补液反应,调整第一个24h输液计划。

(2) 积极维持有效循环:轻度烧伤者,可以给予口服淡盐水或烧伤饮料(100ml 液体中含食盐 0.3g,碳酸氢钠 0.15g,糖适量)。中度、重度烧伤患者应积极抗休克。

1) 补液总量:临床上常根据烧伤早期液体渗出的规律估计补液总量。通常按照患者体重和Ⅱ度、Ⅲ度烧伤面积计算补液量。伤后第一个 24h 补液总量按照每 1% 烧伤面积(Ⅱ度、Ⅲ度)每公斤体重补充胶体液和电解质 1.5ml(儿童为 1.8ml,婴儿为 2ml),另加每日生理需要量 2 000ml(儿童 60~80ml/kg,婴儿 100ml/kg)计算。伤后第二个 24h 电解质液和胶体液为第一个 24h 的一半,再加 2 000ml 每日生理需要量。

2) 补液种类:胶体液和电解质液的比例为 1∶2,大面积深度烧伤者与小儿烧伤者其比例可为1∶1。胶体液首选血浆,紧急情况下可选用低分子量的血浆代用品。电解质溶液首选平衡盐液,并适当补充碳酸氢钠溶液。生理需要量一般用 5%~10% 葡萄糖溶液。有广泛深度烧伤者,常伴有较严重的代谢性酸中毒和血红蛋白尿,为纠正代谢性酸中毒和血红蛋白降解产物在肾小管的沉积,可遵医嘱输入适量碳酸氢钠溶液。

3) 补液方法:伤后应迅速建立 2~3 条能快速输液的静脉通道,以保证各种液体及时输入。输液遵循"先晶后胶,先盐后糖,先快后慢"的输液原则,合理安排输液种类和速度。第一个 24h 补液总量的一半应该在伤后前 8h 内输入,另一半于后 16h 内均匀输入。第二个 24h 补液总量应于 24h 内均匀输入。

4) 液体复苏有效的指标:成人每小时尿量 30~50ml,小儿每公斤体重不低于 1ml/h;患者安静,无烦躁不安;无明显口渴;脉搏、心跳有力,脉搏在 120 次 /min 以下,小儿脉率在 140 次 /min 以下;收缩压在 90mmHg,脉压在 20mmHg 以上,中心静脉压为 5~12cmH₂O;呼吸平稳。

4. 妥善处理创面 创面处理总的原则:保护创面、防治感染、促进愈合、减少瘢痕、恢复功能。

(1) 初期清创:创面可用 1:1 000 苯扎溴铵或 1:2 000 氯己定清洗创面、除去异物、清洁创面周围健康皮肤。Ⅰ度烧伤创面一般不需要特殊处理,能自行消退,但应注意保护创面,如灼烧感重,可涂薄层油脂。浅Ⅱ度水疱皮应保留,大水疱可在无菌技术下用注射器抽去水疱液。如水疱皮已经撕脱,可以无菌油性敷料包扎,除非敷料浸湿、有异味或有其他感染迹象,不必经常换药,以免损伤新生上皮。如创面已经感染,应勤换敷料,清除脓性分泌物,保持创面清洁,多能自行愈合。深度烧伤的水疱皮及创面坏死组织应予清除。深度烧伤由于坏死组织多,组织液化、细菌定植难以避免,应正确选择外用抗菌药物。清创后应根据烧伤部位、面积及医疗条件选择包扎疗法或暴露疗法。

(2) 包扎疗法:适用于小面积或四肢的浅Ⅱ度烧伤,可以保护创面、减少污染、引流渗液。包扎时内层用油质纱布,可适当添加抗生素,再用多层吸水敷料均匀包扎,包扎厚度为 2~3cm,范围超过创缘 5cm。手足部包扎时需将指(趾)间分开包扎。

包扎疗法护理:密切观察创面,及时发现感染征象,如发热、伤口异味、疼痛加剧、渗出液颜色改变等,需加强换药及抗感染治疗,必要时可改用暴露疗法;注意观察肢体末梢血液循环情况,如肢体末端动脉搏动、颜色及温度;抬高肢体并保持各关节的功能位;保持敷料清洁干燥,敷料潮湿时,立即予以更换;包扎松紧适宜,压力均匀,达到要求的厚度和范围。

(3) 暴露疗法:面、颈、会阴部烧伤不适合包扎,以及大面积烧伤或有创面严重感染者,应予以暴露疗法。创面可涂 1% 磺胺嘧啶银霜、碘伏等外用药物,外用抗菌药只能在一定程度上抑制细菌生长。将患者暴露在清洁、温暖、干燥的环境中,使创面渗液及坏死组织干燥成痂,保护创面。

暴露疗法护理:严格消毒隔离制度。保持室内清洁,空气流通,室内温度维持在 28~32℃,每日空气消毒 2 次。床单、被套等均经高压灭菌处理,其他室内物品每日用消毒液擦拭消毒,便器用消毒液浸泡;接触创面时要戴无菌手套,接触另一烧伤患者创面时要洗手、更换手套,防止发生院内交叉感染。保持创面干燥,渗出期定时用消毒敷料吸去创面过多的分泌物,表面涂以抗菌药物,以减少细菌繁殖,避免形成厚痂。若发现痂下有感染,应立即去痂引流,清除坏死组织。定时翻身或使用翻身床,交替暴露受压创面,避免创面长时间受压而影响愈合。创面已结痂时注意避免痂皮裂开引起出血或感染。

(4) 手术疗法:对深度烧伤的创面,烧伤组织由开始的凝固性坏死经液化到与健康组织分离,需要 2~3 周,在这一过程中,随时都存在侵入性感染的威胁。早期外科手术能减少全身感染、脏器并发症发生率,提高大面积烧伤的治愈率,并缩短住院日。应及早采取积极的手术治疗,包括切痂(切除烧伤组织达深筋膜平面)或削痂(消除坏死组织至健康平面),并立即植皮。小面积深度烧伤者,可采用自体游离皮片移植、皮瓣移植等方法。大面积烧伤者,若自体供皮区不足,可采用大张异体开洞嵌植小块自体皮、异体皮下移植微粒自体皮、网状皮片移植等方法,以尽量覆盖创面,减少感染机会,减轻瘢痕挛缩,降低致残率。

1) 术前准备:受皮区术前用生理盐水湿敷。取皮前 1d 剃除供皮区毛发,勿损伤皮肤;用肥皂、清水清洁皮肤。

2) 术后护理:供皮区包扎或半暴露,2 周后换药,如有渗血、异味、剧烈疼痛应及时检查;受皮区包扎或暴露,保持清洁,防止受压;植皮区部分应适当固定制动,若需移动植皮肢体,应以手掌托起,禁忌拉动;大腿根部植皮区要防止大小便污染。

5. 有效防治感染　烧伤感染源具有多样性,包括外源性、内源性以及静脉导管性感染。应全面预防。常见烧伤感染的致病菌有铜绿假单胞菌、金黄色葡萄球菌、大肠埃希氏菌、白色葡萄球菌等。近年来真菌感染逐渐增多。观察全身情况及创面变化,若患者出现寒战、高热、脉搏加快,创面出现脓性分泌物、坏死或异味等,应警惕创面感染、全身感染的发生。应反复做细菌培养以掌握创面菌群动态和药物敏感情况。采用以下措施有助于防治感染:

(1) 改善机体防御功能:防治组织器官缺血缺氧损害,维护机体的防御功能,保护胃肠黏膜屏障。积极纠正休克,给予营养支持,增强抗感染能力。烧伤患者呈高代谢状态,容易出现负氮平衡,应予以高蛋白、高能量、高维生素、清淡易消化饮食,少量多餐。经口摄入不足者,经肠内或肠外补充营养,以保证摄入足够的营养素。

(2) 正确处理创面:加强换药,并采取必要的消毒隔离措施,以防交叉感染,是防治全身感染的关键措施。特别是深度烧伤创面,应早期切痂、削痂、植皮。

(3) 合理应用抗生素:遵医嘱及早使用抗生素和破伤风抗毒素,以后再根据创面细菌培养和药物敏感试验结果进行调整。一般烧伤创面病菌常为多种致病菌的混合感染,耐药性较其他病区高,病区内应避免交叉感染。对严重烧伤患者并发全身性感染时,可联合应用一种第三代头孢菌素和一种氨基糖苷类抗生素静脉给药,待细菌学报告明确后,再予以调整。

6. 心理支持　全面评估烧伤患者心理 - 社会支持情况,仔细倾听、真诚安慰、积极鼓励、理解信任、感同身受。向患者耐心解释各项治疗的必要性和安全性,使其消除顾虑、使其配合治疗;介绍成功康复的类似病例,充分利用家属、朋友等各类社会支持系统,鼓励患者面对现实,树立战胜疾病的信心。鼓励患者出院后继续康复治疗,积极参与社交活动和工作,减轻心理压力、放松精神,促进回归社会。

7. 健康教育　烧伤重在预防,宣传防火、灭火、安全自救知识和火灾现场逃生技能。指导患者进行康复训练,尽可能恢复机体的生理功能。创面愈合过程中可能会出现皮肤干燥、痒痛等不适,告知患者避免使用刺激皮肤的物品,用水时水温适宜,切勿抓挠伤处。烧伤部位一年内应避免阳光曝晒。进行生活自理能力训练,鼓励参与家庭和社会活动,适应生活环境。

(胡化刚)

第六节　动物咬伤

────────── 导入案例与思考 ──────────

患者,女,35 岁。因"犬咬伤 30min"入院。患者于 30min 前在家中被自家宠物狗咬伤右手,由家人送入医院急诊室。入院时查体:T 36.7℃,P 87 次 /min,R 16 次 /min;BP 110/70mmHg。患者神志清醒,主诉伤口疼痛。专科检查可见右手大鱼际处有一约 0.4cm×0.8cm 咬痕,有明显的出血;右手背有齿痕,无明显出血。

请思考:

1. 对该患者应立即采取哪些救护措施?

2. 如何对患者进行狂犬病疫苗接种的健康教育?

────────────────────────────────────

一、概述

动物咬伤是急诊外科常见就诊原因。动物咬伤后除出现伤口、出血、疼痛外,还包括其他损伤如继发感染、中毒、传染病、过敏等。伤口严重程度与致伤动物的大小、撕咬力、凶悍性等具体情况有关。

由于动物口腔、唾液等常含有多种致病菌或病毒,尤其是有丰富的厌氧菌,如破伤风杆菌、气性坏疽杆菌等,可造成伤口感染。若动物咬伤的伤口较深、组织破坏较多,则非常适合厌氧菌的繁殖,容易发展至危险状态。犬咬伤后还可能发生狂犬病(rabies)。狂犬病是由狂犬病病毒引起的一种人畜共患的以侵犯中枢神经系统为主的动物源性急性传染病,多见于犬、狼、猫等食肉动物咬伤。狂犬病病毒主要通过破损的皮肤或黏膜侵入人体。

二、病因与发病机制

（一）病因

大多数动物咬伤由人类熟悉的动物所致,最常见的为犬、猫、鼠咬伤。

（二）发病机制

动物咬伤伤口的主要病原菌为致伤动物口腔和人皮肤菌群,常引起混合感染。常见病原体包括巴斯德氏菌属、葡萄球菌、链球菌及厌氧菌。犬咬伤导致二氧化碳噬纤维菌感染时可导致动物咬伤后菌血症和致死性脓毒症。猫咬伤可传播汉氏巴尔通体,可导致猫抓病。人咬伤伤口感染涉及的病原体通常为人类口腔及皮肤的正常菌群,查到的微生物类型与动物咬伤不同,如多杀巴斯德菌、啮蚀艾肯菌、需氧性革兰氏阳性球菌和厌氧菌。

狂犬病病毒主要存在于病畜的脑组织及脊髓中,其涎腺和涎液中也含有大量病毒,并随涎液排出。故被病犬咬伤、抓伤后,病毒可经唾液-伤口途径进入人体导致感染。狂犬病病毒对神经组织有强大的亲和力,在伤口及侵入附近的组织细胞内可停留 1~2 周,并生长繁殖,若未被迅速灭活,病毒会沿周围组织传入神经上行到达中枢神经系统,引发狂犬病。

三、病情评估

（一）健康史

评估被动物咬伤的时间、地点及现场处理情况。有无被动物咬伤或抓伤史,平常身体健康状况,有无基础疾病。

（二）临床表现

评估伤口情况,包括伤口的位置、大小、深度、皮肤完整性、伤口周围情况、失血情况等。一般动物咬伤可见局部有利牙撕咬的牙痕和伤口、出血,可有周围组织水肿、皮下出血和血肿,局部疼痛。部分患者在伤后 8~24h 出现伤口疼痛加剧,周围逐渐出现红肿、脓性分泌物。可有从咬伤部位向外扩散的红丝,咬伤部位上方引流淋巴结肿大。

全身症状一般较轻,如伤口感染严重,可出现淋巴管炎、头痛、头晕、发热等症状。

犬咬伤可见从小伤口(如抓伤、擦伤)到较大且复杂的伤口(如深部开放撕裂伤、深部刺伤、组织撕脱和挤压伤)的多种损伤。被大型犬攻击可致严重的损伤。大龄儿童和成人最易发生犬咬伤的部位为四肢,尤其是优势手。大部分猫咬伤都涉及上肢;猫抓伤常发生在上肢或面部。猫咬伤时应特别注意有无深部穿刺伤。猫咬伤时伤口局部红肿、疼痛,易于感染,严重时可致淋巴管炎、淋巴结炎和蜂窝织炎。当猫咬穿刺伤发生在手部时,细菌可侵犯手部间隙,骨膜下或关节内,导致手部间隙感染、骨髓炎或脓毒性关节炎。

感染狂犬病病毒后是否发病与潜伏期长短、患者年龄、咬伤部位、伤口深浅、入侵病毒的数量、毒力及机体抵抗力有关。潜伏期可以 10d 到数月,一般为 30~60d。咬伤越深、部位越接近头部,其潜伏期越短、发病率越高。

狂犬病发作初起时伤口周围麻木、疼痛,逐渐扩散到整个肢体;特有的表现有恐水、怕风、咽喉痉挛、进行性瘫痪(麻痹),因其严重恐水,又称恐水症。继而出现发热、烦躁、易兴奋、乏力、怕风、吞咽困难、喉痉挛,多伴随流涎、多汗和心率增快;最后常因肌肉瘫痪、昏迷、循环衰竭而死亡。

狂犬病典型的临床经过分为以下 3 期:

 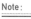

前驱期:可持续 1d 或 1 周,表现为非特异性,常出现伤口的麻、痒,全身症状,如低热、恶心、呕吐、头痛、肌肉痛、咽喉痛、流涕、乏力等。

急性神经症状期:80% 表现为狂躁型,表现为烦躁不安、恐慌、恐水,意识改变、易激怒、过度兴奋;20% 表现为麻痹型,开始少有意识改变,仅表现为四肢无力、发热,继而出现肢体软弱,腹胀、共济失调、肌肉瘫痪、大小便失禁等。

麻痹期:在急性神经症状期过后,逐渐进入安静状态的时期,此时痉挛停止,患者逐渐安静,出现弛缓性瘫痪,尤其以肢体软瘫最多见。随着病情发展,出现呼吸微弱、脉搏细速、血压下降、反射消失、瞳孔散大,进入昏迷状态。除在重症监护室给予器官支持治疗者外,一般昏迷 2~3d 后死亡。死因通常为咽喉肌肉痉挛导致的窒息或呼吸循环衰竭。

（三）辅助检查

对于有感染的动物咬伤伤口和全身感染体征的患者,需要在抗生素治疗前进行需氧和厌氧菌血培养。发生蜂窝织炎、关节感染、骨髓炎或脓毒症的患者,全血白细胞计数、C 反应蛋白可能会增高,红细胞沉降率可能加快,但这些指标正常不能排除上述感染。

四、急救与护理

（一）急救原则

所有动物咬伤伤口均应仔细探查。所有犬咬伤,均需要做狂犬病暴露风险评估。动物咬伤的伤口局部应彻底、有效冲洗。感染风险较高的伤口应每日查看有无感染迹象。首次暴露及再次暴露推荐人用狂犬病疫苗接种程序。

1. 犬咬伤急救处理　彻底清洗伤口,尽量开放引流、严格免疫接种、常规预防感染。处理伤口时应戴橡胶手套,做好自我防护。犬咬伤后狂犬病暴露分级及免疫预防处置程序见表 10-5。

表 10-5　犬咬伤后狂犬病暴露分级及免疫预防处置程序

暴露分级	接触方式	暴露后免疫预防处置
I	完好的皮肤接触动物及其分泌物或排泄物	清洗暴露部位,无须进行其他医学处理
II	符合以下情况之一者: 1. 无明显出血的咬伤、抓伤 2. 无明显出血的伤口或已经闭合但未完全愈合的伤口接触动物及其分泌物或排泄物	处理伤口;接种狂犬病疫苗;必要时使用狂犬病被动免疫制剂 *
III	符合以下情况之一者: 1. 穿透性的皮肤咬伤或抓伤,临床表现为明显出血 2. 尚未闭合的伤口或黏膜接触动物及其分泌物或排泄物 3. 暴露于蝙蝠	处理伤口;使用狂犬病被动免疫制剂;接种狂犬病疫苗

注:* 疑似狂犬病暴露的罹患狂犬病概率,如果是确诊狂犬病,严重的暴露将导致死亡。

（1）彻底清洗伤口:被咬伤后应立即彻底清洗伤口,减少病毒残留量。浅小伤口可用 2% 碘酊和 75% 乙醇溶液常规冲洗至少 15min;深大伤口应立即彻底清创,清除异物与坏死组织,用大量生理盐水、稀释的碘伏冲洗伤口后,再用 0.1% 苯扎溴铵或 3% 过氧化氢溶液充分清洗。

（2）尽量开放引流:伤口开放引流,尽量避免缝合或包扎。

（3）严格免疫接种:首次暴露患者应于伤后 0、3、7、14、28d 各肌内注射 1 剂狂犬病疫苗。严重咬伤如头、面、颈、上肢等,经彻底清创后,在伤口底部及其周围注射抗狂犬病免疫血清或狂犬病免疫球蛋白,同时按上述方法全程免疫接种狂犬病疫苗。若曾经在半年内接受过全程主动免疫,则咬伤后不需要被动免疫治疗。完成全程免疫超过半年未到 1 年再次暴露,仅在伤后当天和第 3d 强化主动免疫各一次。完成全程免疫 1~3 年再次暴露，须按 0、3、7d 加强接种三剂。完成全程免疫超过 3 年再次暴露，需重新全程免疫接种。可联合使用干扰素，以增强保护效果。

（4）常规预防感染：常规注射破伤风抗毒素，必要时使用抗生素预防伤口感染。

2. 猫咬伤急救处理　四肢咬伤，在伤口上方结扎止血带，再清创处理。先用清水、生理盐水或 1:2 000 高锰酸钾溶液清洗伤口，然后用碘酒或 5% 苯酚烧灼伤口。伤势严重的应送医急救。在狂犬病流行区，猫咬伤的处理参照犬咬伤，以预防狂犬病。

3. 鼠咬伤的急救处理　鼠咬伤的伤口很小，易被忽视，然而老鼠能传播多种疾病，如鼠咬热、钩端螺旋体病、鼠斑疹伤寒和鼠疫等，被咬后应及时处理。立即用流动清水和肥皂水冲洗伤口，把伤口内的污血挤出来，再用过氧化氢消毒。尽快送往医院，按犬咬伤处理，使用抗生素。

（二）护理措施

1. 预防和控制痉挛　保持病室安静，避免风、光、声的刺激；避免水的刺激，输液时注意将液体部分遮挡；专人护理，各种检查、治疗及护理应尽量集中进行，或在应用镇静药后进行。一旦患者发生痉挛，立即遵医嘱使用镇静药物等。狂躁患者应给予适当的肢体约束，以防受伤。

2. 保持呼吸道通畅　及时清除口腔及呼吸道分泌物，保持呼吸道通畅，做好气管插管或气管切开的准备。

3. 输液和营养支持　发作期患者因多汗、流涎和不能饮水，常呈缺水状态，需要静脉输液，补充能量，维持水电解质及酸碱平衡。可采用鼻饲途径，在痉挛发作间歇或应用镇静剂后缓慢注入。

4. 预防感染　遵医嘱应用抗生素并观察用药效果。加强伤口护理，早期患肢下垂，保持伤口充分引流。严格执行接触性隔离制度，接触患者应穿隔离衣、戴口罩和手套。患者的分泌物和排泄物须严格消毒。

5. 心理护理　犬咬伤患者常会出现恐惧、害怕犬类，患者家属或监护人常会出现自责、担心伤口愈合不良等心理问题，严重者会出现创伤后应激障碍。因此，对患者及家属予以积极心理支持非常重要。

6. 健康教育　宣传狂犬病的预防措施，加强对犬的管理。教育人们不要接近、抚摸或挑逗犬、猫等动物，尤其禁止挑逗或激惹不熟悉或流浪的犬、猫等，以免发生意外。若被犬抓伤但伤痕不明显，或被犬舔舐已破损的皮肤，或与犬有密切接触者，应尽早注射狂犬疫苗。被犬或其他动物咬伤后，应尽早彻底进行伤口处理并及时注射狂犬病疫苗。注射疫苗期间应严格遵医嘱，保证及时、全程、足量注射，规律休息，避免剧烈运动，禁烟、酒、浓茶、咖啡和辛辣、刺激食物。

（胡化刚）

第七节　高　原　病

导入案例与思考

患者，男，23 岁。30min 前长跑训练过程中感觉头痛、呼吸困难、咳嗽，由朋友开车送来急诊室。该患者长期居住在平原，于 1d 前到达现单位（海拔约 4 500m）。患者入院时呼吸急促、口唇发绀、鼻翼扇动，四肢湿冷、心率增快、意识模糊。查体：T 37.0℃，P 150 次 /min，R 32 次 /min，SpO$_2$ 72%，双肺可闻及湿啰音。

请思考：

1. 该患者很可能发生了何种情况？

2. 该患者发生此情况可能的原因是什么？

3. 对该患者应立即采取哪些救护措施？

 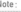

一、概述

高原病(high altitude disease,HAD),即高山病(mountain sickness)或称高原适应不全症,指由平原移居到高原(一般指海拔高于 2 500m)或短期在高原逗留的人,因对高原环境适应能力不足而发生以缺氧为突出表现的一组疾病。高原环境具有低压性低氧、空气寒冷干燥、辐射强等特点。高原低氧性缺氧是高原病的主要致病因素,低氧性病理生理改变是发病的基础和临床表现的根据。

高原病按发病急缓分为慢性高原病和急性高原病两类。慢性高原病(chronic high altitude disease,CHAD)包括高原衰退症、高原心脏病、高原红细胞增多症、慢性高山病和慢性高原病"混合型"。急性高原病(acute high altitude disease,AHAD)主要分为急性轻症高原病(acute mild high altitude disease,AMAD)、高原肺水肿(high altitude pulmonary edema,HAPE)和高原脑水肿(high altitude cerebral edema,HACE)三型,其中 HAPE 和 HACE 属急性重症高原病。本节重点介绍急性高原病。急性高原病的发生率和严重程度与患者所处地区海拔上升的速度和高度直接相关。从平原快速到达海拔 3 000m 以上时 50%~75% 的人会出现急性高原病。

急性轻症高原病(AMAD),也称急性高原反应(acute mountain sickness),是一种病情较轻的急性高原病或称"良性"高原病,常见于由低海拔地区快速进入海拔 2 200~2 500m 以上高原的患者。AMAD 为自限性,预后相对良好。高原肺水肿(HAPE)发病比 AMAD 少见但较为严重,分为初入型高原肺水肿和再入型高原肺水肿。初入型高原肺水肿常发生于近期进入海拔 3 000m 以上高原的低海拔患者。再入型高原肺水肿指发生于久居高原,在平原居住 7d 或以上后重返 3 500m 及以上高原的患者。再次进入高原者可能更易发生 HAPE。高原脑水肿(HACE)较为罕见而严重,多发生在海拔 4 000m 以上的高原地区。脑水肿是本病的主要特征,在疾病发展的后期阶段常见昏迷,也有进展迅速的病例早期即可见昏迷。HACE 未经治疗者病死率很高。

二、病因与发病机制

(一)病因

海拔 3 000m 以上地区的大气压和氧分压均不到海平面的 70%。高海拔地区还有诸如低气压、低氧分压、低温度、低湿度、强紫外线辐射的特点,其中引起急性高原病的关键始发因素是低压性低氧。当个体处在海拔 2 400~2 700m 时,动脉血氧饱和度仅有轻度降低;海拔 3 500~4 000m 时,动脉血氧饱和度可降低至正常值的 90% 以下;海拔 5 000m 时动脉血氧饱和度降至 75%;海拔 5 500m 以上时,会出现严重的低氧血症和低碳酸血症。既往体健者在疲劳、寒冷、饥饿、精神紧张或妊娠状态下发生急性高原病风险也会增加。

一些基础性疾病如上呼吸道感染、心血管疾病、代谢障碍、呼吸及神经系统疾病患者更易发生高原病。患有对高原病的发生有明显影响的基础疾病者应谨慎进入高原,如稳定型心绞痛或冠状动脉粥样硬化性心脏病、代偿性充血性心力衰竭、严重心律失常、脑血管疾病、中度慢性阻塞性肺疾病、睡眠呼吸暂停综合征、无症状肺动脉高压、癫痫、高危妊娠、镰状细胞遗传症、放射状角膜切开术、重度肥胖等。

患有诱发高原病的基础疾病时,应禁止进入高原,如心绞痛、失代偿性心力衰竭,不易控制的房性或室性心律失常,6 个月内有植入式心脏除颤器治疗/植入的心律失常,6 个月内有心肌梗死或冠状动脉搭桥术,3 个月内有失代偿性心力衰竭,先天性心脏病,严重的心脏瓣膜病控制不良的高血压(休息时血压≥160/100mmHg,运动时收缩压超过 220mmHg),6 个月内有脑卒中、短暂性脑缺血发作或脑出血病史,重度慢性阻塞性肺疾病,肺动脉高压有显著症状或平均肺动脉压大于 30mmHg、镰状细胞贫血、曾有抢救史、先兆子痫等。

(二)发病机制

急性高原病的发病机制尚不完全清楚。目前的观点认为个体从平原进入高原,为适应低氧环境,机体需要适应性改变以维持毛细血管内血液与组织间必要的压力差。个人对高原缺氧适应的能力不同,且有一定限度,过度缺氧时容易发生适应不全。

随着高原环境氧分压降低,机体动脉血氧分压降低,机体通过代偿性呼吸加深、加快来提高肺泡通气量和动脉血氧分压,但同时也会导致二氧化碳(CO_2)呼出过多,产生呼吸性碱中毒。机体此时可通过代偿性的增加肾脏碳酸氢根离子(HCO_3^-)排泄,以纠正呼吸性碱中毒。急性缺氧会导致肺小动脉痉挛,肺循环阻力增高,肺毛细血管压明显增高,血管壁通透性增强,从而血浆渗出增多,发生高原肺水肿。此外,肺泡壁和肺毛细血管损伤、肺泡表面活性物质减少和血管活性物质释放,加重肺毛细血管内皮损伤和渗漏,促使肺水肿加重。上述肺部病理生理变化会导致患者呼吸增快、气促、呼吸困难、咳痰,甚至咳血性痰的临床表现。急性缺氧的刺激可引起代偿性的心率增快,心输出量增加,体内血液重新分布以保证重要脏器的血液供应。此时会出现皮肤及腹腔脏器(特别是肾脏)的血管收缩,血供减少。心脏和脑血管扩张,血流量增加。冠状动脉血管代偿性扩张程度有限,严重和持久的缺氧会引起心肌损伤。大脑具有代谢旺盛、氧耗量大、对缺氧耐受性低的特点。因此,在急性缺氧初期,为维持大脑氧供,会发生代偿性脑血管扩张、脑血流增加和大脑皮质兴奋性增强,从而出现颅内压增高、头痛、失眠、小脑共济失调等症状。若缺氧进一步加重,脑细胞的无氧代谢加强,腺嘌呤核苷三磷酸(ATP)生成减少,脑细胞膜钠泵功能障碍,导致脑细胞内水钠潴留,从而引起和加重脑水肿。急性缺氧时,外周化学感受器受缺氧的刺激,反射性引起交感神经兴奋性增强,促使贮血器官释放红细胞,无氧糖酵解增强,血乳酸增多,pH下降,氧解离曲线右移,还原血红蛋白增多,氧与血红蛋白亲和力降低,使氧易于释放给组织。

急性轻症高原病一般没有明显特征性的病理学变化。高原肺水肿时可见两肺充血和水肿,重量明显增加。高原脑水肿时可见大脑皮质和软脑膜充血,脑细胞及其间质水肿,脑组织点状出血,可有脑疝形成。

三、病情评估

(一)健康史

评估患者平时居住地海拔和发病时所在地海拔情况,同时需评估患者进入高原和发病所经历的时间,进入高原前或发病前有无类似症状发作。高原肺水肿和脑水肿患者一般会有明确的近期抵达高原(一般在海拔3 000m以上)的经历。发病前有无明显其他诱因,如登高速度过快、体力活动大、寒冷、气候改变、饥饿、劳累、失眠、晕车、精神紧张、上呼吸道感染等容易引发急性高原病发作的因素。评估患者发病后有无吸氧或转往低海拔处(3 000m)以下病情好转史。

(二)临床表现

急性高原病常发生于初次由平原快速登高或到达高海拔地区,尤其是在最初的数小时到几天内。急性高原病的临床表现往往与患者所处海拔高度提升的幅度和速度有关。急性轻症高原病(急性高原反应)、高原肺水肿和高原脑水肿可彼此交叉或并存。

1. 急性轻症高原病 急性轻症高原病是最常见的急性高原病类型,一般于进入高原地区6~24h发病。常见症状包括头痛、头晕、恶心、呕吐、心悸、气短、胸痛、胸闷、失眠、嗜睡、食欲减退、腹胀及手足麻木等。临床特点为休息时症状较轻,但活动后症状加重。可出现脉搏增快、血压改变、口唇/甲床发绀、颜面部水肿等症状。其中头痛是最常见的症状,常为前额和双颞部跳痛,夜间和早晨起床时加重。可在高原停留24~48h后症状缓解,数天后症状消失。少数可发展成高原肺水肿或/和高原脑水肿。目前常用急性轻症高原病症状分度与评分(表10-6)和急性轻症高原病病情分度及标准(表10-7)指导临床诊治。

2. 高原肺水肿 高原肺水肿是常见且致命的高原病。通常在快速进入高原地区2~4d内发病。在急性高原反应相关临床表现的基础上,不适症状加剧,表现为安静状态下即出现心动过速、呼吸困难、胸闷、咳嗽、头痛加剧、活动能力降低、食欲减退、中央型发绀、肺部啰音或喘鸣音、呼吸急促、咳血

表 10-6 急性轻症高原病症状分度与评分

症　状	分度	评分
头痛		
1. 头痛不明显,无痛苦表情,不影响日常活动	±	1
2. 头痛较轻,有痛苦表情,服一般止痛药后明显好转,不影响日常活动	+	2
3. 头痛较重,有痛苦表情,服一般止痛药有所缓解,影响日常活动	++	4
4. 头痛极重,不能忍受,卧床不起,服一般止痛药无效	+++	7
呕吐		
1. 呕吐 1~2 次 /d,呕吐物以食物为主,服一般止吐药后明显好转,不影响日常活动	+	2
2. 呕吐 3~4 次 /d,最后呕吐物为胃液,服一般止吐药后有所缓解,影响日常活动	++	4
3. 呕吐 5 次 /d 以上,卧床不起,服一般止吐药无效	+++	7
其他症状		
头昏、恶心、心慌、气短、胸闷、眼花、食欲减退、腹胀、腹泻、便秘、口唇发绀、嗜睡、手足发麻	合计 1 分	

表 10-7 急性轻症高原病病情分度及标准

分度	标　准
基本正常(±)	总计分 14 分
轻度(+)	头痛(+),或呕吐(+),或总计分 5~10 分
中度(++)	头痛(++),或呕吐(++),或总计分 11~15 分
重度(++)	头痛(+++),或呕吐(+++),或总计分 16 分

性泡沫痰,甚至神志不清。特点为夜间加重,休息亦不能缓解。高原肺水肿经卧床休息、吸氧或转至低海拔地区后症状往往迅速好转。盐或水分摄入过多、快速登高、过度劳累、呼吸道感染、服用安眠药和既往有高原肺水肿者较易发病。

3. 高原脑水肿 高原脑水肿是一种罕见且严重的急性高原病。一般于近期(1~3d)抵达高原,海拔在 3 000m 以上发病。出现精神状态改变、共济失调(Romberg 征阳性)、剧烈头痛、恶心呕吐、癫痫发作、昏迷等症状。其中意识改变和小脑共济失调是最早出现的特异性症状,可以协助高原脑水肿的早期诊断。可出现肢体功能障碍、脑膜刺激征及锥体束征阳性。

严重的高原肺水肿和高原脑水肿患者可以通过眼底镜检查发现视网膜出血、渗出。

(三) 辅助检查

血常规可出现血细胞计数和血细胞比容增加,轻度白细胞增多。血气分析显示血氧饱和度降低、低碳酸血症、呼吸性碱中毒。X 线检查及肺部 CT 检查可协助高原肺水肿的诊断及病情严重程度的判断。高原肺水肿时胸部 X 线摄片可见以肺门为中心向单侧或两侧肺野呈点片状或云絮状浸润阴影,常呈弥漫性、不规则性分布。心电图检查及心脏超声可显示心动过速及心脏负荷加重。颅脑 MRI 可判断高原脑水肿病情。高原脑水肿时脑脊液检查可见压力增高,细胞及蛋白无变化,偶有血性脑脊液。

四、急救与护理

(一) 急救原则

急救原则主要包括立即休息、积极氧疗、合理用药、易地治疗,以避免发展为严重的高原病。

1. 立即休息 过度活动会增加机体的氧耗,降低血氧饱和度,加重症状,因此休息是最重要的治疗措施,也是其他治疗措施的基础。对轻型者应尽量减少活动,适当休息,对于重症者应绝对卧床休息。

2. 积极氧疗 吸氧能缓解患者机体缺氧所致的症状和体征,纠正缺氧状态。有条件者应尽快给予鼻导管或面罩吸氧。重症患者有脑水肿时,应早期使用高压氧治疗,可缓解脑水肿,迅速控制疾病的进展。

3. 合理用药 急性轻症高原病一般经休息、吸氧后症状多可缓解。必要时返回平原即可自愈。症状重者可用药物对症治疗,头痛者可用阿司匹林、对乙酰氨基酚、布洛芬等缓解疼痛。恶心呕吐时可肌内注射丙氯拉嗪。严重病例可口服地塞米松(4mg,一次/6h)或联合应用地塞米松(4mg,一次/12h)和乙酰唑胺(500mg,午后顿服)。高原肺水肿患者可给予利尿剂呋塞米(40~80mg)静脉注射,以减少循环血量,减轻心脏负荷。氨茶碱可以解除支气管痉挛、强心、利尿和显著降低肺动脉压,可用氨茶碱0.25g以5%~50%葡萄糖溶液20~40ml稀释后静脉缓慢注射。舌下含服或口服硝苯地平(10mg,一次/4h)可以降低肺动脉压和改善氧合,从而减轻症状。严重者可结合糖皮质激素,出现快速心房颤动时可应用洋地黄制剂和抗血小板类药物。高原脑水肿患者可给予地塞米松8mg静脉注射,必要时以4mg/6h使用,皮质类激素可预防神经系统的进一步损伤。同时静脉滴注甘露醇和/或使用呋塞米降低颅内压。在发病24h内,尿量应保持在900ml以上。对于精神紧张、烦躁不安者可酌情给予镇静剂。

4. 易地治疗 轻症患者一般无须特殊治疗,多数人在获得充分休息和适应的12~36h后症状自然减轻或消失。经处理症状缓解不明显的急性轻症高原病、确诊的高原肺水肿和高原脑水肿患者应及时转运至低海拔地区。急性轻症高原病患者海拔高度下降300m,其症状一般也会有明显改善。多数高原肺水肿病例在到达海拔3 000m以下地区2d后即可恢复。对于出现共济失调的高原脑水肿患者,应立即转运,海拔高度至少下降600m以上。转运过程中应注意保暖和避免过度活动,且转运途中不能中断治疗,注意转运安全。

对于高原脑水肿,早期诊断、早期治疗很关键,越早干预,预后越好。昏迷后再治疗者,死亡率超过60%,认知障碍和共济失调等神经后遗症可能会持续一段时间。传统的中药(人参、黄芪、红景天等)能减轻急性高原病的症状,降低其发生率。

(二)护理措施

1. 休息与体位 ①一旦考虑急性轻症高原病,症状未改善前应停止剧烈活动,以休息为主。②高原肺水肿患者应绝对休息,采取半卧位、高枕卧位或坐位,有条件者可双腿下垂以减少回心血量。③高原脑水肿患者宜平卧,床头抬高15°~30°,以利于颅内静脉血液回流,减轻脑水肿。昏迷患者应注意保持呼吸道通畅,使头部偏向一侧,以防误吸。

2. 氧疗护理 ①急性轻症高原病一般经鼻导管或面罩吸氧(1~2L/min)后,症状基本可以缓解。②高原肺水肿患者早期即应充分给氧,可采用面罩吸入40%~50%氧气(氧流量6~12L/min)。有条件者可应用便携式高压气囊或高压氧治疗,呼吸衰竭者应使用机械通气。③高原脑水肿患者应早期高流量吸氧(氧流量6~12L/min),尽早使用高压气囊或高压氧治疗。

3. 用药护理 肺水肿患者在使用血管扩张剂时应严密监测血流动力学,使用时注意从小剂量、慢速度开始,避免短时间用药过量导致的血管过度扩张而引起血压明显下降。当有效循环血量减少,肺动脉楔压(PAWP)低于15mmHg时,不应单独继续使用血管扩张剂,否则可能会因为心脏充盈不足导致血压下降、心率增快,心脏功能恶化。硝普钠应现配现用,避光滴注。在应用吗啡过程中应注意血压和呼吸情况,若发生呼吸抑制,可静脉注射纳洛酮拮抗。脑水肿患者应用20%甘露醇快速静脉滴注时,应注意观察尿量,检查肾功能和尿常规。输液应控制滴速和总量,以避免增加心脏负荷。

4. 病情观察 ①监测生命体征,定时测量呼吸、脉搏、血压和体温。注意观察呼吸的频率、幅度。②观察患者神志、瞳孔的变化,必要时进行颅内压监测。③观察咳嗽、咳痰情况,注意痰液的性质、颜色和量,听诊肺部啰音的变化,发现异常及时报告医生并协助处理。④肾功能监测,准确记录尿量,观察尿液的颜色及变化情况。⑤倾听患者主诉,观察症状和体征的变化。⑥观察患者循环情况,必要时监测中心静脉压,协助判断患者循环血量的变化。

5. 心理护理　首次发生急性高原病,患者多会有紧张、焦虑的情绪。应给予患者心理疏导和支持,告诉其不良情绪将会不利于病情进展,向上心态、冷静对待、配合治疗将会取得较好的效果。鼓励患者家属及朋友等多方面的社会支持。

6. 健康教育　①进入高原前体检,伴有对高原病的发生有明显影响的基础疾病者应谨慎进入高原;存在诱发高原病的基础状态时,应禁止进入高原。②对进入高原地区人员进行高原病防护知识的教育,告知其高原环境的特点、生活常识及高原病防治的知识。出发前应多休息,3d 内避免高强度运动。注意保暖,预防感冒和冻伤。③加强对高原地区的适应性训练,进入高原地区的速度应有所限制,在中间高度(2 000~3 000m)停留 2 周做适应性训练;进入高原地区后体力活动应循序渐进。④药物预防,可适当使用乙酰唑胺或红景天。地塞米松可预防急性高原病,但目前不主张常规预防,尤其对糖尿病或精神疾病患者。⑤海拔上升阶段和到达高海拔初期,吸氧是一种有效的预防方法。⑥进入高原后,应避免剧烈运动,尽量减少劳动量及劳动强度,在适应高原环境后逐渐增加活动量。同时应注意防冻保暖,避免烟酒和服用镇静催眠药,保证充分的液体供给。

(胡化刚)

思　考　题

1. 热射病患者转运至医院的过程中应注意什么?
2. 如何帮助电击伤患者脱离电源?
3. 现场急救过程中如何为淹溺患者畅通气道?
4. 如何帮助冻伤患者进行现场复温?
5. 烧伤患者补液应遵循哪些原则? 烧伤创面处理总的原则有哪些?
6. 如何对犬咬伤患者进行免疫接种? 狂犬病患者的护理要点有哪些?
7. 急性高原病的急救原则有哪些? 如何预防急性高原病的发生?

第四篇

危重症患者护理

第十一章

危重症患者功能监测与评估

11章 数字内容

学习目标

知识目标：

1. 掌握危重症患者呼吸系统、循环系统、神经系统、消化系统、泌尿系统的功能监测要点和常用的评估方法，危重症患者疼痛、镇静和营养状态评估方法，急性生理和慢性健康状况评估的概念。

2. 熟悉呼吸系统、循环系统、神经系统、消化系统、泌尿系统的监测技术。

3. 了解急性生理和慢性健康状况评估四种方法的优劣和异同。

能力目标：

1. 能准确运用评估工具及监测手段，及时识别呼吸系统、循环系统、神经系统、消化系统、泌尿系统的危重患者，并实施有效的护理措施。

2. 能准确运用评估工具对危重症患者进行疼痛和镇静评估，识别谵妄。

3. 能及时识别危重症患者的营养风险。

4. 能正确使用 APACHE Ⅱ 对危重症患者进行评分。

素质目标：

加深对危重症护理学的认识，了解国内外相关进展，具有一定的危重症护士专业素质。

危重症患者功能监测与评估是指应用监测手段与评估技术,针对危重患者循环系统、呼吸系统、神经系统、消化系统、泌尿系统以及疼痛、镇静、营养状态等状况进行动态监测和评估,以便及时有效地反映患者全身功能状态、精神心理反应与疾病严重程度,及时发现病情变化与预测转归等。

第一节　呼吸系统功能监测与评估

 导入案例与思考

患者,男,67 岁。咳嗽、咳痰 8 年余,伴有活动后气促 2 年,多次住院治疗。2d 前因受凉后出现胸闷、气促住院治疗。患者意识清醒,胸闷,呼吸急促,多汗,咳嗽,咳黄白色黏稠痰。查体:T 38.2℃,P 102 次 /min,R 28 次 /min,BP 160/95mmHg,SPO$_2$ 89%~92%。口唇发绀,双侧呼吸运动减弱,双侧语颤减弱,双肺闻及湿啰音。动脉血气分析:pH 7.34,PaO$_2$ 74mmHg,PaCO$_2$ 68mmHg,HCO$_3^-$ 28.7mmol/L,BE 6.7mmol/L。血常规:WBC 13.5×10^9/L,血生化:GLU 6.8mmol/L。

请思考:

1. 患者是否出现呼吸衰竭?

2. 患者呼吸系统的监测要点有哪些内容?

3. 护士如何对该患者进行呼吸系统的评估?

一、监测要点

(一)呼吸频率

指每分钟的呼吸次数,反映患者通气功能及呼吸中枢的兴奋性,是呼吸功能监测中最简单、最基本的监测项目。可用简单的目测计数,也可用仪器测定。正常成人呼吸为 10~18 次 /min,小儿随年龄减小而增快,8 岁儿童约为 18 次 /min,1 岁为 25 次 /min,新生儿为 40 次 /min 左右,如成人呼吸 <6 次 /min 或 >35 次 /min 均提示呼吸功能障碍。

(二)呼吸幅度、节律及呼吸周期的吸呼比率

1. 呼吸节律　指呼吸的规律性,正常呼吸应是节律自然而均匀。观察呼吸节律的变化,可以及时发现异常呼吸类型,提示病变部位,如伴有喘鸣和呼气延长的呼吸状态,多由慢性阻塞性肺疾病所致;呼吸频率快、潮气量小、无气道狭窄和阻塞却有呼吸急促表现,可见于肺、胸廓限制性通气障碍,急性呼吸窘迫综合征、心脏疾病和其他心肺以外疾病。

2. 呼吸幅度　指呼吸运动时患者的胸腹部起伏程度,一般男性及儿童以腹式呼吸为主,女性以胸式呼吸为主。正常胸式呼吸时两侧胸廓同时起伏,幅度一致。呼吸运动时胸腹部的起伏幅度可以大致反映潮气量的大小。胸式呼吸不对称时常提示一侧胸腔积液、气胸、血胸或肺不张等;胸式呼吸增强常因腹部病变或疼痛限制膈肌运动而引起;胸式呼吸减弱或消失可见于两侧胸部均有损伤或病变,亦可见于高位截瘫或肌松剂作用所致;胸式呼吸与腹式呼吸不能同步常提示有肋间肌麻痹。

3. 常见的异常呼吸类型

(1)深浅不规则呼吸:常以深浅不规则的方式进行呼吸,多见于周围循环衰竭、脑膜炎或各种因素引起的意识丧失。

(2)叹息式呼吸:呼吸呈叹息状,多见于神经质、过度疲劳等患者,有时亦可见于周围循环衰竭患者。

(3)蝉鸣样呼吸:因会厌部发生部分阻塞,空气吸入困难使患者在吸气时发生高音调啼鸣声。吸气时患者的肋间及上腹部软组织内陷。

(4)点头式呼吸:因胸锁乳突肌收缩所致,在吸气时下颌向上移动,而在呼气时下颌重返原位,类

似点头样,故此得名。多见于垂危患者。

(5) 潮式呼吸:是一种交替出现的阵发性的急促深呼吸及此后出现的一段呼吸暂停。

(6) 鼾音呼吸:患者在呼吸期间可闻及大水泡音,主要是上呼吸道有大量分泌物潴留,当空气进出气管时形成。多见于昏迷或咳嗽反射无力者。

(7) 哮喘性呼吸:发生在哮喘、肺气肿及其他喉部以下有阻塞者,呼气时间较吸气时间明显延长,并有哮鸣。心源性哮喘是哮喘性呼吸困难的一种,以左心室病变引起者为多,表现为阵发性端坐呼吸,呼吸困难常在夜间及劳累后出现,可持续数分钟到数小时。

(8) 紧促式呼吸:呼吸运动浅促而带有弹性,多见于胸膜炎、胸腔肿瘤、肋骨骨折、胸背部剧烈扭伤、颈胸椎疾病引起疼痛者。

4. 呼吸周期的吸呼比率　又称吸呼比,指一个呼吸周期中吸气时间与呼气时间之比。正常吸呼比为 1∶(1.5~2),吸呼比的变化反映肺的通气与换气功能。可通过直接目测或使用人工呼吸机(非控制呼吸时)呼吸活瓣的运动情况进行评估,精确测量时需通过呼吸功能监测仪来测定。

二、常用监测技术

1. 脉搏血氧饱和度(SpO$_2$)监测　是一种无创、连续的 SaO$_2$ 监测方法。原理是血氧仪用发光二极管作为发光器,光敏二极管作为光探测器。通过发光的二极管发出一定波长的红光(660nm)测量去氧血红蛋白(Hb),发出的红外光线(940nm)测量氧合血红蛋白(HbO$_2$)。HbO$_2$ 和 Hb 对特定波长的光线吸收程度不同,血氧仪将这些信号转换为 SaO$_2$ 和脉搏的数值,故又称双谱法。

【适应证】

(1) 持续监测 SpO$_2$。

(2) 及时发现患者出现的低氧血症。

(3) 指导机械通气患者呼吸模式选择和参数调节。

【禁忌证】

无绝对禁忌证。

【操作方法】

(1) 根据血氧仪型号、肢体末梢温度情况选择放置探头的合适位置。

(2) 妥善固定探头。

(3) 保持探头所测位置的温度,确保测量数据准确。

(4) 定时变换探头位置,避免皮肤损伤。

(5) 注意监测 SpO$_2$ 的动态变化,一旦发现 SpO$_2$ 过低,立即查找原因并处理。

【注意事项】

影响脉搏血氧饱和度测量准确性的原因包括:

(1) 严重低氧血症,测量的数据可能不准确。此时密切监测血气分析,复核血气分析与 SpO$_2$ 之间的差异。

(2) 末梢循环灌注差(血压低、体温低)。

(3) 异常血红蛋白,如贫血。

(4) 探头与指甲、血氧仪与心电监护仪接触不良。

(5) 皮肤颜色(皮肤黄疸、皮肤太黑)。

(6) 指甲油影响。

2. 呼气末二氧化碳(ETCO$_2$)监测　是使用无创技术连续监测 ETCO$_2$ 水平的一项临床检测肺功能的手段。原理是红外线二氧化碳测量仪发出红外线穿过呼出的气体,部分红外线被气体中的二氧化碳吸收,导致余下的红外线强度减弱。红外线二氧化碳测量仪测量出余下的红外线强度,计算出患者呼出的二氧化碳成分。

【适应证】

(1) 机械通气患者,为重症患者的呼吸支持和呼吸管理提供明确指标,并可判断气管插管的位置。

(2) 各种原因引起的呼吸功能不全。

(3) 严重休克、心力衰竭和肺栓塞患者。

(4) 神经外科手术患者有颅内高压患者。

(5) 行 CPR 的患者。

【禁忌证】

无绝对禁忌证。

【操作方法】

(1) 确保带定标尺的导线、CO_2 模块及监护仪正确连接,避免短路。

(2) 检查定标尺上标明的数值与监护仪显示的校准值是否相同。若不符,需校准。

(3) 确保呼吸机回路、传感器及导线正确连接,监护仪屏幕则显示 $ETCO_2$ 浓度、吸入最小 CO_2(IM CO_2)、气道呼吸频率(AWRR)的数值及 CO_2 波形。

【注意事项】

(1) 严重通气血流比例(V/Q)失调的患者,监测的 $ETCO_2$ 浓度不准确。

(2) 红外线二氧化碳测量仪分主流型分析仪和旁流型分析仪两种类型。主流型分析仪是将传感器连接在患者的人工气道上进行监测,适用于建立人工气道的患者。旁流型分析仪是使用取样管经鼻腔从气道内持续吸出部分气体进行监测,适用于未建立人工气道的患者。

3. 动脉血气监测　是客观评价患者的氧合、通气及酸碱平衡状况以及肺脏、肾脏和其他脏器的功能,为抢救危重患者提供重要的指标。原理是血气分析仪利用电极对动脉血中酸碱度(pH)、氧分压(PO_2)、二氧化碳(PCO_2)进行测定,然后根据测定结果及血红蛋白值计算出 HCO_3^- 浓度[实际碳酸氢盐(AB)和标准碳酸氢盐(SB)]、CO_2 总量(TCO_2)、氧饱和度(SO_2)、碱剩余(BE)、缓冲碱(BB)等。

【适应证】

(1) 机械通气的患者。

(2) 心肺复苏后评估。

(3) 急性呼吸窘迫综合征、呼吸衰竭患者。

(4) 不明原因神志不清者。

(5) 急性呼吸困难、气喘、心动过速者。

(6) 术前评估。

【禁忌证】

无绝对禁忌证,出凝血功能差者需谨慎动脉穿刺。

【操作方法】

(1) 严格无菌操作采集动脉血,若是经动脉穿刺,穿刺后务必按压穿刺口,避免出现血肿。

(2) 缓慢倾倒采血器 3~5 次,混匀样品后,排出第一滴血,采血器内如果有空气立即排出。

(3) 根据血气分析仪提示进行操作,直至显示血气分析结果并打印。

(4) 记录血气分析结果并报告医生,如结果异常,遵医嘱及时处理。

【主要指标及判读】

(1) 动脉血氧分压(PaO_2):正常值范围 80~100mmHg。PaO_2 是判断缺氧和低氧血症的客观指标,一般 $PaO_2 < 60$mmHg 可诊断为低氧血症。

(2) 动脉血二氧化碳分压($PaCO_2$):正常值 35~45mmHg。$PaCO_2 < 35$mmHg 为过度换气,见于过度通气、低代谢状态或代谢性酸中毒并代偿性低碳酸血症。$PaCO_2 > 45$mmHg 为二氧化碳潴留,见于二氧化碳排出障碍或代谢性碱中毒伴代偿性高碳酸血症。若 $PaCO_2 > 50$mmHg 且 $PaO_2 < 60$mmHg 为 II 型呼

吸衰竭。该指标也是反映呼吸性酸碱平衡失调的主要指标。

(3) 动脉血氧饱和度(SaO_2):正常值 95%~98%。SaO_2 仅仅表示血液中氧与 Hb 结合的比例,多数情况下也作为判断低氧血症的客观指标;但与 PaO_2 不同的是,它在某些情况下并不能完全反映机体缺氧的情况。

(4) 动脉血酸碱度(pH):正常值 7.35~7.45,是主要的酸碱失衡的诊断指标。pH 正常也不能表明机体没有酸碱平衡失调,还需结合其他指标进行综合分析。

(5) 动脉血标准碳酸氢盐(SB)和实际碳酸氢盐(AB):正常值 22~27mmol/L,是主要的碱性指标,两者区别在于 SB 不受呼吸因素影响,仅仅反映代谢因素 HCO_3^- 的储备量,不能反映体内 HCO_3^- 的真实含量。而 AB 受呼吸因素影响,反映体内 HCO_3^- 的真实含量。

(6) 动脉血 CO_2 总量(TCO_2):正常值 24~32mmol/L。也是重要的碱性指标,主要代表 HCO_3^- 的含量,<24mmol/L 时提示酸中毒,>32mmol/L 时提示碱中毒。

(7) 碱剩余(BE):正常值 -3~+3mmol/L。代表体内碱储备的增加或减少,<-3mmol/L 提示代谢性酸中毒,>+3mmol/L 提示代谢性碱中毒。

【注意事项】

(1) 若用注射器采血,采血前用肝素液湿润,并将肝素液排尽,避免过多的肝素液造成 pH 下降和 PO_2 升高,过多的肝素也会造成血液稀释,影响血红蛋白和血糖等数值。

(2) 现采血现监测:标本放置时间过长,可导致 pH 和 PO_2 下降。

(3) 注意避免空气进入标本,否则空气会影响 PO_2 值。

(4) 准确输入数据,尤其体温。pH 与体温成负相关,PCO_2 和 PO_2 与体温成正相关。

(5) 准确进行动脉穿刺采血,若误穿静脉,血气分析结果将与临床不符。因此必须全面了解病情,仔细分析结果,必要时重新采血检查。

(6) 血气分析仪电极必须定时校正及更换。

三、常用评估方法

(一) 病史及诱因

参与肺通气和肺换气的任何一个环节的严重病变,都可导致呼吸衰竭。

1. 评估患者是否存在气道阻塞性疾病　慢性阻塞性肺疾病、重症哮喘、异物痉挛性瘢痕、痉挛肿物、气管 - 支气管炎症等都可引起气道阻塞和通气不足,或伴有通气血流比例失调,导致缺氧和二氧化碳升高。

2. 评估患者是否存在肺组织病变　肺炎、肺结核、肺水肿、弥漫性肺纤维化等均可导致肺泡减少,有效弥散面积减少、肺顺应性降低、通气血流比例失调,导致缺氧或者合并二氧化碳潴留。

3. 评估患者是否存在肺血管病变　肺栓塞、肺血管炎等导致通气血流比例失调,部分血未经过氧合直接流到肺静脉,导致低氧血症。

4. 评估患者是否存在胸廓和胸膜病变　胸外伤造成连枷胸、严重气胸等均可影响胸廓运动和肺膨胀,造成通气减少和气体分布不均,导致肺通气和肺换气功能障碍,引起呼吸衰竭。严重的脊柱畸形、大量胸腔积液或伴有胸膜粘连肥厚、强直性脊柱炎等随着病情发展也可引起呼吸衰竭。

(二) 症状与体征

1. 呼吸困难　评估患者的呼吸频率、深度,有无明显呼吸困难、呼吸频率增加等,观察有无口唇、指甲发绀。

2. 精神 - 神经症状　观察患者有无烦躁不安、嗜睡、昏迷、抽搐等。

3. 循环系统表现　①评估患者有无心动过速,血压下降。②观察有无体表静脉充盈、皮肤潮红、温暖多汗、血压升高等 CO_2 潴留表现。③观察有无颈静脉怒张、下肢水肿等右心衰竭表现。

4. 消化和泌尿系统表现　观察患者有无上消化道出血、尿量减少等。

（三）辅助检查

1. 动脉血气分析　$PaO_2<60mmHg$，伴或不伴 $PaCO_2>50mmHg$ 为判断呼吸衰竭的主要指标。

2. 影像学检查　X 线胸片、胸部 CT 和放射性核素肺通气/灌注扫描等均可协助分析呼吸衰竭的原因。

3. 其他检查　①尿常规检查是否尿中可见红细胞、蛋白及管型。②血生化检查是否出现低血钾、高血钾、低血钠等。③肝肾功能检查谷丙转氨酶、尿素氮有无升高。

知 识 拓 展

呼吸衰竭的分类

1. **按动脉血气分析分类**　①I型呼吸衰竭：仅有缺氧，无二氧化碳潴留，血气分析特点为 $PaO_2<60mmHg$，$PaCO_2$ 降低或者正常，主要见于肺换气障碍疾病如严重的肺部感染、ARDS。②II型呼吸衰竭：既有缺氧，又有二氧化碳潴留，血气分析特点为 $PaO_2<60mmHg$，$PaCO_2>50mmHg$，常见于肺泡通气不足疾病。

2. **按起病急缓分类**　①急性呼吸衰竭：由于某些突发的致病因素如严重肺疾病、创伤、休克、急性气道阻塞等，使肺通气和/或肺换气功能迅速出现严重障碍，在短时间内引起呼吸衰竭。因机体不能很快代偿，若不及时抢救会危及患者生命。②慢性呼吸衰竭：由于呼吸和神经肌肉系统的慢性疾病，导致呼吸功能损害逐渐加重，经过较长时间发展为呼吸衰竭。另一种临床上较常见的情况是在慢性呼吸衰竭的基础上，因合并呼吸系统感染、气道痉挛或出现胸腔积液、气胸等情况，病情急性加重，在短时间内出现 PaO_2 显著下降和 $PaCO_2$ 升高，成为慢性呼吸衰竭急性加重，归属于慢性呼吸衰竭，但其病理生理改变和临床表现兼有急性呼吸衰竭的特点。

（成守珍）

第二节　循环系统功能监测与评估

一、监测要点

（一）血流动力学监测

血流动力学监测（hemodynamic monitoring）是指根据物理学定律，结合病理和生理学概念，对循环系统中血液运动的规律进行定量、动态、连续的测量和分析，得到的数据不仅为危重患者提供诊断资料，而且能及时反映患者的治疗效果，从而使患者得到及时、正确、合理的救治，分为无创监测与有创监测两类。

1. 无创监测　是应用非机械性损伤的方法获得各种心血管系统的功能指标，使用安全方便，并发症少，目前被广泛应用于各种急危重症或生命体征不平稳的患者。

（1）无创动脉压监测：在急诊与 ICU 广泛应用的是自动测压法。

1）自动间断测压法：又称自动无创伤性测压（automated noninvasive blood pressure），是临床应用最广泛的一种动脉压监测方法，主要采用振荡技术，使用充气泵定时进行袖带充气和放气，通过振荡波的衰减量计算血压值，能自动、定时显示出收缩压、舒张压、平均动脉压和脉率，且当血压超过预设的报警上限或低于报警下限时能自动报警，对伪差的检出较可靠，如肢体抖动时袖带充气即暂停，继而自动重新开始进行充气测压。

2）自动连续测压法：主要通过红外线、微型压力换能器或光度测量传感器等实现对瞬时血压的测量，可以反映每个心动周期动脉压的变化，但因需要与标准的无创伤性测压法校对，因而尚未在临床得到广泛应用。

（2）无创心输出量监测：心输出量（cardiac output，CO）指一侧心室每分钟射出的血液总量，是反映心脏泵血功能的重要指标。正常人左右心室的射血量基本相等，对评价心功能、补液与药物治疗均具有重要意义。依据测压原理可分为胸腔生物阻抗法和多普勒心输出量监测。

2. 有创监测 指经体表插入导管或监测探头至心脏或血管腔内，以精准测定心血管系统的各项生理功能，操作相对复杂，有发生并发症的危险，临床应用时需掌握好适应证。

（1）有创动脉压监测（invasive arterial blood pressure monitoring）：动脉穿刺置管后通过压力测量仪进行实时的动脉内测压，能够准确反映每个心动周期动脉收缩压、舒张压和平均动脉压的变化数值与波形，是一种常用的有创血流动力学监测方法。抗干扰能力较无创动脉压监测好，测量结果可靠，尤其适于严重低血压、休克、周围血管收缩或痉挛等患者的动脉压监测，见图 11-1。

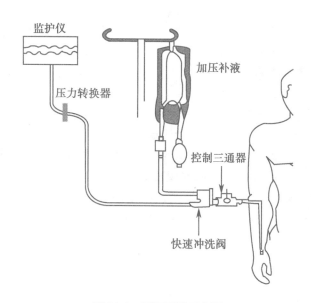

图 11-1　测压系统示意图

（2）中心静脉压（central venous pressure，CVP）监测：是监测上、下腔静脉内的压力，严格地说指腔静脉与右心房交界处的压力，反映右心收缩前负荷，主要适于各种严重创伤、休克、急性循环衰竭等危重患者的监测。正常值 $5\sim12cmH_2O$（$0.49\sim1.18kPa$），小于 $2\sim5cmH_2O$ 表示右心房充盈不足或血容量不足；大于 $15\sim20cmH_2O$ 表示右心功能不良或血容量超负荷。CVP 监测对了解循环血量和右心功能具有十分重要的意义，可作为指导临床治疗的重要参考。但当患者出现左心功能不全时，单纯监测 CVP 则失去意义。

知 识 拓 展

Swan-Ganz 导管监测

　　Swan-Ganz 导管监测又称漂浮导管监测或肺动脉压监测，是能够提供较多生理参数的循环系统功能监测方法。左心室舒张末压（LVEDP）代表左心室收缩前负荷，但直接测量较为困难，而中心静脉穿刺置入 Swan-Ganz 导管，监测肺动脉楔压（PAWP）可间接反映左心功能状况。利用原理是心室舒张期末，主动脉瓣和肺动脉瓣均关闭，而二尖瓣开放，在肺动脉瓣与主动脉瓣间可视为一个密闭的液体腔，如血管阻力正常，则 LVEDP ≈ 左心房压（LAP）≈ 肺动脉舒张压（PADP）≈ PAWP。除测量 PAWP 外，Swan-Ganz 导管监测还可测得 RAP（右心房压）、RVP（右心室压）和PAP（肺动脉压）等参数指标，并可采用热稀释法进行有创心输出量监测。

（3）脉搏指示连续心输出量（pulse-indicated continuous cardiac output，PICCO）监测：是一种微创血流动力学监测技术，通过动脉穿刺置管和中心静脉穿刺置管，使用 PICCO 监测仪，利用经肺温度稀释法与动脉搏动曲线分析技术对心输出量进行连续测量，并监测胸腔内血容量（ITBV）、血管外肺水（EVLW）、脉搏连续心输出量（PCCO）、每搏量（SV）及动脉压力（AP）等指标。与 Swan-Ganz 导管监测相比，无需置管到肺动脉及肺小动脉，可以减少 Swan-Ganz 导管对于心脏内膜与瓣膜的损伤，能够准确地反映心脏前负荷和肺水肿类型，在一定程度上已成为替代 Swan-Ganz 导管监测的有效血流动力学监测技术。

（二）心电图监测

心电图（electrocardiogram，ECG）监测是各种急危重患者的常规监测手段。

1. 心电图监测的临床意义　①持续观察心电活动。②持续监测心率、心律变化，监测有无心律失常。③观察心电波形变化，诊断心肌损害、心肌缺血及电解质紊乱。④监测药物对心脏的影响，并作为指导用药的依据。⑤判断起搏器的功能。

2. 心电图监测的分类

（1）12 导联或 18 导联心电图：是用心电图机进行描记而获得的即时心电图。12 导联心电图包括 3 个标准肢体导联，即 Ⅰ、Ⅱ 和 Ⅲ 导联；3 个加压肢体导联，即 avR、avL 和 avF 导联；6 个胸导联，即 V_1、V_2、V_3、V_4、V_5、V_6 导联。18 导联心电图是在 12 导联心电图基础上增加了 6 个胸导联，即 V_{3R}、V_{4R}、V_{5R}、V_7、V_8、V_9 导联。

（2）动态心电图：可进行 24~48h 的动态心电图监测，常用于心律失常及心肌缺血患者，尤其是无症状性心肌缺血的诊断与评估。

（3）心电示波监测：通过心电监护仪连续、动态反映心电图的变化，对及时发现心电图异常起非常重要的作用，是目前急诊与 ICU 最常用的监测手段。由多台床旁心电监护仪、计算机、打印机及心电图分析仪等构成心电监护系统。

二、常用监测技术

1. 动脉穿刺置管术

【适应证】

（1）需行有创血流动力学监测的危重患者（如有创动脉压监测、PICCO 监测）。

（2）需反复采集动脉血进行血气分析监测的患者。

（3）经动脉施行某些检查或治疗，如选择性动脉造影、心血管疾病的介入治疗及经动脉行区域性化疗等。

【禁忌证】

（1）凝血功能障碍，有出血倾向者。

（2）穿刺部位感染者。

（3）穿刺处血管闭塞或严重病变，以及脉管炎患者。

【操作方法】

（1）物品准备：动脉穿刺针、无菌手术衣、无菌治疗巾、洞巾、注射器、无菌纱布、无菌手套、肝素盐水、局麻药（常用利多卡因）、肝素帽或无针接头、三通、透明敷贴、加压输液袋及其他与操作相关的用物。

（2）患者准备

1）清洁皮肤，更换清洁衣裤。

2）完成排尿、排便。

3）躁动患者需适当约束。

（3）操作步骤

1）选择穿刺动脉：①桡动脉，为首选的穿刺动脉，穿刺点位于肱桡肌腱和桡侧腕屈肌腱之间，从

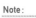

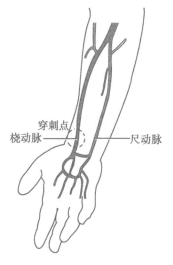

腕部到远端桡骨头 2cm 处,见图 11-2。穿刺前需进行 Allen 试验,具体方法:操作者用双手同时按压桡动脉和尺动脉,嘱患者反复用力握拳和张开手指 5~7 次至手掌变白,松开对尺动脉的压迫,继续保持压迫桡动脉,观察手掌颜色变化。若手掌颜色 10s 之内迅速变红或恢复正常,表明尺动脉和桡动脉间存在良好的侧支循环,即 Allen 试验阴性,可以经该侧桡动脉进行穿刺。若 10s 手掌颜色仍为苍白,Allen 试验阳性,表明手掌侧支循环不良,不应选择该侧的桡动脉进行穿刺。②股动脉,穿刺定位由髂前上棘至耻骨联合连一直线,在腹股沟韧带水平的中点稍下方可触及股动脉搏动,搏动最明显处即为穿刺点。

穿刺点
桡动脉 ——　—— 尺动脉

图 11-2　桡动脉穿刺点

2) 消毒皮肤:以穿刺点为中心消毒皮肤,直径≥20cm;穿无菌手术衣,戴无菌手套,铺洞巾,遵守最大无菌屏障原则。

3) 检查导管:用肝素盐水冲洗导管,检查动脉导管的完整性。

4) 动脉穿刺:穿刺前可根据患者情况行穿刺点局部麻醉。穿刺者手持动脉穿刺套管针,桡动脉穿刺时将穿刺针与皮肤成 15°~30° 穿刺,股动脉穿刺时成 45°,沿动脉走向进针,见鲜红血液快速回流针芯后将穿刺针尾角度适当压低,向前推动穿刺针 1~2mm,使针尖完全进入动脉管腔,然后将外套管送入动脉,抽出针芯。

5) 连接管路:置管后连接加压冲洗液管路,若进行有创动脉压监测还应连接测压管路系统。用无菌敷料固定导管,并做好记录和标识。

【注意事项】

(1) Allen 试验阳性者禁行同侧桡动脉穿刺。

(2) 对婴幼儿、危重症、高龄等特殊患者,可采用超声引导下进行动脉穿刺。

(3) 留置导管期间予以肝素盐水(一般 500ml 生理盐水中加入肝素 2 500U)持续冲洗,冲洗速度为 3ml/h,以保证导管通畅。抽取血标本后应立即用肝素盐水进行管路加压冲洗。

(4) 严格无菌操作原则,预防感染。

(5) 严密观察穿刺侧远端手指或足趾的颜色、温度,评估有无远端肢体缺血。

(6) 严格掌握适应证,每天评估导管留置的必要性,预防导管相关血流感染。

(7) 拔管后妥善压迫,防止局部血肿或血栓形成。

2. 深静脉穿刺置管术

【适应证】

(1) 需监测中心静脉压的患者。

(2) 需反复输入刺激性或高渗性药物的患者。

(3) 长期肠外营养支持患者。

(4) 行特殊检查、监测或治疗者(心导管检查、血液净化治疗等)。

【禁忌证】

(1) 凝血功能障碍患者。

(2) 穿刺部位有感染、血栓、放射治疗史、血管外科手术史的患者。

(3) 胸廓畸形或有严重肺部疾病患者禁忌锁骨下静脉穿刺。

【操作方法】

(1) 物品准备:深静脉穿刺包(内含穿刺套管针、注射器、扩张管、导丝、静脉导管等)、肝素盐水、局麻药(常用利多卡因)、肝素帽或无针接头、透明敷贴及其他与操作相关的用物。

(2) 患者准备:①清洁皮肤,更换清洁衣裤。②完成排尿、排便。③躁动患者需适当约束。

(3) 操作步骤

1) 安置患者体位:锁骨下静脉穿刺尽量取头低 15° 的仰卧位,头转向穿刺对侧;颈内静脉穿刺取

Note:

头低 15°~30° 的仰卧位,头转向穿刺对侧;股静脉穿刺取仰卧位,穿刺侧大腿放平,稍外旋外展。

2) 穿刺部位准备:选择穿刺静脉,定位穿刺点。①锁骨下静脉:首选右锁骨下静脉,分锁骨下和锁骨上两种进路穿刺。锁骨下进路:取锁骨中内 1/3 交界处,锁骨下方 1cm 处穿刺。锁骨上进路:取胸锁乳突肌锁骨头外侧缘,锁骨上方 1cm 穿刺。②颈内静脉:首选右颈内静脉,包括经胸锁乳突肌三角的顶端(距锁骨上缘 2~3 横指)处穿刺的中路进路、经胸锁乳突肌前缘中点(距中线约 3cm)穿刺的前路进路及经胸锁乳突肌外缘中、下 1/3 交界处穿刺的后路进路。③股静脉:先触及腹股沟韧带和股动脉搏动处,在腹股沟韧带中、内 1/3 交界的外下方二横指(约 3cm)处,股动脉搏动点内侧 1cm 处即为穿刺点。

3) 皮肤消毒:以穿刺点为中心消毒皮肤,直径≥20cm,采用最大无菌屏障原则。

4) 检查导管:用肝素盐水冲洗导管,检查导管完整性。

5) 置入静脉导管:按需要在穿刺前进行局部浸润麻醉,取注射器抽吸 10ml 生理盐水,连接穿刺针,根据选择的穿刺血管确定穿刺的角度,边缓慢进针边抽吸,至有落空感并吸出暗红色血液,提示已进入静脉。采用 Seldinger 技术置入导管:①从穿刺针尾端置入导丝。②拔出穿刺针,沿导丝推进扩皮器。③沿导丝置入导管,一般置入深度不超过 12~15cm。④拔出导丝。

6) 检查、固定导管:抽回血,确认导管位于静脉内,用肝素盐水冲管,封管后缝合固定,并用无菌透明敷贴固定导管。

7) 置管后处理:贴导管标签;整理用物。

【注意事项】

(1) 严格无菌操作,避免同一部位反复穿刺,以免形成血肿或血栓,预防感染。

(2) 治疗间歇期应进行导管维护,无菌透明敷贴至少 7d 更换一次,无菌纱布敷料至少 2d 更换一次;敷料受潮湿或有污染时,应立即更换。

(3) 观察有无并发症发生,如血肿、血栓与栓塞、感染、堵管、局部皮肤过敏、管道折断、血气胸等,一旦发现及时配合医生进行处理。

(4) 加强对患者的健康教育,告知患者勿擅自撕下贴膜,洗澡时避免浸湿敷料,避免高强度的手臂活动,防止管道滑出。

(5) 每天评估留置导管。患者有发热时,应评估是否有导管相关血流感染,必要时行相关检查。

3. 有创动脉压监测

【适应证】

(1) 严重低血压、休克、血流动力学不稳定和有潜在危险的患者。

(2) 大手术或有生命危险的手术,术中与术后需加强监护的患者。

(3) 使用血管活性药物进行抢救的患者。

(4) 心搏骤停复苏后的患者。

(5) 低温治疗或需控制性降压的手术患者。

【禁忌证】

(1) Allen 试验阳性者禁行同侧桡动脉穿刺测压。

(2) 严重凝血功能障碍和穿刺局部皮肤感染者。

【操作方法】

(1) 物品准备:动脉穿刺置管用物(参见动脉穿刺置管术)、压力传感系统(压力传感器及与其连接的测压管路)、肝素盐水、三通、输液加压袋、多功能监测仪(可进行有创压力监测)及其他与操作相关的用物。

(2) 患者准备

1) 清洁皮肤,更换清洁衣裤。

2) 完成排尿、排便。

3) 躁动患者需适当约束。

(3) 操作步骤

1) 动脉穿刺置管(参见动脉穿刺置管术)。

2) 测压管路系统排气:用肝素盐水对测压管路系统进行预冲洗,使系统内充满液体并排出气泡,排气后将冲洗液的加压袋充气至 300mmHg。

3) 连接管路系统:将测压管路分别与患者的动脉穿刺导管及监测仪的测压模块相连接。

4) 测压仪调零:设置压力传感器位置(零点位置),仰卧位时相当于第 4 肋间腋中线水平,侧卧位时相当于胸骨右缘第 4 肋间水平。打开监测仪开关,将压力传感系统与大气相通,进行调零。

5) 测量动脉压:将压力传感系统与动脉导管端相通,监测仪上可显示动脉压力波形与数值。

【注意事项】

(1) 压力传感器高度应与心脏同一水平,当患者体位调整时应随时调整传感器的高度。

(2) 保持动脉测压管路通畅,持续进行测压管路的冲洗,加压袋充气压力维持 300mmHg,冲洗液速度为 3ml/h。

(3) 定时检查,避免空气进入测压管路系统。

(4) 妥善固定测压管路系统,保证各连接处旋紧,防止松脱。

4. 中心静脉压监测

【适应证】

(1) 接受各类复杂大手术的患者,如心血管手术、颅脑手术、开胸手术等。

(2) 各种类型的休克患者。

(3) 心力衰竭患者。

(4) 需要大量补液、输血的患者。

【禁忌证】

(1) 穿刺部位有局部破损、感染者。

(2) 凝血功能障碍患者。

(3) 上腔静脉压迫综合征患者。

【操作方法】

(1) 物品准备:深静脉穿刺置管用物(参见深静脉穿刺置管术)、压力传感系统(压力传感器及与其连接的测压管路)、肝素盐水、三通、多功能监测仪(可进行有创压力监测)及其他与操作相关的用物。

(2) 患者准备

1) 清洁皮肤,更换清洁衣裤。

2) 完成排尿、排便。

3) 躁动患者需适当约束。

(3) 操作步骤

1) 中心静脉穿刺置管(参见深静脉穿刺置管术)。

2) 测压管路系统排气:用肝素盐水对测压管路系统进行预冲洗,使系统内充满液体并排出气泡。

3) 连接管路系统:将测压管路分别与患者的中心静脉导管及监测仪的测压模块相连接。

4) 测压仪调零:设置压力传感器位置(零点位置),仰卧位时相当于第 4 肋间腋中线水平,侧卧位时相当于胸骨右缘第 4 肋间水平。打开监测仪开关,将压力传感系统与大气相通,进行调零。

5) 测量中心静脉压:将压力传感系统与中心静脉导管相通,监测仪上可显示中心静脉压的压力波形与数值。

【注意事项】

(1) 压力传感器高度应与心脏同一水平,当患者体位调整时应随时调整传感器的高度,并重新校准零点。

（2）保持测压管路通畅,利用三通与输液管路相连,不测压时通过中心静脉持续输液。如果需持续测压,随时观察 CVP 曲线变化和 CVP 的值,可定时用肝素盐水冲洗管路以保持其通畅。

（3）注意无菌操作,防止发生感染并发症。

（4）妥善固定测压管路系统,保证各连接处旋紧,防止松脱,避免空气进入测压管路系统。中心静脉输液时应使用输液泵,避免空气进入血液循环而致空气栓塞。

（5）使用呼吸机正压通气或应用呼气末正压(PEEP)模式治疗时,胸内压增加,会影响 CVP 值,如需准确测压可暂时脱开呼吸机,测压结束后再恢复使用呼吸机。

5. PICCO 监测

【适应证】

（1）血流动力学不稳定及循环状态复杂的患者,如休克、急性心功能不全、急性呼吸窘迫综合征(ARDS)、肺动脉高压患者。

（2）器官移植及大手术的患者。

【禁忌证】

（1）凝血功能障碍,有出血风险者。

（2）动脉置管困难者。

【操作方法】

（1）物品准备:动脉穿刺置管用物(参见动脉穿刺置管术,动脉导管选择双腔动脉热稀释导管)、中心静脉穿刺置管用物(参见深静脉穿刺置管术)、压力传感系统(压力传感器及与其连接的测压管路)、肝素盐水、冰生理盐水、三通、输液加压袋、PICCO 监测仪、PICCO 监测导线(压力监测导线与温度监测导线)及其他与操作相关的用物。

（2）患者准备

1）清洁皮肤,更换清洁衣裤。

2）完成排尿、排便。

3）躁动患者需适当约束。

（3）操作步骤

1）中心静脉穿刺置管:一般选择右颈内静脉或锁骨下静脉穿刺中心静脉置管(参见深静脉穿刺置管术)。

2）动脉穿刺置管:选择股动脉进行穿刺,置入双腔股动脉热稀释导管(参见动脉穿刺置管术)。

3）连接 PICCO 监测导线与压力传感系统:将压力监测导线与温度监测导线分别连接至监护仪相应端口。将动静脉测压管路分别与患者的股动脉导管、中心静脉导管及 PICCO 监测仪的压力监测导线连接。

4）测压系统调零:设置压力传感器位置,仰卧位时相当于第 4 肋间腋中线水平,将压力传感系统与大气相通,进行调零。

5）测动脉压与中心静脉压:将压力传感系统与中心静脉导管相通,PICCO 监测仪上可显示中心静脉压的压力波形与数值;压力传感系统与股动脉导管相通,PICCO 监测仪上可显示动脉压力波形与数值。

6）热稀释法定标计算得出心输出量:定标前中心静脉停止输液 30s 以上。经中心静脉 4s 内匀速注入冰盐水 10~15ml,通过动脉导管尖端的热敏电阻测得温度下降的变化曲线,自动计算得出心输出量。重复进行 3 次,取平均值,获得 PICCO 定标。PICCO 监测示意图见文末彩图 11-3。

【注意事项】

（1）定标的冰盐水,要求与患者血液温度相差 12℃以上。

（2）一般定标每 8h 一次。如果病情变化或测量数值突然变化需重新进行 PICCO 定标。

（3）补液过程中严密观察中心静脉压和 PICCO 的监测结果，根据结果来调整补液的速度、量和性质。

（4）应妥善固定测压管路系统，保持导管连接通畅，避免导管扭曲、反折与血液反流，定时对管路进行冲洗，保证动脉管路加压袋压力维持在 300mmHg。

（5）严格按照无菌原则操作，做好穿刺点及患者全身情况的观察护理，预防感染。

（6）密切观察股动脉穿刺侧足背动脉搏动、皮肤温度及血液供应情况。

三、常用评估方法

（一）心功能评估

1. 美国纽约心脏病学会（NYHA）的心功能分级

Ⅰ级：活动量不受限制，平时一般活动不引起疲乏、心悸、呼吸困难或心绞痛。

Ⅱ级：体力活动受到轻度限制，休息时无自觉症状，但平时一般活动下可出现疲乏、心悸、呼吸困难或心绞痛。

Ⅲ级：体力活动明显限制，小于平时一般活动即引起疲乏、心悸、呼吸困难或心绞痛。

Ⅳ级：不能从事任何体力活动。休息状态下也出现心衰症状，体力活动后加重。

2. 美国心脏病学会（American college of Cardiology，ACC）及美国心脏学会（American Heart Association，AHA）的心衰发展进程分级

A 级：心力衰竭高危患者，但未发展到心脏结构改变，也无症状。

B 级：患者有心脏结构异常性疾病，但没有心力衰竭的症状或体征。

C 级：患者在心脏结构异常性疾病基础上，有初发的或明显的心力衰竭表现。

D 级：患者有严重的心脏结构异常性疾病，且心力衰竭症状难以控制，需要特殊的干预治疗措施。

3. 心脏功能 Killip 分级　适用于急性心肌梗死的心功能状态评估。

Ⅰ级：无心功能不全征象，心输出量接近正常，肺动脉楔压可升高，病死率 0~5%。

Ⅱ级：轻至中度心力衰竭，肺啰音出现范围 < 两肺野的 50%，可出现第三心音、奔马律、持续心动过速或其他心律失常，静脉压升高，有肺淤血的 X 线表现，病死率 10%~20%。

Ⅲ级：重度心力衰竭，肺啰音范围 > 两肺野的 50%，可出现急性肺水肿，病死率 35%~40%。

Ⅳ级：出现心源性休克，血压 <90mmHg，尿量 <20ml/h，皮肤湿冷，呼吸加速。脉率 >100 次 /min，病死率 85%~95%。

Ⅴ级：出现心源性休克及急性肺水肿，病死率极高。

（二）容量反应性评估

液体复苏是休克治疗的重要手段，通过增加补液、提高心脏收缩前负荷来增加心输出量，从而达到改善组织灌注的目的。但是，对于有些重症患者而言，液体复苏不仅不能够使患者获益，还可能增加组织水肿，加重器官损伤。因此，对于需要液体复苏的患者，首先应对其是否能够从液体治疗中获益进行评估，而容量反应性是评价患者是否能从液体复苏中获益的有效手段。容量反应性是通过增加一定补液量，提高心脏前负荷，以判断心输出量是否增加。临床上容量反应性评估包括静态指标和动态指标。静态指标主要有中心静脉压（CVP）和肺动脉楔压（PAWP），可在一定程度上反映血容量的变化，但不能准确反映容量反应性。动态指标去除呼吸因素外，主要通过快速输注 500ml 晶体后能够使心输出量增加 10%，作为判断是否有容量反应性的"金标准"。

（三）恶性心律失常的评估

1. 心室扑动　无正常的 QRS-T 波群，代之以连续快速而相对规则的大正弦波，频率可达 150~300 次 /min。

2. 心室颤动　QRS-T 波群完全消失，代之以不规则出现的形态振幅不等的锯齿状低小波，频率高达 200~500 次 /min。

3. 多型性室性心动过速　QRS 波呈室性宽大波型,时限 >0.12s,心室频率为 140~200 次 /min,QRS 波形态多变,无明显等电位线和 / 或电轴多变,持续 5 个或 5 个以上心动周期。

4. 尖端扭转型室性心动过速　心电图呈室性心动过速特征,增宽变形的 QRS 波围绕基线不断扭转,主波方向呈正负双向,多伴有 QT 间期的延长。

5. 三度房室传导阻滞　P 波与 QRS 无关,各自有固定的频率,即房室分离,P 波频率大于 QRS 波频率,一般心室率 40~60 次 /min。

6. 预激综合征合并心房颤动　基础心律为心房颤动,RR 间期绝对不等,QRS 波形态相对一致,时限 >0.12s,QRS 波前可见预激波。

7. 室性早搏 R on T 现象　提前出现的室性期前收缩出现在前一心动周期的 T 波上,在 T 波波峰或前支或后支。由于心室复极不完全,处于易反复激动的易损期,可引起短暂的阵发性室性心动过速、尖端扭转型室性心动过速、心室扑动、心室颤动等,是室颤的先兆之一。

(李文涛)

第三节　神经系统功能监测与评估

一、监测要点

(一) 神经系统体征动态检查

神经系统的体征主要包括意识状态、眼部体征、神经反射、体位、肌张力及运动功能等。①意识状态:是神经系统功能监测时最常用、最简单、最直观的观察项目,可直接反映大脑皮层及其联络系统的功能状况。正常人意识清醒,当神经系统损伤或发生病变时,将可能引发意识障碍。一般将意识障碍分为嗜睡、昏睡、浅昏迷与深昏迷四个级别。②眼部体征:主要观察瞳孔变化及眼球位置的变化。正常人瞳孔等大等圆,对光反射灵敏。一侧瞳孔散大,常提示可能发生脑疝。瞳孔对光反射的灵敏程度与昏迷程度成反比。观察眼球位置时应注意有无斜视、偏视或自发性眼颤。通过观察眼球的运动情况可以进一步帮助判断脑干的功能状况。③神经反射:主要包括正常的生理性反射及异常的病理性反射两部分。生理性反射的减弱或消失及病理性反射的出现均提示神经系统功能发生改变。通过检查神经反射可以帮助判断疾病的性质、严重程度及预后。④体位与肌张力:去大脑强直时四肢可呈现伸展体位,有时可呈角弓反张姿势。两侧大脑皮层受累时可见去皮质强直状态。肌张力的变化在一定程度上可反映出病情的转归。⑤运动功能:主要观察患者的自主活动能力,判断是否存在瘫痪及瘫痪的类型。

(二) 颅内压监测

颅内压(intracranial pressure,ICP)指颅内容物对颅腔壁产生的压力。ICP 监测是诊断颅内高压最迅速、客观与准确的方法,同时,也是观察危重患者病情变化、指导临床治疗与预后判断等的重要手段。ICP 正常为 5~15mmHg,超过 15mmHg 称为颅内压增高。一般将 ICP 分为四级:ICP<15mmHg 为 ICP 正常;15~20mmHg 时为 ICP 轻度升高;21~40mmHg 时为 ICP 中度升高;>40mmHg 为 ICP 重度升高。ICP 测量途径包括脑室内测压、脑实质测压、硬脑膜下测压与硬脑膜外测压。

1. 脑室内测压　是目前测量 ICP 最准确的途径。主要优点:①能够准确测定 ICP 并显示波形。②可经导管进行脑脊液引流以降低 ICP。③可经导管取少量脑脊液进行实验室检查或注入药物。④根据容量压力反应了解脑室的顺应性。缺点:①当颅内病变使中线移位或脑室塌陷时穿刺难度较大。②有颅内感染的危险,一般置管不超过 1 周。

2. 脑实质测压　采用光纤探头插入脑实质内(非优势半球额叶)进行测压。优点是测压准确,颅内感染发生率相对于脑室内测压低,操作简便,易于固定。缺点是价格较昂贵,这也是在临床应用受到限制的主要原因。

3. 硬脑膜下测压 将测压管或微型传感器置于蛛网膜下腔进行测压。优点是可多处选择测压点,不穿透脑组织。缺点是硬脑膜开放增加了感染的机会,易发生脑脊液漏等并发症,并且测压结果影响因素较多,不易保证测压的准确性。

4. 硬脑膜外测压 该法保持了硬脑膜的完整性,颅内感染的机会较少,可用于长期监测。通常此法测压的结果较脑室内测压略高 2~3mmHg。

(三)脑电图监测

脑电图(electroencephalogram,EEG)显示脑细胞群自发而有节律的生物电活动,是皮质锥体细胞群及其树突突触后电位的总和。正常人的脑电图波形根据振幅和频率不同,可分为四类。①α 波:频率为 8~13Hz,振幅平均为 25~75μV,是成人安静闭眼时的主要脑电波,睁眼时 α 波减弱或消失。②β波:频率为 18~30Hz,振幅平均为 25μV,情绪紧张、激动和服用巴比妥类药时增加。③θ 波:频率为 4~7Hz,振幅平均为 20~50μV,见于浅睡眠时。④δ 波:频率低于 4Hz,振幅小于 75μV,见于麻醉和深睡眠状态。

1. 脑缺血缺氧监测 EEG 对脑缺血缺氧十分敏感。缺血缺氧早期,出现短阵的 EEG 快波,当脑血流继续减少,EEG 波幅开始逐渐降低,频率逐渐减慢,最后呈等电位线。

2. 昏迷患者监测 EEG 是昏迷患者脑功能监测的重要指标,可协助判断病情及预后。昏迷时 EEG 一般常呈现 δ 波,若恢复到 θ 波或 α 波,表明病情有所改善;反之,若病情恶化,δ 波将逐渐转为平坦波型。

(四)脑血流监测

脑是对缺血缺氧十分敏感的器官,脑血流供应状况对维持脑功能极为重要。脑的某些病理状态,如 ICP 增高,直接影响脑的血液供应。因此,脑血流的监测有重要的临床意义。常用的脑血流监测方法主要有经颅多普勒超声、激光多普勒流量计、正电子发射断层扫描及同位素清除法等。

(五)脑氧供需平衡监测

ICP、脑电图、脑血流的监测可间接反映脑的供氧情况,而脑氧供需平衡监测更为直接地反映脑的供氧情况,它主要是进行脑氧饱和度测定。监测方法有两种:一种是颈内静脉血氧饱和度监测,主要反映整个脑组织的氧供需平衡状况;另一种是近红外光谱脑氧饱和度仪监测,主要反映局部脑组织氧供需平衡状况。

二、常用监测技术

1. 有创颅内压监测

【适应证】

(1) 急性颅脑损伤患者。

(2) 蛛网膜下腔出血患者。

(3) 各种原因导致颅内压增高的患者。

【禁忌证】

(1) 合并颅内感染的患者。

(2) 置管困难患者。

【操作方法】

(1) 物品准备:颅骨钻(灭菌)、无菌测压硅胶导管、液压传感器、电子传感器或光纤传感器、三通、消毒液、生理盐水、局麻药、无菌治疗巾与洞巾、注射器、手套、颅内压监测仪、备皮用物及其他与操作相关的用物。

(2) 患者准备

1) 清洁头面部,剔除置管周围头发。

2) 安置平卧位。

3) 躁动患者需适当约束。

(3) 操作步骤

1) 局部消毒:对颅骨钻孔位置进行标记,以钻孔点为中心进行消毒,范围为 20cm×20cm,铺无菌治疗巾与洞巾。

2) 颅骨钻孔:戴无菌手套,持颅骨钻在标记位置进行颅骨钻孔。

3) 置入测压管或测压传感器:脑室内测压时测压导管(需生理盐水预冲洗排气)或传感探头插至侧脑室;脑实质测压时光纤探头插入脑实质内 2~3cm;硬脑膜下测压时测压导管或传感探头穿过硬脑膜进入蛛网膜下腔隙;硬脑膜外测压时传感器经颅骨钻孔处直接水平置入 2cm。

4) 监测颅内压:①液压传感器测压:将传感器设置于 Monroe 孔(外耳道)水平,将液压传感系统与大气相通,进行调零后再与测压导管相通,监测颅内压变化。②光纤传感器测压:将与光纤探头相连的光纤传感电缆与光导纤维颅内压监测仪连接,调零后监测颅内压。

【注意事项】

(1) 颅骨钻孔的直径大小需根据置入的测压管直径或测压传感探头直径的大小,尽可能避免钻孔过大而增加感染的机会。

(2) 患者头部位置发生变化时,外置的液压传感器需重新调整位置并进行调零。

(3) 为避免发生颅内感染并发症,除硬脑膜外测压,监测颅内压的时间一般不超过 1 周。

2. 脑电图监测

【适应证】

(1) 脑缺血缺氧患者。

(2) 昏迷患者。

(3) 癫痫患者。

(4) 脑外伤及大脑手术后监测患者。

(5) 需判定是否发生脑死亡的患者。

【禁忌证】

(1) 不能合作的患者。

(2) 躁动不安的患者。

【操作方法】

(1) 物品准备:脑电图仪、盘状头皮电极、电极帽、导电膏或火棉胶及其他与操作相关的用物。

(2) 患者准备

1) 清洁头发,保持头发干燥。

2) 安置患者坐位或平卧位。

(3) 操作步骤

1) 电极固定:短时常规监测可使用电极帽及导电膏固定,长时间监测时推荐使用火棉胶固定头皮电极。

2) 电极安放:使用国际通用的 10-20 系统电极安放法。电极数不少于 21 个,其中活性电极至少需覆盖前额区、中额区、中央区、顶区、枕区、前颞、中颞和后颞区,有条件时还应包括额、中央、顶区的中线部位。选择耳垂、鼻尖或乳突作为无关电极。

3) 检测电极阻抗:电极安装好后应测定电极与头皮之间的电阻值,一般要求不应超过 5Ω。

4) 描记安静状态下脑电图:将选定的活动电极与无关电极通过导线与脑电图仪连接,描记安静状态下不同部位电极间的电位差形成的脑电图。

5) 根据需要描记睡眠状态下脑电图。

6) 根据需要进行诱发试验。①睁闭眼实验:在标准单极导联基线平稳时进行 3 次睁闭眼,每次 3s,间隔 10s。②闪光刺激试验:闪光刺激器置于受检者眼前约 30cm,在闭目状态下并面向闪光刺激

Note:

器中心。刺激器发光亮度为 10 万烛光(>100Nit),刺激脉宽 0.1~10ms,刺激频率在 1~60Hz 可调。每一频率刺激持续时间为 10s,间隔 10s,再用另一频率刺激 10s。一般采用由低频逐渐递增至高频刺激。③过度换气试验:至少持续 3min,深呼吸频率为 20~25 次 /min。在过度换气之前及之后,均应在不变换导联组合条件下记录至少 1min。④睡眠诱发:记录入睡过程和浅睡期(非快速动眼睡眠Ⅰ、Ⅱ期)的脑电图。

【注意事项】

(1) 对于清醒患者,检查前应和受检者充分沟通,消除紧张与疑虑,以配合检查。

(2) 当脑电图出现伪差时,应重新检测电极阻抗。

(3) 脑电图记录期发生的重要事件应实时清晰标记,包括电极导联方式的更换、记录参数的调整、各种来源的伪差、意识状态的判断、受检者出现的症状等。

(4) 严重心肺疾病、脑血管病、颅内压增高及一般情况较差的患者不宜进行过度换气试验。

(5) 保持电极清洁,使用后应进行消毒,避免交叉感染。

三、常用评估方法

(一) 意识障碍评估

国际上常用格拉斯哥昏迷评分(Glasgow coma scale,GCS)来评价意识障碍的程度(表 11-1),从睁眼反应、语言反应和运动反应三个方面评分,最高 15 分,表示意识清醒,≤8 分表示昏迷,总分最低 3 分,分数越低表明意识障碍越严重。13~14 分为轻度障碍,9~12 分为中度障碍,3~8 分为重度障碍(昏迷状态)。

(二) 肌力评估

根据肌力大小可分为以下六级:

0 级:完全瘫痪。

1 级:肌肉可收缩,但不能产生运动。

2 级:肢体能在床面上移动,但不能抬起。

3 级:肢体能抵抗重力离开床面,但不能抵抗阻力。

4 级:肢体能做抗阻力动作,但不完全。

5 级:正常肌力。

(三) 心肺复苏后患者神经系统功能预后评估

对于心搏骤停心肺复苏后患者神经系统功能的评估,有助于判断患者的病情严重程度及预后发展。根据预后的临床结局分为 5 个级别,评分满分是 5 分,得分越高,预示神经系统功能恢复越好,预后结局也越好(表 11-1)。

表 11-1　心搏骤停心肺复苏后患者神经系统功能的评估

评分	临床结局	判定标准(功能活动)
1	死亡	无任何生命征象
2	植物状态	苏醒但无意识,不能通过任何途径感知周围环境;眼球不固定或跟随活动;营养功能存在
3	重度失能	能完成指令动作,但不能独立生活,日常生活需要帮助
4	中度失能	能完成日常生活需要,但因精神或身体残疾不能参加社会活动或工作
5	功能良好	能够重返工作或学习

(李文涛)

第四节　消化系统功能监测与评估

一、监测要点

（一）肝功能监测

1. 临床症状监测

（1）黄疸：是由血液中胆汁色素、胆红素的异常升高引起的皮肤、黏膜和巩膜发黄的改变，是肝功能障碍的主要表现之一，当肝细胞有进行性或广泛性坏死时可出现。具有症状出现早、进展快的特征。

（2）腹水：指液体在腹腔内聚积，是肝功能失代偿期最为显著的临床表现，少量腹水通常不引起症状，但大量腹水可引起患者腹部隆起和不适，出现呼吸困难、短促、心悸。

（3）精神症状与意识状态监测：是监测肝功能异常的一项简单、方便的方法。肝性脑病是肝功能失代偿时，引发的以代谢紊乱为基础的中枢神经系统功能失调综合征，主要临床表现是意识障碍、行为异常和昏迷等。

2. 常用监测指标

（1）血清酶学监测：当肝脏功能受损时，某些酶从肝细胞或细胞器内溢出并进入血液中，导致所检测血清相应的酶水平升高，故监测血清酶学的变化对于了解和评估肝功能具有重要的临床价值。常用的血清酶学监测指标主要有谷丙转氨酶（ALT）、谷草转氨酶（AST）及碱性磷酸酶（ALP）等；ALT、AST 升高是肝细胞损伤的敏感标识，AST、ALP 升高主要见于肝内外胆汁淤积。肝细胞受损时多以 ALT 增高较显著，但肝细胞坏死时 AST 增高明显。

（2）血清胆红素监测：胆红素是血红蛋白分解代谢产物之一，其代谢与肝脏功能密切相关，高胆红素血症与血清总胆红素（serum total bilirubin，STB）升高直接相关，主要反映肝代谢功能障碍，常见于肝细胞损伤及胆汁淤积等。血清总胆红素的正常范围为 3.4~17.1μmol/L。肝细胞性黄疸时直接胆红素增加占 30% 以上，多伴有转氨酶升高；梗阻性黄疸时总胆红素异常升高，直接胆红素增加占 35% 以上，甚至可达 60%，尿胆红素呈阳性，并伴有碱性磷酸酶及 γ 谷氨酰转移酶明显升高。

（3）血氨监测：体内蛋白代谢产生具有毒性的氨，肝脏能够将氨代谢为尿素，经肾脏排泄。血氨正常值为 18~72μmol/L，肝脏代谢功能严重受损时血氨升高，易引发肝性脑病。

（4）凝血功能监测：肝功能受损时检查凝血功能异常的常用指标有凝血酶原时间（PT）及国际标准化比值（INR）、活化部分凝血酶原时间（APTT）、凝血酶时间（TT）及纤维蛋白原（FIB）等，临床上 PT 的延长及 INR 升高可反映肝脏合成功能减退。

（5）血清蛋白监测：血清总蛋白（serum total protein，TP）主要包括血清白蛋白（serum albumin，ALB）与血清球蛋白（serum globulin，GLB）。血清总蛋白的正常值是 60~80g/L；血清白蛋白的正常值是 40~50g/L，血清球蛋白的正常值是 15~32g/L；白蛋白 / 球蛋白（A/G）正常比值为（1.5~2.5）：1。血清白蛋白的含量与正常功能肝细胞的数量成正相关，亦可反映肝脏合成功能，白蛋白进行性下降时预后不佳。A/G 比例减少或倒置，提示肝功能损害严重。血清白蛋白低于 28g/L，肝硬化患者可出现腹水。

（二）胃肠功能监测

1. 胃肠道症状的监测　喂养不耐受综合征（feeding intolerance syndrome，FI）指任何临床原因（呕吐、胃潴留、腹泻、胃肠道出血、肠瘘等）引起的肠内营养无法实施。可以根据患者出现的胃肠道不适症状（腹部不适、恶心及呕吐、反流、腹胀、腹泻及肠鸣音等）判断是否发生了喂养不耐受，此种方法简单直观。但对于颅脑损伤、昏迷、镇痛镇静及机械通气等无法沟通的患者，恶心、腹部不适等主观症状不易被医护人员及时发现。虽然监测胃肠道症状这种方法简单、易操作，但也受患者疾病本身、药物等因素的影响，所以临床工作中胃肠道症状监测法往往都会结合床旁超声及其他新技术新方法共同监测。

Note:

2. 胃残余量(gastric residual volume，GRV)的监测　监测胃残余量是评估胃肠动力及喂养不耐受等并发症的重要方法，临床上常常应用回抽法监测胃残余量，具有易操作、成本低及非侵入性等特点，但也存在造成营养液、消化液丢失的缺点。近年来随着重症超声的普及，超声法测量胃残余量被广泛应用，具有准确性高、方便操作的优点，同时还可以看到胃窦的蠕动频率，可作为是否实施肠内营养的依据，但需要掌握一定的专业知识。2018 年《重症患者早期肠内营养临床实践专家共识》中建议，对于实施肠内营养的重症患者，应每 4h 进行一次 GRV 监测，对于监测 GRV>500ml/6h 的重症患者应实行延迟的胃肠营养；如果监测 GRV<250ml 宜继续实施肠内营养；如果 GRV>250ml 则宜暂停肠内营养 2~8h，以后继续按原方案进行喂养，如果下一次监测 GRV 仍 >250ml 则应停止喂养，按肠内营养不耐受处理。

3. 腹腔内压力(intra-abdominal pressure，IAP)的监测　腹腔内压力是腹腔内在的压力，正常成人 0~5mmHg。当患者肠道功能衰竭时，常出现腹腔内压力的增高，导致腹腔内脏器灌注压下降。腹腔内高压(intra-abdominal hypertension，IAH)指 6h 内至少两次测量患者腹腔内压力(IAP)≥12mmHg，主要表现是腹胀、腹肌紧张、低血压、气道压力升高、高碳酸血症和少尿等。IAH 根据腹腔内压力可分为四级：Ⅰ 级 12~15mmHg；Ⅱ 级 16~20mmHg；Ⅲ 级 21~25mmHg；Ⅳ 级 >25mmHg。腹腔间隔室综合征(abdominal compartment syndrome，ACS)指 IAP 持续增高，4~6h 内 3 次 IAP 测量均超过 20mmHg 和 / 或 6h 内两次测量腹腔灌注压小于 50mmHg，并出现新的器官功能障碍。IAH 和 ACS 与严重并发症发生率和死亡率相关。进行 IAP 监测，可准确预测 IAH 患者病情变化，及早防治 ACS 的发生，降低危重患者死亡率。临床上有多种测量 IAP 的技术，经膀胱测量技术是测量 IAP 的最常用的技术，膀胱内的压力测量结果被证实接近 IAP，是监测 IAP 的推荐标准方法。

二、常用评估方法

(一) 肝功能评估

1954 年 Child 首先提出肝功能分级的概念，将血清胆红素、腹水、血清白蛋白浓度、凝血酶原时间及一般状况等 5 个指标的不同程度，分为三个层次(1、2、3)进行计分，根据计分的多少分为 A、B、C 三级。在此基础上，Child-Turcotte 于 1964 年提出 Child-Turcotte 分级，即通常所称的 Child 分级。它以血清胆红素、血浆白蛋白、腹水、肝性脑病和营养为指标，评估肝功能状况，具有经典、简单、实用的优点，是目前国内外肝功能分级最常用的方法。见表 11-2。

表 11-2　Child-Turcotte 分级

项目	A	B	C
血清胆红素 /(μmol·L⁻¹)	<34.2	34.2~51.3	>51.3
血浆白蛋白 /(g·L⁻¹)	>35	30~35	<30
腹水	无	易控制	难控制
肝性脑病	无	轻度	重度
营养状况	好	良好	差

1973 年，Pugh 在 Child-Turcotte 分级的基础上，以凝血酶原时间延长代替营养状况，并以综合评分的方式评价肝功能，同时将肝性脑病的程度也予以分期；对病因予以重视，单列出血清胆红素，部分克服了 Child-Turcotte 分级的缺点。Child-Pugh 分级的最大优点在于采用评分法评估肝功能的状况，使原来独立的指标得以全面考虑，从而不至于受一个指标过大的影响，缺点是不够简便。Chid-Pugh 分级见表 11-3，肝性脑病分期见表 11-4。

Note:

表 11-3　Chid-Pugh 肝脏疾病严重程度分级

指标	异常程度记分		
	1	2	4
肝性脑病	无	1~2	3~4
腹水	无	轻	中度及以上
血清胆红素 /(μmol·L⁻¹)	<34.2	34.2~51.3	>51.3
血清白蛋白 /(g·L⁻¹)	≥35	28~34	<28
凝血酶原时间(PT)	≤14	15~17	≥18

注:A 级为 5~6 分;B 级为 7~9 分;C 级为 10~15 分。

表 11-4　肝性脑病分期

分期	主要症状
Ⅰ 期	精神活动迟钝、性格行为改变,意识恍惚
Ⅱ 期	定向力障碍,行为失常(精神错乱、欣快)或嗜睡,可能有扑翼样震颤
Ⅲ 期	明显意识不清,语无伦次,嗜睡但是外界声音能唤醒
Ⅳ 期	昏迷,对疼痛刺激无反应,去皮质状态或大脑僵直

(二) 胃肠功能评估

随着重症医学的发展和对重症患者胃肠功能损伤认知的加深,2012 年欧洲危重病学会(ESICM)提出急性胃肠损伤(acute gastrointestinal injury,AGI)的概念,即由于重症患者急性疾病本身导致的胃肠道功能异常;并制定了 AGI 分级,该分级已逐步被临床广泛接受和应用,见表 11-5。

表 11-5　急性胃肠损伤(AGI)严重程度分级

AGI 分级	定义	临床表现
Ⅰ 级	存在胃肠道功能障碍和衰竭的风险	腹部手术早期恶心呕吐 休克早期肠鸣音消失 肠动力减弱
Ⅱ 级	胃肠功能障碍	胃轻瘫伴大量胃潴留或反流 下消化道麻痹、腹泻 腹腔内高压Ⅰ级(IAP=12~15mmHg) 胃内容物或粪便中可见出血 存在喂养不耐受综合征[肠内营养 72h 未达到 84kJ(20kcal)/(kg·d)]
Ⅲ 级	胃肠功能衰竭	大量胃内容物潴留 持续胃肠道麻痹 出现或加重的肠道扩张 腹腔内高压进展至Ⅱ级(IAP=15~20mmHg) 腹腔灌注压(APP)下降(APP<60mmHg)
Ⅳ 级	胃肠功能障碍伴有远隔器官功能障碍	肠道缺血坏死 导致失血性休克的胃肠道出血 Ogilvies 综合征 需要积极减压的腹腔间隔室综合征(ACS)

(周　敏)

第五节 泌尿系统功能监测与评估

一、监测要点

(一)肾小球功能监测

肾小球滤过率(glomerular filtration rate,GFR)指单位时间内(通常指每分钟)两侧肾脏生成的滤液量,是用来衡量肾功能的重要指标之一。肾小球滤过率目前还不能够直接测定,临床上只能用合适的内源性或外源性的物质清除率来间接反映。常通过测定血、尿肌酐,血尿素氮、内生肌酐清除率来反映肾小球的滤过功能,依据这些指标计算肾小球滤过率。如通过血肌酐、体重、年龄来获得估算的GRF(estimate GRF,eGRF)。

1. **血肌酐(serum creatinine,SCr)** 血中肌酐来自外源性和内源性两种。外源性肌酐是肉类食物在体内代谢后的产物;内源性肌酐是体内肌肉组织代谢的产物。在肉类食物摄入量及身体的肌肉代谢稳定的情况下,肌酐的生成比较恒定。肌酐由肾小球滤过而排出体外。全血肌酐的正常值是88.4~176.8μmol/L,肌酐浓度升高可反映肾小球的滤过率降低。肾功能不全时血清肌酐水平明显增高。

2. **血尿素氮(blood urea nitrogen,BUN)** 是体内蛋白质的代谢产物,正常情况经肾小球滤过而随尿液排出体外。成人BUN的正常值为3.2~7.1mmol/L。BUN增加程度与肾功能损害程度成正比,通过BUN的检测可有助于诊断肾功能不全,尤其对尿毒症的诊断更有价值。肾前性和肾后性因素引起尿量减少或尿闭时可使BUN增高,体内蛋白质分解过多时也可引起BUN增高。

3. **内生肌酐清除率(endogenous creatinine clearance rate)** 是反映肾小球滤过功能的重要指标。正常成人内生肌酐清除率的正常值为80~120ml/min。当内生肌酐清除率降低至正常值的80%以下时提示肾小球功能减退,如内生肌酐清除率降至51~70ml/min为轻度,降至31~50ml/min为中度,降至30ml/min为重度。多数急性和慢性肾小球肾炎患者可发生内生肌酐清除率降低。

(二)肾小管功能监测

肾小管具有重吸收、分泌与排泄功能。严重创伤、缺血、感染、免疫抑制、中毒等均可导致肾小管上皮细胞坏死,从而影响肾小管的功能。肾近曲小管重吸收功能可通过测定尿葡萄糖、尿氨基酸、尿α1微球蛋白(α1-MG)、尿N-乙酰-β-D氨基葡萄糖苷酶(NAG)等及尿β2微球蛋白(β2-MG)清除试验;肾小管排泌功能可检测酚红排泄试验;肾小管浓缩稀释功能可检测尿量/比重、尿渗透压、尿浓缩稀释试验等。

1. **尿比重监测** 危重患者肾功能不全时最常见于肾小管受损,因此,与尿量相比测量尿比重有时更有意义,临床常结合24h尿量综合判断和分析患者的血容量及肾脏的浓缩功能。尿比重的正常值为1.010~1.025,尿比重>1.025为高比重尿,提示尿液浓缩;尿比重<1.010为低比重尿,如果持续低比重则提示肾脏浓缩功能降低,见于肾功能不全恢复期、尿崩症、利尿剂治疗后、慢性肾炎及肾小管浓缩功能障碍等情况。

2. **尿渗透压监测** 测量的意义同尿比重,主要用于评估患者的血容量及肾脏的浓缩功能。临床上血浆、尿渗透压常同时监测,计算两者的比值,用以反映肾小管的浓缩功能。尿渗透压的正常值为600~1 000mOsm/L,血浆渗透压的正常值为280~310mOsm/L,尿/血浆渗透压的比值为2.5±0.8。急性肾衰时尿渗透压接近于血浆渗透压,两者的比值降低,可小于1.1。

二、常用评估方法

(一)急性肾损伤(acute kidney injury,AKI)评估

2012年全球肾脏病预后组织(kidney disease:improving global outcome,KDIGO)制定了急性肾损

伤诊疗指南,明确具有以下任何一项即可判断为 AKI:48h 内 SCr 增加≥0.3mg/dl(≥26.48μmol/L);已知或推测过去 7d 内 SCr 增加至≥基础值的 1.5 倍;尿量 <0.5ml/(kg·h),持续 6h。同时,提出 AKI 的严重程度分级标准(表 11-6)。

表 11-6　KDIGO 关于 AKI 的分级

分级	血清肌酐	尿量
1	基础值的 1.5~1.9 倍,或 48h 内增加≥0.3mg/dl(≥26.48μmol/L)	<0.5ml/(kg·h)持续 6~12h
2	基础值的 2.0~2.9 倍	<0.5ml/(kg·h)持续≥12h
3	基础值的 3.0 倍,或升高至≥4.0mg/dl(≥353.6μmol/L),或开始进行肾脏替代治疗,或年龄 <18 岁时 eGFR 下降至 <35ml/(1.73m²·min)	<0.3ml/(kg·h)持续≥24h,或无尿 ≥12h

(二)慢性肾功能损害评估

目前,临床主要采用慢性肾脏病(chronic kidney disease,CKD)分期来评估慢性肾功能损害的严重程度(表 11-7)。分期标准是按照估算的肾小球滤过率(eGFR)的下降程度来界定,eGFR 的下降程度越高,代表肾脏清除毒素的效果越好,肾脏功能损害程度越轻。

表 11-7　CKD 分期

分级	eGFR 的下降程度	肾功能损害程度
1 期	≥90ml/(1.73m²·min)	正常或 GFR 轻微下降
2 期	60~89ml/(1.73m²·min)	肾功能下降期
3 期	30~59ml/(1.73m²·min)	氮质血症期
4 期	15~29ml/(1.73m²·min)	肾衰竭期
5 期	<15ml/(1.73m²·min)	尿毒症期

(李文涛)

第六节　疼痛、镇静及谵妄评估

——————————————　导入案例与思考　——————————————

患者,男,43 岁。因"车祸致头部外伤,全身多处软组织损伤"急诊入院,入院诊断为"左侧硬脑膜外血肿,脑挫裂伤",在全麻下行"开颅血肿清除术",术后患者被转入 ICU,持续呼吸机辅助通气,T 37.6℃,P 105 次/min,R 22 次/min,BP 135/70mmHg,呼唤患者可睁眼,不能进行指令动作,对肢体刺激有躲避动作,予以脱水、降颅压、抗炎等治疗。术后第 2d,患者极度烦躁,不配合治疗,有坠床和拔管倾向,遵医嘱给予咪达唑仑镇静治疗。经镇静后患者仍有焦虑不安表现,身体有轻微的移动。

请思考:

1. 应使用哪种评估工具对患者实施疼痛评估,患者的得分应为多少?

2. 应用 RASS 评分表对其镇静程度进行评估,患者的得分应为多少?

疼痛是因躯体损伤或炎症刺激,或因情感痛苦而产生的一种不适的躯体感觉及精神体验。疼痛在危重患者中普遍存在,常常伴有焦虑、躁动和睡眠障碍等症状。镇痛镇静治疗是危重患者的常规治疗,通过镇痛镇静可以减轻或消除机体对痛觉刺激的应激及病理生理损伤,有助于减轻患者的痛苦与恐惧感,使患者不感知或者诱导遗忘其在危重阶段的多种痛苦,也是保护患者安全、保证治疗顺利进行的重要手段。危重患者的镇痛镇静治疗遵循"适度"原则,"过度"与"不足"都可能给患者带来损害。所以,不仅要对危重患者的疼痛与意识状态进行评估,而且在镇痛镇静治疗过程中要对治疗效果进行动态评价。

"适度"是建立在及时准确评估的基础上,需要正确选择适合不同患者的不同评估标准,随时调整和指导治疗。

一、疼痛评估

目前临床上常用的疼痛评估工具有很多种,但均是以观察患者疼痛反应为主,包括疼痛的部位、特点、强度和持续时间等。对于清醒且能语言交流的患者,最可靠、有效的评估指标是患者的自我描述。常用的评估工具包括:

1. **视觉模拟评分法（visual analogue scale,VAS）** VAS是一条10cm的水平直线,两端分别定为不痛和最痛,由被测试者在最接近自己疼痛程度的地方画垂线标记,以此量化其疼痛强度,见图11-4。

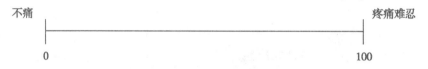

图 11-4　视觉模拟评分法（VAS）

2. **数字评分法（numeric rating scale,NRS）** NRS是一个从0~10的点状标尺,0代表不痛,10代表疼痛难忍。疼痛评估时,由患者根据自身疼痛程度选择一个最能表达其疼痛程度的数字,见图11-5。

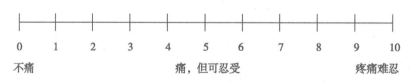

图 11-5　数字评分法（NRS）

3. **面部表情疼痛评分法（face pain scale,FPS）** 由六种面部表情及0~10分（或0~5分）构成,程度从不痛到疼痛难忍。由患者选择图像或数字来反映最接近其疼痛的程度,见图11-6。FPS与VAS、NRS有很好的相关性。

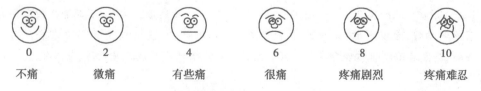

图 11-6　面部表情疼痛评分法（FPS）

当患者在较深镇静、麻醉或接受肌松剂情况下,常常不能主观表达疼痛的强度。2018年《中国成人ICU镇痛和镇静治疗指南》建议采用重症监护疼痛观察工具（critical care pain observation tool,CPOT)或行为疼痛评估量表（behavioral pain scale,BPS）进行镇痛评价,见表11-8、表11-9。

表 11-8　重症监护疼痛观察工具（CPOT）

指标	条目	描述	得分
面部表情	放松、自然	无肌肉紧张表现	0
	表情紧张	皱眉、眉毛下垂、眼窝紧缩、轻微的面肌收缩	1
	脸部扭曲、表情痛苦	出现上述所有面部运动,并有眼睑紧闭(可以表现出张口或紧咬气管插管)	2
身体活动	没有活动或正常体位	根本不动或正常体位	0
	防卫活动	缓慢、小心地活动,触摸或摩擦痛处,通过活动寻求关注	1
	躁动不安	拉拽管道,试图坐起,肢体乱动/翻滚,不听指令,攻击医务人员,试图爬离床	2
肌肉紧张度(对上肢被动伸屈的评估)	放松	对被动运动无抵抗	0
	紧张、僵硬	对被动运动有抵抗	1
	非常紧张或僵硬	强力抵抗,无法完成被动运动	2
机械通气顺应性(气管插管患者)发声(未气管插管患者)	耐受呼吸机或活动	无报警,通气顺畅	0
	咳嗽但可耐受	咳嗽,可触发报警但自动停止报警	1
	人机对抗	不同步:人机对抗,频繁报警	2
	言语正常或不发声	说话音调正常或不发声	0
	叹息,呻吟	叹息,呻吟	1
	喊叫,哭泣	喊叫,哭泣	2

表 11-9　行为疼痛评估量表（BPS）

项目	描述	分值
面部表情	自然放松	1
	肌肉部分收缩(如:皱眉)	2
	肌肉全部收缩(如:双眼紧闭)	3
	面部扭曲变形、怪相	4
上臂运动	无活动	1
	部分扭曲	2
	上臂、手指屈曲	3
	强直收缩	4
人机同步性	同步性良好	1
	偶有咳嗽,大部分时间人机同步	2
	人机对抗	3
	机械通气无法进行	4

二、镇静状态评估

定时评估镇静程度有利于调整镇静药物及其剂量以达到预期目标。目前临床常用的镇静评分系统有 Ramsay 评分、镇静-躁动评分(sedation-agitation scale,SAS)、Richmond 躁动-镇静评分(Richmond agitation-sedation scale,RASS)等主观评分法和脑电双频指数(bispectral index,BIS)等客观评分法。

Note：

1. 镇静的主观评分法

（1）Ramsay 评分：Ramsay 评分分为 6 级，分别反映 3 个层次的清醒状态和 3 个层次的睡眠状态，见表 11-10。

表 11-10　Ramsay 评分

评分	状态
1	患者焦虑、躁动不安
2	患者配合，有定向力、安静
3	患者对指令有反应
4	嗜睡，对轻叩眉间或大声听觉刺激反应敏捷
5	嗜睡，对轻叩眉间或大声听觉刺激反应迟钝
6	嗜睡，无任何反应

（2）Riker 镇静 - 躁动评分（SAS）：SAS 根据患者 7 项不同的行为对其意识和躁动程度进行评分，见表 11-11。

表 11-11　Riker 镇静 - 躁动评分（SAS）

评分	描述	定义
7	危险躁动	拉拽气管内插管，试图拔除各种导管，翻越床栏，攻击医护人员，在床上辗转挣扎
6	非常躁动	需要保护性束缚并反复语言提示劝阻，咬气管插管
5	躁动	焦虑或身体躁动，经言语提示劝阻可安静
4	安静合作	安静，容易唤醒，服从指令
3	镇静	嗜睡，语言刺激或轻轻摇动可唤醒并能服从简单指令，但又迅即入睡
2	非常镇静	对躯体刺激有反应，不能交流及服从指令，有自主运动
1	不能唤醒	对恶性刺激无或仅有轻微反应，不能交流及服从指令

（3）Richmond 躁动 - 镇静评分（RASS）：RASS 是国内外多个镇痛镇静专家共识推荐作为评价重症患者镇静效果的工具，也是目前临床使用最广泛的镇静评分标准，见表 11-12。

表 11-12　Richmond 躁动 - 镇静评分（RASS）

分数	状态	临床症状
+4	有攻击性	有暴力行为
+3	非常躁动	试着拔除呼吸管、鼻胃管或静脉通路
+2	躁动焦虑	身体激烈移动，无法配合呼吸机
+1	不安焦虑	焦虑紧张，但身体只有轻微的移动
0	清醒平静	清醒自然状态
−1	昏昏欲睡	没有完全清醒，唤醒后可维持清醒状态超过 10s
−2	轻度镇静	没有完全清醒，唤醒后无法维持清醒状态超过 10s
−3	中度镇静	对声音有反应
−4	重度镇静	对身体刺激有反应
−5	昏迷	对声音及身体刺激都没有反应

2. 镇静的客观评估法　客观性评估是镇静评估的重要组成部分。对于联合使用神经肌肉阻滞药物治疗的重症患者,难以通过主观镇静评分对其进行镇静程度的评估,推荐使用客观脑功能监测作为主观镇静评价的辅助手段。目前临床可用的方法,主要是脑电双频指数(BIS)。BIS 的临床应用开始于麻醉学专业,作为监测患者麻醉状态下意识水平的指标,目前其应用延伸至 ICU,尤其适合于使用肌松剂患者镇静状态的监测。BIS 以 0~100 分表示从深度昏迷到完全清醒的不同程度,0:完全无脑电活动,0~40:大脑皮层处于深度抑制状态(麻醉),40~65:大脑皮层处于浅度抑制状态(镇静),65~85:睡眠状态,100:清醒状态。一般 ICU 中患者的镇静深度应维持于 BIS 值 60~85。BIS 在一定程度上弥补了主观评估的缺陷,能对患者的镇静程度进行客观、实时的监测。

ICU 患者理想的镇静水平,是既能保证患者安静入睡又容易被唤醒。应在镇静治疗开始时,就明确所需的镇静水平,定时、系统地进行评估和记录,随时调整镇静用药以达到并维持所需镇静水平。

三、谵妄评估

谵妄(delirium)是多种原因引起的一过性的意识混乱状态,伴有认知功能障碍,表现为短时间内患者出现意识障碍和认知能力改变。意识清晰度下降或觉醒程度降低是诊断的关键。谵妄的诊断主要依据临床检查及病史。目前推荐使用 ICU 谵妄诊断的意识状态评估法(confusion assessment method for the ICU,CAM-ICU)和重症监护谵妄筛查量表(intensive care delirium screening checklist,ICDSC),见表 11-13、表 11-14。

表 11-13　ICU 谵妄诊断的意识状态评估法(CAM-ICU)

评价指标	阳性标准
特征 1:意识状态急性改变或波动	任何问题答案为"是"
患者的意识状态是否与基线状况不同? 或在过去的 24h 内,患者的意识状态是否有任何波动? 表现为镇静量表(如 RASS)、GCS 或既往谵妄评估得分的波动	
特征 2:注意力障碍	错误数 >2
数字法检查注意力 指导语:跟患者说:"我要给您读 10 个数字,任何时候当您听到数字 '8',就捏一下我的手。"然后用正常的语调朗读下列数字,每个数字间隔 3s 6 8 5 9 8 3 8 8 4 7 当读到数字"8"患者没有捏手或读到其他数字时患者做出捏手动作,均计为错误	
特征 3:意识水平改变	RASS 不为"0"
如果 RASS 的实际得分不是 0 分(清醒且平静)为阳性	
特征 4:思维混乱	错误总数 >1
是非题 (1) 石头是否能浮在水面上? (2) 海里是否有鱼? (3) 1 斤是否比 2 斤重? (4) 您是否能用榔头钉钉子? 当患者回答错误时记录错误的个数 执行指令 跟患者说:"伸出这几根手指"(检查者在患者面前伸出 2 根手指),然后说:"现在用另一只手伸出同样多的手指"(这次检查者不做示范) 如果患者只有一只手能动,第二个指令改为要求患者再加个手指 如果患者不能成功执行全部指令,记录 1 个错误	

CAM-ICU 总体评估:特征 1 和特征 2 同时为阳性,再加上特征 3 或特征 4 其中一项为阳性,即为 CAM-ICU 阳性

符合标准:阳性(谵妄存在);不符合标准:阴性(谵妄不存在)

注:RASS 为 Richmond 躁动 - 镇静评分,GCS 为 Glasgow 昏迷评分。

Note:

表 11-14　重症监护谵妄筛查量表（ICDSC）

项目及评判标准	
1. 意识变化水平（如果为 A 或者 B，该期间暂时终止评价）	
A. 无反应	（评分：0 分）
B. 对于加强的和重复的刺激有反应	（评分：0 分）
C. 对于轻度或者中度刺激有反应	（评分：1 分）
D. 正常清醒	（评分：0 分）
E. 对正常刺激产生夸大的反应	（评分：1 分）
2. 注意力不集中	（评分：0 分或者 1 分）
3. 定向力障碍	（评分：0 分或者 1 分）
4. 幻觉 - 幻想性精神病状态	（评分：0 分或者 1 分）
5. 精神运动型激越或者阻滞	（评分：0 分或者 1 分）
6. 不恰当的语言和情绪	（评分：0 分或者 1 分）
7. 睡眠 - 觉醒周期失调	（评分：0 分或者 1 分）
8. 症状波动	（评分：0 分或者 1 分）
	总分（0~8 分）

（周　敏）

第七节　营养状态评估

────── 导入案例与思考 ──────

　　患者，男，72 岁，身高 170cm，体重 75kg。3d 前因"急性穿孔性阑尾炎合并感染性休克"入院，急诊手术后收入 ICU 治疗。近 3 个月来，自觉腹胀，饮食量明显减少，体重下降约 7kg。既往诊断有糖尿病，采用口服降糖药物治疗。查体：P 126 次 /min，T 39.7℃，BP 101/56mmHg，血糖 18.2mmol/L。

　　请思考：

　　1. 怎样对该患者进行营养评估？

　　2. 该患者是否存在营养风险？

一、概述

（一）危重症患者的代谢变化

　　1. 能量消耗增加　研究表明，创伤、休克、感染和大手术后可使患者的静息能量消耗增加 20%~50%，烧伤患者更为突出，严重者增高可达 100% 以上。

　　2. 糖代谢紊乱　主要表现为糖异生增加、血糖升高和胰岛素抵抗。

　　3. 蛋白质分解代谢加速　蛋白质分解代谢高于合成代谢，出现负氮平衡。

　　4. 脂肪代谢紊乱　应激状态下体内儿茶酚胺分泌增多，加剧体内脂肪分解，生成甘油三酯、游离脂肪酸和甘油，成为主要的供能物质。

　　（二）危重症患者营养评估的意义

　　危重症患者由于高分解代谢和营养物质摄入不足，营养不良发生率高，易导致发生各种感染，伤口愈合延迟，胃肠道功能受损，呼吸动力受损，压力性损伤发生率增加，易使病情恶化，病程延长，医疗

Note:

费用增高,病死率增加。营养不良已经成为预测危重症患者预后不良风险的重要因素。密切监测危重症患者的营养状况,有助于判断是否存在营养支持治疗的适应证,及时纠正患者的营养不良状态,减少发生并发症的风险,有助于改善患者的临床结局。

二、评估方法

(一) 营养评估初筛

营养评估初筛也称营养评估筛查,评估工具主要采用欧洲肠外肠内营养学会(European Society of Parenteral and Enteral Nutrition,ESPEN)推荐使用的基于循证医学方法研发的营养风险评分 -2002 (nutritional risk screening,NRS-2002) (表 11-15)。

表 11-15　营养风险评分(NRS-2002)

	筛查项目	是	否
1	BMI<20.5		
2	在过去的 3 个月中体重是否减轻		
3	在过去的 1 周饮食是否减少		
4	患者是否有严重的疾病(如:入 ICU 治疗)		

如果以上任一问题选项"是",即为营养风险筛查阳性,应进一步进行营养评估终评。如以上全部选项均为"否",则应每周评估一次。

(二) 营养评估终评

营养评估终评即营养评定,常用的评估工具有 ESPEN 推荐的营养评估终评量表及危重症营养风险(nutrition risk in critically,NUTRIC)评分。

1. 营养评估终评量表　主要包括营养状态受损、疾病严重程度、年龄因素三方面的评估(表 11-16),总分是这三项评分的总和,最高分为 7 分。总分≥3 分,患者具有营养风险,需实施营养支持计划;总分 <3 分,应每周评估一次。

2. 危重症营养风险(NUTRIC)评分　是目前应用较广泛的危重症患者营养评分系统。当 NUTRIC 评分≥5 分时,说明患者存在营养风险(表 11-17)。

表 11-16　营养评估终评量表

营养状态受损		疾病严重度(营养需求量增加)		年龄因素	
0 分	正常营养状态	0 分	正常营养需求	0 分	<70 岁
1 分	近 3 个月体重下降 >5%,或者在最近 1 周内包含减少到正常需求的 50%~75%	1 分	有慢性疾病,合并有并发症。患者虚弱但不卧床,蛋白质需求增加,但绝大多数情况下能通过口服饮食满足	1 分	≥70 岁
2 分	在近 2 个月内体重下降 >5% 或 BMI 在 18.5~20.5,一般情况受损或最近 1 周内包含减少到正常需求的 25%~60%	2 分	因疾病卧床的患者,如腹部大手术。蛋白质的需求大量增加,虽然在许多情况下需人工喂养,但依旧可以满足需求		
3 分	在近 1 个月内体重下降 >5% 或 BMI<18.5,一般情况受损或最近 1 周内包含减少到正常需求的 0~25%	3 分	在 ICU 需要辅助通气的患者。蛋白质需求增加,但不能通过人工喂养提供足够的底物。蛋白质分解,明显负氮平衡		

Note:

表 11-17　危重症营养风险（NUTRIC）评分

参数	范围	评分值
年龄 / 岁	<50	0
	50~74	1
	≥75	2
APACHE Ⅱ 评分 / 分	<15	0
	15~19	1
	20~27	2
	≥28	3
SOFA 评分 / 分	<6	0
	6~9	1
	≥10	2
引发器官功能不全 / 个	0~1	0
	≥2	1
入 ICU 前的住院天数 /d	0	0
	≥1	1
白细胞介素 -6（IF-6）（pg/ml）	<400	0
	≥400	1

注：SOFA 评分方法详见第十三章第二节"脓毒症"。

（李文涛）

第八节　急性生理和慢性健康状况评估

一、概述

(一) 概念与发展历程

急性生理和慢性健康状况评估（acute physiology and chronic health evaluation，APACHE）是一种以计分方式评定各类危重症患者，尤其是评估 ICU 患者病情严重程度及预后的较科学、客观、可信的体系。

1978 年在美国健康治疗财政署的资助下，由华盛顿大学医学中心的 Knaus 医生领导的研究小组率先开展疾病严重程度及预后的量化评估研究。经过 3 年努力和对 2 000 份病例的研究，Knaus 小组于 1981 年提出了 APACHE 原型（即 APACHE Ⅰ）。1985 年推出 APACHE Ⅱ，其评分简便可靠、设计合理、预测准确，是目前最广泛应用于危重症患者的病情分类和预后的评分方法。1989 年 Knaus 小组在 APACHE Ⅱ 的基础上做了许多改进，推出了 APACHE Ⅲ。2006 年，Zimmerman 等在 APACHE Ⅲ 评分系统的基础上又进行了改进，提出了 APACHE Ⅳ。

(二) 应用现状

APACHE 评分系统不仅能客观评价危重症患者的病情严重程度及死亡率，还广泛应用于评价医疗资源利用、诊疗措施及质量控制、ICU 周转和病床使用率、患者预后和残疾状况、医疗和护理工作质量、领导决策和管理等，还用来评价继续医学教育、培训及效果；在学术交流方面也有了统一的标准。

Note:

APACHE 评分系统在护理领域的应用主要体现在四方面：①作为护理科研对象筛选的指标之一，如有研究者在 ICU 肠内、肠外营养支持的护理研究中将 APACHE 评分≥10 分作为选择患者的标准。②合理安排人力资源的依据之一，如依据 APACHE 评分将特级护理进一步分为特一级、特二级、特三级护理，采取不同的护理对策，解决了目前分级护理制度在 ICU 不能完全体现分级本质的问题。③患者院内安全转运评估的依据之一，急诊危重患者转运前采用科学的 APACHE 评分，再配备合理的护理措施，保证了危重患者在院内的安全转运。④选择肠内营养方式的参考之一，如将 APACHE 评分应用于危重患者肠内营养输注方式的选择，APACHE 评分 >60 分宜持续鼻饲；APACHE 评分≤60 分宜间歇鼻饲。但是，APACHE 评分系统在护理工作中的应用和研究相对临床医学较少，究其原因在于临床护士对其认知不足，因此有必要加强临床护士对 APACHE 评分系统的培训。

二、评分方法

（一）APACHE Ⅰ评分方法

APACHE Ⅰ由两部分组成：反映急性疾病严重程度的急性生理学评分（acute physiology score，APS）和患病前的慢性健康状况评分（chronic health score，CHS）。APS 包含 34 项生理学参数，要求在患者入 ICU 后的前 32h 内进行检查，以最差值进行评分，每项参数的分值为 0~4 分，各项分值之和即为 APS，最低 0 分，最高 128 分。CHS 指患者入 ICU 前 3~6 个月的健康状况，以字母 A~D 表示：A 表示健康，无功能障碍；B 表示轻至中度活动受限的慢性疾病；C 表示症状严重，但不严重限制活动的慢性疾病；D 表示活动严重受限，如卧床不起或需住院的慢性疾病。APS 与 CHS 组合在一起即为 APACHE Ⅰ的总分值，其范围为 0–A 至 128–D。

APACHE Ⅰ评分项目多、数据采集复杂，且未考虑年龄因素对预后的影响，只适合群体患者的评估，不能预测病死率，故目前已不再使用。

（二）APACHE Ⅱ评分方法

Knaus 在临床研究的基础上对 APACHE Ⅰ进行了删繁就简的改进，提出 APACHE Ⅱ，使其更加完善和实用。APACHE Ⅱ由 APS、CHS 和年龄三部分组成。其中，CHS 评分需满足入院前慢性器官功能不全或免疫功能抑制状态的诊断，其标准见表 11-18；符合慢性器官功能不全或免疫功能抑制的患者才有 CHS 评分；若不符合慢性器官功能不全或免疫功能抑制的诊断，无论入院情况如何，均没有 CHS 评分（即 CHS 评分为 0）。APACHE Ⅱ评分 =APS 评分 +CHS 评分 + 年龄评分，APACHE Ⅱ评分的理论最高值为 71 分；15 分以上者为重症，15 分以下者为非重症；分值越高病情越重，预后越差，病死率越高。

表 11-18　慢性器官功能不全或免疫功能抑制状态的诊断标准

系统	诊断
肝脏	活检证实的肝硬化及明确的门脉高压；既往因门脉高压引起的上消化道出血；或既往发生肝功能衰竭 / 肝性脑病
心血管	纽约心脏病协会心功能Ⅳ级
呼吸	慢性阻塞性、梗阻性或血管性肺疾病导致活动重度受限，即不能上楼或不能做家务；或明确的慢性低氧、CO_2 潴留、继发性真红细胞增多症、重度肺动脉高压（>40mmHg）或呼吸肌依赖
肾脏	接受长期透析治疗
免疫功能抑制	应用治疗影响感染的抵抗力，如免疫功能抑制治疗、化疗、放疗、长期或近期使用大剂量激素或罹患疾病影响感染的抵抗力，如白血病、淋巴瘤和 AIDS

Note:

APACHE Ⅱ 的主要改进:①将 APS 中某些不常用、意义不大或基层单位检测有困难的参数,如血浆渗透压、血乳酸浓度、血糖、白蛋白、中心静脉压、尿量等删去,由原来的 34 项减少为 12 项,更加方便实用。②APS 记录患者入 ICU 前 24h 内最差值,缩短检测时间,减少评分结果受治疗的影响。③更换部分检测项目,如将血尿素氮改为血肌酐(serum creatinine,SCr),在无血气分析时将动脉血 pH 改为静脉血碳酸氢根(HCO_3^-)测定等。④调整了某些指标的权重,以强调有关损害对预后的影响,如将格拉斯哥昏迷评分(GCS)单独计分,再以 15 减去实际 GCS 评分加入 APS 总分;急性肾功能衰竭时将 SCr 计分加倍。⑤将年龄和 CHS 也计算成具体的分值,纳入 APACHE Ⅱ 总分。APACHE Ⅱ 评分表参见图 11-7。

目前,APACHE Ⅱ 在危重症患者中得到广泛应用,能有效、准确地预测患者的实时病情、治疗效果和预后,具有重要的临床意义。利用 APACHE Ⅱ 计算预期病死率(指住院病死率而非 ICU 病死率)的公式为 ln(R/1-R)=-3.517+(APACHE Ⅱ 评分 ×0.146)+(0.603,若为急诊手术)+(诊断分类系数)。其中,R 为预期病死率,ln 表示自然对数;诊断分类系数根据患者入 ICU 的主要原因而非基础疾病确定。

A. 年龄	≤44 □0; 45~54 □2; 55~64 □3; 65~74 □5; ≥75 □6		A计分	
B. 有严重器官系统功能不全或免疫损害	非手术或择期手术后 □2 不能手术或急诊手术后 □5 无上述情况 □0		B计分	

GCS评分	6	5	4	3	2	1
1. 睁眼反应			□自动睁眼	□呼唤睁眼	□刺疼睁眼	□不能睁眼
2. 语言反应		□回答切题	□回答不切题	□答非所问	□只能发音	□不能言语
3. 运动反应	□按吩咐动作	□刺疼能定位	□刺疼能躲避	□刺疼肢体屈曲	□刺疼肢体伸展	□不能活动
GCS计分=1+2+3				C计分=15-GCS		

D. 生理指标	分值									D计分
	+4	+3	+2	+1	0	+1	+2	+3	+4	
1. 体温(腋下)/℃	≥41.0	39.0~40.9			38.5~38.9	36.0~38.4	34.0~35.9	32.0~33.9	30.0~31.9	≤29.9
2. 平均动脉压/mmHg	≥160	130~159	110~129		70~109		50~69		≤49	
3. 心率/(次·min⁻¹)	≥180	140~179	110~139		70~109		55~69	40~54	≤39	
4. 呼吸频率/(次·min⁻¹)	≥50	35~49		25~34	12~24	10~11	6~9		≤5	
5. PaO₂(mmHg)FiO₂<50% (A-a)DO₂(FiO₂>50%)	≥500	350~499	200~349		>70 <200	61~70		55~60	<55	
6. 动脉血pH 血清HCO₃⁻/(mmol·L⁻¹) (无血气时用)	≥7.70 ≥52	7.6~7.69 41~51.9		7.5~7.59 32~40.9	7.33~7.49 23~31.9		7.25~7.32 18~21.9	7.15~7.24 15~17.9	<7.15 <15	
7. 血清Na⁺/(mmol·L⁻¹)	≥180	160~179	155~159	150~154	130~149		120~129	111~119	≤110	
8. 血清K⁺/(mmol·L⁻¹)	≥7	6.0~6.9		5.5~5.9	3.5~5.4	3.0~3.4	2.5~2.9		<2.5	
9. 血清肌酐Cr/(mg·dl⁻¹)	≥3.5	2~3.4	1.5~1.9		0.6~1.4		<0.6			
10. 血细胞比容/%	≥60		50~59.9	46~49.9	30~45.9		20~29.9		<20	
11. WBC/L	≥40 ×10⁹	(20.0~ 39.9) ×10⁹	(15.0~ 19.9) ×10⁹	(3.0~ 14.9) ×10⁹			(1.0~2.9) ×10⁹		<1×10⁹	
D计分										

APACHE Ⅱ 总计分=A+B+C+D

注:1. 急性肾功能衰竭时Cr分值加倍。
2. 急诊手术指限期24h内的手术。
3. 平均血压值应为平均动脉压=(收缩压+2×舒张压)/3,若使用有创动脉压监测时记有创动脉压。
4. 呼吸频率应记录患者的自主呼吸频率。

图 11-7 APACHE Ⅱ 评分表

（三）APACHE Ⅲ评分方法

APACHE Ⅲ仍是由 APS、CHS 和年龄评分三部分组成，但对部分的评分细则和分值权重做了比较大的改进：①每项参数的分值及总分值均较 APACHE Ⅱ高，如 APS 为 0~252 分，年龄为 0~24 分，CHS 为 0~23 分，总分为 0~299 分，且各项参数的最高分值不相等，同一个参数不同变化程度间的分值差异增大。②APS 的项目在 APACHE Ⅱ基础上新增了 6 项，分别是尿素氮（BUN）、总胆红素（TB）、血糖（BS）、血清白蛋白（ALB）、动脉二氧化碳分压（$PaCO_2$）和尿量。③对中枢神经系统功能的评定是根据患者对疼痛或语言刺激能否睁眼，及其语言和运动功能损害程度进行评分，见表 11-19。有研究表明，此法比传统的 GCS 法更准确。④APS 中的 pH 和 $PaCO_2$ 两项酸碱平衡指标不能单独计分，而由二者的组合共同决定分值，见表 11-20。⑤APS 参数使用到达 ICU 时的最原始数值，不再取前 24h 内的最差值，从而排除因治疗和人为因素的影响。⑥年龄评分和 CHS 进一步得到细化，且分值较 APACHE Ⅱ有较大提高；CHS 具体列出某一疾病的分值，不再区分手术与未手术的情况；为了增加对机体健康储备评定的准确性，不仅要记录这些疾病的严重损害，而且要记录中等程度的损害，并给予计分，见表 11-21。⑦APACHE Ⅲ患者死亡危险性预计公式为 ln（R/1-R）=APACHE Ⅲ总分 ×0.053 7+ 患者入 ICU 的主要疾病分值 + 入 ICU 前接受治疗的场所分值；其中疾病分值与 APACHE Ⅱ的病种风险系数相似，只是 APACHE Ⅲ将疾病种类及其对应的分值（风险系数）增加到 75 项。

表 11-19　APACHE Ⅲ神经学评分标准

疼痛或语言刺激	运动			
	按嘱运动	疼痛定位	肢体屈伸或去皮层强直	去大脑强直或无反应
能自动睁眼				
回答正确	0	3	3*	3*
回答错乱	3	8	13*	13*
语句或发音不清	10	13	24	29*
无反应	15	15	24	29
不能自动睁眼				
回答正确	*	*	*	*
回答错乱	*	*	*	*
语句或发音不清	*	*	24*	29*
无反应	16	16	33	48

注：* 表示不常见和不可能的临床组合。

表 11-20　APACHE Ⅲ酸碱失衡评分标准

pH	$PaCO_2$/kPa								
	≤3.32	3.33~3.99	4~4.66	4.67~5.32	5.33~5.99	6~6.66	6.67~7.32	7.33~7.99	≥8
≤7.19				12					4
7.20~7.29		9		6			3		2
7.30~7.34					0			1	
7.35~7.44		5							
7.45~7.49						2		12	
7.50~7.59			3						
≥7.60	0								

表 11-21 APACHE Ⅲ CHS 和年龄评分标准

年龄	分值	CHS	分值
≤44	0	艾滋病	23
45~59	5	肝功能衰竭	16
60~64	11	淋巴瘤	13
65~69	13	转移癌	11
70~74	16	白血病/多发骨髓瘤	10
75~84	17	免疫抑制	10
≥85	24	肝硬化	4

APACHE Ⅲ 和 APACHE Ⅱ 对危重患者病情的评价具有一致性,但在临床工作中发现 APACHE Ⅲ 比 APACHE Ⅱ 更为科学合理。然而,由于 APACHE Ⅲ 提出时间较晚,计分规则较为复杂,目前在临床还未完全广泛使用。尤其在国内,APACHE Ⅲ 提出所需数据库来源于国外,其人群、地区不同,在国内的适用性、准确性及有效性尚需进一步多中心、大样本的研究验证。

(四) APACHE Ⅳ评分方法

与 APACHE Ⅲ 相比,APACHE Ⅳ 主要有 5 处变动:①缺失的实验室数值,采用延后规则。②排除从其他 ICU 转入的患者,避免患者的生理值受转入前在其他 ICU 大量临床干预和生命支持的影响。③将先前住院时间作为连续变量。④增加 4 个参数,即患者是否机械通气、急性心肌梗死患者是否进行溶栓治疗、调整后 GCS 评分和 PaO_2/FiO_2、能否进行 GCS 评分。⑤更新主要疾病目录,由 94 种疾病扩展为 116 种。

国内外研究者发现,APACHE Ⅳ 对患者病情预测的准确性及有效性优越于 APACHE Ⅱ,两者对总体死亡率的预测差异无统计学意义。但是,由于 APACHE Ⅳ 参数更多、更复杂而性能并非更优越,因此尚未在临床广泛推广应用。

(王毅欣)

思考题

1. 如何对呼吸系统危重症患者进行护理评估与判断,实施有效的护理措施?
2. 中心静脉压监测和心电图监测的临床意义是什么?
3. 锁骨下静脉穿刺与颈内静脉穿刺为何首选右侧血管?
4. 颅内压监测的途径有哪些? 每种途径的特点是什么?
5. 对于重症患者脑电图监测有何意义?
6. 监测肾小球滤过率的临床意义是什么? 肾小管功能监测的常用指标有哪些?
7. 请思考清醒且能语言交流的患者适用的疼痛评估工具有哪些?
8. 请思考 ICU 谵妄诊断的意识状态评估法(CAM-ICU)评估患者的临床特征有哪几项?
9. 怎样进行危重症患者营养状态评估?
10. 危重症患者会发生哪些营养代谢变化?
11. 请简述 APACHE Ⅱ 的评分方法。

Note:

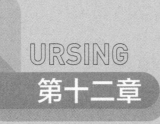

URSING

第十二章

危重症患者功能支持

12章 数字内容

学 习 目 标

- 知识目标：
  1. 掌握有创及无创机械通气、气管切开术、体外膜肺氧合的适应证，连续性血液净化的概念，危重症患者镇痛镇静治疗的实施流程、观察与护理，危重症患者营养支持的原则、肠内营养支持与肠外营养支持评估的主要内容和护理要点。
  2. 熟悉有创和无创机械通气患者的护理措施，气管切开术和体外膜肺氧合的护理配合要点，常用镇痛镇静药物的不良反应。
  3. 了解呼吸机使用和体外膜肺氧合过程中并发症的预防。
- 能力目标：
  1. 能正确实施有创及无创呼吸机管路连接技术并处理机械通气常见报警，说出血液净化基本原理。
  2. 能合理实施镇痛镇静治疗，并准确观察患者镇痛镇静的效果和不良反应。
  3. 能有效预防危重症患者营养支持过程中的并发症。
- 素质目标：
  具备正确识别并给予危重症患者功能支持的职业素质。

危重症患者病情危重、变化迅速,稍有不慎可造成不可弥补的后果。因此,需要动态依据各系统功能监测与评估的结果,给予针对性的功能支持,包括机械通气、体外膜肺氧合、连续性血液净化、镇静镇痛和营养支持,确保其生命状态的平稳,促进早日康复。

第一节　机 械 通 气

---------- 导入案例与思考 ----------

患者,男,45 岁。因"咳嗽、咳痰 1 周,发热伴呼吸困难 1d"急诊收入 ICU。查体:意识模糊,T 39.2℃,P 112 次 /min,R 36 次 /min,BP 134/85mmHg,口唇发绀。血气分析:pH 7.21,PaO_2 51mmHg,$PaCO_2$ 31mmHg,HCO_3^- 13mmol/L,BE –8mmol/L。

请思考:

1. 医生是否会对此患者采取机械通气支持?是进行有创还是无创机械通气支持?
2. 医生是否会为患者建立人工气道?最可能选择哪一种人工气道?
3. 医生会如何选择机械通气模式和设置参数?
4. 机械通气过程中应如何进行病情观察?

一、概述

机械通气(mechanical ventilation,MV)是借助呼吸机建立气道口与肺泡间的压力差,给呼吸功能不全的患者以呼吸支持,即利用机械装置来代替、控制或改变自主呼吸运动的一种通气方式。机械通气作为目前急危重症患者常见的器官功能支持手段,已普遍应用于麻醉、各种原因所致的呼吸衰竭及大手术后的呼吸支持与治疗中。机械通气的正确使用,能够预防和治疗呼吸衰竭、挽救或延长患者的生命;反之若使用不当,可加重患者病情使其恶化,甚至危及生命。

（一）原理

呼吸的原理在于建立大气 - 肺泡压力差。机械通气患者由于各种疾病影响,吸气时不能有效建立大气-肺泡压力差,必须借助呼吸机产生的正压建立气道口与肺泡间的压力差,进而完成吸气动作,而呼气动作与正常人相同。机械通气时产生的肺内正压影响肺通气血流比例、肺循环阻力和静脉血回流等,进而对呼吸、循环、胃肠和肝肾等器官功能产生影响。

（二）分类

机械通气按呼吸机与患者的连接方式可分为有创机械通气和无创机械通气。

1. 有创机械通气　呼吸机通过经口 / 鼻气管插管、喉罩、经气管切开插管等人工气道与患者连接。

2. 无创机械通气　不需建立人工气道,呼吸机通过口鼻罩、鼻罩等方式与患者连接。

（三）目的

1. 改善通气功能　通过气管插管或气管切开维持呼吸道通畅,通过呼吸机正压通气维持患者足够的潮气量,保证代谢所需的肺泡通气量。

2. 改善换气功能　使用呼气末正压(positive end-expiratory pressure,PEEP)等方法可防止肺泡塌陷,使肺内气体分布均匀,改善通气血流比例,减少肺内分流,改善氧运输,纠正低氧血症。

3. 减少呼吸功耗　使用机械通气可减少呼吸肌做功,降低呼吸肌耗氧量,缓解呼吸肌疲劳。

二、有创机械通气

1. 有创正压通气技术　呼吸机通过经口 / 鼻气管插管、喉罩、经气管切开插管等人工气道与患者连接,患者实施有创机械通气。

【适应证】

只要患者出现呼吸功能障碍,引起严重缺氧或二氧化碳潴留,均需要机械通气治疗。

【禁忌证】

机械通气的禁忌证是相对的,在出现致命性通气和氧合障碍时,应积极处理原发病(如尽快行胸腔闭式引流、积极补充血容量等),同时不失时机地应用机械通气。相对禁忌证包括:

(1) 肺大疱和未经引流的气胸。

(2) 低血容量性休克未补充血容量。

(3) 严重肺出血。

(4) 气管食管瘘等。

【操作方法】

(1) 医务人员准备:建立包括医生、护士、呼吸治疗师、营养师等在内的治疗小组,敏锐地观察和判断患者的疾病状态,动态调整治疗方案和机械通气方案,及时、正确处理机械通气过程中出现的突发情况。

(2) 患者准备

1) 明确患者的基本情况,包括年龄、性别、身高、体重、诊断、病情、既往病史和对呼吸机支持的特殊要求等。

2) 向清醒患者解释使用呼吸机的目的、注意事项等。

3) 根据患者病情和治疗需求建立合适的人工气道,如气管插管、气管切开等。

4) 选择舒适的体位,若无禁忌建议床头抬高 30°~45°。

(3) 呼吸机准备

1) 根据患者基本情况选择合适的呼吸机、呼吸机管道、过滤器和湿化装置等。

2) 连接呼吸回路、电源和气源。

3) 设置呼吸机支持模式、参数和报警限。

4) 用模拟肺测试呼吸功能否正常工作或机器自检各功能部件有无故障。

5) 检测呼吸机是否正常工作,各功能部件无故障后关机备用于床旁,在呼吸机醒目处标记"备用"。

(4) 物品准备:床旁常规备吸引装置、给氧装置和简易呼吸器,以备紧急时行吸痰、给氧和人工呼吸等。

(5) 模式选择:常用通气模式包括控制通气、辅助通气、辅助/控制通气、同步间歇指令通气、压力支持通气、持续气道正压等。

1) 控制通气(control ventilation,CV):呼吸机完全代替患者的自主呼吸,呼吸频率、潮气量或吸气压力、吸呼比、吸气流速由呼吸机控制,呼吸机提供全部的呼吸功。适用于严重呼吸抑制或呼吸停止的患者,如呼吸因素所致心搏骤停、严重脑外伤等情况。

2) 辅助通气(assist ventilation,AV):依靠患者的自主吸气触发呼吸机按预设的潮气量或吸气压力进行通气支持,呼吸功由患者和呼吸机共同完成。该模式通气时可减少或避免应用镇静剂,保留自主呼吸以减轻呼吸肌萎缩,改善机械通气对血流动力学的影响。适用于呼吸中枢驱动正常的患者,如COPD 急性发作、重症哮喘等。

3) 辅助/控制通气(assist-control ventilation,ACV):是辅助通气(AV)和控制通气(CV)两种模式的结合,当患者自主呼吸频率低于预置频率或患者吸气努力不能触发呼吸机送气时,呼吸机即以预置的潮气量及通气频率进行正压通气,即 CV。当患者的吸气能触发呼吸机时,以高于预置频率进行通气,即 AV。

4) 同步间歇指令通气(synchronized intermittent mandatory ventilation,SIMV):是自主呼吸与控制通

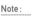

Note:

气相结合的呼吸模式,在触发窗内患者可触发和自主呼吸同步的指令正压通气,在两次指令通气之间触发窗外允许患者自主呼吸。SIMV能与患者的自主呼吸同步,减少患者与呼吸机的对抗,减低正压通气的血流动力学影响,用于长期带机患者的撤机。

5）压力支持通气(pressure support ventilation,PSV):属部分通气支持模式,是患者在自主呼吸的前提下,当患者触发吸气时,呼吸机以预设的压力释放出气流,患者每次吸气都能接受一定水平的压力支持,以克服气道阻力,减少呼吸做功,增强患者吸气能力,增加吸气幅度和吸入气量。主要用于机械通气的撤机过渡。

6）持续气道正压(continuous positive airway pressure,CPAP):是在自主呼吸条件下,整个呼吸周期内气道均保持正压,患者完成全部的呼吸功,是PEEP在自主呼吸条件下的特殊技术。用于通气功能正常的低氧患者,可防止气道和肺泡的萎陷,增加肺泡内压和功能残气量,增加氧合,改善肺顺应性,降低呼吸功。CPAP过高可增加气道压,减少回心血量,出现低血压、气压伤等表现。

(6)参数设置:机械通气参数设置时应注意设置参数与实际输出参数可能不同,同时应考虑不同参数之间的相符关系,根据患者病情、治疗需求与目标等合理设置参数。

1）潮气量(tidal volume,V_T):通常依据体重选择(5~12)ml/kg,并结合呼吸系统的顺应性、阻力进行调整,避免气道平台压超过30~35cmH$_2$O。在压力控制通气模式时,潮气量主要由预设的压力、吸气时间、呼吸系统的阻力及顺应性决定。最终应根据动脉血气分析进行调整。

2）吸气压力(inspiratory pressure,Pi):一般成人先预设15~20cmH$_2$O,小儿12~15cmH$_2$O,然后根据潮气量进行调整。原则上以最低的吸气压力获得满意的潮气量,避免出现气压伤和影响循环功能。

3）呼吸频率(respiratory rate,RR):呼吸频率的选择根据分钟通气量、目标PaCO$_2$水平进行,一般成人通常设定为12~20次/min。

4）吸气时间(inspiratory time,Ti)与吸呼比(I:E):基于原发疾病、自主呼吸水平、氧合状态、血流动力学及人-机同步性,吸气时间一般为0.8~1.2s,吸呼比为1:(1.5~3)。

5）峰值流速(peak flow):采用容量控制通气时,通过调节峰值流速来调节吸气时间,V_T=峰值流速×吸气时间。理想的峰流速应能满足患者吸气峰流速的需要,成人常用的流速设置在40~60L/min,根据分钟通气量和呼吸系统的阻力和肺的顺应性调整,流速波形在临床常用减速波或方波。

6）触发灵敏度:一般情况下,压力触发常为-0.5~-1.5cmH$_2$O,流速触发常为2~5L/min。灵敏度过高会引起与患者用力无关的误触发,灵敏度过低会增加患者的吸气负荷,消耗额外呼吸功。

7）吸入氧浓度(FiO$_2$):机械通气初始阶段,可给予高浓度的氧(甚至是纯氧)以迅速纠正严重缺氧,以后依据目标PaO$_2$、PEEP水平、MAP水平和血流动力学状态,酌情降低FiO$_2$至50%以下,并设法维持SpO$_2$>90%,若不能达到上述目标,即可加用PEEP、增加MAP、应用镇静剂或肌松剂。若适当PEEP和MAP可以使SpO$_2$>90%,应保持最低的FiO$_2$。

8）呼气末正压:设置PEEP的作用是使萎陷的肺泡复张,增加功能残气量,提高肺顺应性,改善通气和换气功能。PEEP常应用于以ARDS为代表的Ⅰ型呼吸衰竭,一般初设在5cmH$_2$O,然后根据氧饱和度进行调整,直至获得满意的氧饱和度。PEEP可增加胸内压,设置过高易出现气压伤、低血压等表现。

9）报警参数:包括压力报警、呼出潮气量报警、呼出分钟通气量报警、呼吸频率报警、窒息时间报警等(表12-1)。

(7)有创机械通气患者的观察:应注意评估机械通气效果,及时发现相关并发症的出现,提高机械通气的安全性。机械通气患者病情观察的重点如下:

1）呼吸功能:观察呼吸节律、呼吸深度,评估有无呼吸困难、人机对抗等。机械通气患者缺氧时可出现脉搏、呼吸增快,需严密观察。注意气道压力、呼出潮气量、SpO$_2$,评估通气和氧合状况;观察患者皮肤黏膜、口唇和甲床。二氧化碳潴留时可出现皮肤潮红、多汗和浅表静脉充盈。口唇和甲床青紫

表 12-1 常见报警参数设置

报警参数	上限	下限
气道压力	吸气峰压 +(5~10)cmH₂O	吸气峰压 –(5~10)cmH₂O
呼出潮气量	V_T 实测 +1/3 V_T 实测	V_T 实测 –1/3 V_T 实测
呼出分钟通气量	MV 实测 +1/3 MV 实测	MV 实测 –1/3 MV 实测
呼吸频率	35 次 /min	6~8 次 /min
窒息时间	30s	15s

提示低氧血症。当患者病情严重必须给予高浓度氧时,应避免长时间吸入,氧浓度尽量不超过 60%,同时密切观察有无氧中毒所致肺损伤出现。加强营养支持可以增强或改善呼吸肌功能。

2)循环功能:机械通气可使胸腔内压升高,静脉回流减少,心脏前负荷降低和后负荷增加,出现心输出量降低,组织器官灌注不足,表现出低血压、心律失常、末梢循环灌注不良、尿量减少等。

3)意识:缺氧和 / 或二氧化碳潴留所致意识障碍患者,若呼吸机支持适当,患者意识状况应逐渐好转。若意识障碍程度加重,应考虑呼吸机支持是否适当或患者病情发生变化。因此,应严密观察患者意识状况,出现异常及时通知医生处理。

4)血气分析:机械通气 30min 后应做动脉血气分析,以评估机械通气的效果和是否需要调整呼吸机模式和参数。若治疗有效,患者血气分析结果应趋于正常。若治疗无效,血气分析结果显示无改善或继续恶化。在机械通气治疗过程中,需根据患者病情严密监测动脉血气状况。

5)体温:观察气道分泌物量、色、性状和气味,评估肺部感染变化情况。患者出现呼吸机相关性肺炎和原有肺部感染恶化时,可出现体温异常改变,应严密监测,及时报告医生。

6)其他:观察有无消化道出血、腹胀,评估肠鸣音变化情况;严密监测尿量,准确记录出入量;观察有无水肿、黄疸,监测肝脏转氨酶有无异常;评估心理状况,有无紧张、焦虑;评估意识状况,有无谵妄等。

(8)常见报警原因与处理:报警功能是呼吸机必备的功能之一,引起呼吸机报警的原因很多,有的报警需要立即处理,否则会危及患者生命,如高压报警、窒息报警等。常见报警信息、原因及处理见表 12-2。

表 12-2 常见报警信息、原因及处理

报警类别	原因	处理
电源报警	停电;电源插头松脱;电源掉闸;蓄电池电量低	将呼吸机与患者断开并行人工通气支持;同时修复电源
气源报警	压缩氧气或空气压力低;气源接头未插到位;氧浓度分析错误	将呼吸机与患者断开;给患者行人工通气支持;同时调整或更换气源,或校对 FiO₂ 分析仪,必要时更换氧电池
断开报警	呼吸回路、人机连接脱开或漏气量过大	检查回路及人机连接,确保二者正常连接及固定
呼出 V_T 降低	患者呼吸减弱;呼吸回路漏气;气囊充气不足;气体经胸腔闭式引流管漏出;压力控制通气时肺顺应性降低;呼出流量传感器监测错误	检查患者呼吸;检查呼吸回路;检查气囊压力;检查胸腔闭式引流管;吸痰;检测校正呼出流量传感器

Note:

续表

报警类别	原因	处理
吸气压降低	呼吸回路漏气;导管脱出;气囊充气不足;气体经胸腔闭式引流管漏出;气管食管瘘;峰流速低;设置 V_T 低;气道阻力降低;肺顺应性增加	检查呼吸回路;检查导管位置;检查气囊压力;检查胸腔闭式引流管;重新设置峰流速和潮气量,检查患者是否出现较强自主呼吸
气道高压	呛咳;肺顺应性降低(肺水肿、支气管痉挛、肺纤维化等);分泌物过多,气道阻力增加;导管移位;呼吸回路阻力增加(如管路积水、打折等);吸入气量太多或高压报警限设置不当;患者兴奋、激动、想交谈	吸痰;解除支气管痉挛;听呼吸音;检查呼吸回路并保持通畅;检查导管位置;调整呼吸参数;安抚患者;使用药物镇痛、镇静
呼吸增快	代谢需要增加;缺氧;高碳酸血症;酸中毒;疼痛;焦虑;害怕	监测动脉血气;纠正缺氧和酸中毒;镇痛;镇静;安抚患者
分钟通气量过高	病情变化,患者呼吸增快,潮气量增加;参数设置不当	处理原发疾病,必要时镇痛、镇静;重新调整参数
窒息报警	患者病情改变,呼吸减慢或停止	根据患者病情调整呼吸模式和参数

【注意事项】

(1) 预防脱管:与导管固定不佳和牵拉等有关,表现为呼吸机低潮气量报警、喉部发声和窒息等。应紧急处理,保持气道通畅,应用简易呼吸器通气和供氧,必要时重新置管。

(2) 预防气道堵塞:由痰栓、异物、导管扭曲、气囊脱出嵌顿导管口、导管远端开口嵌顿于气管隆嵴、脱管等引起,表现为不同程度的呼吸困难,严重时出现窒息。应针对原因及时处理,如调整人工气道位置、抽出气囊气体、试验性插入吸痰管等。如气道梗阻仍不缓解,则应立即拔除气管导管,重新建立人工气道。

(3) 预防气道损伤:与插管时机械性损伤、气道内吸痰、气道腐蚀、导管压迫气道和气囊压迫气管黏膜等有关,表现为出血、肉芽增生、气管食管瘘等。为避免气道损伤,插管前应选择合适的导管,插管时动作轻柔;带管过程中保持导管中立位,合理吸痰,做好气囊护理等。

(4) 观察呼吸机相关性肺损伤(ventilator-induced lung injury,VILI):指机械通气对正常肺组织造成的损伤或使已损伤的肺组织进一步加重,包括气压伤、容积伤、萎陷伤和生物伤,临床表现为肺间质气肿、皮下气肿、纵隔气肿、心包积气、气胸和肺水肿等。为了避免和减少 VILI 的发生,机械通气应避免高潮气量和高平台压,吸气末平台压不超过 30~35cmH$_2$O,以避免气压伤、容积伤,同时设定合适PEEP,以预防萎陷伤。出现张力性气胸应立即行胸腔闭式引流。

(5) 预防呼吸机相关性肺炎(ventilator-associated pneumonia,VAP):详见第四章第三节"重症监护室患者的感染控制管理"相关内容。

2. 气管切开术(traceotomy)　是切开颈段气管,放入气管套管,以解除喉源性呼吸困难、呼吸功能失常或下呼吸道分泌物潴留所致呼吸困难的一种常见手术。

【适应证】

(1) 喉阻塞:由喉部炎症、肿瘤、外伤、异物等引起的严重喉阻塞。

(2) 下呼吸道分泌物潴留:由各种原因引起的下呼吸道分泌物潴留,为了吸痰,保持气道通畅,可考虑气管切开。如重度颅脑损伤、呼吸道烧伤、严重胸部外伤、颅脑肿瘤、昏迷、神经系统病变等。

(3) 预防性气管切开:对于某些口腔、鼻咽、颌面、咽、喉部大手术,为了进行全麻,防止血液流入下呼吸道,保持术后呼吸道通畅等,可施行气管切开。有些破伤风患者容易发生喉痉挛,也须考

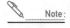

虑预防性气管切开,以防发生窒息。目前由于气管插管术的广泛应用,预防性气管切开已较以前减少。

(4) 气管异物:气管异物经内镜下钳取未成功有窒息危险,或无施行气管镜检查设备和技术者,可经气管切开途径取出异物。

(5) 颈部外伤者:颈部外伤伴有咽喉或气管、颈段食管损伤者,对损伤后立即出现呼吸困难者,应及时施行气管切开;无明显呼吸困难者,应严密观察,仔细检查,做好气管切开手术的一切准备,一旦需要即行气管切开。

【禁忌证】

(1) 血流动力学不稳定者。

(2) 严重低氧血症:$PaO_2/FiO_2<100mmHg$,且呼气末正压 >10cmH$_2$O。

(3) 有明显出血倾向者要慎重。

【操作方法】

(1) 术前护理

1) 护理评估:了解患者病情,评估患者意识、配合程度、缺氧状况、呼吸道通畅情况,监测患者血压、心率、血氧饱和度,了解出凝血时间。对于清醒患者,进行有针对性的心理疏导和宣教,缓解患者的焦虑及恐惧心理,取得患者的配合。

2) 物品准备:手术灯、手术衣、灭菌手套、无菌棉球、纱布、镊子、圆碗、皮肤消毒剂、治疗巾、气管切开手术包、凡士林方纱、无菌剪刀、痰培养杯、约束带、负压吸引装置、简易呼吸器、呼吸机及各种抢救物品,5% 利多卡因溶液、注射器,清醒患者备镇静、镇痛药(咪达唑仑,芬太尼等)。

3) 环境准备:环境清洁、安静,光线充足,予以心率、呼吸、血压、血氧饱和度监测。

(2) 术中配合

1) 协助患者取仰卧位,肩下垫枕,使者头部充分后仰,尽量让口、咽、气管在同一直线上,术前3~5min 遵医嘱静脉内给予镇静、镇痛药,适当约束患者双上肢。

2) 术前清除患者气管插管、口、鼻腔内分泌物,并提高吸氧或呼吸机供氧浓度,提高机体的氧储备状态。

3) 术中密切观察患者的心率、呼吸、血压、血氧饱和度,配合医生及时抽吸切口处的渗血。如患者是从气管插管替换为气管切开,需配合医生准备注射器为气管插管气囊放气,松开固定气管插管的胶布及绑带,并根据操作者的指令,在置入气管套管的同时配合医生边吸痰边拔除原气管插管。

4) 操作中注意观察患者生命体征变化,如出现循环不稳定,应及时向医生汇报,并遵医嘱予扩容、增加血管活性药物用量等。

(3) 术后处理

1) 听诊双肺呼吸音,及时吸引分泌物,给予氧气吸入或呼吸机辅助通气。

2) 观察患者有无呼吸困难,及时抽血查动脉血气分析。

【注意事项】

(1) 术中及时吸引气道的血液和分泌物,避免进入气道。

(2) 密切观察生命体征及病情,注意观察呼吸频率、节律、与呼吸机是否同步等。

(3) 气管切开固定带打成死结以保证固定牢固,松紧度以可通过一根手指为宜。

(4) 套管气囊漏气明显应更换,并由有经验的医师操作。

(5) 清点气管切开包的器械,洗净血污,专人回收。

三、无创机械通气

无创机械通气包括经气道正压通气和胸外负压通气,前者最为常见,也称无创正压通气(non-invasive positive pressure ventilation,NIPPV)。NIPPV具有不需要建立人工气道、人机配合较好、痛苦少、使用方便等优点。缺点为需要患者清醒配合、气道分泌物引流不畅,与有创机械通气相比较效果不确切。本节主要讲述 NIPPV。

【适应证】

无创机械通气可用于各种情况引起的呼吸衰竭,如 COPD 急性发作、急性心源性肺水肿、阻塞性睡眠呼吸暂停低通气综合征(OSAHS)、中枢性睡眠呼吸暂停综合征、神经肌肉疾病等。

【禁忌证】

绝对禁忌证包括:①心搏、呼吸停止。②自主呼吸微弱。③上呼吸道机械性梗阻。④误吸可能性高。⑤自主气道保护能力差。⑥面部创伤、烧伤或畸形。⑦严重脑部疾病。⑧生命体征不稳定(如低血压、严重心律失常等)。⑨严重不合作或紧张等。

相对禁忌证包括:①气道分泌物多或排痰障碍。②昏迷。③严重感染。④近期面部、颈部、口腔、咽部、食管和胃手术后等。

【操作方法】

(1) 做好无创机械通气的准备

1) 医务人员准备:同有创机械通气。

2) 患者准备:不需建立人工气道,其余同有创机械通气。

3) 呼吸机准备:无创正压通气患者与呼吸机之间通过鼻罩、口鼻罩、全脸面罩、鼻塞等进行连接,其中以鼻罩和口鼻罩最常用。其余同有创机械通气。

4) 物品准备:备气管插管用物,其余同有创机械通气。

(2) 模式选择与参数设置:原则上所有的呼吸机都可用于无创正压通气,但由于存在漏气,故使用控制压力的模式优于控制容量的模式。最常用的模式有 CPAP 模式和 S/T 模式。

1) CPAP 模式:呼吸机给予患者一个基线压力,在吸气时不增加压力来降低呼吸功。常用于睡眠呼吸暂停、急性心源性肺水肿等患者。设置参数包括 CPAP 和 FiO_2;CPAP 一般设置为 6~10cmH_2O,FiO_2 根据患者氧合情况调整,一般不超过 60%。

2) S/T 模式:即自主呼吸 / 时间触发模式。有自主呼吸时,患者在吸气气道压力(IPAP)、呼气气道压力(EPAP)和 FiO_2 的帮助下进行呼吸。在规定时间内没有自主呼吸时,患者的吸气由呼吸机预设的吸气时间、IPAP、EPAP、压力上升时间和 FiO_2 等参数决定。S/T 模式能保证患者在有 / 无自主呼吸下的通气,可用于所有无创通气患者。一般 IPAP 设置为 8~12cmH_2O,EPAP 为 2~4cmH_2O,RR 为 10~16 次 /min,吸气时间占总呼吸周期的 30% 左右。

(3) 无创机械通气患者的观察

1) 生命体征:包括意识、体温、心率、血压、呼吸、SpO_2 等指标,评估通气效果。

2) 呼吸状况:包括呼吸频率、节律、呼吸动度,评估有无呼吸困难、呼吸辅助肌参与呼吸等异常。

3) 呼吸机监测:观察呼吸机工作状况,监测患者气道压力、潮气量、通气量等。

4) 漏气情况:一般呼吸机有漏气补偿,允许 60L/min 以下的气体漏出。若漏气过多,应调整鼻罩或口鼻罩位置,必要时增加固定带拉力或更换合适的鼻罩或口鼻罩。

5) 人机配合:人机配合程度直接影响通气效果。人机配合不良表现为烦躁、呼吸状态差、生命体征无改善或恶化、呼吸机显示漏气明显等。引起人机配合不良的因素包括病情过重、人机连接不适、漏气过多、呼吸机选择不当、模式或参数设置不当、患者理解 / 配合能力低下等。

6) 血气分析:是判断通气效果的重要参考指标。

7) 气道分泌物:评估患者咳嗽、咳痰情况,观察痰液量、色、性状等。

8) 其他:评估患者有无气压伤、胃肠胀气、反流、误吸等异常反应。

(4) 常见报警原因与处理:无创机械通气过程中,由于患者病情、呼吸回路、气源、参数设置等原因,容易出现各种报警。常见报警信息、原因及处理可参考有创机械通气。

【注意事项】

（1）选择密闭性和舒适性好的鼻罩（口鼻罩或面罩），减少漏气，必要时可适当增加固定带的拉力，减少漏气。选择定压型或自主性通气模式，降低通气压力或潮气量，减少漏气。

（2）选择舒适性较好的面罩，减少压力性损伤发生。保持面部清洁干燥，减小固定带的拉力，进而减轻面罩对面部的压力，必要时预防性使用减压贴（或敷料）。间断停用呼吸机可使受压面部皮肤得到充分减压，降低压力性损伤发生率，但须在病情允许情况下采用。

（3）根据患者情况选择合适的通气压和面罩，指导患者学会配合呼吸机进行呼吸。气道压力过高和昏迷患者常规留置胃管，一旦出现胃肠胀气，立即进行胃肠减压。

（4）预防吸入性肺炎。重点包括：①抬高床头 30°~45°，保持半卧位。②减少胃肠胀气。③少食多餐。④昏迷患者取侧卧位，可减少反流物误吸。

（5）合理设置通气压力，降低呼吸机相关性肺损伤的发生率。

（6）做好患者的健康教育和心理疏导，减轻其使用口鼻罩、全脸面罩幽闭恐惧程度，必要时改变呼吸机与患者的连接。

（7）定时饮水，对吸入气体进行合理的温化、湿化等可改善口、咽部干燥，保证患者水平衡。鼓励患者主动咳嗽、咳痰，必要时使用吸痰管或纤维支气管镜进行吸痰。

知 识 拓 展

NAVA

NAVA（neurally adjusted ventilatory assist）是一种全新的通气模式，通过监测患者膈肌电活动（electrical activity of the diaphragm，Eadi），以 Eadi 信号的发放频率作为呼吸机的送气频率，以 Eadi 信号的出现和下降作为通气辅助的触发与切换点，按照 Eadi 信号的强弱调节辅助力度来为患者提供合适的通气支持。NAVA 临床优势为人机同步性能更好；降低患者的呼吸功消耗，促进患者恢复；减少镇静剂的使用，促进脱机；对急性肺损伤（ALI）和 ARDS 患者有良好的肺保护作用；直接监测中枢神经系统情况，提供可靠的临床信息。

（成守珍）

第二节 体外膜肺氧合

 ——————————— 导入案例与思考 ———————————

患者，男，72 岁。因"反复咳嗽、咳痰 5d，畏寒、发热伴气促 3d"入院。入院查体：T 38.3℃，HR 96 次/min，R 38 次/min，使用去甲肾上腺素 0.15μg/（kg·min）后血压维持为 128/87mmHg，SpO_2 70%，烦躁，发绀明显，双肺呼吸音粗，双肺可闻及大量干、湿啰音。行气管插管，呼吸机辅助呼吸，模式 SIMV+PCV，RR 16 次/min，压力控制（PC）12cmH_2O，PEEP 8cmH_2O，FiO_2 100%，氧合指数 90mmHg，SpO_2 68%，立即给予俯卧位通气，氧合无改善。

请思考：

1. 患者可以进一步采取什么生命支持治疗方法？

2. 根据病情，患者建立 ECMO 的模式是静脉-静脉模式（VV-ECMO）还是静脉-动脉模式（VA-ECMO）？

3. 如何设置 ECMO 离心泵头转速及血流速度参数？

一、概述

体外膜肺氧合(extracorporeal membrane oxygenation, ECMO)是一种对循环或呼吸衰竭的患者，通过机械装置进行持续体外心肺功能支持的技术。它是一个密闭系统，基本结构包括血管内插管、连接管、动力泵、氧合器、供气系统和监测系统等，管路内无相对静止的血液，再借助管路内壁的肝素涂层技术(heparin-coating stent, HCS)，一般将激活全血凝固时间(activated clotting time, ACT)维持在 120~200s 即可。ECMO 通常经股部或颈部血管置管，无需开胸，操作相对简单，维持时间可达数周。

(一) 原理

ECMO 的原理是将静脉血引出体外，通过氧合器(即膜肺)进行气体交换转换为动脉血，再通过驱动泵提供动力，将动脉血回输体内。对严重心肺功能衰竭及罹患危及心肺功能的创伤、中毒、感染等患者，ECMO 能较长时间地全部或部分替代心肺功能，维持全身脏器的灌注，使心、肺得到休息，为心、肺功能恢复和病变的治愈争取时间。

(二) 分类

ECMO 根据其工作模式，主要分为静脉-静脉模式(VV-ECMO)和静脉-动脉模式(VA-ECMO)两种。

1. 静脉-静脉模式　将静脉血引出经氧合器氧合并排出二氧化碳后，从静脉回到体内者为 VV-ECMO(图 12-1)。VV-ECMO 为心脏功能良好的患者提供呼吸支持，并不提供心脏功能支持；置管方式包括股静脉-颈内静脉和颈内静脉双腔管置管。

2. 静脉-动脉模式　将静脉血引出经氧合器氧合并排出二氧化碳后，从动脉回到体内者为 VA-ECMO(图 12-2)。VA-ECMO 能同时提供心脏功能支持和呼吸支持；置管方式包括股静脉-股动脉、右心房-主动脉和右颈内静脉-右颈动脉。

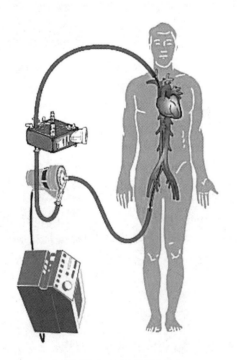

图 12-1　VV-ECMO

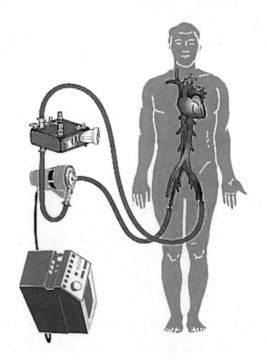

图 12-2　VA-ECMO

Note:

二、体外膜肺氧合技术

【适应证】

(1) 循环支持

1) 各种原因引起的心搏骤停。

2) 急性心肌梗死、急性心肌炎等引起的急性严重心力衰竭。

3) 心脏手术后暂时性心脏功能障碍。

4) 安装人工心脏、心脏移植术前过渡。

(2) 呼吸支持

1) 急性呼吸窘迫综合征。

2) 急性肺栓塞和气道梗阻。

3) 感染、误吸、淹溺、外伤、吸入有毒气体等导致的急性严重呼吸衰竭。

(3) 其他:器官移植前后心肺功能的替代支持、供体脏器支持等。

【禁忌证】

(1) 心肺功能无恢复可能性。

(2) 严重脓毒血症。

(3) 恶性肿瘤。

(4) 心肺复苏超过 30min 存在神经系统功能障碍。

(5) 长时间机械通气(新生儿 10d,成人 7d)。

(6) 孕龄≤34 周新生儿。

【操作方法】

(1) 环境准备:ECMO 可在手术室或 ICU 进行,注意环境清洁。

(2) 物品准备:静脉或动脉置管包,ECMO 机及耗材(主要包括离心泵头、氧合器和管道等),气源,ACT 测定仪,血气监测仪,预充液,肝素等。

(3) 患者准备:使患者处于麻醉状态以保证其安静地接受治疗;患者平卧,充分暴露穿刺部位,备皮;避开 ECMO 置管穿刺部位建立静脉通道,便于术中给药。

(4) 操作步骤

1) 置管:选择 ECMO 支持模式、置管部位、执行动静脉切开或穿刺置管术,经 X 线确定后,缝合固定。

2) ECMO 系统准备:①以无菌技术连接安装氧合器、回流室、动脉微栓滤过器及管道等。②配制预充液。首先给予晶体液预充排气,再将均匀涂抹导电胶的离心泵头置入离心泵中,逐渐调高离心泵转速再次排气,确认管道内无气体后,进行流量及各压力点校正,然后分别给予白蛋白及全血预充并闭环运转,最后理顺整个循环管路,将各个部分固定于适当位置,避免管道扭转打结。③连接空气及氧气管道,设定 FiO_2 和气体流量。④连接变温水箱,设置水温,开始水循环。

3) ECMO 运行:将 ECMO 系统和患者置管紧密连接,防止气泡进入。调节初始泵速、气体流量等,开放 ECMO 管道通路,开始运行 ECMO。

4) ECMO 撤离:根据患者心肺功能恢复的情况,逐步减少 ECMO 对心肺的支持程度,直至 ECMO 撤离。ECMO 撤离后将体外管道内的血液经自体血回输装置回输至体内。动脉置管处行动脉缝合术;静脉置管可直接拔管或行血管修补术,拔管后按压至少 0.5h,再用沙袋压迫 4~6h,注意观察穿刺点局部有无出血。给予鱼精蛋白中和患者体内肝素,使 ACT 恢复正常水平。

【注意事项】

(1) 循环系统监护:持续心电、有创血压、中心静脉压、血氧饱和度、电解质、出入量、体温监测;使用微量泵静脉输入血管活性药物,根据病情调节剂量,观察尿量及颜色。

（2）呼吸系统监护:每2~4h进行一次动脉血气分析;呼吸机设置在正常范围的最小参数,使肺得到充分的休息,并根据血气分析结果及时调整呼吸机各项参数;采用密闭式吸痰,保持呼吸道通畅;定期复查胸部X线检查,了解肺部情况。

（3）ECMO系统监测

1）灌注量监测:需严密监测灌注量,防止灌注量过低而发生并发症。

2）氧合器监测:观察氧合器进出两端血液颜色的变化,如发现两端颜色为暗红色,及时通知医生,采取两端血标本做血气分析。

3）管道护理:定时检查管道各接口是否妥善固定,保持管道功能位。

4）每小时记录离心泵头转速及血流速,观察泵前压力及泵后压力。

（4）并发症的预防:出血、栓塞、感染、肢体缺血性损伤、肾功能不全都是可能出现的并发症。因此应定时做凝血常规检查,严密观察动静脉穿刺部位及全身出血情况;每小时观察并记录四肢动脉尤其是足背动脉的搏动情况、皮肤温度、颜色、有无水肿等情况,评估患者意识情况,防止脑血栓的发生。

三、监测与护理

（一）患者指标及并发症的监测

1. 重点指标监测　①心电图:及时发现并处理心律失常。②平均动脉压:是反映机体主要脏器和组织血液供应的一个重要指标,应保持在50~70mmHg。③中心静脉压:应维持在5~12cmH$_2$O。④血氧饱和度。⑤ACT:定时监测ACT,通常维持在120~200s。⑥出入量:其中尿量是反映心功能及肾功能的重要指标。⑦体温:调节变温水箱温度,并配合变温毯等措施将患者体温控制在35~37℃,避免温度过高引起机体耗氧量增加,或温度太低影响机体的凝血机制并造成血流动力学紊乱。

2. 并发症监测　①出血:是ECMO最常见的并发症,如插管处出血、颅内出血、消化道出血等。ECMO过程中ACT通常维持在120~200s,抗凝过度可引起出血。此外,ECMO会消耗大量血小板,需密切观察手术创面、引流及各管道插管处的出血状况。尽可能在ECMO实施前完成好静脉穿刺、气管内吸痰、留置鼻胃管、留置导尿管等操作,减少在ECMO实施期间进行侵入性操作而造成的出血。②血栓:ECMO过程中抗凝不足将在系统内形成血栓,可造成包括脑组织在内的血管栓塞;肢体缺血可能会引发截肢的风险。③肾功能不全:缺血再灌注损伤、灌注不足、毒性代谢产物堆积等因素,可导致肾功能不全。严密监测肾功能和尿量。④溶血:ECMO系统不可避免地使红细胞受到不同程度的机械性损害而引发溶血,需监测患者是否出现黄疸、高胆红素血症和血红蛋白尿等。⑤感染:密切观察切口及敷料、体温变化等,严格无菌操作。⑥动脉插管远端肢体缺血:密切观察插管侧肢体颜色、温度及足背动脉搏动情况,测量腿围,并与健侧对比;足背动脉未触及时可用多普勒超声探查血流;注意肢体保暖。发现肢体发绀、发凉,应及时通知医生给予处理。

（二）ECMO运行中仪器监测

1. 离心泵头转速及血流速度监测　离心泵头转速决定ECMO产生的血流速度,护士应严密监测离心泵头转速和血流速度。初始流量为全流量[成人2.2~2.6L/（m^2·min）,儿童70~100ml/（kg·min）,婴幼儿100ml/（kg·min）,新生儿150ml/（kg·min）]的1/2~2/3,以尽快补充血氧。稳定以后,流量逐渐下调。

2. 压力监测　动力泵前压力反映引血状态,一般不应超过–30mmHg,负压绝对值越大,表示ECMO机器吸不到血,如血容量不足、静脉插管阻塞时;负压绝对值过高容易造成溶血。氧合器血流入口及出口的压力,主要用于监测泵后至回输患者体内的管路及氧合器的工作状态。当两点压力均增高时,提示氧合器后患者动脉插管端可能阻塞;当两点压力差增大时提示氧合器内阻力增高,见于氧合器血栓形成。

3. **气体管理** 根据进入氧合器的血流量,对进入氧合器的气流量和氧浓度进行设定,气流量过大容易产生气栓。开始运转后先将氧合器的氧浓度调至 70%~80%,气血流量比(0.5~0.8):1。稳定期氧合器的氧浓度调至 40%~50%。取氧合器入口、出口端血液进行血气分析,依此判断氧合器的工作状况,并对气流量和氧浓度进行调整。

4. 保证可靠的氧源,及时添加变温水箱的水量。

(三) 护理

1. **基础护理** 患者在接受 ECMO 治疗前通常呈相对缺氧和低灌注状态,ECMO 开始后,由于缺血再灌注损伤等原因,血管通透性增加引起水肿,以头面部多见,应加强基础护理,保护患者皮肤。长期肝素化可造成患者口腔、鼻腔等处出血,应仔细清洁,保护黏膜。动静脉置管使患者的体位、活动等受到限制,应加强基础护理,提升其舒适度。

2. **感染控制** 血管插管是局部感染并诱发全身感染的主要途径。ECMO 系统中大量非生物表面可通过补体激活、白细胞和炎性介质释放等因素,导致全身炎性反应和免疫功能紊乱。此外,肠源性感染、肺不张和肺炎也较为常见。应严格遵守各项无菌技术原则,定时更换插管部位敷料,尽量避免所有在接口处的操作。必要时取患者体液标本进行培养,配合抗生素等药物的使用并观察药物使用效果。

3. **镇静管理** 运行 ECMO 初期,为减少疼痛不适、降低机体耗氧量和避免管道脱落,通常给予患者适度镇静。应对患者的镇静程度进行持续监测。尽量避免使用脂溶性镇静剂,如丙泊酚,因其可能会造成氧合器的堵塞。脱离 ECMO 之前,根据医嘱逐渐减少镇静剂剂量。

4. **心理护理** 严重的病情、频繁的医护活动可引发患者焦虑、恐惧、抑郁等。护士要营造平和的环境,加强心理护理,通过讲解疾病知识、延长家属陪伴时间等方法,维持患者稳定的精神状态。

5. **营养支持** ECMO 期间,患者处于高分解代谢状态,应进行积极营养支持。因 ECMO 患者早期心肺系统情况差,血管活性药物、镇静剂等多种药物的使用,可能影响肠道功能,因此可采取肠外营养方法。静脉营养应尽量避免输注脂肪乳,因脂肪乳会破坏氧合器中空纤维。随着患者循环、呼吸功能的恢复,要尽早开始肠内营养。

6. **管道护理** 应保证 ECMO 的密闭性,避免进气。妥善固定管道,避免发生牵拉、移位、打折、渗漏和脱落等情况。若发现有血栓形成、渗漏等情况,要通知医生及时处理。

7. **各种意外及仪器故障的紧急处理** 引流出血液和泵入血液的管道之间的短路管称为管路桥,ECMO 期间出现特殊情况需紧急停止循环时,应先钳夹动静脉管道,开放管路桥。若管道中出现气栓,应立即钳夹近患者一侧管路,防止气栓进入患者体内。当离心泵转速不变但血液流速下降,应首先排除是否存在管道扭转或受压,进一步检查是否存在静脉管道抖动(静脉管道抖动可能提示引流不畅等情况)。氧合器出口发生渗漏提示氧合器可能出现故障,应报告医生准备立即更换氧合器。当驱动泵失灵,应先用紧急手动转动泵头维持循环,再查找原因。

(成守珍)

第三节 连续性血液净化

导入案例与思考

患者,男,50 岁。肺炎导致低血压、重度呼吸衰竭,已行机械通气。胸片示双肺浸润影,诊断为 ARDS。数天后患者出现少尿,肌酐升至 3.2mg/dl。FiO_2 100%,PEEP 为 15mmHg,SpO_2 90%,体重增加 20kg,K+ 4.3mmol/L,BUN 110mg/dl,应用升压药维持 SBP 在 90~100mmHg,肺动脉楔压(PAWP)24mmHg,应用利尿剂后 12h 尿量 160ml。

Note:

请思考：

1. 该患者应选用何种治疗方式，该治疗方式有何特点？
2. 该治疗过程中有哪些监测和护理要点？

一、概述

(一) 相关概念

血液净化（blood purification）指各种连续性或间断清除体内过多水分、溶质方法的总称，该技术是在肾脏替代治疗技术的基础上逐步发展而来。主要的血液净化方法有肾脏替代治疗（renal replacement therapy，RRT）、血浆置换（plasma exchange，PE）、血液灌流（hemoperfusion，HP）、腹膜透析（peritoneal dialysis，PD）等。其中将单次治疗时间 <24h 的 RRT 称为间断性肾脏替代治疗（intermittent renal replacement therapy，IRRT）；而将治疗持续时间 ≥24h 的 RRT 称为连续性肾脏替代治疗（continuous renal replacement therapy，CRRT），也称为连续性血液净化（continuous blood purification，CBP）。本节主要讨论连续性血液净化技术。

(二) 原理

CBP 是用净化装置通过体外循环方式，连续、缓慢清除体内代谢产物、异常血浆成分以及蓄积在体内的药物或毒物，以纠正机体内环境紊乱的一组治疗技术。相对于间歇性血液透析（intermittent hemodialysis，IHD）而言，CBP 在维持血流动力学稳定、有效清除中大分子、改善炎症状态、精确控制容量负荷、调节免疫功能、纠正电解质紊乱维持酸碱平衡及可以提供充分的营养支持方面具有优势，在临床危重症救治中发挥着重要作用。血液净化治疗主要在于清除血液中的有害物质，其清除溶质的主要方式有弥散（diffusion）、对流（convection）和吸附（adsorption）三种。

1. 弥散 指溶质通过半透膜，由浓度高的一侧向浓度低的一侧转运，主要驱动力是浓度差。这种方式对小分子的清除效果比较好，如钾、肌酐、尿素氮等。

2. 对流 对流的动力来源于半透膜两侧的压力梯度，溶质分子在压力梯度下随着水分进行跨膜移动，跨膜压使溶液从压力高的一侧进入压力低的一侧，同时溶液中的溶质伴随溶液进入压力低的一侧。其中溶质清除的过程称为对流，溶液清除的过程称为超滤。对流对中分子的物质清除效果较好，如部分炎症因子，置换液流量越大，溶质清除越好。

3. 吸附 吸附为溶质吸附到滤器膜的表面，是溶质清除的第三种方式，与溶质浓度关系不大，而与溶质和膜的化学亲和力及膜的吸附面积有关，对中分子、大分子清除效果好。

二、连续性血液净化技术

(一) 临床应用指征

连续性血液净化技术临床应用指征主要分为肾脏替代治疗指征和器官支持指征。

1. 肾脏替代治疗指征 ①急性肾功能衰竭合并高钾血症、酸中毒、肺水肿。②急性肾功能衰竭合并心力衰竭。③急性肾功能衰竭合并脑水肿。④急性肾功能衰竭伴高分解代谢。⑤肾移植术后等。用 CBP 治疗复杂性急性肾功能衰竭的目的是维持水电解质平衡、酸碱和溶质的稳定；防止肾脏进一步损伤；促进肾脏功能的恢复；为其他支持疗法创造条件。

2. 器官支持指征 临床上主要用于：①全身炎症反应综合征（SIRS）。②多器官功能障碍综合征（MODS）。③急性呼吸窘迫综合征（ARDS）。④急性重症胰腺炎（ASP）。⑤其他：在酸碱平衡紊乱、药物或毒物中毒、肝功能衰竭、脑水肿、乳酸性酸中毒、心脏疾病术后多器官功能衰竭、充血性心力衰竭、妇产科疾病（如重度子痫）、挤压综合征、自身免疫性疾病（如重症肌无力、系统性红斑狼疮、吉兰 - 巴雷综合征）中也有较为广泛的应用。

(二) 常见模式

经过几十年的发展，传统的 CBP 技术已经衍生出一系列适应不同临床病症的治疗模式。以溶质

Note:

和水清除原理为重点参照,常见的连续性血液净化技术治疗模式有多种,如连续性静脉 - 静脉血液滤过(continuous veno-venous hemofiltration,CVVH)、连续性静脉 - 静脉血液透析(continuous veno-venous hemodialysis,CVVHD)、连续性静脉 - 静脉血液透析滤过(continuous veno-venous hemodiafiltration,CVVHDF)、缓慢连续性超滤(slow continuous ultrafiltration,SCUF)、连续性高通量透析(continuous high flux dialysis,CHFD)、高容量血液滤过(high volume hemofiltration,HVHF)、连续性血浆滤过吸附(continuous plasma filtration adsorption,CPFA)等。其中 CVVHD、CVVHDF 及 CVVH 是 CBP 最为常用的治疗方式,但三种模式各具特色,均可作为重症 AKI 的治疗方式。CVVHDF 和 CVVH 具有清除中大分子毒素、炎症因子和代谢产物的优势。SCUF 主要用于清除过多液体为主的治疗,但对溶质清除能力极弱,常用于充血性心力衰竭患者的脱水治疗。随着技术的进步,CBP 还可以杂合应用血浆置换(PE)、双重滤过血浆置换(CPFA)、血液灌流(HP)、配对血浆分离吸附(CPFA)、体外膜肺氧合(ECMO)等新型治疗技术。

> ### 知 识 拓 展
>
> #### 血 液 灌 流
>
> 　　血液灌流(hemoperfusion,HP)是现今广泛应用于 ICU 的另一种血液净化技术,主要用于治疗急性药物和毒物中毒。它是利用体外循环灌流器中吸附剂的吸附作用清除外源性和内源性毒物、药物以及代谢产物等,从而达到净化血液的目的。HP 装置主要由灌流器、吸附剂和血泵组成。目前临床上最为常用的血液灌流的吸附剂有活性炭和树脂。活性炭吸附剂对大多数溶质的吸附在 2~3h 接近饱和;对于吸附能力不强的树脂灌流 2h 后许多被吸附的物质开始解析。因此,若有必要继续 HP 治疗,则可在 2~3h 后更换灌流器。HP 结束后,最好用空气回血,尽量避免使用生理盐水,以免被吸附的物质重新释放入血。由于在 HP 治疗过程中所用的肝素量较大,为防止出血,在治疗结束时可缓慢推注鱼精蛋白进行中和。

> ### 知 识 拓 展
>
> #### 血 浆 置 换
>
> 　　血浆置换(plasma exchange,PE)是一种常用的血液净化方法。经典的血浆置换是将患者的血液抽出,分离血浆和血细胞成分,弃去血浆,而把细胞成分以及所需补充的白蛋白、血浆及平衡液等回输体内,以达到清除致病介质的目的。现代技术不断可以分离出全血,尚可分离出某一类或某一种血浆成分,从而能够选择性或特异性地清除致病介质。其治疗范畴包括神经系统疾病、肾脏疾病、血液病、肝脏病、代谢性疾病、结缔组织病及移植领域。目前临床主要采用膜式分离法进行 PE 治疗,其装置主要包括:血浆分离设备、血管通路、抗凝剂及置换液。其中抗凝剂多采用肝素,对于有出血倾向者可采用低分子肝素或减少肝素量,其置换液多使用人血白蛋白和血浆。由于 PE 治疗过程中使用肝素,为防止出血,在治疗结束后可缓慢推注鱼精蛋白进行中和。

三、监测与护理

(一)监测

1. 体外回路监测

(1)压力监测:现代化 CBP 机器都具有完善的压力监测装置,通常直接监测的压力包括动脉压(PA)、静脉压(PV)、滤器入口压力(PF)、废液压(PE)等。通过直接测量的值计算的压力参数,包括跨膜压(TMP)、滤器压力降(PFD)。通过这些压力的动态变化,反映体外循环的运行状况,是保证体外循环安全的重要方面。一方面,它可以防止体外循环出现压力过高现象,避免由此导致的管路连接处崩开、脱落;另一方面,当体外循环压力过低,如管路破裂、连接处崩开时,可以报警引起血泵停止,避免进一步失血。因此,CBP治疗护理监测工作中连续观察和记录这些压力值的变化有重要意义。

(2) 安全监测:①空气监测。一般采用超声方法探测血液中的气泡。由于体外循环并非完全封闭,加之置换液在加热过程中产生气体,因而体外循环中本身存在较多气,血液在回到体内时须经空气捕获器消除空气,同时须经过空气探测器,保证血液中不含空气才能回到体内。②漏血监测。滤器由多个空心纤维组成,只要有一根纤维破裂,血细胞即可持续进入超滤液中,导致机体失血。CBP机器在超滤液回路上设置有探测器,可监测超滤液中的血细胞含量。探测器通过测定超滤液的透明度或颜色改变实现漏血监测。

2. 患者监测

(1) 生命体征监测:严密观察生命体征,使用心电监护仪持续监测患者的血压、心率、呼吸、血氧饱和度,密切观察患者意识变化。尽管CBP缓慢清除液体,血流动力学稳定,但仍有少量的危重患者因发生低血压而终止CBP治疗。心律失常是CBP治疗过程中常见并发症之一。对于心律失常的高危患者,建议血液净化治疗前积极纠正,血液净化过程中超滤速度适当。患者一旦发生心律失常,应积极去除诱因,采用药物干预,适当调整置换液处方,必要时停止血液净化治疗。

(2) 电解质和血气监测:由于大多数患者均存在少尿或无尿症状,以及水、电解质、酸碱平衡失调,因此,肾功能、电解质、酸碱平衡的监测尤为重要,应严密监测患者的血生化、血气分析等。对于病情稍稳定的患者,在开始2h内检测一次,如果无明显异常,可适当延长检测时间。

(3) 抗凝监测:CBP抗凝有两个主要目标,一是尽量减轻血滤器的膜和血路对凝血系统的激活作用,长时间维持血滤器和血路的有效性;二是尽量减少全身出血的发生率,即抗凝作用局限在体外循环的血滤器和血路内。临床常用的抗凝剂有普通肝素、低分子肝素、枸橼酸、阿加曲班等,高出血风险的患者也可采用无抗凝策略。临床上需依据患者凝血功能、肝功能等实际情况综合评估后选择合适的抗凝方式。体外循环中抗凝剂的应用可增加出血危险。因此,需要密切观察患者各种引流液、大便颜色、伤口渗血情况、术后肢体血运及皮肤温度、颜色等情况,并严密监测凝血指标,如激活全血凝固时间(ACT)或活化部分凝血活酶时间(APTT)等,及早发现出血并发症,调整抗凝剂的用量或改用其他抗凝方法,避免引起的严重出血并发症。

(4) 深静脉置管并发症的监测:CBP治疗过程中会置入导管建立血管通路,出血、血栓及感染是常见的置管并发症。出血是深静脉置管早期并发症,常与置管导致的机械性损伤相关。最常见的并发症是置管局部的出血及血肿,一旦出现应及时按压穿刺部位,按压时间通常为15min。血栓是深静脉置管长期并发症。血栓不仅导致导管功能障碍或失去功能,而且血栓脱落甚至可以导致肺栓塞危及生命。因此,应积极采取预防血栓的措施。一旦确诊血栓形成,则需根据导管种类、血栓部位、特点,选择纤溶酶原激活剂封管、原位换管或拔管后重新置管等不同处理方式。局部感染是严重的并发症,体外循环可成为细菌感染源,管道连接处、取样处和管道外露部分成为细菌侵入的部位。因此,操作时需高度谨慎,严格执行无菌技术,避免打开管道留取血标本,避免出血和血肿,防止导管相关的血流感染。一旦发生感染,则均应在采集标本培养后,根据病原学尽早抗感染治疗,必要时拔管或换管。

(二) 护理措施

1. 血管通路的护理 血管通路指将血液从体内引出,使之进入体外循环装置,再回到体内的途径。临床通常在床边经超声引导或通过解剖定位的方法置入导管。置入导管类型有临时透析导管和长期深静脉留置导管(Cuff管)。多数危重症患者行CBP治疗的时间在2周以内,此时临时透析导管是首选。如果预估患者行 CBP 时间大于 4 周,Cuff 管是置管首选。静脉 - 静脉血管通路临床最常用,目前多使用单针双腔静脉导管作为 CBP 的血管通路,标准导管是动脉孔(在后)与静脉孔(在前)间相距 2~3cm,血液再循环量不高于 10%,置管方向必须与静脉回流方向一致,否则会增加再循环。在 CBP 治疗期间,应妥善固定血管通路,防止脱管。每次治疗结束后严格消毒接口处,用管腔容量的 100%~120% 的封管液对双腔导管进行封管。依据患者的出凝血情况选择封管液。对于没有活动性出血或出血风险的患者,建议选择肝素盐水封管,肝素的浓度依据患者的凝血情况进行配制。对于有活动性出血的患者,建议采用 4% 枸橼酸钠液封管,每 12~24h 一次。封管后用无菌敷料覆盖,妥善固定,防止扭曲、污染及漏血。

2. 容量管理　CBP 治疗过程中需要使用大量的置换液和 / 或透析液,如果液体控制不严格,则可导致严重的不良后果。CBP 的液体管理分为两个部分:一方面,CBP 超滤出的废液量及补充的置换液和 / 或透析液需保持精确的平衡,这部分主要由 CBP 使用的机器本身来管理;另一方面,需根据患者的容量状态及血流动力学监测指标调整超滤量,改善患者的容量状态,这方面主要由医护人员完成,也是液体管理的重点。CBP 治疗中需根据患者的心、肺、肾的功能和状态制订相应的计划,正确设置血流量、每小时脱水量、置换液速率等,每小时统计出入总量;根据病情及血流动力学监测指标及时调节各流速,保持出入液量动态平衡。

3. 防治意外拔管的护理　透析管道置入后,护士应认真评估患者的意识状态及合作程度,确定患者是否存在管路滑脱的高危险。对意识清楚的患者,应充分宣教,使其了解预防管路滑脱的重要性,取得配合;妥善固定后,各班严密交接管路的位置及通畅情况。根据患者病情及置管部位等,制订个性化的翻身及体位管理实施方案,避免导管牵拉、受压及脱出。患者躁动时,适当进行肢体约束,必要时遵医嘱进行镇静。出现异常情况及时通知医生,并协助处理。

4. 仪器报警的处理　仪器报警会影响 CBP 治疗的正常运行,往往导致非计划性下机,影响患者的治疗。仪器常见报警原因有输入压力极端负值、回输压力极端正值、血液中有气泡、跨膜压过高、液袋已满等。发生仪器报警时,护士需分析报警原因,并根据仪器提示解除报警。当患者向置管侧翻身时,应避免因翻身角度过大而出现管路受压,出现输入压力极端负值报警,此时护士需要手动解除报警,并调整管路、体位,直至报警解除。如报警无法解除且血泵停止运转,则立即停止治疗,手动回血,并速请维修人员到场处理。

5. 体温的管理　在 CBP 治疗中体温的监测不容忽视。CBP 用于非肾脏疾病治疗主要是为了清除炎性介质,有助于患者降低体温。适当降低温度有利于保持心血管功能的稳定,但大量液体交换及体外循环丢失热量可致患者体温不升。对于体温不升的患者需采取措施提高患者体温,比如提高室内温度并保持在 22~24℃;有自动加温装置的机器需及时调整;将置换液放入恒温箱加温后使用;为患者加盖棉被等一系列措施促进患者的体温恢复。

6. 其他　在 CBP 过程中,机体需要的一些重要营养成分包括葡萄糖、氨基酸、蛋白质、维生素及微量元素,会以弥散、对流或吸附的方式被清除或消耗。因此,行 CBP 的过程中,应根据患者病情个体化补充相应的营养物质。血液透析时血液长期与人工膜及塑料导管接触,可产生血膜反应。另外,塑料碎裂及残存的消毒液也可以激活多种细胞因子和补体引起过敏反应。使用高生物相容性的生物膜,能最大限度地避免这种并发症的出现。

(黄素芳)

第四节　镇　痛　镇　静

危重患者因原发疾病、手术、创伤、烧伤及侵入性操作等因素引发疼痛,继而导致机体应激,出现焦虑、躁动、睡眠障碍,有可能引发意外事件,并增加机体耗氧、脏器功能异常、免疫抑制和分解代谢增加。镇痛镇静治疗特指应用药物和非药物手段以消除患者疼痛,减轻患者焦虑和躁动的治疗。它已成为重症患者的常规治疗,在实现器官功能保护的前提下,应以目标为导向,在充分镇痛的基础上实施镇静,动态准确评估,及时调整,在疾病的不同阶段制订个性化的镇痛、镇静策略。

一、概述

(一) 目的

镇痛镇静治疗的目的:①消除或减轻患者的疼痛及躯体不适感,减少不良刺激及交感神经系统的过度兴奋。②帮助和改善患者睡眠,诱导遗忘,减少或消除患者对其在ICU治疗期间病痛的记忆。③减轻或消除患者焦虑、躁动甚至谵妄,防止患者的无意识行为(如挣扎)干扰治疗,保护患者的生命安全。④减轻器官应激负荷,保护器官储备功能,维持机体内环境稳定。

(二) 分类

1. 非药物干预 危重患者处于强烈的应激环境中,可以通过改善患者环境、降低噪声、集中进行护理及医疗干预、减少夜间声光刺激等策略,促进睡眠,保护患者睡眠周期,也可以进行物理辅助治疗。

(1) 经皮电刺激神经疗法(transcutaneous electrical nerve stimulation,TENS):是应用特定的低频脉冲电流作用于人体病患部位,以达到镇痛为主要目的的治疗方法。常用电流波形为方波,频率1~160Hz,波宽2~500μs。工作原理是采用电脉冲波刺激方法,通过放置于人体病患部位皮肤上的电极,使低压电流通过皮肤对机体粗神经末梢进行温和刺激,从而达到缓解疼痛的目的。

(2) 注意力分散法:通过使用音乐、对话、看电视等方法,转移患者对疼痛的关注程度以达到镇痛效果。

(3) 想象法:引导患者通过想象一些美好的情境而达到镇痛的效果。

(4) 深呼吸和逐步放松法:可引导患者先进行深呼吸,随后配合肌肉放松练习。

2. 镇痛药物干预

(1) 常见镇痛药物:①非甾体抗炎药,作用于外周疼痛感受器,主要通过抑制受伤局部前列腺素的产生而发挥镇痛作用,长期使用无成瘾性。常用药物包括阿司匹林、布洛芬等。②阿片类镇痛药,通过与阿片受体相结合以改变患者对疼痛的感知,长期使用会产生耐受性和成瘾性。常用药物有吗啡、芬太尼、舒芬太尼、哌替啶等。③非阿片类镇痛药,代表药物曲马多,是一种中枢镇痛药。④局麻类镇痛药,通常与阿片类药物联用,用于术后硬膜外镇痛,通过抑制神经细胞去极化而发挥作用,主要药物包括利多卡因、布比卡因等。

(2) 给药途径:镇痛药物有多种给药方式。①常规给药方式:包括口服、肌内注射、静脉注射和经皮给药等。若使用口服途径,应考虑危重症患者的胃肠道功能是否减弱而影响药物吸收。②皮下持续注射:将镇痛药以微量注射泵为动力持续推注到患者皮下(通常为腹部)的方法。③硬膜外注射:为患者置入硬膜外导管,将阿片类或局麻药物以间断单剂推注、持续输注或由患者自控推注等方法注入硬膜外。④患者自控镇痛(patient-controlled analgesia,PCA):指当疼痛出现时,由患者自行按压镇痛泵机器按钮而向体内注射一定量的镇痛药以达到镇痛效果的方法,适用于清醒合作并有能力控制镇痛泵按钮的患者。临床上可分为静脉PCA、皮下PCA、硬膜外PCA等。

3. 镇静药物干预

(1) 常用的镇静药:①苯二氮䓬类,通过与中枢神经系统内γ-氨基丁酸受体相互作用,发挥催眠、抗焦虑和顺应性遗忘作用,常用药物包括咪达唑仑、地西泮等。②丙泊酚:通过激活γ-氨基丁酸受体发挥镇静催眠、顺应性遗忘和抗惊厥作用,特点是起效快、作用时间短,撤药后患者可迅速清醒。③α$_2$受体激动药:有很强的镇静、抗焦虑作用,同时具有镇痛作用,可减少阿片类药物的用量,亦具有抗交感神经作用。常用药物有右美托咪定。

(2) 镇静药给药途径:以持续微量泵静脉输注为主,此外还有经肠道(口服、肠道造瘘或直肠给药)、肌内注射等。

知 识 拓 展

患者自控镇静

患者自控镇静(patient controlled sedation,PCS)是在 PCA 技术的思路上发展起来的,在医师预先设定程序和安全限量基础上,由患者控制镇静药的速度和次数以控制自身的镇静水平。PCS的安全性建立在"失安全控制(fail safe)"效应的基础上,因随着镇静程度的加深,患者的反应变得越来越迟钝,进行有效按压的次数减少;当患者一旦进入睡眠,就不可能再进行按压,也就不会进一步加深镇静的程度。在 PCS 中,药物的用量根据药物在个体产生的效应来调节,克服了麻醉师给药时根据患者一般情况和体重平均用药带来的缺陷。目前用于 PCS 的药物主要是丙泊酚和咪唑地西泮。

二、镇痛镇静的实施

镇痛镇静的实施过程可参考镇痛镇静实施流程图,见图 12-3。该图来源于 2018 年《中国成人ICU 镇痛和镇静治疗指南》。

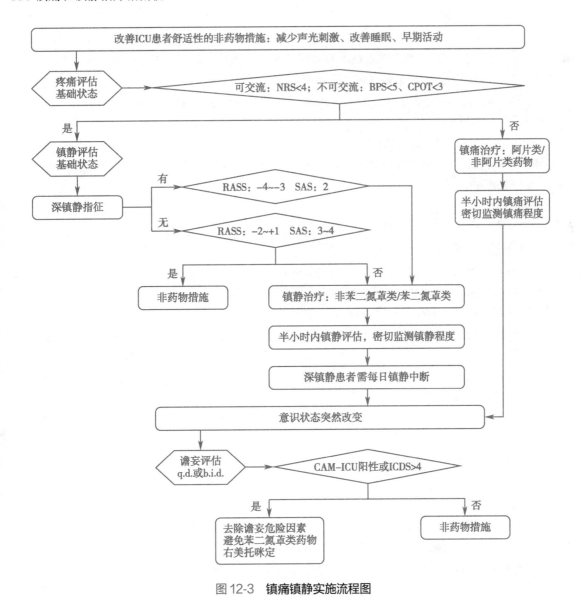

图 12-3 **镇痛镇静实施流程图**

(一) 设定管理目标

根据患者的器官功能状态设定合理的镇痛镇静目标,并根据患者病情变化和器官储备功能程度而调节变化。若达不到设定的指标,需要立即开始镇痛镇静治疗,对已经实施镇痛镇静治疗的患者要调整药物剂量或种类。一般而言,镇痛效果评估的方法及预期目标:对于能自主表达的患者应用数字评分法(NRS)评分,其目标值为 <4 分;对于不能表达、运动功能良好、行为可以观察的患者应用行为疼痛评估量表(BPS)评分或重症监护疼痛观察工具(CPOT)评分,其目标值分别为 BPS<5 分和 CPOT<3 分。对于器官功能相对稳定,恢复期的患者,应给予浅镇静,以减少机械通气时间和 ICU 入住时间;但对处于应激急性期,器官功能不稳定的患者,宜给予较深镇静以保护器官功能。

(二) 正确评估

选择准确适宜的评估方法,对患者进行正确的动态评估,有助于实施恰当的镇痛镇静治疗,并可减少药物剂量,以减少药物的不良反应。目前临床使用最广泛的镇静评分标准是 Richmond 躁动 - 镇静评分(RASS)和镇静 - 躁动评分(SAS)。在实施镇痛镇静初期阶段,30min 需要进行评估,达到稳定后每 2~4h 评估一次,可交流的患者夜间可根据情况减少评估次数。进行穿刺、拔管、换药等加重疼痛感的操作前,需要给予镇痛镇静治疗,在治疗过程中应随时根据实际情况进行评估,及时调整用药剂量。

(三) 每日镇静中断

每日镇静中断(daily sedation interruption,DSI)指的是在连续性使用镇静药物的过程中,每日进行短时间的停用镇静药物,待患者恢复基本的遵嘱反应和神经肌肉动作后再重新给予镇静治疗。DSI主要用于深镇静的患者,目的是限制镇静药物的过量使用,减少体内的药物蓄积,进而缩短机械通气时间,改善临床结局。对于无需深镇静的患者,更需要强调的是随时调整镇静深度。

(四) 药物的撤离

当患者病情恢复、大剂量或较长时间使用镇痛镇静剂而可能产生生理性依赖时,需撤除药物。应严格根据医嘱,有计划递减镇痛镇静药剂量。撤药过程中密切观察患者的反应。警惕患者出现戒断症状,保护患者安全。

三、监测与护理

(一) 遵医嘱正确用药

危重患者的生理病理状态特殊,应严格遵医嘱选择恰当的给药方式,正确给予镇痛镇静药物,同时了解各种镇痛镇静药物的代谢周期,严格把握给药的时间间隔。

(二) 密切观察药物效果和不良反应

使用镇痛镇静药物后,密切观察药物的起效时间,应用镇痛镇静评估量表,持续评估患者的镇痛镇静程度及药物效果。如果镇痛镇静效果不理想及时报告医生,对药物进行调整。

1. **苯二氮䓬类药物**　容易引起蓄积、代谢较慢,增加镇静深度,尤其是老年患者、肝肾功能受损者药物清除减慢,反复或长期使用可致药物蓄积或诱导耐药产生。

2. **丙泊酚**　单次注射时可出现暂时性呼吸抑制和血压下降、心动过缓,应严密监测心脏储备功能差、低血容量患者的生命体征。丙泊酚的溶剂为乳化脂肪,长期或大量使用应监测血脂。

3. **α_2 受体激动剂**　右美托咪定具有抗交感作用,可导致心动过缓和 / 或低血压。

4. **非甾体抗炎药**　对于使用非甾体抗炎药的患者,应注意患者是否出现胃肠道出血,并需监测肝、肾功能。

5. **阿片类镇痛药**　应用阿片类镇痛药的患者,应严密监测患者是否出现呼吸抑制、血压下降、过度镇静、胃肠蠕动减弱、尿潴留和恶心呕吐等副作用。

6. **局麻类镇痛药**　应用局麻类镇痛药的患者,应注意监测有无嗜睡、呼吸抑制、低血压、心动过缓和心律失常等,一旦出现立刻报告医生进行处理。

（三）严密监测和预防并发症的发生

1. ICU 获得性肌无力　神经肌肉阻滞剂和深镇静是诱导其发生的重要因素。积极处理原发病，尽量减少或避免引起肌无力的药物、早期康复训练、充足的营养支持等均有助于肌无力的预防及恢复。

2. 循环功能抑制　对于血流动力学不稳定、低血容量或交感兴奋性升高的患者，镇痛镇静治疗容易引发低血压。因此镇痛镇静治疗期间应进行循环功能监测，根据患者的血流动力学变化调整给药剂量及速度，并适当进行液体复苏，必要时给予血管活性药物，力求维持血流动力学平稳。

3. 呼吸功能抑制　多种镇痛镇静药物都可以产生呼吸抑制，深度镇静还可以导致患者咳嗽和排痰能力减弱，影响呼吸功能恢复和气道分泌物的清除，增加肺部感染机会。因此实施镇痛镇静过程中要密切监测呼吸频率、节律及幅度，并在病情允许的情况下尽可能及时调整为浅镇静。

4. 消化功能影响　阿片类镇痛药物可抑制肠道蠕动导致便秘和腹胀。配合应用促胃肠动力药物、联合应用非阿片类镇痛药物和新型阿片类制剂等措施能减少上述不良反应。

5. 其他　镇痛镇静后患者自主活动减少，加之疼痛感觉变弱，会使患者较长时间维持于某一体位，继而容易造成压力性损伤、深静脉血栓等并发症，因此对于接受镇痛镇静治疗的重症患者应采取加强体疗、变换体位、早期活动等方式以减少上述并发症的发生。

（四）谵妄的预防和治疗

目前导致谵妄的诱因很多，但具体机制仍尚未完全清楚。谵妄对重症患者预后的影响深远，预防和及时纠正非常重要。谵妄的诊断主要依据临床检查及病史。目前推荐使用 ICU 谵妄诊断的意识状态评估法（CAM-ICU）和重症监护谵妄筛查量表（ICDSC）。近几年来，以谵妄为核心的、包含早期活动的重症患者镇痛镇静集束化管理策略越来越受到重视，所有的策略均围绕着控制应激反应、降低谵妄发生率、减少谵妄危害来制订。其中的代表是 ABCDEF、eCASH 策略。ABCDEF 策略包括疼痛评估、预防和管理；自主觉醒试验和自主呼吸试验；镇痛镇静的选择；谵妄的评估、预防和管理；早期活动及家庭关怀六方面。应用该策略可明显降低谵妄的发生率，缩短谵妄持续时间。与之类似的 eCASH 策略，包含早期使用镇痛药物保持舒适、最小化镇静和最大化人文关怀，充分体现了集束化策略对谵妄预防的重要性。最近提出的 ESCAPE 综合管理策略，着重强调了早期活动、睡眠管理和精神状态评估（认知功能评估）在谵妄管理中的重要性，使谵妄患者的管理策略更加全面。谵妄管理的 ESCAPE 集束化策略见图 12-4。该图来源于 2019 年《重症患者谵妄管理专家共识》。

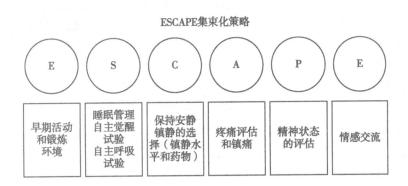

图 12-4　谵妄管理的 ESCAPE 集束化策略

（五）家庭参与

家庭参与式护理模式指将家庭成员纳入到患者的护理团队，通过教育、指导和实践培训等方式帮助家庭成员更好地参与到患者的照护工作。此模式对于患者的护理和康复具有积极作用，能够提高患者治疗的依从性，提高治疗效果。家庭成员通过参与到患者的护理活动，能够更好地为患者从医院过渡到家庭做好准备，同时提高住院期间的护理服务满意度。

（周　敏）

第五节 营 养 支 持

一、营养支持原则

(一)选择适宜的营养支持时机

根据患者的病情变化确定营养支持的时机。此外,还需考虑不同原发疾病、不同阶段的代谢改变与器官功能的特点。

(二)控制应激性高血糖

通过使用胰岛素严格控制血糖水平≤8.3mmol/L,可明显改善危重症患者的预后,使多器官功能障碍综合征(MODS)的发生率及病死率明显降低。

(三)选择适宜的营养支持途径

营养支持包括肠外营养(parenteral nutrition,PN)和肠内营养(enteral nutrition,EN)两种途径。首选肠内营养,不能耐受肠内营养或禁忌肠内营养的患者选用肠外营养。

(四)合理的能量供给

不同疾病状态、时期及不同个体其能量需求不同。应激早期应限制能量和蛋白质的供给量,能量可控制在 20~25kcal/(kg·d),蛋白质控制在 1.2~1.5g/(kg·d)。对于病程较长、合并感染和创伤的患者,待应激与代谢状态稳定后能量供应适当增加,目标喂养可达 30~35kcal/(kg·d)。

(五)合理添加营养素

在补充营养底物的同时,重视营养素的药理作用。为改善危重症患者的营养支持效果,在肠外与肠内营养液中可根据需要添加特殊营养素。

二、肠内营养支持

(一)危重症患者肠内营养支持的评估

1. 评估是否适宜肠内营养支持 胃肠道功能存在(或部分存在),但不能经口正常摄食的重症患者,应优先考虑给予肠内营养,只有肠内营养不可实施时才考虑肠外营养。肠梗阻、肠道缺血或腹腔间室综合征的患者不宜给予肠内营养,主要原因是肠内营养增加了肠管或腹腔内压力,易引起肠坏死、肠穿孔,增加反流与吸入性肺炎的发生率。对于严重腹胀、腹泻,经一般处理无改善的患者,建议暂时停用肠内营养。

2. 评估供给时机 需要营养支持治疗的患者首选肠内营养支持;不能进食的患者在 24~48h 开始早期肠内营养支持;肠内营养支持前应评估胃肠道功能,但肠鸣音和肛门排气排便不是开始肠内营养支持的必要条件;血流动力学不稳定的患者在充分液体复苏或血流动力学稳定后开始肠内营养支持,血管活性药物用量逐步降低的患者可以谨慎地开始/恢复肠内营养支持。

3. 评估适宜的营养制剂 根据患者对氮源的需求情况选择氨基酸型制剂、短肽型制剂、整蛋白型制剂或特殊疾病配方制剂。

4. 评估供给途径 根据患者情况可采用鼻胃管、鼻空肠管、经皮内镜下胃造瘘(percutaneous endoscopic gastrostomy,PEG)、经皮内镜下空肠造瘘(percutaneous endoscopic jejunostomy,PEJ)、术中胃/空肠造瘘等途径进行肠内营养。

5. 评估供给方式

(1)一次性推注:将营养液用注射器缓慢地注入喂养管内,每次不超过 200ml,每天 6~8 次。该方法操作方便,但易引起腹胀、恶心、呕吐、反流与误吸,临床一般仅用于经鼻胃管或经皮胃造瘘的患者。

(2)间歇重力输注:将营养液置于输液瓶或专用营养输注袋中,经肠内营养输液器与喂养管连接,借助重力将营养液缓慢滴入胃肠道内,每天 4~6 次,每次 250~500ml,输注速度为 20~30ml/min。此法在临床上使用较广泛,患者耐受性好。

(3) 持续输注:采用肠内营养泵进行输注,适于十二指肠或空肠近端喂养的患者,是一种理想的肠内营养输注方式。一般开始输注时速度不宜快、浓度不宜高,以便肠道有一个适应的过程,可由20~50ml/h 开始,逐步增至 100~150ml/h,浓度亦逐渐增加。

(二) 危重症患者肠内营养支持的护理

1. 常规护理措施　①妥善固定喂养管,避免翻身、活动时喂养管脱落。②经鼻置管者每日清洁鼻腔,避免出现鼻腔黏膜压力性损伤。③做好胃造瘘或空肠造瘘患者造瘘口护理,避免感染等并发症发生。④喂养结束时规范冲管,保持管道通畅,避免堵塞。⑤根据患者病情和耐受情况合理调整每日喂养次数和速度,保证每日计划喂养量满足需要。⑥室温下保存的营养液若患者耐受可以不加热直接使用,在冷藏柜中保存的营养液应加热到 38~40℃后再使用。⑦自配营养液现配现用,配制好的营养液最多冷藏保留 24h。⑧气管插管患者在使用肠内营养时应将床头抬高 30°~45°,每 4~6h 进行口腔护理,做好导管气囊管理和声门下分泌物吸引。⑨高误吸风险和对一次性推注不耐受的患者应使用持续输注的方式进行肠内营养。

2. 营养支持评定与监测　①评估患者营养状态改善情况。②评估患者每日出入量,监测每日能量和蛋白质平衡状况。③观察患者有无恶心、呕吐、腹胀、腹泻等不耐受情况,必要时降低营养液供给速度或调整供给途径和方式。④观察患者进食后有无痉挛性咳嗽、气急、呼吸困难,咳出或吸引出的痰液中有无食物成分,评估患者有无误吸发生。高误吸风险的患者使用幽门后营养供给途径进行喂养,同时应降低营养输注速度,条件允许时可以使用促胃肠动力药。⑤评估患者的胃残留量,若 24h 胃残留量 <500ml 且没有其他不耐受表现,不需停用肠内营养。⑥按医嘱正确监测血糖,观察患者有无高血糖或低血糖表现。

3. 并发症观察与护理　肠内营养的并发症主要分为感染性并发症、机械性并发症、胃肠道并发症和代谢性并发症。

(1) 感染性并发症:以吸入性肺炎最常见,是肠内营养最严重和致命的并发症。一旦发生误吸应立即停止肠内营养,促进患者气道内的液体与食物微粒排出,必要时应通过纤维支气管镜吸出。

(2) 机械性并发症:①黏膜损伤,肠内营养置管操作不当时或置管后对局部组织的压迫可引起黏膜水肿、糜烂或坏死。应选择直径适宜、质地软而有韧性的喂养管,熟练掌握操作技术,置管时动作应轻柔。②喂养管堵塞,最常见的原因是膳食残渣或粉碎不全的药片黏附于管腔壁,或药物与膳食不相溶形成沉淀附着于管壁所致。发生堵塞后可用温开水低压冲洗,必要时也可借助导丝疏通管腔。③喂养管脱出,喂养管固定不牢、暴力牵拉、患者躁动不安和严重呕吐等导致,不仅使肠内营养不能顺利进行,而且经造瘘置管的患者还有引起腹膜炎的危险,因此,置管后应妥善固定导管,加强护理与观察,严防导管脱出,一旦喂养管脱出应及时重新置管。

(3) 胃肠道并发症

1) 恶心、呕吐与腹胀:接受肠内营养的患者有 10%~20% 可发生恶心、呕吐与腹胀,主要见于营养液输注速度过快、乳糖不耐受、膳食口味不耐受及膳食中脂肪含量过多等。发生上述消化道症状时应针对原因采取相应措施,如减慢输注速度、加入调味剂或更改膳食品种等。

2) 腹泻:是肠内营养最常见的并发症,主要见于:①低蛋白血症和营养不良时,小肠吸收力下降。②乳糖酶缺乏者应用含乳糖的肠内营养膳食。③肠腔内脂肪酶缺乏,脂肪吸收障碍。④应用高渗性膳食。⑤营养液温度过低及输注速度过快。⑥同时应用某些治疗性药物。不建议 ICU 患者一发生腹泻就停用肠内营养,而应该在继续肠内营养的同时评估腹泻的原因,以便采取合适的治疗。

(4) 代谢性并发症:最常见的代谢性并发症是高血糖和低血糖。高血糖常见于处于高代谢状态的患者、接受高碳水化合物喂养者及接受皮质激素治疗的患者;而低血糖多发生于长期肠内营养突然停止时。对于接受肠内营养的患者应加强对其血糖监测,出现血糖异常时应及时报告医生进行处理。此外,患者停止肠内营养时应逐渐进行,避免突然停止。

三、肠外营养支持

(一)危重症患者肠外营养支持的评估

1. 评估是否适宜进行肠外营养支持　肠外营养支持适合于不能耐受肠内营养和肠内营养禁忌的患者,如胃肠道功能障碍患者;由于手术或解剖问题胃肠道禁止使用的患者;存在尚未控制的腹部情况,如腹腔感染、肠梗阻、肠瘘患者等。存在以下情况不宜给予肠外营养:①早期复苏阶段血流动力学不稳定或存在严重水、电解质与酸碱失衡的患者。②严重肝功能障碍的患者。③急性肾功能障碍时存在严重氮质血症的患者。④严重高血糖尚未控制的患者等。

2. 评估供给时机　对于 NRS-2002≤3 分的患者,即使无法维持自主进食和早期肠内营养,在入住 ICU 的前 7d 也无需使用肠外营养。对于 NRS-2002≥5 分或重度营养不良患者,若不能使用肠内营养,应在入住 ICU 后尽快使用肠外营养。不论营养风险高或低的患者,如果单独使用肠内营养7~10d 仍不能达到能量或蛋白需求的 60% 以上,应考虑使用补充性肠外营养。

3. 评估适宜的营养制剂　包括碳水化合物、脂肪乳剂、氨基酸、电解质、维生素和微量元素。碳水化合物提供机体能量的 50%~60%,最常使用的制剂是葡萄糖,摄入过多会导致高碳酸血症、高血糖和肝脏脂肪浸润。脂肪乳提供机体能量的 15%~30%,摄入过多引起高脂血症和肝功能异常。氨基酸是蛋白质合成的底物来源,危重症患者推荐能氮比为(100~150)kcal : 1g N。

4. 评估供给途径　可选择经中心静脉营养(central parenteral nutrition,CPN)和经外周静脉营养(peripheral parenteral nutrition,PPN)两种途径。CPN 首选锁骨下静脉置管。PPN 一般适用于患者病情较轻、营养物质输入量较少、浓度不高,肠外营养不超过 2 周的患者。

5. 评估供给方式　对于危重症患者建议采用全合一输注方式,把供给患者的各种营养制剂按照一定的配制原则充分混合后进行输注。全合一输注营养素达到最佳利用,并发症发生率低,不容易污染,可减轻护理工作量。

(二)危重症患者肠外营养支持的护理

1. 常规护理措施　①妥善固定输注导管,翻身、活动前先保护导管,避免扯脱。做好患者导管相关健康教育,避免自行扯脱导管。烦躁、不配合患者予以适当镇静和约束。②正确冲管和封管,保持导管通畅。③做好导管穿刺部位护理,避免感染等并发症发生。④严格按照国家管理规范和要求配制营养液。⑤营养液配制和输注时严格无菌操作。⑥每日更换输注管道,营养液在 24h 内输完。⑦使用专用静脉通道输注营养液,避免与给药等通道混用。⑧合理调节输注速度。

2. 营养支持评定与监测　①评估患者营养状态改善情况。②评估患者每日出入量,监测每日能量和蛋白质平衡状况。③严密观察输注导管穿刺部位情况,评估有无红、肿、热、痛和分泌物。④严密监测体温,评估体温升高是否与静脉营养导管留置有关。⑤观察患者有无高血糖或低血糖表现,将患者血糖控制在 7.8~10.0mmol/L。⑥监测患者血脂、肝功能等变化,及时发现高脂血症、肝功能异常等。⑦观察患者消化吸收功能,及时发现有无肠萎缩和屏障功能障碍。

3. 并发症观察与护理　肠外营养的并发症主要分为机械性并发症、感染性并发症和代谢性并发症。

(1) 机械性并发症:①置管操作相关并发症,包括气胸、血胸、皮下气肿、血管与神经损伤等。应熟练掌握操作技术流程与规范,操作过程中应动作轻柔,以减少置管时的机械性损伤。②导管堵塞,是肠外营养常见的并发症。输注营养液时输液速度可能会减慢,在巡视过程中应及时调整,以免因凝血而发生导管堵塞。输液结束时应根据患者病情及出凝血功能状况使用生理盐水或肝素溶液进行正压封管。③空气栓塞,可发生在置管、输液及拔管过程中。CPN 置管时应让患者保持头低位,操作者严格遵守操作规程,清醒患者应嘱其屏气。输液过程中加强巡视,液体输注完毕应及时补充,最好使用输液泵进行输注。导管护理时应防止空气经导管接口部位进入血液循环。拔管引起的空气栓塞主要由于拔管时空气可经长期置管后形成的隧道进入静脉,因此,拔管速度不宜过快,拔管后应密切观察患者的反应。④导管脱落,与导管固定不牢、外力牵拉、患者躁动等有关。置管后应妥善固定导管,加强观察与护理,进行翻身等操作时预先保护导管,避免牵拉。躁动、不合作患者给予适当镇静、约束,避免自行拔出导管。

(2)感染性并发症:导管相关血流感染是肠外营养最常见、最严重的并发症。应尽量减少不必要的中心静脉导管置入。成人外周静脉置管时应选择上肢作为插管的部位。当预计静脉输液治疗>7d时,应使用中等长度周围静脉导管或经外周中心静脉导管(PICC)。成人非隧道式中心静脉置管时,应首选右锁骨下静脉。置管过程中严格的手消毒与无菌操作是减少穿刺部位病原菌经导管皮肤间隙入侵的最有效手段。使用无菌纱布或无菌的透明、半透明敷料覆盖插管部位。一般纱布敷料每48h至少更换一次,透明敷料每7d至少更换一次,当敷料潮湿、松弛或可见污渍时应及时更换。密闭的导管连接系统能减少导管腔内病原菌定植,因此,应避免反复进行导管连接部位的操作。

(3)代谢性并发症:①电解质紊乱,如低钾血症、低镁血症等。②低血糖,持续输入高渗葡萄糖可刺激胰岛素分泌增加,若突然停止输注含糖溶液,可致血糖下降,甚至出现低血糖性昏迷。③高血糖,开始输注营养液时速度过快,超过机体的耐受限度,如不及时进行调整和控制高血糖,可因大量利尿而出现脱水,甚至引起昏迷而危及生命。因此,接受肠外营养的患者,应严密监测电解质及血糖与尿糖变化,及早发现代谢紊乱,并配合医生实施有效处理。

(李文涛　田永明)

思考题

1. 如何实施机械通气? 呼吸机撤机前护士应提供哪些护理?
2. 简述 ECMO 的基本分类。ECMO 过程中应如何进行病情观察?
3. 请简述连续性血液净化概念及清除溶质的主要方式。
4. 请简述连续性血液净化技术的临床应用指征、监测及护理要点。
5. 连续性血液净化技术的原理和特点有哪些?
6. 如何对患者实施镇痛镇静? 以及如何进行镇静镇痛的观察与护理?
7. 危重症患者营养支持的原则是什么?
8. 怎样对危重症患者进行营养支持的评估?
9. 肠内营养支持与肠外营养支持的并发症有哪些? 怎样预防肠内营养与肠外营养的并发症?

URSING

第十三章

多器官功能障碍

13章　数字内容

───── 学 习 目 标 ─────

- 知识目标：
  1. 掌握急性呼吸窘迫综合征、脓毒症和多器官功能障碍综合征的概念、急救与护理。
  2. 熟悉急性呼吸窘迫综合征、脓毒症和多器官功能障碍综合征的病情评估。
  3. 了解急性呼吸窘迫综合征、脓毒症和多器官功能障碍综合征的病因和发病机制。
- 能力目标：
  能对急性呼吸窘迫综合征、脓毒症和多器官功能障碍综合征患者实施病情评估、急救和护理。
- 素质目标：
  对器官功能障碍具有评判性思维和整体观。

患者,女,51 岁。因"腹痛、发热 20d"就诊,CT 提示腹腔脏器穿孔,行"小肠穿孔修补术 + 小肠造口术 + 肠粘连松解术"。术后出现意识障碍,呼吸困难,T 39.2℃,HR 12 次 /min,R 29 次 /min,BP 82/53mmHg。实验室检查:Hb 75g/L,HCT 0.23L/L;pH 7.28 ,PaO$_2$ 48mmHg,PaCO$_2$ 42mmHg,HCO$_3^-$ 18mmol/L,血糖 8.92mmol/L,肌酸激酶 1 099IU/L,乳酸脱氢酶 405IU/L,羟丁酸脱氢酶 328IU/L,尿素 12.7mmol/L,肌酐 126μmol/L,总胆红素 199.3μmol/L,直接胆红素 122.4μmol/L,谷丙转移酶 43IU/L,间接胆红素 76.9μmol/L,总蛋白 42.0g/L,白蛋白 29.2g/L,D- 二聚体 5.22mg/I FEU,凝血酶原时间 17.5s,活化部分凝血活酶时间 60.3s,纤维蛋白原 1.51g/L,纤维蛋白及纤维蛋白原降解产物 12.3mg/L。

请思考:

1. 患者原发疾病是什么?

2. 术后发生了什么情况?

3. 疾病发生过程中哪些器官受累?

4. 目前如何进行急救和护理?

多器官功能障碍是急危重症护理领域常见的急症,机体常在严重创伤、感染和休克等损伤因子的打击下出现器官功能障碍。导致器官功能障碍的主要原因是损伤因子的直接打击和继发于损伤因子打击的炎症介质释放所引起的全身炎症反应失控。了解上述机制并重点关注急性呼吸窘迫综合征、脓毒症,对于预防多器官功能障碍综合征具有十分重要的意义。

第一节　急性呼吸窘迫综合征

急性呼吸窘迫综合征(acute respiratory distress syndrome,ARDS)指由各种肺内和肺外损伤因素直接或间接打击所引起的急性弥漫性肺损伤,以及进而导致的急性呼吸衰竭。ARDS 的病理基础是肺泡 -毛细血管损伤。典型病理生理改变为肺泡膜通透性增加,肺泡表面活性物质破坏,肺泡萎陷,肺顺应性降低,通气血流比例失调和肺内分流增加。特征性临床表现为呼吸窘迫、难治性低氧血症和双肺弥漫性渗出改变。

一、病因与发病机制

(一)病因

1. 直接肺损伤因素　包括严重肺部感染、肺挫伤、胃内容物吸入、吸入有毒气体、氧中毒、淹溺等。

2. 间接肺损伤因素　包括严重肺外感染、休克、严重非胸部创伤、重症急性胰腺炎、大量输血、体外循环、弥散性血管内凝血等。

(二)发病机制

1. 损伤机制　肺损伤发病机制复杂,一般认为有直接和间接两条途径损伤肺组织。严重肺部感染、肺挫伤、误吸、溺水、毒物吸入等因素可直接损伤肺泡上皮细胞。严重肺外感染、严重非胸部创伤、重症急性胰腺炎、休克等引起的急性全身炎症反应,间接损伤肺毛细血管内皮细胞及肺组织。在直接或间接损伤途径的打击下,机体中性粒细胞、单核巨噬细胞等炎性细胞被激活,释放大量细胞因子、脂类介质、氧自由基、蛋白酶、补体等,导致细胞损伤或死亡。ARDS 往往是多次打击的结果。感染、创伤、休克、烧伤等早期直接损伤作为第一次打击,打击强度足够大时,可直接强烈激活机体炎症反应,导致 ARDS。若第一次打击强度较小,引起肺组织轻微损伤,不足以引起明显的临床症状,但机体炎症反应已处于预激活状态。当病情恶化或继发感染、休克、大量输液时,机体遭受第二次乃至第三次打击。第二次打击使处于预激活状态的机体免疫系统暴发性激活,大量炎症细胞(多形核白细胞、巨噬细胞、淋巴细胞等)聚集和活化,炎症介质(花生四烯酸代谢产物、蛋白溶解酶、肿瘤坏死因子、白介素等)大量释放,引起致命性肺损伤。

2. 病理学改变　不同原因引起的 ARDS 病理变化基本相同,主要为肺内渗出、肺水肿、肺泡内透明膜形成。按照病理分期分为渗出期、增生期和纤维化期,三个阶段相互关联并部分重叠。

(1) 渗出期:发病后 24~96h,主要特点是毛细血管内皮细胞损伤,导致血管内液体漏出,形成肺水肿。肺泡上皮细胞受损,形成透明膜并出现肺不张。

(2) 增生期:发病后 3~7d,显著增生出现于发病后 2~3 周。主要表现为 II 型肺泡上皮细胞大量增生,肺泡膜增厚,肺泡囊和肺泡管可见纤维化,肌性小动脉内出现纤维细胞性内膜增生,导致管腔狭窄。

(3) 纤维化期:发病后 7~10d 后增生显著,若病变迁延不愈超过 3~4 周,肺泡间隔内纤维组织增生致肺泡隔增厚,III 型弹性纤维被 I 型僵硬的胶原纤维替代。

ARDS 特征性、标志性的病理变化是肺部病变的不均一性,表现为病变部位不均一性、病理过程不均一性和病理改变不均一性。肺部病变的不均一性,影响机械通气治疗策略的顺利实施。

3. 病理生理改变

(1) 肺容积降低:ARDS 患者的肺又称“小肺”或“婴儿肺”,表现为肺总量、肺活量、潮气量和功能残气量低于正常,其中以功能残气量最明显。

(2) 肺顺应性降低:与大量肺泡萎陷、肺不张、肺水肿和纤维化有关。

(3) 通气血流比例失调:在不同的病变区域中可能同时存在通气血流比例升高和降低。通气血流比例失调是引起低氧血症的主要原因。

(4) 肺循环改变:表现为肺毛细血管通透性明显增加和肺动脉高压。

二、病情评估

(一) 健康史

评估患者是否存在直接或间接导致肺损伤的因素。

(二) 临床表现

通常在损伤因素致病后 6~72h 内出现,在原发疾病症状的基础上出现进行性呼吸增快,可达 30~50 次 /min,随着呼吸频率增快,呼吸困难逐渐明显,重症患者呼吸频率可达 60 次 /min 以上,呈现呼吸窘迫。随缺氧加重,患者出现烦躁不安、心率增快、发绀等。ARDS 的缺氧症状使用常规鼻导管或面罩吸氧无法缓解。在疾病后期,多并发肺部感染,出现发热、畏寒、咳嗽和咳痰等症状。ARDS 早期除呼吸增快外,可无其他体征。随病情加重,出现口唇及甲床发绀,双肺可闻及干、湿啰音和哮鸣音,后期可出现肺实变体征,如呼吸音减弱或湿啰音等。

(三) 辅助检查

1. X 线检查　早期无异常或表现为边沿模糊的肺纹理增多,随病情发展出现斑片状或片状浸润影,后期为大片实变阴影,并可见支气管充气征。

2. CT 扫描　常显示出广泛的斑片状或整合的气腔高密度影,通常在肺部重力依赖区更明显。CT 扫描能更准确地反映肺部病变性质、范围和程度,进而准确评估气体交换和肺顺应性变化。

3. 动脉血气分析　典型改变为氧分压降低,氧合指数降低,肺泡 - 动脉血氧分压差升高。早期由于过度通气,常出现呼吸性碱中毒。

4. 呼吸力学监测　主要改变为肺顺应性降低和气道阻力增加。可通过床旁呼吸功能监测仪进行监测。

5. 肺功能监测 肺容量、肺活量、功能残气量和残气量均减少；呼吸无效腔增加，无效腔量/潮气量 >0.5；静-动脉分流量增加。

6. 血流动力学监测 肺动脉楔压(PAWP)正常或降低。监测 PAWP 有助于与心源性肺水肿进行鉴别，同时可指导 ARDS 的液体治疗，避免容量过多或不足。

7. 支气管肺泡灌洗 ARDS 患者肺泡灌洗液的检查常可发现中性粒细胞明显增高(非特异性改变)，可高达 80%(正常小于 5%)。

(四) 病情判断

1. 诊断依据 具有重症肺部感染、脓毒症、休克、大量输血、重症急性胰腺炎等可引起 ARDS 的原发病；疾病过程中出现进行性呼吸增快、呼吸窘迫、低氧血症和发绀，常规氧疗难以纠正低氧血症；动脉血气分析提示肺换气功能进行性下降；胸部影像学检查显示肺纹理增多和边缘模糊斑片状或片状阴影，排除其他肺部疾病和左心衰竭。

2. 诊断标准 目前临床常用 2011 年柏林 ARDS 诊断标准(表 13-1)。

表 13-1　2011 年柏林 ARDS 诊断标准

项目	轻度	中度	重度
时间	1 周内急性起病		
低氧血症	PaO_2/FiO_2 201~300mmHg；$PEEP/CPAP \geqslant 5cmH_2O$	$PaO_2/FiO_2 \leqslant 200mmHg$；$PEEP \geqslant 5cmH_2O$	$PaO_2/FiO_2 \leqslant 100mmHg$；$PEEP \geqslant 5cmH_2O$
器官水肿	呼吸衰竭不能完全用心力衰竭或液体过负荷来解释，排除心力衰竭需要客观的手段(如超声心动图)		
X 线检查	双肺斑片状浸润影，不能用胸腔积液、结节等来解释		

注：PEEP 呼吸末正压；PaO_2 动脉血氧分压；FiO_2 吸氧浓度；CPAP 持续气道正压。

3. 鉴别诊断 ARDS 的诊断标准无特异性，在临床上需要与其他能够引起和 ARDS 症状类似的疾病相鉴别，如心源性肺水肿、急性肺栓塞、特发性肺间质纤维化、大量胸腔积液、弥漫性肺泡出血等。可通过详细询问病史、体格检查、实验室检查、影像学检查等进行鉴别。ARDS 与心源性肺水肿鉴别诊断如下(表 13-2)。

表 13-2　ARDS 与心源性肺水肿的鉴别诊断

项目	ARDS	心源性肺水肿
发病机制	肺实质细胞损害，肺毛细血管通透性增加	肺毛细血管静水压升高
起病	较缓	急
病史	感染、创伤、休克等	心血管疾病
痰液性质	非泡沫状稀血样痰	粉红色泡沫痰
痰液内蛋白含量	高	低
痰中蛋白/血浆蛋白	>0.7	<0.5
体位	能平卧	端坐呼吸
肺部听诊	早期可无啰音 后期湿啰音广泛分布，不局限于下肺	湿啰音主要分布于双肺底
肺动脉嵌顿压	$<18mmHg$	$>18mmHg$

Note:

续表

项目	ARDS	心源性肺水肿
X 线征象		
心脏大小	正常	常增大
血流分布	正常或对称分布	逆向分布
叶间裂	少见	多见
支气管血管袖	少见	多见
胸膜渗出	少见	多见
支气管气像	多见	少见
水肿液分布	斑片状,周边区多见	肺门周围多见
治疗反应		
强心利尿	无效	有效
提高吸入氧浓度	难以纠正低氧	低氧血症可改善

三、急救与护理

（一）急救原则

积极治疗原发病;提高全身氧输送,纠正缺氧;维持组织灌注,防止组织进一步损伤;做好器官功能监测与保护,避免并发症发生。

1. **原发病治疗**　及时去除或控制致病因素或原发疾病。感染是 ARDS 的常见原因,出现 ARDS 后又容易并发感染,因此应高度警惕,积极预防和控制感染。

2. **呼吸支持治疗**　呼吸支持的目的是纠正低氧血症,保证全身氧输送,改善组织细胞缺氧。呼吸支持的目标是使 $SaO_2 \geqslant 90\%$,PaO_2 达到 60mmHg 以上。早期可使用鼻导管吸氧,若不能改善低氧状态,可改用面罩吸氧。当常规氧疗不能纠正低氧血症和缓解呼吸窘迫时,应早期积极实施机械通气。轻度 ARDS 患者可首先尝试使用无创机械通气进行支持,若无效或病情恶化,应立即进行气管插管给予有创机械通气支持。

（1）小潮气量通气:ARDS 时由于肺容积显著减少,常规或大潮气量通气会出现肺泡过度膨胀,增加肺泡剪切力,导致呼吸机相关肺损伤(VALI)。因此对 ARDS 患者实施机械通气支持治疗时宜采用小潮气量(6ml/kg 理想体重)通气,同时限制气道平台压力不超过 $30cmH_2O$。小潮气量通气最常见的并发症是高碳酸血症,严重高碳酸血症可抑制心肌收缩力,降低心脏和血管对儿茶酚胺等药物的反应性。当动脉血二氧化碳分压($PaCO_2$)升高至 80mmHg 以上时,需考虑通过增加呼吸频率、静脉输注碳酸氢钠等方法进行处理,若 $PaCO_2$ 无改善,可使用体外膜肺氧合(extracorporeal membrane oxygenation,ECMO)清除二氧化碳。

（2）呼吸末正压:应用呼吸末正压通气(PEEP)能改善 ARDS 的换气功能,使萎陷的小气道、肺泡扩张,促进肺间质和肺泡水肿的消退,提高肺顺应性,增加功能残气量,减少生理无效腔,增加肺泡通气量,改善通气血流比例失调,降低肺内动静脉分流,降低呼吸功能和呼吸肌氧耗,从而提高动脉血氧分压。对于重度 ARDS 患者,需要床旁滴定 PEEP,使血氧饱和度达到 88%~94% 以上,目前可选的 PEEP 滴定方法有氧合法、顺应性法、肺牵张指数法和跨肺压法等。

（3）肺复张方法(recruitment maneuver,RM):通过间歇性给予较高的气道压力或潮气量,使塌陷的肺泡复张,改善肺泡通气,进而改善氧合。常用方法有控制性肺膨胀(sustained inflation,SI)、PEEP 递增法(incremental PEEP,IP)和压力控制法(PCV 法)。可根据氧合指数变化来评价肺复张效果。

（4）俯卧位通气:俯卧位通气可降低胸膜腔压力梯度,减轻心脏对肺的压迫效应,促进重力依赖区肺泡复张,改善通气血流比例失调,进而改善氧合。俯卧位还促进肺内分泌物引流,利于控制肺部感染。俯卧位通气不仅可以改善重度 ARDS 患者氧合,还可以明显改善其预后。

(5) 高频通气:高频振荡通气(high frequency oscillatory ventilation,HFOV)是高频通气中使用较多的方式,为在相对恒定的平均气道压基础上给予振荡压力,以高振荡频率传送小潮气量,维持肺泡开放,改善氧合,同时利于排出 CO_2。

(6) 体外膜肺氧合:对于优化机械通气仍无法改善氧合的重度 ARDS 患者,可通过 ECMO 改善低氧血症,同时清除 CO_2。在 ECMO 支持的同时让肺充分休息,利于受损肺恢复。

3. 药物治疗

(1) 糖皮质激素:大剂量糖皮质激素对 ARDS 无益。早期重度 ARDS 患者可权衡利弊后使用小剂量糖皮质激素,而晚期 ARDS 患者不宜使用糖皮质激素。

(2) 一氧化氮(NO):NO 可选择性扩张吸入区域的肺血管,降低肺动脉压,减少肺内分流,改善通气血流比例失调。吸入 NO 不作为 ARDS 的常规治疗手段,仅在常规治疗无法改善严重低氧血症时考虑应用。

(3) 镇痛、镇静和肌肉阻滞剂:合适的镇痛、镇静可提高 ARDS 患者机械通气的耐受性。重症 ARDS 患者早期短期使用肌肉阻滞剂可提高人机协调性,降低呼吸肌氧耗,改善氧合。

4. 液体管理　在维持血流动力学稳定和保证器官灌注的前提下适当限制液体摄入,可减轻肺水肿。允许 ARDS 患者处于轻度的液体负平衡($-1\,000\sim-500$ml/d),维持肺毛细血管楔压(PCWP)在 $14\sim16$cmH_2O。

5. 营养支持　积极进行营养支持,维持足够的能量供应,以避免代谢和电解质紊乱。尽早开始肠内营养,恢复或维持肠黏膜屏障功能,防止细菌、毒素移位造成肠源性感染,引起或加重 ARDS。

6. 肺外器官功能支持与保护　监测心、脑、肾、肝脏等肺外器官功能,积极进行支持和保护,防止缺氧带来的器官功能损害。

(二) 护理措施

1. 即刻护理措施

(1) 监测生命体征:严密监测患者体温、心率、呼吸、血压、脉搏氧饱和度、意识等,发现异常改变及时报告医生。

(2) 保持呼吸道通畅:观察患者呼吸状况,评估呼吸道通畅情况,对不能维持呼吸道通畅的患者立即协助医生进行气管插管。

(3) 正确实施氧疗:对轻度 ARDS 患者应立即给氧,根据患者氧合水平及其变化情况可选择鼻塞、鼻导管或面罩给氧。

(4) 机械通气支持:对常规给氧无效的患者应立即协助医生进行机械通气支持,缓解缺氧,避免出现器官损伤。

2. 器官功能监测　通过监测反映各器官功能状态的指标水平及变化情况,评估器官功能,及时发现器官功能障碍并进行干预,防止器官功能衰竭。

(1) 呼吸功能:监测呼吸频率、气道压力、潮气量、动脉血氧分压、动脉血二氧化碳分压、氧合指数、脉搏氧饱和度等。

(2) 循环功能:监测心律、心率、血压、心输出量、心脏射血分数、PAWP、PCWP、中心静脉压(CVP)等。

(3) 神经系统功能:监测意识、瞳孔大小及光反射等。

(4) 胃肠功能:监测肠鸣音、腹胀、腹泻、呕吐、胃潴留、大便隐血、胃黏膜内 pH 等。

(5) 肝功能:监测谷丙转氨酶、总胆红素、直接胆红素、白蛋白、黄疸等。

(6) 肾功能:监测尿量、尿比重、血肌酐、血尿素、尿渗透压等。

(7) 水电解质酸碱平衡:监测血乳酸、pH、HCO_3^-、电解质、渗透压,监测出入量。

3. 人工气道护理

(1) 妥善固定:保持人工气道处于中立位,避免移位引起气道黏膜损伤。人工气道固定松紧度合适,既要避免过松引起非计划性拔管,又要避免过紧损伤皮肤黏膜或影响头部静脉回流。每班记录气管插管深度,及时发现导管移位。

(2) 气囊管理:定时或持续气囊压力监测,维持气囊压力在 25~30cmH_2O。

(3) 气道温化、湿化:根据患者痰液性状调整呼吸机湿化器加热档位,避免湿化不足或湿化过度。

(4) 冷凝水管理:及时清除呼吸回路内冷凝水,避免冷凝水堵塞呼吸回路和引起误触发。清除冷凝水时应避免冷凝水反流入湿化罐。

(5) 保持气道通畅:适时吸痰,观察痰液量、颜色和性状等,协助评估病情。

(6) 声门下吸引:持续或间断行声门下吸引,预防呼吸机相关性肺炎(VAP)发生。

4. 机械通气护理

(1) 监测呼吸机工作状态,及时发现和处理各种报警。

(2) 观察机械通气效果、人机协调情况,及时发现机械通气相关并发症。

5. 俯卧位通气护理

(1) 患者安全:在改变患者体位前先观察各项生理指标,选择最适当的翻身方法,确保有足够的人员协助翻身,保证患者安全。

(2) 管道护理:改变患者体位时和俯卧位期间妥善固定气管导管等管道,避免发生导管移位。

(3) 预防压力性损伤:进行压力性损伤风险评估,对受压部位积极采取减压措施,避免出现压力性损伤。

6. ECMO 护理　见第十二章第二节"体外膜肺氧合"。

7. NO 吸入护理

(1) 准确计算并调节吸入 NO 的浓度,使用过程中严密监测,避免误调。

(2) 监测肺血管阻力、肺动脉压、动脉血氧分压(PaO_2)、脉搏氧饱和度(SpO_2)、混合静脉血氧饱和度(SvO_2),评估 NO 吸入疗效。

(3) 根据吸入效果及时调整 NO 吸入浓度。

(4) 监测高铁血红蛋白(MetHb)和二氧化氮(NO_2),及时调整 NO 吸入策略。

(5) 设定流量后,NO 浓度会随患者的分钟通气量以及呼吸机基础气流的变化而变化,当上述数值发生明显变化时,应及时调整 NO 流量,以维持稳定的 NO 浓度。

(6) 每 2h 查看 NO 钢瓶的压力表数值,当压力表读数低于 3MPa 时,立即准备备用 NO 钢瓶及流量表。当压力表读数低于 1MPa 时,立即更换 NO 钢瓶。

8. 镇痛镇静护理

(1) 做好镇痛、镇静评估。

(2) 正确输注镇痛、镇静药物。

(3) 观察药物效果和不良反应。

9. 营养支持护理

(1) 评估患者营养状况和营养不良风险。

(2) 协助医生制订营养支持方案。

(3) 准确实施肠内、肠外营养支持。

(4) 监测营养支持效果和患者耐受情况。

(5) 及时发现营养支持相关并发症,及时处理。

10. 早期活动　评估患者早期活动的适应证和禁忌证,制订合适的运动方案,严格执行运动处方,观察运动效果和可能出现的不良反应。

11. 其他

(1) 口腔护理:每 4~6h 行口腔护理,保持口腔清洁。

（2）体位护理：若没有禁忌，抬高床头 30°~45°。

（3）皮肤护理：ARDS 患者由于缺氧，皮肤抵抗力差，受压部位容易发生压力性损伤，因此应合理进行翻身，积极使用减压贴、气垫床等减压措施，预防发生压力性损伤。

（4）心理护理：ARDS 患者因体验呼吸窘迫、缺氧等危险症状，常会产生紧张、焦虑情绪。护士应多了解和关心患者的心理状况，认真倾听，及时鼓励，正向引导，及时缓解患者的紧张、焦虑情绪。

（田永明）

第二节 脓 毒 症

脓毒症（sepsis）为机体对感染的反应失调而导致的危及生命的器官功能障碍。它是一种全身性感染，是急危重症医学面临的重要临床问题，病死率可高达 30%~50%。近年来尽管脓毒症的基础研究取得进展，但临床治疗并未取得突出进展，死亡率仍居高不下。

一、病因与发病机制

（一）病因

细菌、病毒、真菌、衣原体、支原体及其他特殊病原体均可导致脓毒症，病原微生物种类及致病性随其来源、地域、时间的变化而不同。细菌感染是最常见的病因，医院获得性感染以革兰氏阴性杆菌多见，且耐药菌株远多于社区获得性感染。社区获得性感染以革兰氏阳性细菌常见。真菌性感染以念珠菌最常见，多见于免疫功能低下或长时间应用超广谱抗菌药物、免疫抑制剂者。病毒也是脓毒症感染的重要病原，如甲型 HIN1 流感病毒引起感染，可见于所有人群。

宿主防御功能减退是引起脓毒症的另一个重要原因，主要包括创伤、手术、烧伤、某些介入性操作等造成人体局部防御屏障受损；先天性免疫系统发育障碍或受放射疗法、免疫抑制剂、细胞毒性药物、人类免疫缺陷病毒感染等因素影响造成的后天性免疫功能缺陷；滥用抗菌药物导致菌群失调，削弱人体各部位正常菌群的生物屏障等。

（二）发病机制

1. **炎症反应失控与免疫功能紊乱** 病原微生物及其毒素刺激机体产生免疫应答，不仅分泌大量细胞因子，产生过度的炎症反应，而且引起凝血、神经内分泌等一系列失控反应，导致组织器官损害。以细菌内毒素为例，脂多糖（LPS）在血液循环中可与脂多糖结合蛋白结合形成复合物，并与细胞表面受体 CD14 分子作用，激活 Toll 样受体（Toll-like receptor，TLR），尤其是 TLR4 启动 TLR4-MPKK-NF-KB 信号转导通路，调控合成下游促炎因子（肿瘤坏死因子 -α、白介素 -1、白介素 -6 等）和抗炎因子（白介素 -4、白介素 -10 等），导致促炎 / 抗炎反应平衡失调、机体免疫应答障碍和组织器官的损伤。脓毒症病情进展和组织器官损害主要是致病微生物所致失控性机体反应，而非微生物或毒素直接损害的结果。

2. **循环衰竭和呼吸衰竭** 炎症介质释放所导致的血管扩张、心肌抑制等引起休克，造成组织低灌注而发生氧输送障碍。此外，炎症介质介导的内环境紊乱及毛细血管通透性异常引起组织水肿而导致组织氧摄取障碍，加重组织缺氧，促使炎症反应级联放大。另一方面，炎症介质还可导致肺组织水肿，从而引起呼吸病理生理改变，甚至发生急性呼吸窘迫综合征（acute respiratory distress syndrome，ARDS），进一步造成缺氧。

3. **肠道细菌和毒素移位** 肠道是机体最大的细菌及毒素储存库。肠黏膜屏障包括机械屏障、生物屏障、化学屏障和免疫屏障。脓毒症时，此四种屏障由于不同原因而导致损害。例如，抗生素应用导致菌群失调破坏生物屏障，尤其是由于小肠黏膜血管的特殊解剖构造，在组织低灌注和缺氧时，小肠绒毛根部可产生微动、静脉短路，导致小肠绒毛顶端组织缺血缺氧甚至坏死，破坏细胞结构和功能的完整性，导致机械屏障和化学屏障受损，引起细菌和毒素移位。

Note：

4. 内皮细胞受损及血管通透性增加　组胺、缓激肽等炎症介质损伤血管内皮细胞,使血管通透性增加,导致毛细血管渗漏综合征,引起全身组织氧弥散距离增加,摄氧能力下降。在肺部导致非心源性肺水肿,严重时引起 ARDS,从而加重缺氧。

5. 内环境紊乱　低灌注导致组织无氧酵解,乳酸蓄积,酸碱失衡,造成内环境紊乱。低灌注和缺氧影响肝的解毒功能和蛋白合成功能。肾功能因毒素和缺氧的影响而受损,导致代谢产物蓄积,加重水、电解质和酸碱失衡,引发进一步炎症反应。

6. 凝血功能障碍　凝血系统在脓毒症的发病过程中起着重要作用。炎症反应可引起凝血系统活化,而凝血系统活化又可促进炎症的发展,二者相互影响,共同引起脓毒症的恶化。例如,炎症对血管内皮细胞造成损伤,损伤的内皮细胞释放出多种炎症介质而加重脓毒症。内毒素或炎症介质等可激活血小板,而被激活的血小板又分泌促炎蛋白和生长因子,进一步促进脓毒症。

7. 高代谢和营养不良　过度炎症反应导致机体代谢紊乱,表现为蛋白分解加快等高代谢反应。机体可在短期内出现代谢废物蓄积和重度营养不良,加重组织器官损伤。

8. 受体与信号转导　外界刺激对免疫、炎症等细胞功能的调节与受体及细胞内多条信号转导通路的活化密切相关,引起细胞应激、生长、增殖、分化、凋亡、坏死等生物学效应。

9. 基因多态性　严重创伤或感染后全身炎症反应失控及器官损害受体内众多基因调控,表现出高度的个体差异,有的人群易于发生脓毒症,有的人群则不发生。

二、病情评估

(一)健康史

评估患者是否存在易患因素,如高龄、不良生活方式等;是否有感染、创伤、烧伤、胰腺炎、中毒、低氧、低灌注和再灌注损伤等原发病及诱因。

(二)临床表现

在原发感染性疾病临床特征的基础上出现机体炎性反应和器官功能障碍。

1. 全身表现　主要表现为发热、寒战、心动过速、呼吸加快等。

2. 感染　出现白细胞计数和分类改变,血清 C 反应蛋白和降钙素原增高。

3. 血流动力学改变　严重时可伴血流动力学改变,如低血压、休克等。

4. 组织灌注变化　组织灌注减少,如意识改变、皮肤湿冷、尿量减少、血乳酸升高等。

5. 器官功能障碍　各个脏器或系统功能损伤,如呼吸困难、急性少尿、血肌酐或血尿素升高、血小板减少、高胆红素血症等。

(三)病情判断

对于脓毒症的评估标准,科学界经历了 3 个阶段。1991 年美国胸科医师协会和美国危重病医学会(ACCP/SCCM)召开联席会议,定义脓毒症为感染等引起的全身炎症反应综合征(systemic inflammatory response syndrome,SIRS),即 Sepsis 1.0。2001 年美国危重病医学会 / 欧洲危重病医学会 / 美国胸科医师协会 / 美国胸科学会 / 美国外科感染学会(SCCM/ESICM/ACCP/ATS/SIS)联席会议对脓毒症的诊断标准进行修订,会议提出了包括 20 余条临床症状和体征评估指标构成的诊断标准,即 Sepsis 2.0。然而该标准过于复杂,且缺乏充分的研究基础和科学研究证据支持,并未得到临床认可和应用。2016 年 2 月,SCCM 与 ESICM 在第 45 届危重病医学年会上联合发布 Sepsis 3.0 定义及诊断标准。

根据 Sepsis 3.0,脓毒症指有细菌学证据或有高度可疑的感染灶,同时序贯 / 感染相关器官衰竭评估(sequential/sepsis related organ failure assessment,SOFA)(表 13-3)评分增加值≥2。若患者尚无 SOFA 翔实数据,可行 qSOFA(quick SOFA)评分(表 13-4),满足两项及以上者可初步诊断为脓毒症,并进一步行 SOFA 评分确认。经充分液体复苏,仍需要升压药物维持平均动脉压≥65mmHg,并且血乳酸 >2mmol/L 的脓毒症患者可诊断为脓毒症休克。

表13-3 SOFA 评分

评估内容	分值				
	0	1	2	3	4
呼吸功能 PaO_2/FiO_2	≥400mmHg(53.3kPa)	<400mmHg(53.3kPa)	<300mmHg(40kPa)	<200mmHg(26.7kPa)(呼吸机支持下)	<100mmHg(13.3kPa)(呼吸机支持下)
凝血功能 血小板计数	≥150×10⁹/L	<150×10⁹/L	<100×10⁹/L	<50×10⁹/L	<20×10⁹/L
肝功能 胆红素	<1.2mg/dl(20μmol/L)	1.2~1.9mg/dl(20~32μmol/L)	2.0~5.9mg/dl(33~101μmol/L)	6.0~11.9mg/dl(102~204μmol/L)	>12.0mg/dl(204μmol/L)
循环功能 药物剂量	MAP≥70mmHg	MAP<70mmHg	多巴胺≤5μg/(kg·min)或多巴酚丁胺(任何剂量)	多巴胺5.1~15μg/(kg·min)或肾上腺素≤0.1μg/(kg·min)或去甲肾上腺素≤0.1μg/(kg·min)	多巴胺>15μg/(kg·min)或肾上腺素>0.1μg/(kg·min)或去甲肾上腺素>0.1μg/(kg·min)
中枢神经系统 Glasgow 昏迷评分	15	13~14	10~12	6~9	<6
肾功能 血肌酐或尿量	血肌酐<1.2mg/dl(110μmol/L)	血肌酐1.2~1.9mg/dl(110~170μmol/L)	血肌酐2.0~3.4mg/dl(171~299μmol/L)	血肌酐3.5~4.9mg/dl(300~440μmol/L)或尿量201~500ml/d	血肌酐>5.0mg/dl(440μmol/L)或尿量<200ml/d

注:PaO_2 动脉氧分压;FiO_2 给氧浓度;MAP 平均动脉压。

Note:

表 13-4　qSOFA 评估

评估内容	判断标准
呼吸频率	≥22 次 /min
意识状态	意识改变
收缩压	≤100mmHg

无论是以往以 SIRS 为基础的判断标准,还是新采用的脓毒症判断标准,所涉及的指标均非特异性指标。各项指标都可能会出现于许多非脓毒症的内外科急症、慢性疾病中。因此,当不能确认存在感染时,需要进行详细的鉴别诊断,只有在异常指标难以用其他疾病解释时,才可考虑确立脓毒症的判断。

三、急救与护理

(一)急救原则

1. 早期液体复苏　脓毒症休克患者的液体复苏应尽早开始。对脓毒症所致的低灌注,推荐在拟诊为脓毒症休克起,3h 内输注至少 30ml/kg 的晶体溶液进行初始复苏;完成初始复苏后,评估血流动力学状态以指导下一步的液体使用;初始液体复苏及随后的容量替代治疗中,推荐使用晶体溶液。推荐去甲肾上腺素作为首选缩血管药物;对于快速性心律失常风险低或心动过缓的患者,可将多巴胺作为替代药物;建议在去甲肾上腺素的基础上加用血管升压素(最大剂量 0.03U/min)以达到目标 MAP 或降低去甲肾上腺素的用量;对于脓毒症休克患者,推荐在血管活性药物使用的基础上加用参附注射液以增加提升血压的效果、稳定血压和减少血管活性药物用量。经过充分的液体复苏及使用血管活性药物后,如果仍持续低灌注,建议使用多巴酚丁胺。

2. 抗感染治疗　对于怀疑脓毒症或脓毒症休克患者,在不显著延迟启动抗菌药物治疗的前提下,推荐常规进行微生物培养(至少包括两组血培养)。在留取合适的微生物标本后尽早经验性抗感染治疗,应在入院后或判断脓毒症以后尽快实施,1h 内最佳,延迟者不超过 3h。抗菌药物的尽早使用对脓毒症或脓毒症休克患者的预后至关重要,推荐经验性使用可能覆盖所有病原体的抗菌药物。延迟应用抗菌药物将增加病死率,且抗菌药物的延迟应用对住院时间、感染相关的器官损伤等次要终点也可产生不良影响。对于脓毒症休克早期处理,推荐经验性联合使用抗菌药物,对于脓毒症而没有休克的患者或中性粒细胞减少的患者,不推荐常规联合使用抗菌药物。每天评价抗生素治疗方案,以达到理想的临床治疗效果,防止细菌耐药产生,减少毒性及降低费用。推荐疗程一般为 7~10d,但对于临床治疗反应慢、感染病灶未完全清除或免疫缺陷(包括中性粒细胞减少症)患者,应适当延长疗程。

3. 感染源的处理　脓毒症和脓毒症休克的感染源控制原则是感染部位的快速诊断和及时处理。对易于清除的感染灶,包括腹腔内脓肿、胃肠道穿孔、胆管炎、胆囊炎、肾盂肾炎伴梗阻或脓肿、肠缺血、坏死性软组织感染和其他深部间隙感染(如脓胸或严重的关节内感染),应在初始复苏后尽快控制感染灶,一般诊断后不超过 6~12h。控制手段包括引流脓肿或局部感染灶、感染后坏死组织清创、摘除可引起感染的医疗器械或控制仍存在微生物感染的源头。当血管内植入装置为疑似感染源时,拔除导管可能是有益的。

4. 糖皮质激素　脓毒症休克患者在经过充分的液体复苏及血管活性药物治疗后,如果血流动力学仍不稳定,可考虑小剂量短疗程使用激素,推荐静脉使用氢化可的松,剂量为每天 200mg。

5. 支持对症治疗

(1)对脓毒症诱发 ARDS 患者进行机械通气时,推荐设定潮气量为 6ml/kg,设定平台压上限为 30cmH$_2$O。对脓毒症导致的中到重度 ARDS(PaO$_2$/FiO$_2$≤200mmHg)患者,建议使用较高的呼气末正压(positive end expiratory pressure,PEEP)。对成人脓毒症导致 PaO$_2$/FiO$_2$<150mmHg 的 ARDS 患者使用俯卧位通气治疗。

(2)对血流动力学稳定、轻度呼吸衰竭、能自主咳痰和保护气道的少数急性肺损伤(ALI/ARDS 患

Note:

者可考虑使用无创通气。

（3）对重症脓毒症合并急性肾损伤患者,应尽早实行血液净化治疗,对血流动力学不稳定者可予持续肾替代治疗。

（4）对于 ICU 脓毒症患者,推荐采用程序化血糖管理方案,推荐每 1~2h 监测一次血糖,连续两次测定血糖 >10mmol/L 时启用胰岛素治疗,目标血糖为 8~10mmol/L,血糖水平及胰岛素用量稳定后每 4h 监测一次。

（5）还需警惕应激性溃疡、下肢静脉血栓形成等。

知识拓展

脓毒症和脓毒症休克集束化治疗

《2012 拯救脓毒症运动:严重脓毒症和脓毒症休克管理治疗指南》提出"3h 集束化治疗"和"6h 集束化治疗",3h 内完成:①检测乳酸水平。②获取血培养标本。③使用广谱抗菌药物。④低血压或乳酸水平≥4mmol/kg 时,输注晶体液 30ml/kg。6h 内除完成上述 4 项外,还需完成:①使用血管升压药物维持 MAP≥65mmHg。②液体复苏后仍持续存在低血压或初始乳酸水平≥4mmol/L 时,测量中心静脉压和中心静脉血氧饱和度。

2018 年拯救脓毒症运动提出"1h 集束化治疗",1h 内完成:①检测乳酸水平,初始乳酸水平 >2mmol/L,需复测。②进行血培养。③采用广谱抗生素治疗。④低血压或乳酸水平≥4mmol/L 时快速补充晶体液 30ml/kg。⑤液体复苏期间或之后如有持续低血压时使用血管升压药以维持 MAP≥65mmHg。

（二）护理措施

1. 即刻护理措施

（1）液体复苏:一旦确诊患者为脓毒症,应立即开始液体复苏治疗。《2008 年严重脓毒症与脓毒症休克治疗国际指南》提出液体复苏的早期目标导向治疗（early goal-directed therapy,EGDT）,6h 内要达到复苏目标:①中心静脉压（CVP)8~12mmHg。②平均动脉压（MAP）≥65mmHg。③尿量≥0.5ml/(kg·h)。④中心静脉血氧饱和度（ScvO$_2$)≥70% 或混合静脉血氧饱和度（SvO$_2$)≥65%。

《2016 年拯救脓毒症运动:脓毒症和脓毒症休克的管理国际指南》对液体复苏策略进行了修订,提出:①脓毒症和脓毒症休克是临床急症,推荐立即开始治疗与复苏。②对脓毒症所致的低灌注进行液体复苏,需要在起始 3h 内输注至少 30ml/kg 的晶体溶液。③在完成初始液体复苏后,需要反复评估血流动力学状态以指导进一步的液体使用。④如果临床检查无法得出明确的诊断,推荐进一步的血流动力学评估(例如评价心功能)以判断休克的类型。⑤建议尽可能使用动态指标而非静态指标来预测液体的反应性。⑥对于需要使用血管活性药物的脓毒症休克患者,推荐初始的目标平均动脉压为 65mmHg。⑦乳酸升高是组织低灌注的标志,对此类患者建议使用乳酸来指导复苏,使其恢复至正常水平。

（2）病情监测与对症支持:①尽快建立至少两条静脉通路,有条件者协助建立中心静脉通路和有创动脉测压通路,以方便进行中心静脉压、动脉压、混合静脉血氧饱和度或中心静脉血氧饱和度监测。②在液体复苏过程中,应严密监测患者意识、心率、血压、中心静脉压、尿量等指标,观察患者皮肤、末梢循环状况,及时评估器官灌注改善情况。③为预防呼吸衰竭,必须保持呼吸道通畅,合理氧疗,需要时配合医生建立人工气道进行机械通气支持。④遵医嘱留置尿管,监测每小时尿量。⑤对高热患者进行物理降温,对体温不升者加强保暖。

2. 常规护理　①严密监测患者生命体征,及时发现病情变化,积极配合医生进行处理。②保持各种留置管道通畅、固定妥善,防止堵塞、移位或脱落等发生。③严密观察和记录患者各种出入量,及时、准确、完整计算液体平衡,为医疗决策提供准确依据。④遵医嘱及时、正确、合理给药,保证治疗措施有效进行。⑤根据患者病情提供合适的营养支持,改善营养状况。⑥根据病情选择合适的体位,若无休克等禁忌一般选择床头抬高 30°~45° 半卧位。病情许可时尽早开展早期活动,降低长期卧床和制动可能带来的 ICU 获得性虚弱、坠积性肺炎等并发症的发生。⑦做好压力性损伤、失禁性皮炎等危重症患者容易出现的皮肤问题管理。⑧对烦躁、昏迷患者应采取保护性措施,如约束、使用床挡等。⑨加强与患者交流沟通,消除其焦虑、恐惧等不良情绪,帮助患者树立战胜疾病的信心。

3. 器官功能监测与护理

(1) 中枢神经系统功能:观察意识水平、瞳孔大小及光反射、神经反射、肌张力,监测颅内压、脑电图、脑血流图、脑氧代谢情况,及时发现精神错乱、躁动、定向障碍、意识障碍等表现,及时发现颅内病变征象。镇静患者严密评估镇静水平,及早发现神经功能障碍或药物的毒、副作用。

(2) 呼吸功能:①监测患者呼吸频率、呼吸节律、潮气量、分钟通气量、气道压力、气道阻力、胸肺顺应性、通气血流比例、脉搏氧饱和度(SpO_2)和动脉血气,及早发现通气和氧合异常。监测氧输送量(DO_2)和氧耗量(VO_2)平衡状态,评估细胞缺氧状态。②正确提供氧疗、呼吸机通气支持护理和气道护理,防止气道堵塞、气压伤、非计划性拔管、肺部感染等发生。③ARDS 时做好肺保护性通气的各项措施,在允许性高碳酸血症通气时,应密切注意脑血管扩张和血压升高等改变。④除有禁忌证外,应维持半卧位(床头抬高 30°~45°),防止机械通气过程中出现呼吸机相关性肺炎。⑤实施镇痛和轻度镇静、每日唤醒镇静等方案,提高机械通气患者的舒适度,缓解焦虑,减少氧耗和降低人机对抗,利于各项治疗和护理操作的进行。⑥对成人脓毒症导致的 ARDS 患者实施俯卧位通气治疗时,要保证足够的俯卧位时间,同时要保持气道通畅,避免非计划性拔管和压力性损伤等不良事件发生。

(3) 循环功能:监测患者心电图、血压和外周循环状况,评估有无心律失常、低血压、毛细血管充盈时间延长等心功能障碍和组织灌注不良的表现。观察患者对液体复苏和血管活性药物的反应。

(4) 肾功能:监测尿量、尿液性状、尿比重、尿渗透压、尿常规、血清肌酐和尿素氮,及时发现少尿、肾灌注不足或功能不全的表现。做好肾脏替代治疗监测与护理。加强留置尿管护理,预防泌尿系感染。

(5) 胃肠道功能:应严密观察患者有无恶心、呕吐、腹胀,监测肠鸣音变化情况,观察大便及胃管引流物性状,并进行胃液 pH 监测。

(6) 肝功能:监测血清酶学、血清胆红素、血氨、凝血功能和血清蛋白水平,观察患者精神状态、意识水平和黄疸状况。

(7) 凝血功能:通过血小板计数、凝血时间等辅助检查严密监测患者出凝血功能情况。观察患者伤口、穿刺点有无渗血,皮肤黏膜有无瘀点、瘀斑形成。抗凝治疗患者应严密监测凝血功能指标,防止出血等并发症。

4. 血管活性药物使用的护理

熟悉常用血管活性药物的种类、使用指征、用法、不良反应和注意事项。去甲肾上腺素、多巴胺等血管活性药物首选从中心静脉通路输注,只有在无法紧急建立中心静脉通路而又必须使用时可短暂通过外周大静脉输注,输注过程中必须严密观察有无外渗和静脉炎征象。血管活性药物使用过程中应严密监测心电图、血压、末梢循环等变化,评估使用药物后患者血流动力学状况和氧代谢状况。

5. 感染防治与护理

各项治疗和护理操作应严格遵循无菌技术和医务人员手卫生规范。做好口腔护理、雾化护理和胸部物理治疗等,预防呼吸道感染和呼吸机相关性肺炎。留置中心静脉导管和动脉导管的患者应防止发生导管相关血流感染。留置尿管患者严格进行会阴和尿管护理,防止发生导管相关泌尿系感染。对可疑感染部位必要时正确采集标本进行病原学检查,以明确有无感染和选择敏感抗生素。使用抗生素治疗期间严密监测药物的疗效和副作用,以便医生及时调整治疗方案。

6. 疼痛、躁动和谵妄管理

减轻操作性疼痛,做好患者的疼痛评估,及时进行目标导向镇痛治疗,观察镇痛效果和药物副作用;观察患者躁动状况,做好镇静躁动评估,遵医嘱进行目标导向镇静治疗,同时观察药物疗效和副作用;评估患者有无谵妄,积极落实各种预防谵妄措施,避免谵妄发生。

7. 早期活动

进行早期活动安全筛查,实施早期被动和 / 或主动运动,可改善心肺等重要器官功能,降低 ICU 获得性虚弱和谵妄发生率,缩短谵妄状态持续时间、机械通气时间和 ICU 住院时间。

8. 并发症观察　做好各器官、系统功能的观察和支持,及时发现与报告器官功能障碍的表现,并配合医生进行处理,防止疾病恶化,改善预后。

(田永明)

第三节　多器官功能障碍综合征

多器官功能障碍综合征是创伤、感染等危重症发生后最严重的并发症,其发病率高,但真正能救治成功的为数甚微,已成为 ICU 患者最主要的死亡原因,并直接影响着重症患者的预后。

一、概述

(一) 概念

多器官功能障碍综合征(multiple organ dysfunction syndrome,MODS)指在多种急性致病因素所致机体原发病变的基础上,相继出现 2 个或 2 个以上器官同时或序贯出现的可逆性功能障碍的临床综合征。MODS 与其他疾病所致器官功能障碍的区别点:①发病前器官功能基本正常,或器官功能受损但处于相对稳定的生理状态。②发生功能障碍或衰竭的器官往往不是原发致病因素直接损害的器官,而是发生在原发损害的远隔器官。③从初次打击到器官功能障碍有一定间隔时间,常大于 24h,多数患者为数日。④多个器官功能障碍呈序贯性发生,原发因素所致的器官损害后,远隔器官功能障碍接踵而来,肺和胃肠器官常常是最先受累的器官。⑤受累器官病理变化缺乏特异性,病理损害程度与功能障碍程度不相一致。⑥病情发展迅速,一般抗感染、器官功能支持或对症治疗效果差,死亡率高。⑦由急性致病因素引发的 MODS,器官功能障碍和病理损害是可逆的,治愈后器官功能可望恢复到病前状态,不遗留并发症,不复发。⑧发生功能障碍的器官缺乏病理特异性,病理上以细胞组织水肿、炎性细胞浸润、微血栓形成等常见,明显不同于慢性器官功能衰竭时出现的组织细胞坏死、增生、纤维化和器官萎缩等病理过程。在死亡的 MODS 患者中,30% 以上尸检无病理改变。⑨感染、休克、创伤、急性脑功能障碍(心搏骤停复苏后、急性大面积脑出血)等是其常见病因。

MODS 需排除的情况:①器官功能障碍导致相邻器官出现并发症,如"肝肾综合征""肝性脑病""肺性脑病""心源性肺水肿"等,以上均有简单而明确的病理生理过程,缺乏由 SIRS 导致远隔器官功能障碍的临床表现。②多种病因作用出现多个器官功能障碍的简单相加,如老年多发慢性疾病的晚期改变。③系统性红斑狼疮、恶性肿瘤等全身性疾病终末期出现多器官功能受累,受损器官有与原发病一致的特征性病理损害。

若患者病情恶化,器官功能障碍程度加重,MODS 可发展为多器官功能衰竭(multiple organ failure,MOF)。MOF 病死率随衰竭器官数量增加而上升,总病死率为 40% 左右,其中 2 个器官功能衰竭为 52%~65%,3 个器官功能衰竭达 84%,4 个或以上器官功能衰竭者几乎达到 100%。

(二) 对 MODS 的认识过程

1973 年,Tilney 首次提出序贯性系统衰竭(sequential system failure)的概念,指出继发功能障碍的器官可以是远隔原发病的器官。1977 年,Eiseman 将不同原发疾病导致的多个器官相继发生功能衰竭名为"多器官功能衰竭"。此外,还有"多系统进行性序贯性器官功能衰竭""多系统功能衰竭""远隔器官衰竭""急性器官系统衰竭"等不同的命名。1992 年,ACCP/SCCM 正式提出 MODS 的概念,即多种疾病导致机体内环境失衡,器官不能维持自身的正常功能而出现一系列病理生理改变和临床表现,包括早期多器官功能障碍到晚期 MOF 的连续过程,同时建议将 MOF 更名为 MODS,目的是更精准地反映该综合征的进行性和可逆性。MODS 的提出是对 MOF 认识上的深化,MODS 的器官功能障碍可以是相对的,也可以是绝对的,强调器官功能障碍是一个连续、动态的演变过程,MOF 是 MODS 的终末阶段。MODS 的提出为早期识别、早期诊断及早期干预多器官功能障碍奠定了基础。目前认为,MODS 是全身性炎症反应失控引起的多器官功能障碍,可以理解为全身性炎症反应综合征 + 多个器官功能障碍。

二、病因与发病机制

(一)病因

很多原因都可导致 MODS 的发生,其中常见病因包括:①严重感染。②休克。③严重创伤。④心肺复苏后。⑤大手术。⑥严重烧(烫、冻)伤。⑦挤压综合征。⑧重症胰腺炎。⑨急性药物或毒物中毒等。若患者患有慢性基础疾病,遭受急性致病因素打击后更易发生 MODS。常见慢性基础疾病包括慢性心、肾、肝功能障碍,慢性阻塞性肺疾病、糖尿病等。诱发 MODS 的主要高危因素包括高龄、慢性疾病、营养不良、昏迷、大量输血(液)、创伤及危重病评分增高等(表 13-5)。

表 13-5　MODS 的主要高危因素

高危因素	
复苏不充分或延迟复苏	营养不良
持续存在感染病灶	肠道缺血性损伤
持续存在炎症病灶	外科手术
基础脏器功能障碍	糖尿病
年龄≥55 岁	应用糖皮质激素
嗜酒	恶性肿瘤
大量反复输血	使用抑制胃酸药物
创伤严重度评分≥25 分	高乳酸血症

(二)发病机制

MODS 的发病机制复杂,以往认为 MODS 是严重感染、烧伤、严重创伤等疾病损害机体的直接后果。目前认为 MODS 不仅与原发病直接损伤相关,更与机体应对原发病的免疫炎症反应失控相关。MODS 相关的发病机制学说:①炎症反应失控。②组织缺血 - 再灌注损伤。③肠道屏障功能破坏。④细菌毒素。⑤二次打击或双相预激。⑥基因调控等。各种学说从不同侧面阐明了 MODS 的发病机制,相互之间有一定的联系和重叠。MODS 的发病机制见图 13-1。

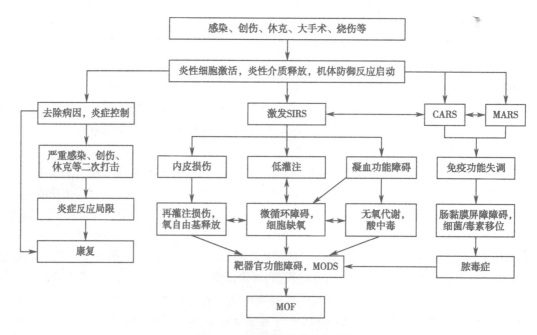

图 13-1　MODS 的发病机制

1. 炎症反应失控　一般情况下,机体遭受严重损害因素打击时,会激发机体的防御反应,起到保护自身的作用。如果防御反应过强,释放过多的细胞因子、炎症介质及其他病理性产物,可损伤细胞组织,导致器官功能障碍。在损伤因素打击到发生 MODS 这一过程中,组织缺血 - 再灌注损伤和 / 或全身炎症反应是其共同的病理生理基础,二次打击引起的炎症反应失控是 MODS 最重要的病理生理基础。

炎症反应学说是 MODS 发生的基石,SIRS 的提出是对 MODS 认识的深化,使对 MODS 的研究从感染、创伤、休克等本身转移到机体炎症反应这一方向上来,也使 MODS 的治疗从控制感染、创伤和纠正休克延伸到调控机体炎症反应上。各种致病因素可以直接造成组织损伤,通过激活单核 - 巨噬细胞等炎性细胞,释放肿瘤坏死因子 -α(TNF-α)、白介素 -1β(IL-1β)等促炎症介质参与机体的防御反应。炎症介质过度释放可加重组织细胞损伤,同时诱导其他细胞产生白介素 -6(IL-6)、白介素 -8(IL-8)、血小板激活因子(PAF)、一氧化氮(NO)等炎症介质。这些炎症介质又可诱导产生下一级炎症介质,同时又反过来刺激单核 - 巨噬细胞等炎性细胞进一步产生 TNF-α、IL-1β。炎症介质间的相互作用,导致其数量的不断增加,形成炎症介质网络体系。炎症反应过强刺激或持续刺激导致炎症反应过度,引起机体自身性损害。炎症反应过度会诱导机体产生代偿性抗炎症介质,其结局是造成免疫功能紊乱。若代偿性抗炎症介质过度释放,促炎症介质 / 抗炎症介质平衡失调,机体出现免疫抑制状态,称为代偿性抗炎反应综合征(compensatory anti-inflammatory response syndrome,CARS)。表现为体内 IL-1ra、IL-4、IL-10、IL-11、IL-13、TGF-β、sTNFR 等抗炎症介质过度释放,单核 - 巨噬细胞活性下降,抗原呈递功能减弱,人类白细胞 DR 抗原(HLA-DR)表达降低,T 细胞反应低下,免疫功能受到广泛抑制,出现"免疫麻痹",可导致感染扩散。当 SIRS/CARS 平衡时表现为生理性炎症反应,机体趋于痊愈。当 SIRS/CARS 失衡时表现为两种极端:一个极端是大量炎症介质释放产生"瀑布效应",内源性抗炎症介质不足以抵消其作用,结果导致 SIRS;另一个极端是内源性抗炎症介质过度释放,结果导致CARS。炎症反应和抗炎反应相互存在、交叉重叠,并引起相应的临床症状,称为混合性抗炎反应综合征(mixed antagonistic response syndrome,MARS)。SIRS/CARS 失衡的后果是炎症反应失控,使其由防御性作用转变为自身损害性作用,不但损伤局部组织细胞,同时累及远隔器官,最终导致 MODS。

2. 细菌和毒素移位　正常情况下肠黏膜及淋巴组织起重要屏障作用,肠腔细菌及毒素不能透过肠黏膜屏障进入血液循环。严重创伤、休克、感染等应激状态下胃肠黏膜供血不足,屏障功能受损,使大量细菌和毒素吸收入血形成肠源性毒血症,介导引发全身炎症反应,最后导致 MODS。

3. 组织缺血 - 再灌注损伤　严重创伤、休克或感染等引起重要器官缺血、缺氧和细胞受损,出现细胞功能障碍。组织器官微循环灌注恢复时,催化氧分子产生大量氧自由基,损伤细胞膜,导致器官功能损害。

4. 二次打击或双相预激　机体遭受的最早创伤、休克等致伤因素可被视为第一次打击,使炎性细胞被激活处于一种"激发状态"(pre-primed)。若再次出现致伤因素(如严重感染、脓毒症、导管菌血症等),则构成第二次打击。即使打击的强度不及第一次,也能造成处于激发状态的炎性细胞更为剧烈的反应,超量释放细胞和体液介质。由炎性细胞释放的介质作用于靶细胞后还可以导致"二级""三级"甚至更多级别新的介质产生,从而形成"瀑布效应",最终导致 MODS。所以首次打击造成的器官损害并不是真正意义的 MODS,而它引起的机体改变却成为 SIRS 的刺激因素,为二次打击造成全身炎症反应失控和器官功能障碍起到了预激作用。

5. 基因调控　基因多态性(即基因组序列上的变异)可能是决定人体对应激打击易感性和耐受性、临床表现多样性及药物治疗反应差异性的重要因素。

三、病情评估

(一)健康史

评估患者有无感染、创伤、大手术等引起 MODS 的病因,是否存在高龄、慢性疾病等易感 MODS

的危险因素。

(二)临床表现

由于原发疾病、受累器官数目、器官功能障碍程度、损伤打击类型及个人反应不一致,MODS 临床表现复杂,且缺乏特异性。MODS 的病程一般为 14~21d,经历休克、复苏、高分解代谢状态和器官功能衰竭 4 个阶段,各阶段的临床分期表现见表 13-6。

表 13-6　MODS 临床分期表现

临床表现	临床分期			
	1 期	2 期	3 期	4 期
一般情况	正常或轻度烦躁	急性病态,烦躁	一般情况差	濒死感
呼吸系统	轻度呼吸性碱中毒	呼吸急促,呼吸性碱中毒,低氧血症	ARDS,严重低氧血症	呼吸性酸中毒,气压伤,高碳酸血症
循环系统	需补充血容量	容量依赖性高动力学	休克,CO 降低,水肿	依赖血管活性药物维持血压,水肿,SvO₂ 升高
肾脏	少尿,利尿剂有效	肌酐清除率降低,轻度氮质血症	氮质血症,有血液透析指征	少尿,透析时循环不稳定
胃肠道	胃肠道胀气	不能耐受食物	应激性溃疡,肠梗阻	腹泻,缺血性肠炎
肝脏	正常或轻度胆汁淤积	高胆红素血症,PT 延长	临床黄疸	转氨酶升高,重度黄疸
代谢	高血糖,胰岛素需求增加	高分解代谢	代谢性酸中毒,血糖升高	骨骼肌萎缩,乳酸酸中毒
中枢神经系统	意识模糊	嗜睡	昏迷	昏迷
血液系统	正常或轻度异常	血小板减少,白细胞增多或减少	凝血功能异常	不能纠正的凝血功能障碍

注:CO 为心输出量;SvO₂ 为混合静脉血氧饱和度;PT 为凝血酶原时间。

(三)分类分型

1. MODS 分类

(1)原发性 MODS:指器官功能障碍是由严重创伤、大量多次输血等明确的打击直接作用的结果,损伤早期出现多个器官功能障碍。在原发性 MODS 发生病理过程中,起主导作用的是打击本身,而不是 SIRS。

(2)继发性 MODS:指器官功能障碍并非原发损伤的直接后果,而是原发损伤后出现的机体异常反应的结果。原发损伤引起 SIRS,导致自身破坏,成为器官功能损害的基础,引起远隔器官功能障碍。继发性 MODS 与原发损伤之间有一定时间间隔,多并发脓毒症。

原发性 MODS 如能存活,则原发损伤和器官功能损害激发和导致 SIRS,加重原有受损器官或引起新的远隔器官功能障碍,使原发性 MODS 转变为继发性 MODS。

2. MODS 分型　根据临床特征可把 MODS 分为单相速发型、双相迟发型和反复型。

(1)单相速发型:指在感染或心、脑、肾等器官慢性疾病急性发作诱因下,先发生单一器官功能障碍,继之在短时间内序贯性发生多个器官功能障碍。

(2)双相迟发型:指在单相速发型的基础上,经过一个短暂的病情恢复和相对稳定期,在短时间内再次序贯性发生多个器官功能障碍。

(3)反复型:是在双相迟发型的基础上,反复多次发生 MODS。

Note:

(四) 病情判断

若患者满足下述 3 个条件,应考虑患者存在 MODS:①具有严重创伤、感染、休克等诱因。②存在 SIRS 或脓毒症临床表现。③发生 2 个或 2 个以上序贯性器官功能障碍。目前尚无公认的 MODS 诊断标准,常用的诊断标准 / 系统有 1997 年修正的 Fry 诊断标准和反映 MODS 病理生理过程的 Marshall 多器官功能障碍综合征评分系统。

1. 修正的 Fry 诊断标准　1980 年 Fry 提出了第一个多器官功能衰竭的诊断标准,也是目前被公认的应用最普遍的 MOF 诊断标准。但由于该标准没有包括神经、血液、循环系统等常见器官功能障碍,且以器官功能衰竭为诊断标准,不能反映 MODS 动态演变的病理生理过程,不利于早期诊断、治疗,因此 1997 年重新修正 Fry 诊断标准(表 13-7),修正后的 Fry 诊断标准包括了常见受累的器官或系统,较为简洁,但仍未包括 MODS 的病理生理过程。

表 13-7　修正的 Fry 诊断标准

器官或系统	诊断标准
循环系统	收缩压 <90mmHg,持续 1h 以上,或循环需要药物支持维持稳定
呼吸系统	急性起病,$PaO_2/FiO_2 \leqslant 200mmHg$(已用或未用 PEEP),X 线胸片见双肺浸润,肺毛细血管楔压(PCWP)$\leqslant 18mmHg$,或无左房压升高的证据
肾脏	血肌酐浓度 >177μmol/L,伴有少尿或多尿,或需要血液透析
肝脏	血清总胆红素浓度 >34.2μmol/L,血清转氨酶在正常值上限的 2 倍以上,或有肝性脑病
胃肠道	上消化道出血,24h 出血量 >400ml,或不能耐受食物,或消化道坏死或穿孔
血液系统	血小板计数 $<50 \times 10^9/L$ 或减少 25%,或出现弥散性血管内凝血(DIC)
代谢	不能为机体提供所需能量,糖耐量降低,需用胰岛素;或出现骨骼肌萎缩、无力
中枢神经系统	Glasgow 昏迷评分 <7 分

2. Marshall 多器官功能障碍综合征评分系统　器官功能障碍是一个动态变化过程,可从代偿性功能异常发展为失代偿,最终恶化为功能衰竭。采用评分法定量诊断、动态评价 MODS 病理生理变化和疾病程度,有利于树立早期诊断和早期干预的理念。1995 年 Marshall 提出的 MODS 评分系统(表 13-8)可对 MODS 严重程度和动态变化进行客观评估。MODS 评分分数与病死率成显著正相关,对 MODS 临床预后的判断有一定指导作用。

表 13-8　Marshall 多器官功能障碍综合征评分系统

器官及系统	评分				
	0 分	1 分	2 分	3 分	4 分
呼吸系统(PaO_2/FiO_2)	>300mmHg	226~300mmHg	151~225mmHg	76~150mmHg	$\leqslant$75mmHg
肾(血肌酐)	$\leqslant$100μmol/L	101~200μmol/L	201~350μmol/L	351~500μmol/L	>500μmol/L
肝(血胆红素)	$\leqslant$20mg/L	21~60mg/L	61~120mg/L	121~240mg/L	>240mg/L
心血管(PAR)	$\leqslant$10.0	10.1~15.0	15.1~20.0	20.1~30.0	>30.0
血液(血小板计数)	$>120 \times 10^9/L$	$81 \sim 120 \times 10^9/L$	$51 \sim 80 \times 10^9/L$	$21 \sim 50 \times 10^9/L$	$\leqslant 20 \times 10^9/L$
中枢神经系统(Glasgow 昏迷评分)	15	13~14	10~12	7~9	$\leqslant$6

注:PAR(压力调整后心率)= 心率 × [右心房(中心静脉)压 / 平均血压];Glasgow 昏迷评分:若使用镇静剂或肌松剂,除非存在内在的神经障碍证据,否则应作正常计分。

Note:

四、急救与护理

(一) 急救原则

MODS 没有特效治疗方法,主要治疗措施是对器官功能进行监测、支持和保护,预防器官功能衰竭,同时积极治疗原发疾病,降低炎症反应所致的器官损伤。

1. 原发病治疗　MODS 治疗的关键是控制原发疾病,可减少、阻断炎症介质或毒素的产生和释放,防止休克和缺血再灌注损伤。对于严重感染的患者,应及时清除感染灶、坏死组织、烧伤焦痂等,应用有效的抗生素抗感染;对于严重创伤患者,应彻底清创,预防感染;对于休克患者,应积极进行快速和充分的液体复苏,改善微循环状况,防止组织细胞缺血缺氧;对于胃肠道胀气的患者,及时进行胃肠减压和恢复胃肠道功能,避免肠源性感染。

2. 纠正组织缺氧,改善氧代谢障碍　氧代谢障碍是 MODS 的本质特征之一,纠正组织缺氧是 MODS 的重要治疗目标。在治疗 MODS 过程中,要注意维持患者循环和呼吸功能的稳定,改善组织缺氧状态;措施包括增加全身氧供、降低全身氧耗和改善组织细胞利用氧的能力等,重点在增强氧供和降低氧耗。氧供(DO_2)反映循环、呼吸支持的总效果,主要与血红蛋白(Hb)、氧饱和度(SaO_2)和心输出量(CO)相关,$DO_2=1.38 \times Hb \times SaO_2 \times CO$。MODS 时最好维持 $DO_2>550ml/(min \cdot m^2)$。

(1) 提高氧供:①实施氧疗或机械通气支持(小潮气量通气,必要时采用 PEEP)以维持 $SaO_2>90\%$,增加动脉血氧含量。②维持有效的心输出量(CO)$>2.5L/(min \cdot m^2)$;恢复有效循环血容量,必要时应用正性肌力药物。③增加血红蛋白水平和红细胞比容,以 Hb>100g/L、HCT>30% 为目标。

(2) 降低氧耗:①对于呼吸困难患者,积极采用机械通气呼吸支持的方法,降低自主呼吸做功,减少氧耗。②对于发热患者,及时使用物理和药物等方法降温。③对于疼痛和躁动患者,及时给予有效的镇痛和镇静治疗。④对于惊厥患者,需及时控制惊厥。

3. 器官功能支持与保护　给予必要的器官功能替代/支持,改善器官血流灌注和氧供,保护器官功能,避免发生器官衰竭。

(1) 呼吸功能:合理进行氧疗,必要时行机械通气支持或 ECMO 支持。

(2) 循环功能:容量不足时及时补充血容量,必要时使用血管活性药物,改善组织器官循环灌注。有需要的患者可行主动脉内球囊反搏(IABP)或 ECMO 循环辅助支持。

(3) 肾功能:需要时行血液净化治疗。

(4) 胃肠功能:预防应激性溃疡,具体措施包括:①应早期给予胃黏膜保护剂、胃酸抑制药物(H_2 受体阻滞剂或质子泵抑制剂)。②尽可能早期恢复胃肠内营养,以促进胃肠功能恢复。③应用氧自由基清除剂减轻胃肠道缺血-再灌注损伤。④给予微生态制剂恢复肠道微生态平衡。⑤中药大黄对 MODS 时胃肠功能衰竭有明显的疗效,可使中毒性肠麻痹得以改善。

(5) 肝功能:需要时行人工肝治疗。

4. 代谢支持和调理　由于应激反应,MODS 患者代谢呈高分解代谢状态,容易出现营养不良,进而影响器官功能。通过代谢支持和调理,可纠正代谢紊乱,延缓或纠正器官功能障碍。主要措施包括:①增加能量供给,调整能量比例,蛋白:脂肪:糖的比例一般要达到 3:4:3,使能氮比保持在 100:1 左右。既要考虑器官代谢需求,又要避免底物过多加重器官的负担。②提高支链氨基酸的比例,使用中、长链脂肪酸以提高脂肪的利用。③尽可能地通过胃肠道摄入营养,维持和改善胃肠功能。④使用某些药物进行代谢调理,降低蛋白质分解,促进蛋白质合成,改善负氮平衡。

5. 合理使用抗生素　预防和控制感染,尤其是肺部感染、肠源性感染。在经验性初始治疗时尽快明确病原菌,尽早转为目标治疗;应将病原学依据和临床表现相结合,区分病原菌的"致病"和"定植";采用降阶梯治疗的策略,并注意防止菌群失调和真菌感染。

6. 免疫调理　基于对 MODS 发生机制中炎症反应失控的认识,对抗炎症介质和进行免疫调理治疗成为 MODS 治疗的策略之一。免疫调理的目的是恢复 SIRS/CARS 的平衡。近年来使用类毒素抗体、

TNF-α 抗体、可溶性 TNF-α 受体及 IL-1 受体拮抗剂、E- 选择素抗体、LTB4 受体拮抗剂等对抗炎症介质,但疗效不满意。使用乌司他丁、注射用胸腺肽 α₁ 和自由基清除剂等进行免疫调理,取得了一定临床效果。

7. 连续性肾脏替代治疗（continuous renal replacement therapy,CRRT） CRRT能直接清除炎症介质,精确调控液体平衡,维持机体内环境稳定,有利于心肺功能的改善和降低过度炎症反应所致的组织器官损伤。CRRT 在 MODS 治疗中已得到广泛应用,但其临床效果有待进一步评价。

8. 中医药治疗 可使用大黄、当归、黄芪等药物达到清热解毒、活血化瘀、扶正养阴作用。

（二）护理措施

1. 即刻护理措施 按各器官功能改变时的紧急抢救流程,抢救药物的剂量、用法、注意事项和各种抢救设备的操作方法,熟练配合医生进行抢救（表 13-9）。

表 13-9 MODS 即刻护理措施

器官 / 系统	急救护理
呼吸系统	及时清除气道分泌物,保持气道通畅,协助建立人工气道;正确、有效实施氧疗;做好机械通气的观察与护理;做好气道温化、湿化补充治疗;采取合适的体位;观察呼吸运动和氧合状况
循环系统	监测 ECG、无 / 有创动脉压、CVP、PCWP、心输出量、脉搏血氧饱和度;观察外周循环灌注情况;及时建立合适的中心 / 外周静脉通路,精准进行液体治疗;及时、精准使用血管活性药物等,观察药物效果和并发症;急性左心衰竭患者立即予半卧位,吸氧,遵医嘱给予强心、利尿等药物治疗
中枢神经系统功能	严密观察意识、瞳孔、颅内压、感觉、运动和肌张力等变化情况;遵医嘱及时使用甘露醇等药物,观察药物效果;根据病情采取合适的体位
胃肠功能	根据医嘱留置胃管,保持胃管妥善固定、通畅;观察胃肠减压引流液量、颜色、性状,及时发现应激性溃疡出血等异常;遵医嘱正确实施肠内营养支持,及时评估不耐受情况;观察患者有无恶心、呕吐、腹胀、腹泻、腹痛等异常情况,评估胃肠功能
肝功能	监测意识变化,及时发现肝性脑病;观察黄疸情况,及时报告医生;协助医生进行肝脏酶学、血清白蛋白、凝血功能监测;观察皮肤、黏膜有无出血;保持大便通畅,必要时进行灌肠
肾功能	留置尿管,准确监测每小时尿量,及时汇报医生;准确记录出入量;根据病情需要精确控制液体入量;监测血肌酐、尿素氮、尿比重,评估肾功能变化情况
凝血功能	严密观察出血和凝血症状;遵医嘱及时给予抗凝治疗或补充凝血因子、输血等治疗;协助医生监测出凝血功能相关各项实验室指标,及时调整抗凝治疗方案;凝血功能差者减少有创性护理操作,避免出血

2. 常规护理 ①严密监测生命体征,及时发现生命体征异常改变,及时报告医生并积极配合医生进行处理。②做好各种管道护理,保持管道通畅、妥善固定,防止堵塞和非计划性拔管等发生。③观察、记录出入量,协助液体平衡目标实现。④遵医嘱及时、正确、合理给药,保证治疗措施有效进行。⑤准确、安全实施肠内或肠外营养支持,改善患者营养状态,避免营养不良。⑥根据病情实施合理的体位治疗,协助改善心、肺等重要器官功能。⑦做好皮肤护理,预防压力性损伤发生。⑧做好患者的心理护理,消除其焦虑、恐惧等不良情绪,帮助患者树立战胜疾病的信心。⑨保持病室内合适的温度和湿度,促进患者舒适。⑩加强口腔护理、翻身等基础护理,提高患者生活质量。

3. 病情观察 MODS 患者器官功能改变早期常无特异性或典型表现,出现明显或典型症状时往往器官功能已受损严重,难以逆转。因此,早期识别 MODS 具有非常重要的临床意义。护士应熟悉 MODS 的诱因和发生、发展过程,掌握 MODS 器官功能变化各期的临床表现,做好生命体征和辅助检查的监测,积极协助医生早期发现病情变化,预防器官衰竭的发生。

Note:

4. 器官功能监测与护理 严密监测患者呼吸功能、循环功能、中枢神经系统功能、肾功能、肝功能、胃肠功能和凝血系统功能等。遵医嘱做好对各器官功能的支持和护理,评估患者对各种器官功能支持和保护的效果,及时发现器官功能变化并配合医生采取相应的处理措施,尽可能维持各器官功能或促进各器官功能的恢复,减少器官损害的数量和降低损害程度,从而降低死亡率。

5. 感染预防与护理 MODS 患者免疫功能低下,机体抵抗力差,极易发生院内感染,因此,应加强口腔护理、气道护理、尿路护理、静脉导管护理和皮肤护理等;严格执行无菌技术、手卫生、探视等院内感染管理制度;早期、正确采集血、尿、痰等标本进行细菌培养和药物敏感试验,为治疗提供依据;监测各辅助检查指标的变化,及时报告医生,尽早使用足量的抗生素控制感染。

6. 疼痛、躁动和谵妄管理 减轻操作性疼痛,做好患者的疼痛评估,及时进行目标导向镇痛治疗,观察镇痛效果和药物副作用;观察患者躁动状况,做好镇静躁动评估,遵医嘱进行目标导向镇静治疗,同时观察药物疗效和副作用;评估患者有无谵妄发生,积极落实各种预防谵妄措施,避免谵妄发生。

7. 早期活动 进行早期活动安全筛查,实施早期被动和/或主动运动,可改善心肺等重要器官功能,降低 ICU 获得性虚弱和谵妄发生率,缩短谵妄状态持续时间、机械通气时间和 ICU 住院时间。

8. 心理和精神支持 MODS 患者存在严重的躯体损伤和精神创伤,如疼痛、失眠,对残疾或死亡的恐惧、经济负担的压力等,需要医护人员给予患者心理和精神支持,并让患者家属参与到治疗过程中,帮助患者和患者家属度过疾病危重阶段并避免创伤后应激综合征的发生。

(田永明)

思 考 题

1. ARDS 的临床表现有哪些?

2. ARDS 的护理要点有哪些?

3. 脓毒症的临床表现有哪些?

4. 脓毒症休克液体复苏应如何实施?

5. 如何做好 MODS 急救配合护理?

NURSING
附录　常见危急值

危急值（critical value, or panic value）指当某种检查结果出现时，表明患者可能正处于生命危险的边缘状态，若医生及时得到其信息，迅速给予患者有效的治疗，就可能挽救患者生命，否则就有失去最佳抢救机会或出现严重后果的可能。常见危急值见附表1、附表2。

附表1　检验及微生物危急值项目和报告界限

项目	低值	高值	备注
白细胞计数 /L	$<2 \times 10^{9*}$	$>30 \times 10^{9*}$	
血红蛋白 /$(g \cdot L^{-1})$	$<50^*$	$>200^*$	新生儿低值 <90
血小板计数 /L	$<31 \times 10^{9\#}$	$>999 \times 10^{9\#}$	血液内科低值 $<10 \times 10^9$
凝血酶原时间 /s	$<8^*$	$>30^*$	
部分活化凝血活酶时间 /s	$<20^*$	$>75^*$	
血钾 /$(mmol \cdot L^{-1})$	$<2.8^*$	$>6.2^*$	肾内科高值 >6.4
血钠 /$(mmol \cdot L^{-1})$	$<120^*$	$>160^*$	
血钙 /$(mmol \cdot L^{-1})$	$<1.6^*$	$>3.5^*$	
血糖 /$(mmol \cdot L^{-1})$	$<2.5^*$	$>22.2^*$	内分泌科患者高值 >33.3
血肌酐 /$(\mu mol \cdot L^{-1})$		$>650^*$	尿毒症和慢性肾衰患者高值 >1 500
肌钙蛋白 I/$(\mu g \cdot L^{-1})$		$>0.5^*$	
肌钙蛋白 T/$(\mu g \cdot L^{-1})$		$>0.2^*$	
N 末端前脑钠肽 /$(ng \cdot L^{-1})$		$>1\,000^*$	
血气 pH	$<7.2^*$	$>7.55^*$	
血气 PaO_2/mmHg	$<45^*$	$>145^*$	
血气 $PaCO_2$/mmHg	$<20^*$	$>70^*$	
血培养		阳性 ##	
脑脊液培养		阳性 ##	
抗酸培养		阳性 ##	
抗酸染色		阳性 ##	

续表

项目	低值	高值	备注
产超广谱 β- 内酰胺酶阳性耐药菌（ESBL+）		阳性 ##	
疟原虫图片		首次检出 ##	
幼稚细胞		首次检出 ##	
无菌体液革兰氏染色		阳性 ##	
法定传染病		首次检出 ##	

注：* 为 2011 年卫生部临床检验中心调查 600 家临床实验室的结果；# 为 2007 年 CAP 调查 163 家临床实验室的结果；## 为 2002 年 CAP 调查 623 家临床实验室的结果；CAP：美国病理家协会。

附表 2　心电图危急值

项目	心电图表现
疑似急性冠脉综合征	1. 首次发现疑似急性心肌梗死的心电图改变 2. 首次发现疑似各种急性心肌缺血的心电图改变 3. 再发急性心肌梗死的心电图改变（注意与以往心电图及临床病史比较）
严重快速性心律失常	1. 心室扑动、心室颤动 2. 室性心动过速心室率≥150bpm，持续时间≥30s 或持续时间不足 30s 伴血流动力学障碍 3. 尖端扭转型室性心动过速，多形性室性心动过速，双向性室性心动过速 4. 各种类型室上性心动过速心室率≥200bpm 5. 心房颤动伴心室预激最短 RR 间期≤250ms
严重缓慢性心律失常	1. 严重心动过缓、高度及三度房室传导阻滞，平均心室率≤35bpm 2. 长 RR 间期伴症状≥3.0s；无症状≥5.0s
其他	1. 提示严重低钾血症心电图表现 [QT(U) 显著延长、出现快速性心律失常，并结合临床实验室检查] 2. 提示严重高钾血症的心电图表现（窦室传导，并结合临床实验室检查） 3. 疑似急性肺栓塞心电图表现（并结合临床及相关检查） 4. QT 间期延长：QTc≥550ms 5. 显性 T 波电交替 6. R on T 型室性早搏

（尹　磊）

NURSING
中英文名词对照索引

参考文献

[1] 张波,桂莉.急危重症护理学[M].4 版.北京:人民卫生出版社,2017.

[2] 金静芬,刘颖青.急诊专科护理[M].北京:人民卫生出版社.2017.

[3] 李乐之,路潜.外科护理学[M].6 版.北京:人民卫生出版社,2017.

[4] 沈洪,刘中民.急诊与灾难医学[M].3 版.人民卫生出版社,2018.

[5] 葛均波,徐永健,王辰.内科学[M].9 版.北京:人民卫生出版社,2018.

[6] 陈孝平,汪建平,赵继宗.外科学[M].9 版.北京:人民卫生出版社,2018.

[7] 周继红.创伤评分学[M].北京:科学出版社,2018.

[8] 蔡虹,高凤莉.导管相关感染防控最佳护理实践专家共识[M].北京:人民卫生出版社,2018.

[9] 钟清玲,许虹.急危重症护理学(双语)[M].2 版.北京:人民卫生出版社,2019.

[10] 王辰,席修明.危重症医学[M].2 版.北京:人民卫生出版社,2019.

[11] 美国心脏协会.基础生命支持实施人员手册[M].杭州:浙江大学出版社,2021.

[12] 刘中民.灾难医学[M].北京:人民卫生出版社,2014.

[13] 中国研究型医院学会心肺复苏学专业委员会.2016 中国心肺复苏专家共识[J].解放军医学杂志,2017,42(3):243-269.

[14] 中华医学会呼吸病学分会感染学组.中国成人医院获得性肺炎与呼吸机相关性肺炎诊断和治疗指南(2018年版)[J].中华结核和呼吸杂志,2018,41(04):255-280.

[15] 全军热射病防治专家组,全军重症医学专业委员会.中国热射病诊断与治疗专家共识[J].解放军医学杂志,2019,44(3):181-196.

[16] 孙林利,刘文军,桂婧娥,等.2019 版《荒野医学协会冻伤预防和治疗实践指南》解读[J].中华烧伤杂志,2020,36(7):631-635.

[17] ANDREW RHODES,LAURA E.EVANS,WALEED ALHAZZANI,et al. Surviving sepsis campaign:international guidelines for management of sepsis and septic shock:2016 [J]. Critical Care Medicine,2017,45(3):486-552.

[18] LIPMAN GS,GAUDIO FG,EIFLING KP,et al. Wilderness medical society practice guidelines for the prevention and treatment of heat illness:2019 Update [J]. Wilderness & environmental medicine,2019,30(4S):S33-S46.

[19] MCINTOSH SE,FREER L,GRISSOM CK,et al. Wilderness medical society practice guidelines for the prevention and treatment of frostbite:2019 Update [J]. Wilderness & environmental medicine,2019,30(4S):S19-S32.

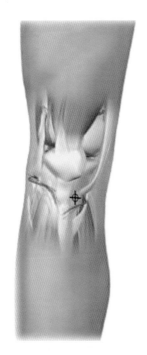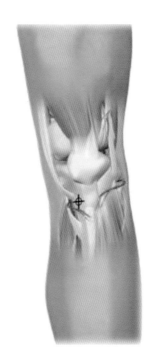

彩图 2-21 骨内输液定位(胫骨近端)

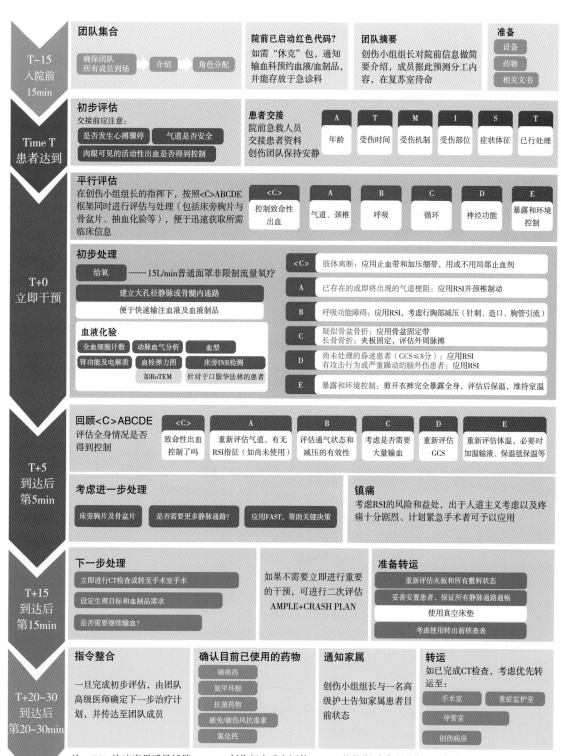

	团队集合			院前已启动红色代码?	团队摘要	准备

T-15 入院前 15min

团队集合
确保团队所有成员到场 → 介绍 → 角色分配

院前已启动红色代码?
如需"休克"包，通知输血科预约血液/血液制品，并能存放于急诊科

团队摘要
创伤小组组长对院前信息做简要介绍，成员据此预测分工内容，在复苏室待命

准备
设备
药物
相关文书

Time T 患者达到

初步评估
交接前应注意：
是否发生心搏骤停　气道是否安全
肉眼可见的活动性出血是否得到控制

患者交接
院前急救人员交接患者资料创伤团队保持安静

A	T	M	I	S	T
年龄	受伤时间	受伤机制	受伤部位	症状体征	已行处理

T+0 立即干预

平行评估
在创伤小组组长的指挥下，按照<C>ABCDE框架同时进行评估与处理（包括床旁胸片与骨盆片、抽血化验等），便于迅速获取所需临床信息

<C>	A	B	C	D	E
控制致命性出血	气道、颈椎	呼吸	循环	神经功能	暴露和环境控制

初步处理

给氧 —— 15L/min普通面罩非限制流量氧疗

建立大孔径静脉或骨髓内通路
便于快速输注血液及血液制品

血液化验
全血细胞计数　动脉血气分析　血型
肾功能及电解质　血栓弹力图　床旁INR检测
如RoTEM　针对于口服华法林的患者

<C>	肢体离断：应用止血带和加压绷带，用或不用局部止血剂
A	已存在的或即将出现的气道梗阻：应用RSI并颈椎制动
B	呼吸功能障碍：应用RSI，考虑行胸部减压（针刺、造口、胸管引流）
C	疑似骨盆骨折：应用骨盆固定带 长骨骨折：夹板固定，评估外周脉搏
D	尚未处理的昏迷患者（GCS≤8分）：应用RSI 有攻击行为或严重躁动的脑外伤者：应用RSI
E	暴露和环境控制：剪开衣裤完全暴露全身，评估后保温，维持室温

T+5 到达后 第5min

回顾<C>ABCDE
评估全身情况是否得到控制

<C>	A	B	C	D	E
致命性出血控制了吗	重新评估气道，有无RSI指征（如尚未使用）	评估通气状态和减压的有效性	考虑是否需要大量输血	重新评估GCS	重新评估体温，必要时加温输液、保温毯保温等

考虑进一步处理
床旁胸片及骨盆片　是否需要更多静脉通路?　应用FAST，帮助关键决策

镇痛
考虑RSI的风险和益处，出于人道主义考虑以及疼痛十分剧烈、计划紧急手术者可予以应用

T+15 到达后 第15min

下一步处理
立即进行CT检查或转至手术室手术
设定生理目标和血制品需求
是否需要继续输血?

如果不需要立即进行重要的干预，可进行二次评估
AMPLE+CRASH PLAN

准备转运
重新评估夹板和所有敷料状态
妥善安置患者，保证所有静脉通路通畅
使用真空床垫
考虑使用转出前核查表

T+20~30 到达后 第20~30min

指令整合
一旦完成初步评估，由团队高级医师确定下一步治疗计划，并传达至团队成员

确认目前已使用的药物
镇痛药
氨甲环酸
抗菌药物
破兔/破伤风抗毒素
氯化钙

通知家属
创伤小组组长与一名高级护士告知家属患者目前状态

转运
如已完成CT检查，考虑优先转运至：
手术室　重症监护室
导管室
创伤病房

注：RSI=快速序贯诱导插管；FAST=创伤超声重点评估；GCS=格拉斯哥昏迷评分。红色代码由院前急救人员启动，当患者同时出现以下三种情况时启动该代码：疑似或明确有活动性出血；收缩压<90mmHg；快速补液无反应。

彩图 9-3　创伤团队初步评估与处理时间轴

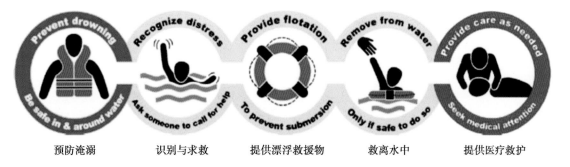

| 预防淹溺 | 识别与求救 | 提供漂浮救援物 | 救离水中 | 提供医疗救护 |

彩图 10-3　淹溺生存链

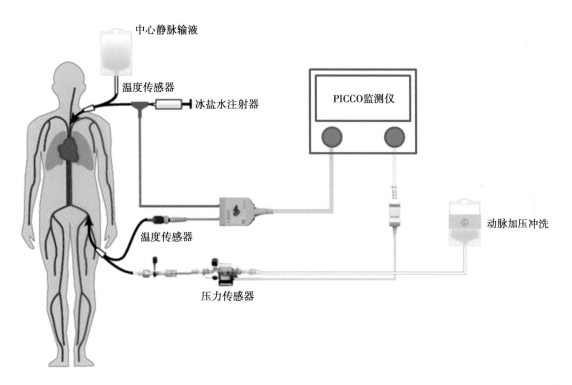

彩图 11-3　PICCO 监测示意图